孟河医派

内科看家方精讲新用

主　编　申春悌

副主编　陈仁寿　高　想　陈四清

编　委　庄　鑫　梅伟英　邹　丹　薛　昊
黄丽晖　欧志斌　於　悦　刘　骏
党海霞　沈春锋　易　岚　徐晓晶

人民卫生出版社

·北　京·

图书在版编目（CIP）数据

孟河医派内科看家方精讲新用 / 申春悌主编 . 北京 ：人民卫生出版社，2026. 1. -- ISBN 978-7-117-39360-7

Ⅰ. R25

中国国家版本馆 CIP 数据核字第 2026V1R617 号

人卫智网	www.ipmph.com	医学教育、学术、考试、健康，购书智慧智能综合服务平台
人卫官网	www.pmph.com	人卫官方资讯发布平台

孟河医派内科看家方精讲新用
Mengheyipai Neike Kanjiafang Jingjiang Xinyong

主　　编：申春悌
出版发行：人民卫生出版社（中继线 010-59780011）
地　　址：北京市朝阳区潘家园南里 19 号
邮　　编：100021
E - mail：pmph @ pmph.com
购书热线：010-59787592　010-59787584　010-65264830
印　　刷：天津市光明印务有限公司
经　　销：新华书店
开　　本：710 × 1000　1/16　印张：29　插页：4
字　　数：475 千字
版　　次：2026 年 1 月第 1 版
印　　次：2026 年 1 月第 1 次印刷
标准书号：ISBN 978-7-117-39360-7
定　　价：129.00 元
打击盗版举报电话：010-59787491　E-mail：WQ @ pmph.com
质量问题联系电话：010-59787234　E-mail：zhiliang @ pmph.com
数字融合服务电话：4001118166　E-mail：zengzhi @ pmph.com

主编简介

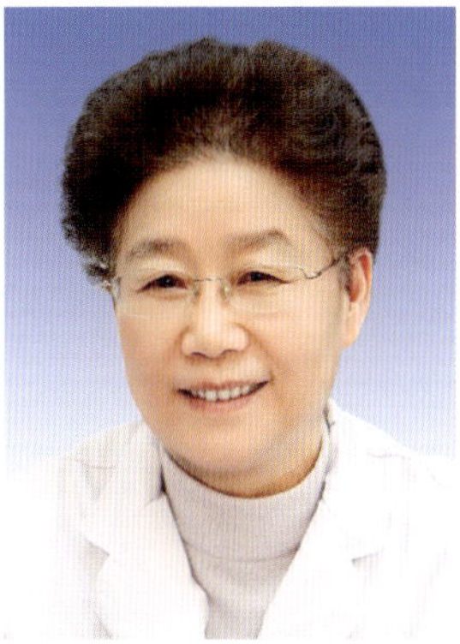

申春悌　孟河医派代表性传承人。南京中医药大学常州附属医院主任中医师，教授、博士研究生导师、全国中医药传承博士后合作导师，中国中医科学院特聘研究员，江苏省名中医，第五批、第七批全国老中医药专家学术经验继承工作指导老师，全国名老中医药专家传承工作室指导老师，2022年荣获首届"常州市科技人物"称号。科技部中医药科技审评专家，国家自然科学基金委员会审评专家，国家药品监督局新药审评专家，国家科学技术奖评审专家，江苏省中医药科技奖评审专家。

主要从事中西医结合呼吸病和中医临床科研方法学研究，擅长治疗急慢性支气管炎、哮喘、慢性阻塞性肺疾病、肺结节，更年期综合征、痛经、月经不调、不孕症及中医内科系统失眠、心悸、眩晕、头痛等杂病。

曾任江苏省中西医结合学会呼吸病专业委员会副主任委员、江苏省中医药学会内科专业委员会副主任委员。

现任世界中医药学会联合会临床数据监查与决策专业委员会创会会长，中国中药协会中药注射剂安全有效性评价专业委员会副主任委员，江苏省中西医结合学会循证医学委员会名誉主任委员，江苏省中医药学会膏方研究专家委员会高级顾问，江苏省中医临床研究院特聘学术顾问，江苏省中医流派研究院专家咨询委员会委员。

从事中医临床、科研、教学工作50余年，共主持国家、省部、市级项目23项，获部、省、市成果奖22项次，获新药证书1项、新药临床批件3项、软件著作权1项、专利6项。在医学期刊发表学术论文150余篇，主编专著7部，参编著作8部，作为主要执笔者制定指导原则3项。

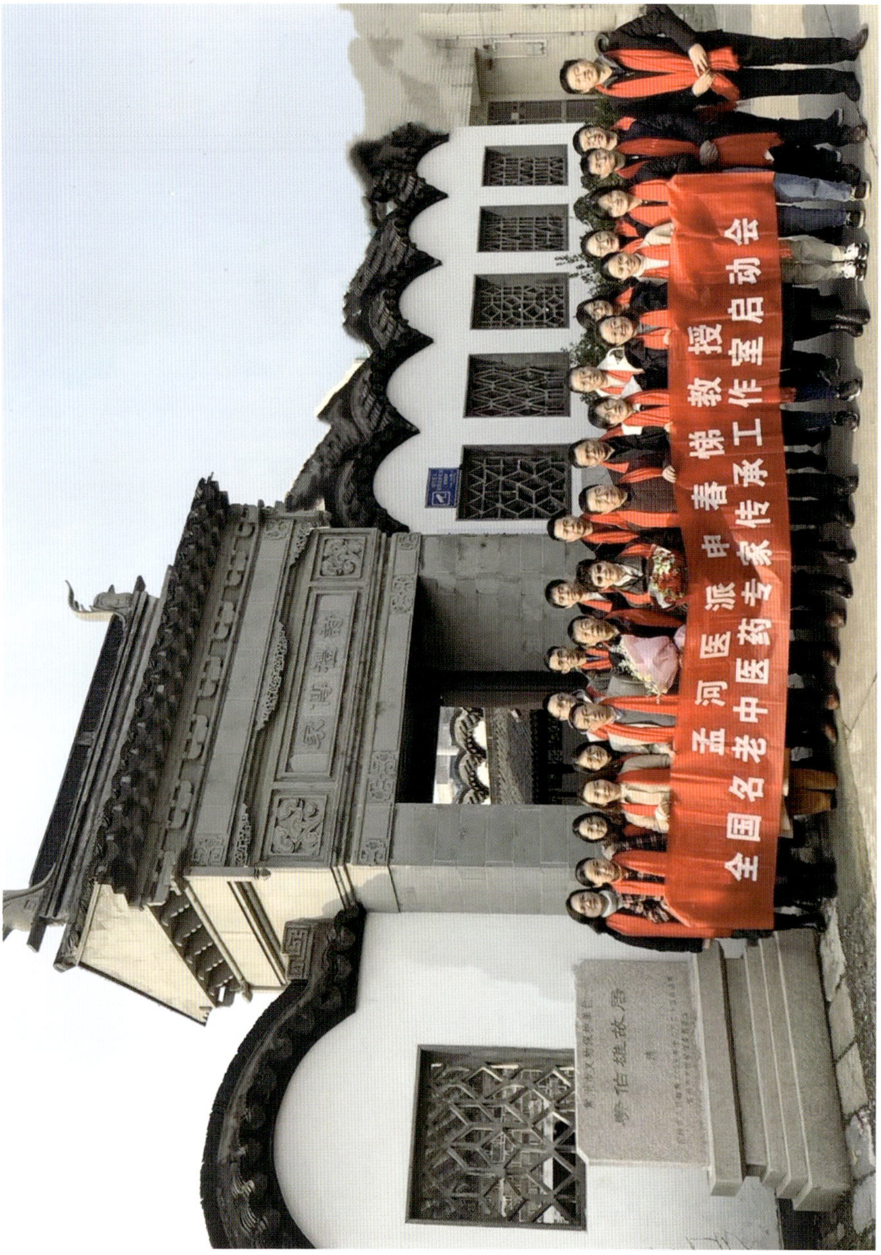
孟河医派申春悌教授
全国名老中医药专家传承工作室启动会

2018年12月16日申春悌全国名老中医药专家传承工作室在孟河医派发源地成立

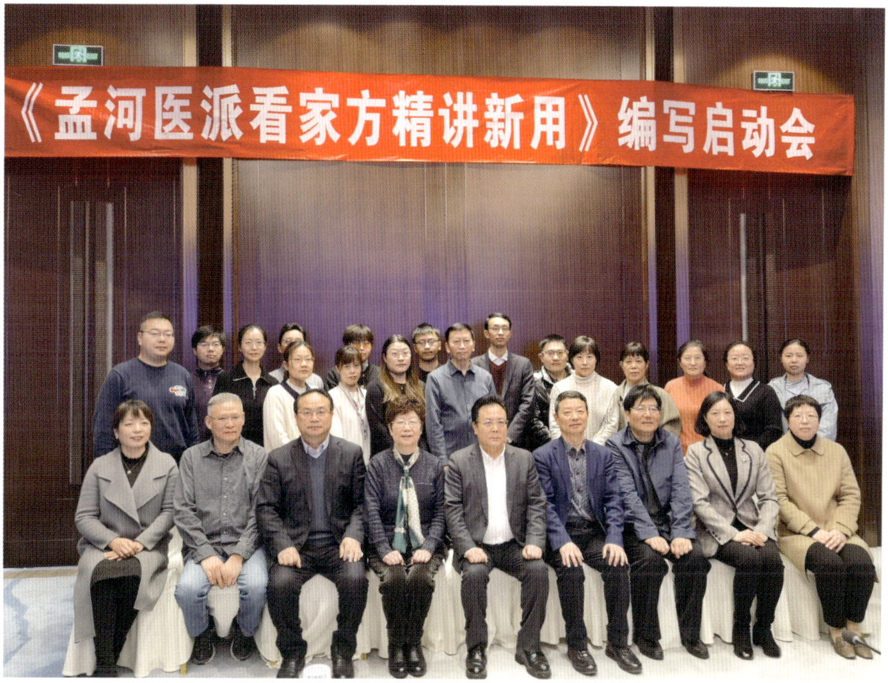

2022 年 12 月 11 日“孟河医派看家方精讲新用”丛书编写启动会与会专家合影

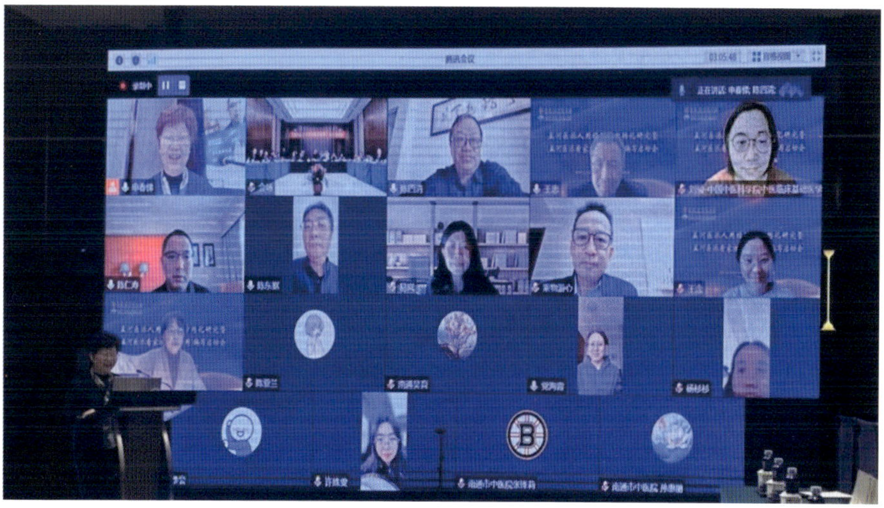

2022年12月11日“孟河医派看家方精讲新用”丛书编写启动会部分专家线上参会

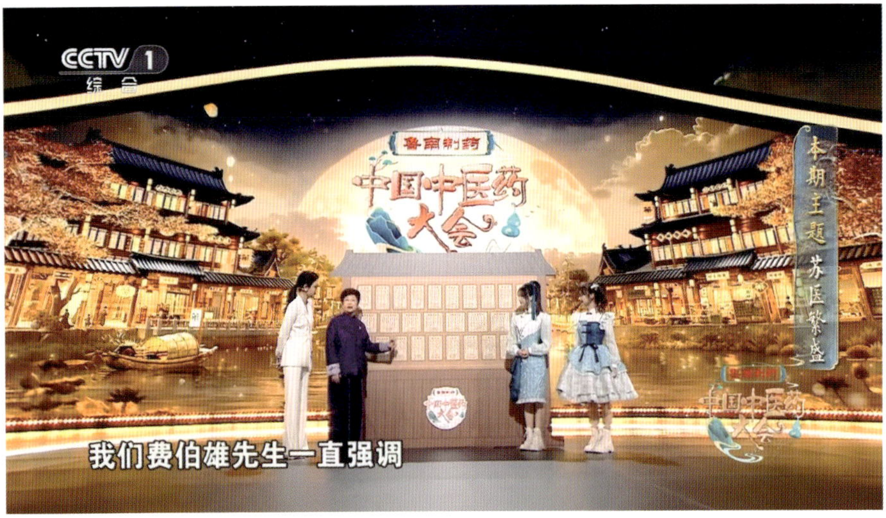

2025 年 4 月 18 日申春悌教授登上央视《中国中医药大会》介绍孟河医派看家方

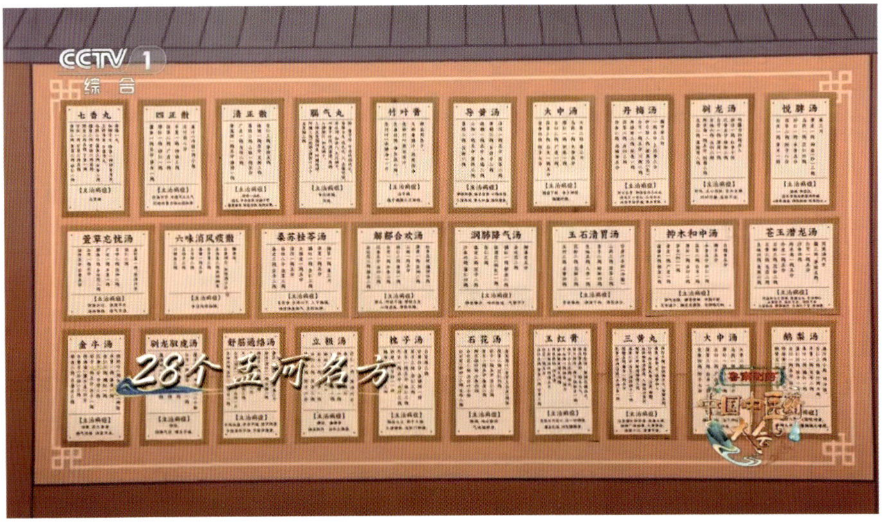

2025 年 4 月 18 日央视《中国中医药大会》上展示的孟河医派名方墙

孟河医派颂

孟河医派不仅培养了众多名医大家，更形成了独特的学术思想和诊疗特色，其“醇正和缓”的学术风格、“内服外治”的诊疗方法、“师古不泥”的创新精神，都对中医药事业及学术发展产生了重要影响。

中吴儒风，聚杏林之贤良；孟河舟楫，汇四方之精粹；漕运往来，济药材之流通；科举兴盛，致医理之精深；地理人文，促医派之孕育。

肇始于明清，费氏悬壶开宗派；继有马、巢、丁诸公，薪火相传，流派纷呈。四百年薪传有序，终成江南医脉特质，泽被神州。

医派理论体系深厚，根系《内经》之精微，构建“醇正”之纲要，辨识寒热于寸口，探究病证之奥蕴，补泻虚实于方剂，用药精髓之“和缓”，培根求本于脾胃，适因江南之湿体，融通寒温于一体，临证化裁之灵通，四百年薪传赓续，江南医脉之特质。

医派诊疗特色鲜明，以“醇正和缓，寒温融合，气血调衡，衷中参西”为核心。提出“治病以识症为第一”，注重察脉，辨证细腻精准，倡辨体、辨病、辨时相结合；和法缓治，顾护脾胃，内外兼治，以平为期；处方配伍精当，用药轻灵平正，戒免炫奇峻烈；师经不泥，灵活变通，善于化裁，创制新方。

今观医派，散枝开叶，守正创新，生机无限。费伯雄平和轻灵之道，恰应“治未病”之时需；丁甘仁寒温融通之智，正合新时代中西医结合之发展。百年古木发新枝，千年医道得传薪。

孟河水泱泱，润泽岂止吴越地；橘井香袅袅，芬芳远飘海内外。

中国工程院院士　国医大师
中国中医科学院　名誉院长
天津中医药大学　名誉校长　张伯礼
2025 年冬于天津静海团泊湖畔

仝 序

中医流派，承载着独特学术思想与临床诊疗技艺，各流派代表性医家创立新说、实践求真，共同推动了中医药学的繁荣发展。孟河医派，作为江苏中医地域流派的代表，历经四百多年的传承演进，名家辈出，影响广远，是国内最有影响力的中医学术流派。孟河医派具有博采众长、开放包容、醇正为本、汇通为长、调和为道、轻灵为技的主要学术特色，留下了完整的传承体系、医技和药方，是新时代中医发展的宝贵资源，不啻为中医宝库中光华璀璨的明珠。

孟河医派发端于江苏常州孟河，发展于上海，开枝于全国，散叶于世界。当时的孟河，文化昌明、经济发达，为医派的萌育提供了肥沃土壤。费伯雄、马培之、巢崇山、丁甘仁孟河四大家，以其卓越的医术和崇高的声誉，奠定了孟河医派在中医历史上的重要地位。他们不拘泥于一家之言，不偏执于一派之见，兼收并蓄，融会贯通，培育了孟河医派独有的学术风格。

孟河医派采用多元教育模式培养人才，其择徒的师承标准是“以德为先、以悟为要”，其教学理念为“夯实经典、博采众长”，以此确保学术精髓的代际传递；作为孟河医派的第四代传人，我在求学过程中，受益于多位大师的指点与熏陶。从陈玉峰先生到李济仁先生，再到邹云翔先生、周仲瑛先生，我从前辈们的临证实践和心血之作中汲取了无穷的智慧。孟河医派的发展，首要在于传承先贤的优势和特色，更要与时俱进，守正创新是我们新一代孟河医者的历史使命，我深感责任重大。学中医，要地道、道地，要精通方药、娴熟医技，要精研孟河医家处方所展示的核心病机和治病思路，才能真正做到用古方治今病。我对申春悌教授团队围绕孟河医派四家临证用方的挖掘整理，撰写“孟河医派看家方精讲新用丛书”所做的开创性工作，由衷地表示敬佩和赞叹。

该丛书的出版，标志着孟河医派的学术思想与临床经验得以系统整理与全面继承，并将对孟河医派的传播产生重大影响。丛书编委会以《孟河四家医集》为基础，深入挖掘剖析体现孟河医派费、马、巢、丁四家学术思想和临床实践的常用代表性方剂。这些特色处方组方温凉同进、复方多法，用药以轻、灵、巧见长，并有“轻可去实”的作用，能达到扶正不助邪、祛邪不伤正的目的，收到“四两拨千斤”之功。这些孟河医家处方既体现了孟河医派用药和缓醇正、平淡轻灵的特色，也展示了孟河医家的临床诊疗精髓。

丛书设计新颖，匠心独运，内涵丰富，学用一体，为广大读者了解和研究孟河医学流派的学术特点和临床经验提供了翔实资料。我相信，“孟河医派看家方精讲新用丛书”定能为广大中医药从业者和爱好者提供有益的帮助，陪伴大家在中医药学习与实践的道路上不断前行，也将为孟河医派的传承和发展作出更多的贡献。

仝小林

甲辰年冬月于北京

前　言

中医流派是指在中医药学发展过程中形成的，具有独特学术思想、学术主张及独到临床诊疗技艺的学术派别。各流派的核心代表性医家自出机杼，创新学说，并在不断的实践中检验和发展真知，极大地促进了中医药学的发展。

孟河医派凭借高深的学术造诣和丰富的临床经验世代传承，延绵至今，桃李天下，著述浩如烟海，对中医学的发展作出了巨大的贡献，有“近代中医第一流派”之称。正如丁甘仁所言：“吾吴医学之盛甲天下，而吾孟河名医之众，又冠于吴中（余听鸿《诊余集》序）。”在四百多年的传承过程中，孟河医派秉持师祖费伯雄提出的“醇正和缓”临证思路，坚守中医象数思维，突破伤寒与温病的分立格局，师古不泥，博采众长，开放包容，传承创新，创立了寒温融合的辨证体系，并提“倡昌明医学、保存国粹”的中西汇通教育模式，为中医的传承和发展注入了活力。费伯雄（费绳甫）、马培之、巢崇山（巢渭芳）、丁甘仁四家及其分支交叉并存，具有孟河医派特色的人 - 病 - 药 - 效临床诊疗方法和学术思想均由其弟子和子女代代传承，延绵不断，从未被历史尘埃湮没，至今仍是全国最具影响力的流派。

中医药的传承，包括医理和医术的传承。中医流派（学派）是中医药学术思想和临床经验传承的主要载体，中医药理论的传承和发展正是通过各个学术流派的不断探索和实践实现的，而不同流派的著作是中医药理论研究的重要素材。从医家著作中寻找中医药学的理论基础和辨治思维，是提高中医临床疗效的重要方法。守正创新是中医流派发展的基础和关键，传承孟河医派创立的寒温兼融辨证论治体系及和法缓治的用药特色，创新性应用其经验名方并转化为服务临床的有效药物，是传承创新的重中之重。因此，系统分析孟河医派临证用方的适用人群、用药剂量、效应特点，探究其中蕴含的原创思维，并将其转化为对当下临床的切实指导，是我们传承团队的重要工作。

孟河医家留下了许多富有流派特色、疗效显著的看家处方，承载了可重复的人用临床实践经验，具有宝贵的原创价值，也可为中成药研发提供原始素材。研究整理孟河医家常用的、反映孟河医派学术思想特点的代表性方剂，有助于促进孟河医派经验方的名词术语和现代接轨，提升其利用度和可及性，为当前中医临床注入孟河医家们的学术思想与临证经验。在传承中发展，切实把孟河医派祖先留给我们的临证经验继承好、利用好，是我和陈东枢老师策划“孟河医派看家方精讲新用丛书”的初衷。

看家方是孟河医派临床的特色用方，是孟河医派的临证精华。丛书通过对《孟河四家医集》中常用代表方剂的深入剖析和客观评价，并结合现代医疗需求，展现其临床再应用的价值。

“精讲”旨在全面继承，把孟河医派名家的特色方药完整传承下来。我们依据名方原始资料，深入挖掘孟河医派先贤用心，尽可能贴近古人原意，从历史的角度还原该处方，把每个留存下来的处方通过处方来源、原方组成、剂型用法、原义病证、处方立意（理论依据、组方特点、炮制特色）等内容说清楚讲明白。同时，汲取前人选方用药的经验精髓，整理分析孟河医派后学或爱好者根据临床实际，模仿效法使用前辈名方的经典仿学医案，展现中医医家传承前人经验时，结合自身临证用药特点，不断提高临床疗效的创新思维。

“新用”是在精讲的基础上，通过对处方的现代用量、功用主治、辨证要点、拓展应用等内容的展示，以指导后人如何在临证中更好地理解前辈名方，尤其是对孟河医派临证处方的主要用药、核心病机和诊疗思路，以及如何在现代临床实际中结合个人的临诊经验，进行病证结合、方证相应的灵活加减应用。如费伯雄著在《医方论·发凡》中所言——“须知古人立方，不过照示大意……此其病者何处，酌量加减，方能得古人之意，而不泥古人之方”。

编委会成员以《孟河四家医集》（东南大学出版社，2006年版）为基础材料，深入挖掘反映孟河医派费、马、巢、丁四家各自学术思想和特点的内容。费伯雄先儒后医，以擅长治疗内科虚劳驰誉江南，提出“首察脉，次辨证，再施治”的临证大纲，诊疗中善于变通化裁古方、创制新方；马培之曾为进京御医，对中医各科都很有造诣，尤以外科见长，提出“凡业疡科者，必须先究内科”的学术观点；巢崇山擅长刀圭之术，以刀针手法医治外科各疾症有奇效而闻名上海；丁甘仁衷中参西，注重临床，打破常规，经方与时方并用治疗急症热病，开创中医学术界伤寒、温病统一论之先河。传承团队结合现代临床应用价值精选整理，将孟河四家常用代表性方剂分为三类：

1. 自研自制方　主要为孟河四家明确提出为其自制、有方名的方剂，具有原创性和唯一性，是医家经验的高度概括，特色鲜明，基本为各医家专著中相对完整、固定的处方。如《医醇賸义》中的舒筋通络汤等。

2. 活用经典方　孟河医家在前人经典名方基础上变通化裁，并已根据处方加减特色明确新命名的方剂。如《医醇賸义》中的加味白虎汤、琥珀导赤汤等。

3. 医案经验方　章太炎说："中医之成绩，医案之最。"经验方来源于孟河医家的临床医案记录，药物组合相对固定且出现频次较高，也可视为孟河医家具有一定临床疗效和经验特色的处方，因其没有方名，编委会专家根据现代临床实际情况及功效主治予以新的命名。

我们在编写初期筛选内科条目时尽可能保持四家医集条目的均衡性，但因各家从事的专业偏好和著作遗留的多少，还是出现了一些选择性偏倚。本次共选出450条，其中费伯雄249条，马培之72条，巢崇山14条，丁甘仁115条。书写过程中发现，部分处方虽不能满足经典仿学和新用阐述相关内容的书写，但其组方立意及思维方式值得后人借鉴，故我们保留部分处方的立意理论和组方分析以作"阐微致用"，供读者查阅赏析。编写处方按照学科属性予以归类，分为三卷：内科卷、外科卷（包括骨伤、皮肤科）、妇科卷。各卷收录的处方以病为纲，参考权威著作予以排序，儿科相关内容根据所治疾病分别纳入内科或外科卷中。

心怀苍生、悬壶济世的孟河医魂及精诚守和、开拓包容的孟河精神，是我们挖掘编写孟河医派看家方的动力。编写时我们力求深刻理解孟河四大家著书立说的本意，深入挖掘孟河医派先贤选方用药的经验精髓。首次全面梳理编写孟河医派经典名方的临证运用，既是一项创新工作，也是一份十分艰苦的工作，作为孟河医派的守望者、现代孟河人，我们义不容辞，但由于我们理解先贤原意的水平有限，不足之处在所难免。我们希望通过努力，让广大中医同道对孟河医派有更深入的了解，并汲取其中精华，服务当今临床，推动现代中医的传承和发展。

本丛书收录的处方仅为我们研究成果的部分展示，期待随着工作的持续推进，在不久的将来能为学界奉献更多孟河名方，也希望能得到更多专家学者的批评指正。愿我们共同努力，共创学术辉煌，不负时代，不负孟河！

孟河医派代表性传承人　申春悌

2024年2月12日于常州

致　谢

《孟河医派看家方精讲新用》的诞生得益于众多师友同仁的无私帮助，在此，我谨向所有在本书创作过程中给予帮助的人致以最诚挚的谢意！

首先，衷心感谢大家对孟河医派学术经验传承和发展事业的热爱！

感谢出版社编辑团队的专业指导和细致校对，在他们的努力下，本书最终得以顺利出版。

感谢王永炎院士和张伯礼院士的亲切关怀与鼎力支持；感谢国医大师邹燕勤先生委派弟子直接参与编撰工作；感谢省中医药管理局朱岷主任、石志宇处长等领导的关心支持；感谢王海南博士、黄亚博教授、范欣生教授的专业指导；感谢常州孟河医派研究院罗立波院长、程逸文主任率全体从事孟河医派研究者的热心帮助；感谢南通市中医院的顾勇清、陈阳阳、李晓倩、薛宇菲、彭金祥、彭磊、季凌燕、吉冬、薛陈天等老师的积极参与和辛勤付出。

若有遗漏或疏忽，责任全在于我。谨以此书献给所有默默支持我的人。

申春悌

2025 年 3 月 30 日

目录

上篇 精讲新用

下篇 阐微致用

上篇

精讲新用

第一章　外感病证方

第一节　自研自制方

一、四正散

【处方来源】费伯雄《医醇賸义》

【原方组成】藿香一钱五分　茅术一钱　厚朴一钱　砂仁一钱　茯苓二钱　广皮一钱　半夏一钱　神曲三钱　淡竹茹八分　姜汁（冲服）两小匙

【剂型用法】散剂，加入姜汁两小匙冲服。

【原义病证】感冒。暑湿感冒，症见暑月呕吐。

【处方立意】

1. 理论依据　《素问·热论篇》说："先夏至日者为病温，后夏至日者为病暑。"因暑季气候炎热，热蒸湿动，使空气中湿度增加，故暑邪为病，常兼夹湿邪以侵犯人体，若饮食不节损伤脾胃，复感暑湿秽浊之气，使脾胃失却温养，中焦气机升降失常，胃气上逆而呕吐。本方融芳香化湿、苦温燥湿、淡渗利湿于一体，契合暑湿致病特点，专为暑月外感，内伤生冷之呕吐所设。

2. 组方特点　本方以《医原》中被《感证辑要》引用的藿朴夏苓汤为基础，方中藿香既化湿和中止呕，又辛温发表散寒，《药品化义》言"藿香，甘温入脾，兼辛入肺，其气芳香，善行胃气。以此调中，治呕吐霍乱；以此快气，除秽恶痞闷。且香能和合五脏，若脾胃不和，用之助胃而进饮食，有醒脾开胃之功；辛能通利九窍，若岚瘴时疫用之，不使外邪内侵，有主持正气之力"，故为君药。苍术燥湿运脾，亦能解散表寒，《本草正义》谓"苍术，气味雄厚，较白术愈猛，为彻上彻下，燥湿而宣化痰饮，芳香辟秽，胜四时不正之气，故时疫之病多用之"。厚朴温中化湿，下气除满，与苍术配伍，升脾气，降胃气，化湿浊，健脾胃，二者共为臣药。半夏燥湿和中，降逆止呕；茯苓健脾利湿；再加竹茹清热化湿止呕；陈皮、砂仁理气调中，化湿和胃；神曲消食健胃。姜汁为引，增强全方降逆和胃止呕的功能。综上，全方具有解表化湿、理气和中、宣通气机、燥湿利水之效。

【经典仿学】

李(左)　暑湿夹滞,互阻中焦,太阴阳明为病,吐泻交作,腹中绞痛,脉沉,四肢厥冷,舌灰腻微黄。此系感受疫疠之气,由口鼻而入中道,逐致清浊混淆,升降失司。邪入于胃,则为呕吐,邪入于脾,则为泄泻。湿遏热伏,气道闭塞,气闭则不能通达经隧,所以四肢逆冷也。《伤寒论》曰:呕吐而利,名曰霍乱。此重症也,急拟芳香化浊,分利阴阳。

藿、苏梗各一钱五分　川雅连五分　淡黄芩一钱五分　炒竹叶一钱五分　广陈皮一钱　淡吴萸二分　炒赤芍二钱　大腹皮二钱　仙半夏二钱　制川朴八分　枳实炭一钱　六神曲三钱　炒车前三钱　玉枢丹(冲)四分

(出自《丁甘仁医案》)

简析:暑湿秽浊之邪从口鼻而入,直扰肠胃,郁遏中焦,使脾胃受伤。邪入于胃,则为呕吐,邪入于脾,则为泄泻。治宜芳香化浊,分利阴阳。本案除呕吐外,还见腹泻。方中核心药组将费伯雄四正散中藿香易为藿香梗,则更侧重于化湿健脾、理气宽中,因为在治疗脾胃气滞时,藿香梗的作用更为明显,其可以调节脾胃的气机,减轻脘腹胀满感,同时藿梗能祛湿止泻,对于因湿气引起的腹泻,可通过排除体内多余湿气,有效缓解腹泻症状。在用四正散中厚朴、半夏等药化湿健脾和胃时,又加入苏梗行气宽中,使郁滞上下宣行。全方寒热并用,有《丹溪心法》中黄连配吴茱萸的左金丸,有藿梗、苏梗同用能芳香化湿、行气畅中,并配大腹皮行气宽中,更有黄连、黄芩清利湿热,玉枢丹兼解毒辟秽。

【新用阐述】

1. 现代用量　藿香10g,茅苍术10g,厚朴10g,砂仁6g,茯苓10g,广陈皮10g,半夏10g,神曲10g,淡竹茹10g,姜汁(冲服)2小匙。

2. 功用主治　祛暑解表,燥湿和胃,降逆止呕。主治暑湿感冒,内伤暑湿,外感风寒,邪气犯胃。

3. 辨证要点　①发热,微恶风寒;②头痛身重;③呕吐频作,胸脘满闷;④腹痛便稀;⑤舌苔白腻,脉缓或浮。

4. 拓展应用　本方可用于暑湿伤中,湿浊内停,邪气犯胃引起的感冒、发热、暑温、呕吐、泄泻等。现代医学中的流行性乙型脑炎、登革热、钩端螺旋体病、流行性感冒、热射病、急性胃肠炎等可辨证加减使用。举临证案例:

罗某,男,62岁。初诊,1960年9月1日。患者夏日宿营海滨,于秋后

白露前数日稍感精神不佳，体重减轻，微有低热，服用抗生素数日，体温却增至40℃以上，伴有呕吐、胸腹胀满、大便溏泄（日行六七次）、手足凉、额腹热、微汗出；小便频数，便时茎痛；四肢关节酸痛。查脉两寸微浮数，右关沉数，左关弦数，两尺沉濡。舌质红，苔白腻。结合病因脉证，此为伏暑夹湿、热郁三焦。治当清暑利湿，苦辛淡渗法。处方：藿香6g，杏仁4.5g，香薷3g，茯苓（连皮）10g，黄芩4.5g，滑石10g，防己4.5g，薏苡仁15g，猪苓4.5g，竹叶4.5g，通草4.5g，荷叶6g。

二诊，1960年9月3日：热减吐止，解小便时茎痛消失，关节酸痛渐轻，大便每日减至四五次，身倦乏力，食纳尚差。脉寸沉细，关沉滑，尺沉迟。病势虽减，但湿热未尽，胃气未复，宜和胃气并清湿热。处方：山茵陈6g，藿香梗6g，新会皮4.5g，茯苓（连皮）9g，川厚朴3g，豆卷9g，白蔻仁3g，滑石块9g，扁豆皮9g，猪苓4.5g，薏苡仁12g，炒稻芽6g，通草3g，荷叶10g。

三诊，1960年9月5日：身热已退，周身已汗出，小便正常，大便一日两次，食纳差，食后腹微胀。六脉沉细微数，舌转正红，苔退。湿热已尽，胃气尚差，宜益胃养阴为治。处方：玉竹6g，沙参6g，茯神10g，石斛12g，桑寄生9g，炒稻芽6g，新会皮6g，莲子肉12g，扁豆皮9g，荷叶9g。

上方药服3剂后，诸症悉平，饮食、二便俱正常。停药，以饮食调养月余而康复。

（出自《中国现代名中医医案精粹·蒲辅周医案》）

按语：本案患者由于长夏宿营于海滨，本体中虚阳弱，感受暑湿，潜伏体内，迨至仲秋复感新凉引动伏邪而发。为伏暑夹湿，热郁三焦。先以清暑利湿，继则和胃利湿，再以和胃养阴，先后各有次第，效果卓著，在初诊和二诊的处方中可见四正散的核心用药藿香、厚朴、茯苓、陈皮等。

二、和中化浊汤

【处方来源】费伯雄《医醇賸义》

【原方组成】茅术一钱 厚朴一钱 茯苓二钱 枳壳一钱 青皮一钱 砂仁一钱 木香五分 乌药一钱 楂炭三钱 神曲三钱 车前二钱 荷叶一角 煨姜三片

【剂型用法】汤剂，水煎服。

【原义病证】暑湿。泄泻，症见腹痛泄泻，泻下如水，暴急量多，粪色黄褐，泛恶纳呆。

【处方立意】

1. 理论依据　暑月受寒，饮食所伤，湿阻气滞致脾胃受伤，运化无权，湿邪停聚，中虚气陷，导致升降失常、清浊不分而泄泻。治法应理气导滞，祛湿止泻。方名“和中化浊”以治法直接揭示处方功效，“和中”指和中焦脾胃，恢复脾胃升降运化功能，“化浊”强调化除湿浊、排泄秽浊。

2. 组方特点　方中苍术燥湿健脾开郁，《本草正义》称“苍术，气味雄厚，较白术愈猛，为彻上彻下，燥湿而宣化痰饮，芳香辟秽，胜四时不正之气”。厚朴辛苦温燥，马培之在《药性歌诀》中提出，其“苦降之流除实满，辛温之物解湿源，化食消痰调中气，平胃杀虫破结安，行水攻坚平呕逆，久痢可投霍乱痊”。方用苍术燥湿健脾，茯苓利湿运中，共为君药；厚朴、枳壳下气导滞，助君药消胀除满；砂仁芳香化湿，行气温中，帮助君药健脾止泻为臣药。车前子分利小便，以实大便，清热利水，渗湿止泻。山楂炭、神曲化滞止泻，消食健胃。佐以青皮破气散结消滞；木香行气调中止痛；砂仁理气化湿和中；乌药行气止痛；荷叶化湿和中，升清降浊。煨姜为引，和胃降逆止呕。诸药配伍，理气导滞，健脾止泻。

3. 炮制特色　茅苍术为常州金坛茅山道地药材，燥湿健脾之力更强，焦茅术的运用既发挥茅苍术健脾燥湿之长，又通过炮制缓和燥性，体现了孟河医派的用药智慧。常规炮制为麸炒苍术：先将锅烧热，撒入麦麸，用中火加热。待冒烟时投入苍术片，不断翻炒，炒至深黄色时，取出，筛去麦麸，放凉。苍术片每100kg用麦麸10kg。孟河医派还时配黑芝麻拌炒：苍术辛烈温燥，燥湿健脾；黑芝麻甘平，能补肝肾且润五脏。两药合用，一燥一润，相辅相成，健脾润燥，善治噎膈脘痞兼脾虚苔薄腻者。

【经典仿学】

常州杨廷选之室患疟延诊案。每日恶寒发热，胸脘痞满，大便泄泻，小便不利，舌苔白腻，脉来沉细而弦。此湿重阻塞，清阳不能舒展，最忌寒凉遏抑。治必通阳渗湿，经谓“淡味渗湿为阳”，遵经旨以立方。

陈广皮一钱　制半夏一钱半　川厚朴一钱　赤茯苓三钱　焦茅术一钱　藿香梗一钱　紫苏叶一钱　大腹皮一钱半　冬瓜子四钱　生姜三片

（出自《费绳甫医话医案》）

简析：本案患者因正气亏虚，疟邪侵入而患病，正邪交争，则寒热互作；

疟邪伤及脾胃，运化失司则大便泄泻；湿重阻塞气机则胸脘痞闷；膀胱气化失司则小便不利。《黄帝内经》（以下简称《内经》）“淡味渗泄为阳”，强调通过淡渗利湿药通利水道，使湿邪从小便出，从而舒展阳气。费绳甫以“通阳渗湿”为法，紧扣湿遏阳气的病机，通过温通与淡渗并用，使三焦气机通畅，湿邪有出路。本案所用之方与费伯雄和中化浊汤相比略有加减，方中均以苍术、厚朴燥湿健脾，茯苓淡渗利湿，改煨姜为生姜，和紫苏叶温中散寒通阳，再加陈皮、半夏理气化痰燥湿，大腹皮、冬瓜子行气利湿，藿香芳香醒脾化湿。

【新用阐述】

1. 现代用量 茅苍术 10g，厚朴 10g，茯苓 10g，枳壳 10g，青皮 10g，砂仁 6g，木香 10g，乌药 10g，山楂炭 10g，神曲 10g，车前子 10g，荷叶 10g，煨姜 3 片。

2. 功用主治 行气祛湿，消食导滞。主治泄泻，气滞湿阻证。

3. 辨证要点 ①泻下稀便，臭如败卵，伴有不消化食物；②脘腹胀满，腹痛肠鸣，泻后痛减；③嗳腐酸臭，不思饮食，恶心呕逆；④舌苔白腻，脉象弦滑。

4. 拓展应用 本方所治病证为脾胃虚弱，运化无权，湿邪停聚，或食滞不化，或中虚气陷，以致升降失常，清浊不分所致伤食、泄泻。在现代医学中，肠炎及肠结核、肠易激综合征、吸收不良综合征等辨证属食积湿阻者可加减应用。举临证案例：

患者，34 岁。初诊，1962 年 8 月 16 日。发热数日，昨起呕吐泄泻。目赤神昏，脉沉细，舌深红。此为暑热内闭之证。治宜清暑开闭。处方：黄连 3g，黄芩 6g，竹茹 9g，鲜荷叶 1 角，六一散（包）12g，紫雪丹 1.5g（灌服）。1 剂。

二诊：药后神志转清，今晨能言，大便溏薄，每日 3 行，呕吐未作，胃纳呆钝，舌质红润，脉数，面色红活。拟继清暑湿。处方：黄芩 6g，黄连 3g，苦参 6g，竹茹 9g，炒白芍 6g，鲜荷叶 1 角，六一散（包）12g，升麻 3g，葛根 6g。1 剂。

三诊：热退，泻止，神清。口渴喜饮，食欲不佳，失眠，脉软，舌淡、苔薄。治拟调中化湿安神。处方：陈皮 3g，制半夏 9g，朱茯神 12g，炙甘草 3g，枳壳 3g，竹茹 9g，黄连 3g，石菖蒲 6g。

四诊：2 剂诸症皆瘥。拟轻剂调理。处方：人参叶 9g，扁豆花 9g，茯神

12g，炙甘草3g，木瓜3g，酸枣仁9g，淮小麦30g，红枣4只。

（出自《中国现代名中医医案精华·魏长春医案》）

按语：暑多夹湿，湿遏中州，升降失司，浊气上逆则呕，清气下陷则泄，治宜清暑化湿。本案初诊即仿费伯雄喜用鲜荷叶清暑祛湿法，将葛根芩连汤中君药葛根易为荷叶清香解暑，升清降浊。黄芩、黄连苦寒，清火燥湿。加六一散清暑利尿，既使热邪从下而出，又有利小便以实大便之妙。药后神清，但便溏每日3行，此为清气未升之象，故加用升麻葛根汤和中化湿清理肠热。病瘥之后，用清淡之品，补气调中，扶元培本。处方仿四君子汤组方之意，以参叶代参，扁豆花代白术，加甘、麦、大枣、木瓜酸甘化阴。本方特色之处是在一诊、二诊中都用荷叶，费氏无论外感内伤都喜用荷叶，并说纳呆食少者用荷叶对外可以清暑化湿，对内可以行气除湿而醒脾。李东垣师承张元素，早年在跟张元素学医时，并未领悟用荷叶烧饭为丸之理，一直到晚年，他才领悟到了其中的用意，于是赞叹说："荷叶生于水土之下。污秽之中。挺然独立。其色青，其形仰，其中空，象震卦之体。食药感此气之化。胃气何由不升乎？用此为引。可谓远识合道矣！"

三、黄连涤暑汤

【处方来源】费伯雄《医醇賸义》

【原方组成】黄连五分　黄芩一钱　栀子一钱五分　连翘一钱五分　葛根二钱　茯苓二钱　半夏一钱　甘草四分

【剂型用法】汤剂，水煎服。

【原义病证】暑温。中暑，暑入心营，症见猝然而倒，昏不知人，身热口噤。

【处方立意】

1. 理论依据　暑邪直中心营，热陷心包，清窍堵闭，故见猝然而倒、昏不知人；暑热内盛，则身灼热；里热炽盛，引动内风，则口噤不开。本方清泻三焦邪热，解毒救阴，专为暑热之邪直中心营、内闭心包所设。

2. 组方特点　本方为黄连解毒汤易黄柏为连翘后加减用于中暑的暑入心营证。黄连清泻心火，燥湿解毒，《本草正义》谓"黄连大苦大寒，苦燥湿，寒胜热，能泄降一切有余之湿火，而心、脾、肝、肾之热，胆、胃、大小肠之火，无不治之”，故为君药。黄芩苦寒燥湿，清肌退热，《神农本草经疏》称“黄芩，其性清肃所以除邪，味苦所以燥湿，阴寒所以胜热，故主诸热”。栀子至苦大寒，清泻三焦之火，导热下行。二者共为臣药。连翘透达表里。葛根解肌退热，生津止渴。茯苓、半夏利窍祛湿，导浊生津。甘草补气生津，调和诸药。以上共为佐使。诸药配伍，上下俱清，三焦兼顾。

另外本方还十分注重对津液的顾护。因暑乃火热之邪，易灼伤津液，逼津外泄，可见汗出不止、喘渴欲脱、大便干结，故以葛根、茯苓、甘草益气健脾生津。

【经典仿学】

荣(左) 伏暑秋温，发热两候，早轻暮重，烦躁不寐，梦语如谵，鼻衄痰红，口干欲饮，大便溏薄色黄，汗泄不多，舌质红苔黄。此伏暑化热，蕴蒸阳明之里。阳明者胃也，胃络上通心包，胃热上蒙清窍，心神不得安宁，故烦躁少寐，梦语如谵也。鼻衄虽曰红汗，究属热迫营分，逼血而妄行也。脉象左弦数，右滑数。参脉合证，阴液暗伤，邪热猖獗，颇虑传入厥阴，致神昏痉厥之险。急宜甘寒生津，清解伏暑，冀营分之热，能得从气分而解为幸。

天花粉三钱 朱茯神三钱 粉葛根一钱五分 鲜竹茹二钱 益元散(包)三钱 金银花五钱 酒炒黄芩一钱 冬桑叶二钱 连翘壳三钱 川雅连五分 白茅根(去心)三扎

二诊：昨投清温生津之剂，身热略减，夜寐稍安，鼻衄亦止，而口干欲饮，胸闷懊侬，难以名状，汗泄不多，舌质红，苔黄，脉数依然，良由暑温之热，仍在阳明之里，未能达到气分，势欲蒸发白痦之象，阴液暗伤，无作汗之资料，还虑增剧。温邪有汗而再汗之例，仍宜甘寒生津，解肌清温，冀望正胜邪却，始能入于坦途。

天花粉三钱 粉葛根五钱 粉丹皮二钱 鲜石斛三钱 清水豆卷四钱 鸡苏散(包)三钱 熟石膏(打)三钱 冬桑叶二钱 连翘壳三钱 鲜竹叶三十张 活芦根(去节)一尺 北秫米(包)三钱

三诊：连进生津清温，服后热势反增，渴欲引饮，饮后得汗甚畅。白痦布于胸腹之间，至天明时热势始减，胸闷渐舒，脉数稍和，即是正胜邪却之机。既已获效，仍守原法扩充。

天花粉三钱 生甘草六分 连翘壳三钱 鲜石斛三钱 嫩白薇一钱五分 生石膏(打)三钱 仙半夏一钱五分 川贝母二钱 通草八分 鲜竹叶

三十片　白茅根（去心）两扎　北秫米（包）三钱

四诊：身热大减，汗泄溱溱，白痦密布腹脐之间，伏暑湿热已得外达。惟咳痰带红，睡醒后口舌干燥，神疲肢倦，小溲频数不爽，溺时管痛，脉象濡数不静，舌质淡红，此阴液已伤，木火易升，肺金化源受伤，不能下及州都，阳明之蕴热尚留恋为患也。拟竹叶石膏汤加减，生津液以滋化源，清阳明而息余焰。

西洋参一钱五分　朱茯神三钱　川通草八分　活芦根（去节）一尺　生石膏（打）三钱　川贝母二钱　粉丹皮二钱　北秫米（包）三钱　鲜竹叶三十张　生甘草六分　天花粉三钱　冬桑叶二钱　滋肾通关丸（包煎）一钱五分

五诊：身热已退，白痦密布甚多，口舌干燥亦减，伏暑之热有肃清之渐，而小溲尚未爽利，咳痰色黄，脉象濡数无力，舌淡红，肺胃余热留恋，气化不及州都也。仍拟甘寒生津，养胃清肺，以善其后。

西洋参一钱五分　朱茯神三钱　冬桑叶二钱　冬瓜子三钱　活芦根（去节）一尺　生甘草八分　川贝母三钱　粉丹皮一钱五分　北秫米（包）三钱　金石斛二钱　瓜蒌皮三钱　嫩白薇一钱五分　通天草八分　滋肾通关丸（包煎）一钱五分

（出自《丁甘仁医案》）

简析：患者因伏暑化热引发阳明里热证，为暑湿之邪潜伏体内，随秋凉诱发，胃热炽盛，热入营分，上扰心神。本案丁甘仁以费伯雄黄连涤暑汤中粉葛根解肌退热，川雅连、黄芩清营分之热，自加天花粉清热降火为君药，共为一诊首方中主要药物，以解蕴蒸阳明之里热。用金银花、连翘透热转气，清泻胃火，加用鲜竹茹养阴生津，白茅根凉血止血。至二诊热势未达气分，但因阴液不足导致汗源匮乏，再加石膏大清气分热，鲜石斛加强养阴；鸡苏散利湿退热，以期病势缓解。三诊正邪交争后正胜邪却，伏邪外达，加白薇清虚热，仙半夏、川贝母化痰降逆，通草利水通淋。四诊余热未清，故以竹叶石膏汤加减，兼顾气阴两伤。五诊余热留恋肺胃，气化不利。治以甘寒生津，兼顾通利水道。

【新用阐述】

1. 现代用量　黄连 9g，黄芩 10g，栀子 10g，连翘 10g，葛根 15g，茯苓 10g，半夏 10g，甘草 3g。

2. 功用主治　清热涤暑，益气生津。主治暑温，暑入心营证。

3. 辨证要点　①猝然昏倒，不知人事，牙关紧闭，时有谵语；②身热肢厥,心烦口干;③气粗如喘;④夜寐不安;⑤舌红绛,脉数。

4. 拓展应用 本方主要用于外感暑邪之热入营分证,凡属三焦火毒热盛诸症皆可使用。现代医学中发生于夏季的流行性乙型脑炎、登革热、钩端螺旋体病、流行性感冒、热射病以及小儿疱疹性咽峡炎等,可辨证加减使用。举临证案例:

周某,女,3岁。患儿发热4日,时有呕吐、抽搐、神志不清,收治入院。入院后,西医诊断为“乙脑”,经用西药处理,但高热不退(肛温40℃),病情日趋增剧,转邀中医诊治。1981年7月16日初诊:患儿高热神昏,抽搐频作,喉间痰声辘辘,气息喘促,舌苔垢腻而黄,脉来滑数。恙由暑温鸱张,灼液成痰,痰热内盛,鼓动肝风,神明被蒙。亟投清热化痰,佐以平肝息风之剂。处方:生石膏60g(打碎,先煎),知母15g,炒山栀10g,川连2.4g,黄芩12g,石决明30g(先煎),灵磁石24g(先煎),生牡蛎60g(先煎),双钩15g,生甘草6g,礞石滚痰丸15g(研末,入煎),安宫牛黄丸1粒(研化,和服)。1剂。

7月17日二诊:药后喉间痰声消失,气息渐平,抽搐亦止,今晨体温37.5℃。但仍处于嗜睡状态。盖热痰蕴毒尚留,心窍未朗,故原方减黄芩、牡蛎,加石菖蒲15g、远志15g、牛黄清心丸1粒(研化,和服),旨在清心、豁痰、开窍。1剂。

7月18日三诊:迭进清热化痰之品,夜间排黏黑色大便一次,继之病情显著好转,晨起患儿已能啼哭,四肢活动自如,唯体温仍波动于37~38℃之间。是其邪热未清,原方减礞石滚痰丸,继服2剂。

7月20日四诊:诸症悉减,余热亦清,唯垢苔未净,病去十之八九,而热、痰尚未彻底清化,拟以轻剂调理,以善其后。处方:山栀10g,连翘10g,川连1.2g,远志10g,贝母10g,甘草3g,鲜荷叶边15g。3剂。

7月23日五诊:药后患儿垢苔退净,神态如常,痊愈出院。

(出自《中国现代名中医医案精华·任达然医案》)

按语:本案患儿起病于炎夏之际,发病急骤,实属暑温热痰并重险症。叶天士云“夏暑发自阳明”“入营犹可透热转气”。初诊亟投大剂石膏、知母、山栀、黄芩等,佐以平肝息风之剂,杀其势,折其热;并用礞石滚痰丸研末入煎,安宫牛黄丸研化和服,清心豁痰开窍。急从热、痰治疗,果然得心应手,一剂后,身热大减,痰声消失,气息平和,抽搐停止。

三诊时排出黏黑色大便，热、痰之邪有路出焉，促使病情向愈转归。再则，暑为阳邪，最易耗阴伤津，或灼液成痰等，故患儿后期旋即转用清热化痰养阴之轻剂，调理善后，免除贻患。于此可见，对于热痰并重之暑温，若专从清热入手，则痰浊胶固不化，邪伏困遏；若专事涤痰化滞，则邪热鸱张不解。因而唯须热、痰并治，方使热、痰廓清，而获效机。

四、清金保肺汤

【处方来源】费伯雄《医醇賸义》

【原方组成】天冬一钱五分　麦冬一钱五分　南沙参三钱　北沙参三钱　石斛二钱　玉竹三钱　贝母二钱　茜根二钱　杏仁三钱　蒌皮三钱　茯苓二钱　蛤粉三钱　梨三片　藕五片

【剂型用法】汤剂，水煎服。

【原义病证】秋燥。燥热伤肺，症见发热咳嗽，甚则喘而失血。

【处方立意】

1. 理论依据　燥的概念最早见于《内经》"燥胜则干"，至清初，喻昌在《秋燥论》将《内经》中"秋伤于湿"修改为"秋伤于燥"，首次明确了"秋燥"病名，他还言"故天道春不分不温，夏不至不热"，隐含秋不分不燥之意。而费伯雄却对此有不同的见解，他认为若依喻氏所言，秋分之后，才可以称之为秋燥，那立秋至秋分之间的四十五日内，感受的外邪又是什么呢？针对这个问题，费伯雄提出了自己的想法：立秋以后，湿去而燥至，初秋时天气尚热，此时既燥又热，深秋时天气转凉，此时既燥又凉，秋燥虽为秋之主气，但细分之下，其实有热、凉的区别，凡治燥病，先辨凉温。王孟英曰：以五气而论，则燥为凉邪，阴凝则燥，乃其本气。但秋承夏后，火之余炎未息，若火既就之，阴竭则燥，是其标气。治分温润凉润二法。费晋卿曰：燥者干也，对湿言之也。立秋以后，湿气去而燥气来，初秋尚热，则燥而热，深秋既凉，则燥而凉，以燥为全体，而以热与凉为之用，兼此二义，方见燥字圆相，法当清润温润。故费伯雄于《医醇賸义》中列"秋燥"一章，阐述五脏六腑之"热燥"与"凉燥"的区别。

秋燥初起，燥热上受，邪袭肺卫，肺卫受邪，正邪相争则发热。燥热袭肺，肺失清肃则咳嗽。邪入气分，燥热化火伤及肺阴，络伤而咯血。治当宣肺达邪，养阴润燥。胃为肺之源，脾为肺之母，故用甘凉不伤胃之药治之。

2. 组方特点 清金保肺，必先甘凉益胃。本方以甘凉养阴、清热润燥为立方核心。方中以天冬、麦冬共为君药。天冬，味甘微辛、性凉，能入肺以清燥热，利痰宁嗽；入胃以消实热，生津止渴。麦冬，味甘，性凉，气微香，能入胃以养胃液，更能入脾以助脾散精于肺，定喘宁嗽，于引肺气清肃下行，升降濡润之中，兼具开通之力。二者养阴润燥之功相似，相须为用，麦冬入肺经以养肺阴，天冬兼入肾经以润肾燥，二药相合，金水相生。南、北沙参均有养阴生津、润肺止咳之功，二药伍用，相互促进，共为臣药。石斛生津益胃，清热养阴，《药品化义》称"石斛气味轻清，合肺之性；性凉而清，得肺之宜。肺名娇脏，独此最为相配"。玉竹温润甘平，滋阴润肺，养胃生津，《神农本草经疏》称"萎蕤，详味诸家所主，则知其性本醇良，气味和缓……故可长资其利，用而不穷。正如斯药之能补益五脏，滋养气血，根本既治，余疾自除"。茜根清解血热，行血止血，止咳祛痰。贝母润肺化痰，清热止咳；杏仁降气祛痰，宣肺平喘，二药伍用，一润一降，化痰止咳甚效。瓜蒌皮清热润肺化痰，止咳平喘。蛤粉清肺化痰、软坚散结，助清燥热化痰凝。茯苓健脾渗湿，防滋阴药滋腻碍胃，调和脾胃。梨、藕则甘润生津、清热止渴，为药引，增强润肺养阴之效。全方以甘凉濡润为主，兼顾清热化痰与凉血止血，既清燥热之标，又养肺胃之阴。通过养阴润燥以恢复肺之清肃，兼化痰止血以平咳喘失血。

【经典仿学】

某 血后咳嗽，本非所宜，已延一载，干咳无痰，短气乏力。阴伤肺燥，木叩金鸣，久延入损。拟清金平木。

南北沙参 杏仁泥 贝母 马兜铃 女贞子 石决明 丹皮 茯苓 蛤壳 栝蒌皮 松子仁（研末，冰糖过口）

（出自《马培之医案》）

简析：因虚劳则气耗，气为水之母，气耗则水之化源竭，水亏则火旺，火逆上气，故干咳无痰。气血亏虚，肢体失于温煦濡养则短气乏力。阴伤肺燥，金不制木，木叩金鸣，治宜清金制木。与费伯雄清金保肺汤相比，在均使用南北沙参、贝母、杏仁、茯苓、蛤壳、瓜蒌皮等养阴润肺、化痰止咳药的同时，兼顾平肝潜阳、清肝凉血、润肠通便，适用于肺燥兼肝火或阴虚阳亢证。

【新用阐述】

1. 现代用量 天冬 10g，麦冬 10g，南沙参 15g，北沙参 15g，石斛 20g，

玉竹 10g，贝母 10g，茜根 15g，杏仁 10g，瓜蒌皮 10g，茯苓 10g，蛤粉 10g，梨 15g，藕 25g。

2. 功用主治　清肺润燥，养阴益胃。主治秋燥之温燥，燥热伤肺证。

3. 辨证要点　①咽喉干燥，鼻燥，齿燥，时发热；②咳嗽、咳痰，咯血，气逆而喘；③胸满，胁痛；④心烦口渴；⑤舌边尖红赤，舌苔薄白而燥或薄黄干燥，脉数。

4. 拓展应用　凡燥热伤肺之秋燥，或燥热伤气、伤津液之温病皆可使用。在现代医学中，呼吸系统疾病（如慢性支气管炎、支气管扩张、间质性肺炎、病毒性肺炎恢复期、肺结核）和出血性疾病（如鼻出血），以及干燥综合征、放射性肺损伤等，辨证属肺燥阴伤者均可加减使用。举临证案例：

杨某，男，4 岁。微恶风寒、温温发热、鼻塞、咳嗽三天，服保赤散、琥珀抱龙丸无效来诊。诊见面赤咽红，唇干口渴，发热无汗，咳嗽痰鸣，呼吸喘促，烦躁不安，舌红苔白，指纹浮红，脉浮数。此属风热闭肺，肺失宣和，亟宜辛凉透邪，轻宣肺气。处方：桑叶络、银花各 6 克，连翘、牛蒡子各 4.5 克，炒栀皮、炒枯芩、杏仁、桔梗、甘草各 3 克，薄荷（后入）2.4 克，1 剂。

二诊：药后身得润汗，发热、咳嗽痰鸣、气喘均见减轻，原方去薄荷、杏仁，加炒蒌皮、大贝母各 4.5 克，2 剂。

三诊：身热尽退，咳喘均平，舌红苔薄黄，口干唇燥。小儿肺常不足，外感风热后，肺阴受灼，拟养阴清肺法以善其后。处方：沙参 6 克，麦冬 6 克，枇杷叶（包煎）6 克，浙贝母 4.5 克，天花粉 4.5 克，百合 4.5 克，杏仁 2.4 克，甘草 2.4 克。

（出自《大国医经典医案诠解·孙谨臣医案》）

按语：本病温邪在表，处上焦气分，孙老认为小儿肝常有余，病情容易传变，故于辛凉解表中，配合清气分药物，苦辛合用，宣中有降，颇合肺气升降之机。肺炎后期，考虑肺阴受损，孙老以费伯雄主治秋燥的养阴清肺、润燥益胃之法则，选用了与清金保肺汤中核心用药及性味类似的沙参、麦冬、贝母、杏仁、瓜蒌皮等药，也体现了孙老在治疗肺炎中循序渐进、丝缕分明的辨证思想。

五、润肺降气汤

【处方来源】费伯雄《医醇賸义》

【原方组成】沙参四钱 蒌仁四钱 桑皮二钱 苏子二钱 杏仁三钱 旋覆花(绢包)一钱 橘红一钱 郁金二钱 合欢花二钱 鲜姜皮五分

【剂型用法】汤剂,水煎服。

【原义病证】秋燥。凉燥伤肺,症见咳而微喘,气郁不下。

【处方立意】

1. 理论依据 凉燥是深秋季节天气变,人体感受风燥之邪所致外感疾患。《感证辑要·俞根初秋燥证治论》言:《内经》所谓秋伤于燥,上逆而咳是也;张景岳所谓阴虚夹湿,穷必反肾,乃脾湿肾燥之候,但有阴凝则燥,阴竭则燥之殊耳;喻嘉言所谓肺热不宣,急奔大肠,乃肺燥肠热之候也;《易·系辞》所谓燥万物者,莫燥乎火。乃火旺生风,胃燥肝热之候也。治法凉燥犯肺,以苦温为君,佐以辛甘。秋凉束表,抑郁肺气,肺气清肃无权,肺少津液上供,肺气不得下降,故而咳喘。费伯雄认为,肺降而气不滞,气郁不下则咳喘上逆,肝经郁解津回,肺经燥能转润,而气自下也,故创润肺降气汤治之。

2. 组方特点 方中沙参甘苦微寒,养阴清热,润肺化痰,益胃生津;瓜蒌仁甘寒而润,能降实热痰涎,开郁结气闭,《药性类明》言"栝楼仁,昔人谓通肺中郁热,又言其能降气者,总由甘合于寒,能和能降能润,故郁热自通",二者共为君药,润燥化痰。杏仁、紫苏子、桑白皮三者皆入肺经,协同为用,共为臣药。杏仁辛散苦降,长于降肺气以平喘止咳;苏子辛温,质重沉降,性润不燥,能利膈消痰,降气定喘;桑白皮泻肺平喘。橘红利气消痰,《药品化义》称其"辛能横行散结,苦能直行下降,为利气要药"。旋覆花消痰逐水,利气下行,宣肺平喘。郁金为血分气药,《本草汇言》称"其性轻扬,能散郁滞,顺逆气,上达高巅,善行下焦……又治经脉逆行,吐血衄血,唾血血腥。此药能降气,气降则火降,而痰与血亦各循其所安之处而归原矣"。合欢花疏郁理气,安神活络。以上共为佐药,形成"宣-降-疏"的气机调节体系,对肺气壅滞兼肝郁者尤为适宜。鲜姜皮辛散温通为使,既防寒凉药伤胃,又助肺气宣发。全方"润而不滞,降不伤阴",共奏润肺化痰,降气平喘之功。

【经典仿学】

某 气阴并亏之质,肝火最易升腾,外风乘之,引动积饮,肺气滞塞,咳呛气急。曾投散风清热，气急渐平，而咳呛未已，痰多白沫。呛则气火上升，左边头痛，咽喉亦觉干燥。脉小数，左细弦，苔微黄，舌尖红而痛。火浮于上，清肃不行，有孕在怀。急宜清肃上中，豁痰润燥，不致多呛而牵动胎元也。

沙参　云苓　苏子　杏仁　竹茹　蜜蒌皮　浮石　川贝　白芍　白薇　橘红　紫菀　冬瓜子　枇杷叶

（出自《巢崇山医案》）

简析：本案患者素体气阴不足，肝火易升，灼伤津液，导致咽喉干燥、舌尖红痛。脉象小数、左细弦，提示阴虚火旺，肝木偏亢。外邪乘虚而入，引动体内痰湿，肺气宣降失常，故咳呛气急、痰多白沫。呛咳则气火上冲，引发头痛、咽喉不适。巢崇山治以清肃上中，豁痰润燥，方中沙参、川贝、白芍、冬瓜子滋阴润肺，缓解阴虚；枇杷叶、杏仁、苏子降肺气，竹茹、蜜蒌皮、浮石清热化痰；白薇清虚热，橘红理气化痰，紫菀润肺止咳。与费伯雄润肺降气汤相比，两者均以“润肺降气”为核心，体现费伯雄“治肺以清肃为要”的学术观点，通过养阴润燥、化痰降气恢复肺之宣降功能。巢崇山之方保留了润肺降气汤中沙参、瓜蒌皮、苏子、杏仁、橘红等核心药物以养阴润肺、降气止咳，又加入了竹茹、贝母、浮石、白薇等，借鉴叶天士“温邪上受，首先犯肺”的理论，强化清热化痰、透邪外出之力。

【新用阐述】

1. 现代用量　南沙参 15g，瓜蒌仁 15g，桑白皮 15g，紫苏子 10g，杏仁 10g，旋覆花（包煎）10g，橘红 10g，郁金 10g，合欢花 10g，鲜姜皮 3g。

2. 功用主治　润肺化痰，降气解郁。主治秋燥之凉燥，邪犯肺卫证。

3. 辨证要点　①发热轻，恶寒重；②干咳少痰，胸闷气短，呼吸不畅；③头痛无汗，唇燥不渴，鼻燥咽干，皮肤干燥；④舌质淡红，舌苔薄白少津，脉浮或弦。

4. 拓展应用　本方为凉燥的肺卫俱伤之证所设。凡属秋深初凉之时，感受燥邪兼寒之证皆可辨证使用。在现代医学中，上呼吸道感染、支气管炎、肺部感染、哮喘缓解期、胃食管反流性咳嗽等，辨证属肺燥气逆、气郁痰阻者可加减应用。举临证案例：

曹某，女，32 岁。初诊 1988 年 9 月 17 日。主诉：哮喘气逆，持续经年。现病史：患者素有过敏性鼻炎史，剖腹产后发生哮喘，迁延经年不愈。迩来每日夜晚均作，发时胸闷气塞，气逆作喘，喉中哮鸣，不得安枕，吸气尤难，伴有烦热多汗、口干，痰稠色黄味咸，脉来沉细滑数，苔淡黄腻中灰，舌质黯红。辨证：肾元下虚，痰热蕴肺，肺气升降失司。治法：滋阴润肺，清肺化痰，降气平喘。处方：南、北沙参各10g，当归10g，生地黄12g，知母10g，天花粉10g，竹沥半夏10g，炙射干6g，炙桑皮10g，炒苏子10g，炙僵蚕10g，诃子肉3g，沉香3g（后下），坎炁2条。另：海蜇（漂）50g，荸荠7只同煮，代水煎药，7剂。

二诊，1988年9月24日：药后哮喘旋即控制，惟咳频痰稠，汗出量多，苔淡黄灰腻，脉细滑。肺实肾虚，治守前意观察。原方去诃子肉，加五味子3g，山茱萸肉6g，续服7剂，诸症悉平。

（出自《中国现代名中医医案精粹·周仲瑛医案》）

按语：本例患者素禀不足，剖腹产后体虚，阴血耗伤，复加感邪诱发哮喘。痰稠色黄，苔黄腻，脉滑数，纯属痰热之象，但审其痰有咸味，脉兼沉细，显见痰热伤阴，肺燥气逆，故需扶正祛邪，滋阴清肺。周仲瑛此方和费伯雄润肺降气汤一样都以沙参为君药，并加天花粉增加清养肺阴之力，在滋阴润肺降气平喘的基础上，佐以桑白皮、苏子、竹沥半夏清肺化痰，射干、僵蚕利咽解痉。同时针对肾元下虚之根本，加生地、当归、坎炁、沉香滋肾阴、纳肾气，体现"肺肾同治"，诃子肉、五味子收敛肺气，防止耗散，二诊加山茱萸增强固肾之力。海蜇、荸荠代水煎药，既滋肾润肺，又化痰软坚，借鉴了王孟英"雪羹汤"的食疗经验。周仲瑛的用药风格与费伯雄的和缓醇正理念如出一辙，一脉相承，体现了求本溯源、多脏同治的精髓。

六、化逆汤

【处方来源】费伯雄《医醇賸义》

【原方组成】黄连六分　吴萸三分　厚朴一钱　青皮一钱　藿香一钱五分　木瓜一钱　木香五分　白蔻六分　独活一钱　乌药一钱　蒺藜四钱　茯苓二钱　阴阳水（井、河水各半）煎服。

【剂型用法】汤剂，一半井水一半河水同煎服。

【原义病证】夏季霍乱转筋。暑月受邪，郁于中焦，症见中焦不通，上吐下泻，手足厥冷，筋脉抽掣。

【处方立意】

1. 理论依据 费氏此方中所言霍乱乃指热霍乱，由暑热熏蒸，加之饮食不节、起居不慎，导致机体出现以阳偏盛的急性吐泻症状为主症的疾病，而霍乱转筋则是其发病较为严重的兼症。为何霍乱好发于夏秋季？费氏分析，暑热之气自上而下，湿气自下而上，人在其中，无时无处不受到它们的熏蒸燔灼，致病因素已不止一种，更别说再加上起居不慎、饮食不节。《内经》云“诸转反戾，水液浑浊，皆属于热。诸呕吐酸，暴注下迫，皆属于热”，可见转筋的发生与湿热之邪密切相关。费氏认为，霍乱转筋之候，盖暑湿热互结，困阻中焦脾胃，气机升降失调，致使上吐下泻；热气灼津，吐利太过，阴液大伤，“热气燥烁于筋”，不能濡润肌肉，出现筋脉抽搐痉挛的证候；而津液丢失的同时阳气随之外泄，又吐泻伤脾阳，不能温煦肢体肌表，故出现手足厥冷。

费氏拟“化逆汤”治疗霍乱转筋，意在降“气逆”，通“厥逆”，整方力图“湿热去，清气升，浊气降”，共奏化湿理气、降逆和胃、舒筋和络之效。

2. 组方特点 本方用药轻而简，体现了费氏醇正和缓的特点。方中黄连大苦大寒，清热燥湿，尤长于清中焦湿热，可治湿热阻滞中焦，气机不畅导致的呕吐；吴茱萸散寒止痛、降逆止呕，可治霍乱之呕吐不止。二者相配，取左金丸苦降辛开、清温得宜之意，费氏在其《医方论》中亦赞左金丸之精妙，称其“不但治胁痛、肝胀、吞酸、疝气等症，即以之治时邪霍乱、转筋、吐泻，无不神效”。黄连亦善去脾胃大肠湿热，为治痢要药，与行气化滞之木香配伍，可治湿热痢症见腹痛、里急后重者，常用处方如香连丸。因而化逆汤中黄连为君药，其本身既可止呕，也能止痢，与吴茱萸、木香相配，更奏其效。

厚朴、青皮燥湿行气化滞。藿香解暑化湿止呕，《本草图经》谓其“治脾胃吐逆，为最要之药”。白豆蔻化湿行气，温中止呕。木瓜温香入脾，和胃化湿，湿去则中焦得运，泄泻可止；味酸入肝，舒筋活络而缓挛急，治湿阻中焦之腹痛吐泻转筋，《名医别录》言其“主湿痹邪气，霍乱大吐下，转筋不止”。霍乱者暑热湿邪互结，热邪上冲，湿蔽清阳，临床可见发热、头痛头晕、胸腹作痛、心烦等症，《伤寒论》记载“霍乱头痛发热，身疼痛”，故费氏予独活、乌药等行气止痛，《本草求真》言乌药“凡一切病之属于气逆而见胸腹不快者，皆宜用此”。蒺藜调肝气，治膈中胀闷不通或作痛。茯苓健脾渗湿而止泻。

整方虽轻简，但细品之，发现费氏用药之巧妙，一味药往往身兼数职，如黄连清热止呕、祛湿止泻，藿香化湿止呕又能芳香解暑，木瓜止泻的同时还可舒筋和络。方中药性多偏平和，大苦大寒之黄连用量仅六分，且用吴茱萸相制约，可谓寒温并用，阴阳平衡。

本方用阴阳水即井、河水各半煎煮，更体现了孟河医派“醇正和缓”的理念。井水为阴、河水为阳，阴阳水寒温相济，可解暑热之郁，又防苦寒药伤阳，契合暑湿郁闭中焦，阳气被遏，热郁于内、阳越于外的病机。此外，阴阳水也可指生熟水混合，即开水与冷水配伍，《医方论》中谓其“沸汤、井水各半盅和服，此法甚佳，极平淡，极神奇，屡用屡效之方也”。

【经典仿学】

安徽汪瑞庭，霍乱吐泻，发热头晕，胸腹作痛，腿足转筋，舌苔黄白相间，诊脉弦细而缓。此暑湿内蕴，淆乱清浊，木旺克土，气闭不宣。

藿香梗一钱　紫苏叶一钱　荆芥一钱　陈皮一钱　焦茅术一钱　川厚朴一钱　酒炒黄连二分　淡吴萸二分　豆豉三钱　木瓜一钱五分　大腹皮一钱五分　川楝肉一钱五分

一剂而康。

（出自《费绳甫医话医案》）

简析：无湿不成霍乱，费氏后人费绳甫认为，霍乱必夹秽浊而成，不独因湿而已。他言霍乱分寒热，寒者转筋可加肉桂；热者转筋可加木瓜、川楝子、羚羊角。他在费伯雄芳香逐秽、以浊导浊的用药基础上，又加清利下焦湿热之品，使热从下解，以达活用经验方。本案在化逆汤基础上，加紫苏、荆芥解表，焦茅术增强燥湿，以陈皮、大腹皮行气宽中，酒炒黄连与吴萸减量，重用木瓜舒筋，加川楝子疏肝止痛，豆豉助藿香化浊，去独活、木香，侧重解表化湿、调肝和中，使湿热从表散下利，既承原方核心又灵活加减。

【新用阐述】

1. 现代用量　黄连 6g，吴茱萸 3g，厚朴 10g，青皮 10g，广藿香 15g，木瓜 10g，木香 10g，白豆蔻 10g，独活 10g，乌药 10g，白蒺藜 10g，茯苓 10g。

2. 功用主治　清热化湿降逆，舒筋通络止痛。主治霍乱，夏季暑湿夹秽浊阻滞中焦，继而暑湿热互结的霍乱转筋证。

3. 辨证要点　①腹痛，呕吐，泄泻；②面色苍白，四肢冰凉，腿脚痉挛抽搐；③头晕，发热，心烦，口渴欲饮；④小便色深或有异味；⑤舌红苔黄腻，脉细弦或数。

4. 拓展应用　本方可用于因感暑湿之邪导致的呕吐、腹泻、中暑不知人等。现代医学的急性胃炎、反流性食管炎、急性肠炎、肠梗阻、食物中毒、中暑热痉挛等属暑湿热互结者可辨证应用此方。举临证案例：

武(右) 吐泻交作,腹中绞痛,脉沉四肢逆冷,舌苔腻微黄。此乃感受疫疠之气由口鼻而入,直中道遂致清浊混淆,升降失司,邪入于胃,则为呕吐,邪入于脾则为泄泻。湿遏热伏,气道闭塞。气闭则不能通达经隧,所以四肢逆冷。伤寒论曰呕吐而利,名曰霍乱,此重症也,急拟芳香化浊分利阴阳。

藿香、梗各一钱五分 川雅连五分 淡黄芩一钱五分 广陈皮一钱 淡吴萸六分 炒赤芍一钱 仙半夏二钱 制川朴五分 枳实炭二钱 炒竹茹一钱五分 大腹皮二钱 六神曲二钱 玉枢丹四分 炒车前三钱

(出自《丁济万医案》)

按语：丁济万为丁甘仁长孙及嫡系亲传弟子。本案疫疠之气入于中焦,升降失司而致吐泻,阻滞气道而肢冷,治以芳香化湿、疏利辟秽。方以藿香梗解暑化湿止呕,取左金丸(黄连、吴萸)苦降辛开清湿热,配黄芩增强清热燥湿之力,厚朴、陈皮、枳实炭、大腹皮行气导滞以通闭阻,半夏、竹茹和胃降逆,赤芍活血通络,六神曲健脾和中,更以玉枢丹辟秽解毒、炒车前子分利阴阳。与化逆汤相比,本案因无转筋之象,去木瓜、独活等舒筋药,增黄芩、枳实炭、车前子等,侧重“行气健脾以化湿、分利二便以导浊”,体现对“湿遏热伏”病机的针对性治疗,较原方更重通利气机与分消湿热。

七、清暑散

【处方来源】费伯雄《医醇賸义》

【原方组成】薄荷叶二钱 青蒿梗一钱五分 石斛三钱 贝母二钱 葛根二钱 连翘一钱五分 豆豉三钱 杏仁三钱 淡竹叶二十张

【剂型用法】汤剂,水煎服。

【原义病证】痎疟。夏伤于暑热,初发寒邪,次发内之热邪。

【处方立意】

1. 理论依据 费伯雄于《医醇賸义》中说：细绎经文,乃恍然大悟！经曰：此皆得之夏伤于暑热,因得秋气,汗出遇风,及得之以浴,水浆舍于皮肤之间,邪气与卫气并居。此明明说暑热之气,先入于内,后受风寒,包裹热邪,

是热邪在里，寒邪在外也。及其与卫气同发，先发在外之寒邪，故先寒；次发在内之热邪，故后热；至得汗之后，风势渐解，故寒热俱平。则有寒有热，乃邪之循序而发，而非进与阴争，退与阳争，断断然矣。其一日一作者何也？邪在卫也。经曰：卫气者，昼日行于阳，夜行于阴，内外相薄，是以日作。此言卫气行于人身，一日一周，邪气与卫气同行，故疟亦一日一作也。其间日一作者何也？邪在营也。经曰：邪藏于皮肤之内，肠胃之外，此营气之所舍也。邪气在于营分，则虽卫气独发，而邪气在内，不与之并行，更历一周，而邪气始与卫气相遇，故疟亦间日一作也。其三日一作者何也？邪在府也。经曰：邪气与卫气客于六府，有时相失，不能相得，故休数日乃作也。可知人之一身，由卫而营，由营而府，自表及里，自有一定次第。邪气在府，已入第三层，故疟亦三日一作也。治之之法，当先投辛温，解其外裹之寒，更进辛凉，清其内蕴之热，俾得邪从汗出，而病可霍然。至于在营、在府，按经投剂，方有端绪。雄于前贤，无能为役，何敢自矜独得，妄议古人。然释经辨症，不得不细细推敲，谁谓医为小道？《内经》易读乎哉！初发寒邪，宜辛温解散，辟寒散主之。次发热邪，宜辛凉解散，清暑散主之。费氏拟清暑汤，意在辛凉解散。

2. 组方特点 本方重在清热祛暑、化痰除湿。方中薄荷辛凉疏散，能疏风散热、清利头目，青蒿则善解暑截疟，二者共为君药，以辛凉之性透散邪热，且兼具“透邪而不伤津”的特点，精准针对夏伤暑热的病机。臣药中，连翘、淡竹叶、淡豆豉可增强疏风清热、解毒除烦之效；石斛滋阴清热，防止暑热伤津；葛根解肌退热、生津止渴，与君药协同清解肌表之热。佐使药中，贝母、杏仁清热化痰、降气平喘，针对暑热夹痰的病理变化。全方用药既注重清解暑热从表而解，又通过淡竹叶、豆豉等引导热邪从二便排出，同时借助石斛滋阴以顾护津液，贝母、杏仁化痰以畅达气机，最终实现分消走泄、通利三焦的目的，使暑热得清、痰湿得化、气机得畅，体现了“清热而不碍湿，祛湿而不伤阴”的组方智慧。

【经典仿学】

镇江吴季农患疟延诊案。每日恶寒发热，自觉气上撞心，心中热疼，消渴，苔黄，脉左关弦数。此肝疟也。当泄厥阴邪热，兼顾阳明津液。倘用辛温解表，再伤津液，即有厥逆之虑。

炙鳖甲四钱　青蒿梗一钱　酒炒黄芩一钱　冬桑叶一钱半　天花粉三钱　生甘草五分　肥知母一钱　川石斛三钱　牡丹皮二钱　鲜竹茹一钱

（出自《费绳甫医话医案》）

简析：本案为费绳甫仿祖师爷用药理念，以清暑散为基础，针对肝疟

“邪热入里、灼伤阴津、气机上逆”的核心病机，在药物组成保留青蒿梗、川石斛两味，延续原方辛凉透热、顾护阴津的功效。鉴于患者邪热已深入厥阴，表证不显，故而舍去薄荷叶、淡豆豉、淡竹叶等解表清热之品；又因痰湿并非主要病理因素，贝母、杏仁等化痰之药亦未采用。新增炙鳖甲与青蒿梗配伍，正如吴瑭所言，“此方有先入后出之妙，青蒿不能直入阴分，有鳖甲领之入也；鳖甲不能独出阳分，有青蒿领之出也”。二者协同，极大增强了养阴透热之力。再辅以酒炒黄芩、牡丹皮凉血，冬桑叶透邪外出，知母、天花粉、鲜竹茹清热养阴润燥，生甘草调和诸药。全方舍弃解表化痰之药，着重强化养阴透热、凉血解毒之功效，充分彰显了中医“随证治之”，于经典方剂基础上灵活化裁的辨证论治智慧。

【新用阐述】

1. 现代用量　薄荷叶 6g，青蒿梗 10g，石斛 15g，贝母 15g，葛根 10g，连翘 10g，淡豆豉 10g，杏仁 10g，淡竹叶 10g。

2. 功用主治　清热解暑，化痰截疟。主治痎疟，暑热之气，表邪未解，入里化热之证。

3. 辨证要点　①恶寒发热，头晕头痛，心中烦热，口干欲饮；②纳呆食少，脘痞，时腹泻；③小便短赤；④舌红苔黄厚，脉浮弦或弦滑等。

4. 拓展应用　凡是因表证未解入里化热、(暑)湿热互结、痰热互结，热犯三焦者，皆可在此方基础上加减。现代医学中感染疟原虫引起的寄生虫疾病、不明原因发热、腹痛、呕吐、夏季感冒、轻型中暑等可辨证应用此方。举临证案例：

冷，广东。大疟延久，肝阳上升，咳呛痰中见红，头晕鼻渊，两脉弦细带数，此水亏火旺之象。拟予育阴和阳。大生地 12g，料豆衣 9g，肥知母 6g，炙鳖甲 21g，石决明(先煎)15g，象贝母 9g，粉丹皮 4.5g，生牡蛎(先煎)30g，薄橘红 3g，藕节炭 4 枚，荷叶 1 角。

原按：此症不从治疟着手，而以平调阴阳为主者，正旺邪自却也。

复一：诸恙均减，惟大疟仍作，经谓气深道远，不易速愈。香青蒿 4.5g，粉丹皮 6g，云茯苓 9g，大生地 9g，制首乌 9g，甜冬术 6g，大白芍 9g，象贝母 9g，炙鳖甲 21g，枇杷叶(去毛，包)3 片。

复二：大疟深伏，交节寒热又增，曾经失血，脉来带弦，图治非易。香青蒿 4.5g，光杏仁 9g，川石斛 9g，炙鳖甲 21g，象贝母 9g，大麦冬 9g，地骨皮 9g，肥知母 4.5g，粉丹皮 6g，枇杷叶(去毛，包)3 片。

按1：此等症不可用辛散升提之品。

按2：方中青蒿、鳖甲、首乌等味，已有存阴撤邪之意矣。

按3：本例系大疟兼有痰血、头晕、水亏火旺之症，予以育阴和阳。对症贴切。方从青蒿鳖甲汤化裁加石斛、麦冬着手。按青蒿鳖甲汤（青蒿、鳖甲、丹皮、地黄、知母），系养阴撤邪方。

（出自《邓星伯临证医集》）

按语：邓星伯出生于中医世家，师承马培之，尽得马氏精髓，被马培之评价为“诸子虽佳，惟邓星伯可称为最”。本案因病疟疾日久，暑气之邪已入里化热动血，因而选费氏清暑散中丹皮、麦冬、枇杷叶等清热止血、润肺止咳，去费氏清宣解暑之薄荷、连翘、豆豉、竹叶等；两方均用青蒿、杏仁、石斛、贝母等药，旨在截疟滋阴。因疾病初起即阴分有损，兼有血热妄行之兆，故重用鳖甲，配以知母、地骨皮等，较之费氏清暑散，滋阴清热力度更大。

八、交加散

【处方来源】费伯雄《医醇賸义》

【原方组成】附子七分　石膏五钱　羌活一钱　防风一钱　广皮一钱　连翘一钱五分　葛根二钱　豆豉三钱　薄荷一钱　藿香一钱　姜皮八分　荷叶一角

【剂型用法】汤剂，水煎服。

【原义病证】痎疟。症见寒热俱重，体盛脉实。

【处方立意】

1. 理论依据 《太平圣惠方》言：“夫往来寒热疟者，由寒气并于阴则发寒，风气并于阳则发热，阴阳二气，更实更虚，故寒热更相往来也。”亦有医家阐释，其发病机制为邪郁少阳，邪与卫气相集，入与阴争，阴实阳虚，以致恶寒战栗；出与阳争，阳盛阴虚，内外皆热，以致壮热口渴。邪与卫气相离，则遍身汗出，热退身凉，发作停止。当邪再次与卫气相集而邪正交争时，则再一次引起寒热往来。但费氏并不认同这一解释，疟有轻重不同，难道都病在少阳？且进则与阴争，退则与阳争，谁退又谁进，皆论述不清。费氏细读《内经》，提出痎疟者，乃因夏伤于暑热，已有暑热之气入于体内，后受风寒，形成寒邪在外，热邪在里之象，若是及时干预，疏解风寒，则得汗之后，风势渐解，寒热俱平；至于有寒有热者，是因为邪气循序而发，初为寒，次为热，再为寒热交加，并不是所断言的“进与阴争，退与阳争”。此阶段，患者多体盛脉实，故费氏拟交加散，意在寒热并治，而非小柴胡汤的和解表里之意。

2. 组方特点　本方的特点在于附子与石膏的配伍。附子，具有回阳救逆、散寒逐湿、温中止痛之功。石膏，生用解肌清热，除烦止渴。附子降低石膏清气泻火之力，石膏减弱附子温里之弊，二者虽药性相反，但古籍中二者同用并不罕见。《金匮要略》开附子石膏同用之先河，主治“风水恶风，一身悉肿，脉浮不渴，续自汗出，无大热”。《备急千金要方》中记载二者同用治疗“风毒脚气”。费氏选此二药同用，以附子制石膏之寒，而石膏去附子之燥，清温并用，治疗寒热互结。

羌活、防风、藿香、薄荷为臣药，辛散透表，祛风解肌，助君药分消寒热。葛根、豆豉解肌退热，宣发郁热，调和表里气机；连翘、荷叶清热解毒，透邪外达，兼利湿邪；陈皮、姜皮理气和中，健脾化湿，防寒凉药物伤胃。以上药物共为佐使药，表里双解，寒热同治，分消内外邪气。

【经典仿学】

陆(左)　间日疟先战寒而后壮热，热盛之时，烦躁胸闷谵语，自午后至夜半，得汗而解，已发七八次，纳少神疲，脉弦滑而数，苔薄腻而黄。伏邪痰湿互阻阳明为病，营卫循序失司。拟桂枝白虎汤加味，疏解肌邪，而清阳明。

川桂枝八分　陈皮一钱　熟石膏(打)四钱　生甘草一钱　炒谷芽四钱　仙半夏三钱　川、象贝各二钱　煨草果八分　肥知母一钱五分　佩兰一钱五分　生姜两片　红枣四枚　甘露消毒丹(荷叶包煎)四钱

二诊：服桂枝白虎汤三剂，间日寒热已减大半，发时谵语，惟胸闷纳少，神疲乏力，脉弦滑不静，苔薄腻，夜不安寐。伏邪痰湿未楚，胃不和则卧不安也。前法既效，率由旧章。

川桂枝六分　仙半夏三钱　熟石膏(打)二钱　生甘草四分　陈皮一钱　茯神(朱砂拌)三钱　川、象贝各二钱　北秫米(包)三钱　远志一钱　佩兰一钱五分　生姜二片　红枣四枚

(出自《丁甘仁医案》)

简析：本案辨证为伏邪痰湿互阻阳明，营卫循序失司。治拟桂枝白虎汤加味，丁甘仁在传承费氏交加散核心方义基础上，结合患者具体病机灵活化裁。以川桂枝替代交加散中附子，取其温通之力与熟石膏配伍，形成寒热并用

之势，延续清温并调、平衡阴阳的治疗思路，针对寒热往来的疟疾主症；患者以伏邪痰湿为患，故舍去羌活、防风、薄荷等辛散解表药，避免过度发散耗气，转而重用陈皮、仙半夏、川象贝理气化痰，佩兰、甘露消毒丹芳香化湿、清热解毒，既化解阳明之湿浊，又与交加散中广皮、姜皮理气和中、化湿护胃的理念相呼应；煨草果辛香燥烈，专攻燥湿截疟，直击疟疾根源；生姜、红枣调和营卫，恢复营卫循行失司之态，且生姜温散可助桂枝解表，红枣甘润能缓石膏之寒，二者配伍亦暗含调和气机之意；肥知母配合石膏，增强清阳明气分热邪之力，生甘草调和诸药，炒谷芽健脾和胃，共奏疏解肌邪、清泄阳明、化痰祛湿之功。

二诊时，患者寒热虽减但伏邪痰湿未清，仍有胸闷纳少、夜不安寐等症。方中减少川桂枝、熟石膏用量，避免温清过度，加入茯神、远志宁心安神，北秫米和胃除烦，紧扣“胃不和则卧不安”病机，在守方基础上随症调整，使全方始终围绕调和寒热、化解湿浊、恢复气机有序运行的目标发挥疗效。

【新用阐述】

1. 现代用量 附子3g，石膏15g，羌活10g，防风10g，广陈皮10g，连翘10g，葛根15g，淡豆豉10g，薄荷5g，藿香10g，生姜皮5g，荷叶10g。

2. 功用主治 清温并用，表里双解。主治痎疟，寒热俱重之证。

3. 辨证要点 ①恶寒发热，头痛项强，骨节烦疼；②汗出，口干欲饮；③胸闷脘痞；④舌红，苔薄黄或黄腻，脉浮弦数。

4. 拓展应用 本方可用于寒热并重之感冒、疟疾。现代医学的不明原因发热，感染疟原虫引起的寄生虫疾病，以及自身免疫性疾病活动期等属寒热错杂者，可辨证应用此方。举临证案例：

李，女。壮热8日不休，既非回归热，亦非伤寒。据其面容惨淡，实是温疟之类。桂枝6g，知母12g，常山6g，石膏24g，草果6g，生甘草3g，粳米1杯 雄黄0.6g（研，吞）

（出自《章次公经典医案》）

按语：章次公18岁考入上海中医专门学校，成为孟河医派名家丁甘仁的入室弟子。本案阳热炽盛，疟邪兼夹暑湿，亦为疟疾之温疟。治以清热化湿，和解达邪，祛痰截疟。方中同样仿费伯雄交加散之意，以少量桂枝替附子，与大量石膏同用，去性取用，防石膏大寒闭邪，助里热从表而散。故石膏、知母大寒清热，桂枝、草果辛温散寒，寒热相制，共奏清里热、透表邪之功。

九、斑龙托里汤

【处方来源】费伯雄《医醇賸义》

【原方组成】陈鹿胶（角霜炒）一钱五分 制首乌二钱 当归二钱 茯苓二钱 白术一钱 广皮一钱 半夏一钱五分 贝母二钱 砂仁一钱 党参四钱 苏梗一钱五分 大枣二枚 姜三片

【剂型用法】汤剂，水煎服。

【原义病证】痎疟。大疟日久，正气虚而邪未解。

【处方立意】

1. 理论依据 《内经》言："夏伤于暑，秋必痎疟。"夏季感受暑邪，暑汗不出，暑热内伏，至秋季，新凉外束，寒热交争，产生寒热往来的疟疾。疟疾反复发作导致气血耗伤，正气不足，疟邪深伏。此时，劳累等因素使卫气不固，伏邪乘虚与卫气相争，引发反复发作的"劳疟"。核心病机为本虚标实，以气血亏虚为本，疟邪残留为标。如《明医杂著·疟病证治》说"邪疟及新发者，可散可截；虚疟及久者，宜补气血"；《万病回春·疟病》说"疟久不愈者，先截而后补也""疟已久者，须调养气血也"。费氏从气血论治，扶正培本贯穿始终，痎疟延久，体质虚弱，痰浊未清，阻滞气分，法取补中兼消。《乾宁记》"鹿与游龙相戏，必生异角，故得称龙；鹿有文，故称斑，用其角为方，故名斑龙"，创斑龙托里汤，补气血、化痰瘀、托毒外出。以鹿角胶大补精血，何首乌、当归养血截疟，补托相须为用，辅以化痰行气药，契合"正气虚而邪未解"的病机。

2. 组方特点 鹿角（胶 / 霜）为君药，鹿角胶大补精血，温补肾阳，填补下元虚损，增强抗邪托毒之力；《本草新编》载其"补气生血"，尤擅改善气血两虚之证。鹿角霜通督脉，固涩止泻，兼能化痰。清陈士铎强调"鹿角霜专止滑泻"，与鹿角胶配伍，一补一敛，补而不滞，温阳固涩，尤宜久疟脾肾两虚兼腹泻者。何首乌、当归为一组臣药，何首乌能"养血益肝，固精益肾"，又有截疟之功，契合劳疟气血双亏、余邪未清之病机。当归补血活血，调和营卫，与鹿角胶相须为用，增强补血之力；与何首乌相伍，养血截疟而不留瘀。另一组臣药为四君子汤，党参益气健脾，扶助正气，与鹿角胶协同补虚固本，为祛邪奠定基础；茯苓、白术健脾和中，二者斡旋中焦，绝痰湿滋生之源，助君药补而不壅。陈皮、苏梗、砂仁行气宽中，醒脾化湿，防止鹿角胶、当归滋腻碍胃；姜半夏燥湿化痰，贝母清热化痰，二者分消痰浊，针对"痰阻气分"

之证，清除余邪，恢复气机通畅。以上药物共为佐药。使药以煨姜温胃和中，散寒止呕，助补药温运而无壅滞之弊；大枣补脾养血，与煨姜相配，调和营卫，引药力通达周身。诸药合用，气血双补，阴阳并调，补消相兼，标本同治，肺脾肾三脏同兼顾，以运为补，截疟扶正，防止复发。

【经典仿学】

1. 杨(右) 三日疟已延半载，发时寒战壮热，历十小时始衰，纳谷渐少，面色萎黄，脉象沉弦无力，苔薄腻。此正气已虚，邪伏三阴，营卫循序失司，缠绵之症。姑拟扶正达邪，用阳和阴。

炒潞党参一钱五分　柴胡八分　生甘草六分　仙半夏二钱　川桂枝六分　熟附片一钱　炙鳖甲四钱　青蒿梗一钱五分　鹿角霜三钱　茯苓三钱　陈皮一钱　焦谷芽四钱　生姜两片　红枣四枚

二诊：前方服六剂，寒热即止，接服六君子汤，加草果、姜、枣。

(出自《丁甘仁医案》)

简析：费伯雄原方以鹿角胶温补阳气，本方予鹿角霜配伍熟附片温阳，炙鳖甲滋阴，使阳气得补，阴液得充，阴阳调和，更适合疟久阴阳失和者。原方以四君子之意补气血为主，本方保留茯苓、陈皮，去白术、砂仁等，同时加入柴胡、桂枝、鳖甲、青蒿，增强和解少阳、透达阴分伏邪的作用，体现“扶正达邪”的思路，加焦谷芽助运化，更侧重调和而非单纯补脾。

2. 关(左) 三日疟已延三月余，寒多热少，胸闷纳少，脉象濡滑。邪在三阴，湿痰内阻，营卫循序失常，故拟温经达邪而化痰湿。

熟附块一钱　炙鳖甲三钱　炒党参一钱　清炙草五分　银柴胡一钱　云茯苓三钱　仙半夏二钱　鹿角霜三钱　煨草果八分　川桂枝五分　炒赤芍钱半　炒谷、麦芽各三钱　陈广皮一钱　佩兰梗钱半　生姜二片　红枣四枚

(出自《丁甘仁医案》)

简析：此案疟邪深伏，湿盛而阳损。以附子、鹿角霜、草果温经化湿；炙鳖甲、党参益气补阴扶其正，柴、桂和解少阳，调和营卫。原方侧重补气血，此案加草果、佩兰、半夏，突出温化寒湿痰浊，适合湿盛阳损证。本方加用桂枝、赤芍调和营卫，柴胡透邪，与原方单纯补托不同，同时加入鳖甲配党参，既益气又养阴，防温燥伤阴。

【新用阐述】

1. 现代用量 陈鹿角胶(鹿角霜炒)10g，制首乌10g，当归10g，茯苓

10g，白术 10g，广陈皮 10g，半夏 10g，贝母 10g，砂仁 5g，党参 10g，紫苏梗 10g，大枣 2 枚，姜 3 片。

2. 功用主治　益气养血，扶正截疟。主治疟疾，正虚邪恋证。

3. 辨证要点　①大疟日久，遇劳复发，寒热时作；②神疲乏力，面色萎黄，纳呆食少，形体消瘦；③舌淡，脉虚细或弦滑。

4. 拓展应用　现代医学之慢性疟疾或疟后综合征、产后发热、体虚便秘、功能性消化不良、肠易激综合征、疲劳综合征、贫血等属脾胃虚弱，气血不足者可辨证应用此方。举临证案例：

颜，男。小腹及腰俞胀痛，入夜则甚，卧则较平，痛时水声辘辘，饮食二便如常，其病不在肠胃，而在肝肾可知，脉缓滑，两关细数，舌红中黄。寒湿化水，久羁肝肾之络。速效难图，法当温里。

白归身二钱　川楝子一钱五分（醋炒）　青木香七分　川杜仲四钱　泽泻一钱五分　云苓三钱　鹿角霜三钱　炒白术二钱　小茴香八分　怀牛膝一钱五分（酒炒）　大白芍二钱（吴萸五分拌炒）　海参肠二钱（剪开酒洗）

二诊：进疏肝益肾、理气化浊，少腹及腰俞胀痛俱退，水声辘辘亦减，惟立则气坠，腰腹作胀，差幸饮食二便如常，可见其病不在肠胃，而在肝肾之络也。前方既能安受，当率旧章，更谋进步。

淡苁蓉四钱　鹿角霜三钱　白归身二钱　大白芍二钱　川杜仲四钱　小茴香八分（盐水炒）　川楝子一钱五分（醋炒）　炒白术二钱　炙黄芪二钱　怀牛膝一钱五分（酒炒）　陈橘白一钱　陈橘络八分　海参肠二钱（剪开，酒洗）

（出自《贺季衡医案》）

按语：贺季衡师从孟河医派代表人物马培之，尽得其医术精髓。斑龙托里汤原方由鹿角胶、当归、制首乌、党参、白术、茯苓、陈皮、半夏等组成，侧重健脾益气、扶正截疟。本案与原方均以扶正祛邪为治则，更侧重温肝益肾，改鹿角胶为鹿角霜温阳而不滋腻，加小茴香、杜仲、牛膝，温肝肾、强腰膝。选用川楝子、青木香、橘白、橘络，侧重疏肝理气、通络止痛，兼清郁热。保留白术、茯苓，去党参，二诊加入炙黄芪补益中气，体现扶正思想的灵活。初诊祛邪为主，二诊时邪气减轻，加入苁蓉、黄芪等补益药物，使补而不滞，体现异病同治、同法不同药的灵活性和攻补有序治疗的不同层次性。

第二节 活用经典方

一、加味白虎汤

【处方来源】费伯雄《医醇賸义》

【原方组成】石膏五钱 知母一钱 人参一钱 茯苓二钱 山药三钱 麦冬二钱 石斛三钱 甘草四分 粳米一合

【剂型用法】汤剂，粳米煎汤代水。

【原义病证】暑温。暑伤津气，症见汗多体倦，渴而引饮，心烦脉虚。

【处方立意】

1. 理论依据 暑温是因感受夏令暑热之邪所致。由于暑性炎热酷烈，易灼伤津液，逼津外泄，致耗气伤津，见汗出不止，乏力倦怠；暑伤心肾，气阴亏虚，水火不济，故而烦热躁扰。费伯雄认为，暑温之证为湿热郁蒸，故有汗而烦热不解，既有汗，故不可表，表则阳脱，亦不可下，下则耗阴，唯有大清肺胃之热，为正法也。本方专为暑热之邪侵袭人体，致阴津阳气亏虚、津气两伤所设，是在《伤寒论》白虎汤的基础上添加健脾养阴、益胃生津之药而成。

2. 组方特点 白虎汤是张仲景治疗气分热盛的代表方，本证是由伤寒化热内传阳明经所致，费伯雄临证时举一反三，将白虎汤加减化裁。方中石膏甘辛大寒，能制阳明内盛之热，《本草衍义补遗》称“石膏，本阳明经药，阳明主肌肉，其甘也，能缓脾益气，止渴去火，其辛也，能解肌出汗，上行至头，又入手太阴、少阳，而可为三经之主者”，是为君药。知母苦寒质润，气味俱厚，沉而下降，为肾经本药，既能助石膏清肺胃之热，又借苦寒润燥以滋阴，《本草纲目》谓“知母之辛苦寒凉，下则润肾燥而滋阴，上则清肺金泻火，乃二经气分药也”。人参益气生津，补暑热耗伤之气阴，因本案为脉虚无力，而非白虎汤证的脉洪大，所以用人参大补元气、健脾益肺，且防石膏、知母寒凉伤正；知母、人参共为臣药。山药、茯苓益气生津，健脾和中，固护中焦气阴，增强津液化生之源。石斛生津益胃，清热养阴。麦冬养阴生津，润肺清心。以上共为佐药。甘草、粳米为使，安中养正，又可防止大寒伤中。诸药共用，具有清热除烦、益气生津、健脾和胃之功。

【经典仿学】

李(左)　壮热一候,有汗不解,口渴烦躁,夜则谵语,脉洪数,舌边红中黄,伏温化热,蕴蒸阳明气分,阳明热盛,则口干烦躁,上熏心包,则谵语妄言,热势炎炎,虑其入营劫津。急拟白虎汤加味,甘寒生津,专清阳明。

生石膏五钱　连翘壳三钱　粉丹皮一钱五分　鲜竹叶三十张　肥知母一钱五分　黑山栀一钱五分　霜桑叶三钱　朱茯神三钱　生甘草八分　天花粉三钱　淡黄芩三钱　活芦根(去节)一两

(出自《丁甘仁医案》)

简析:本医案为丁甘仁在传承费伯雄先生加味白虎汤的基础上进一步化裁,在君药生石膏之后加连翘壳、天花粉、黄芩、芦根等药,提高原方加味白虎汤清热解毒之功,以达解壮热养气阴之效。患者口渴烦躁,有汗不解,阳明热盛伤津,则舌边红中黄,系有伏温化热在阳明气分,热盛伤津则口干烦躁。谵语妄言显热毒上熏心包。丁氏根据病机特点,以白虎汤加连翘壳清除体内的热毒,以花粉、竹叶、芦根之辛凉泄热、甘寒救液。由于邪热炽盛,火热炎炎,一身皆受熏灼,故加黄芩清肺热于上,竹叶泻膀胱之热于下,桑叶、丹皮清泄肝胆郁热。更以栀子领“三焦之郁火”下行。而竹叶、石膏、甘草、鲜芦根合用为“辛凉透表重剂”,系《温病条辨·中焦》治阳明温病之“减味竹叶石膏汤”,功能透邪外达,以解热势炎炎而虑其入营劫伤津液,即所谓入营犹可透热转气。诸药相配,无一味虚设。丁氏学识渊博,在费伯雄理论上更有发展。其立方遣药,虽平淡无奇,但辨证准确,构思灵巧,药证相符,故能“截断”病邪深陷营分之变。

【新用阐述】

1. 现代用量　石膏15g,知母10g,人参10g,茯苓10g,山药10g,麦冬10g,石斛10g,甘草3g,粳米100g(煎汤代水)。

2. 功用主治　清热泻暑,益气生津。主治暑温,暑入阳明证。

3. 辨证要点　①身热,汗多,口渴引饮;②头痛,头晕;③气短,心烦,肢倦神疲;④小便黄;⑤舌红,苔黄燥,脉虚无力。

4. 拓展应用　本方主要应用于暑温之暑入阳明证,热盛于内而蒸腾于外,阳明热盛而津气耗伤之证。现代医学中之流行性乙型脑炎、登革热、登革出血热、钩端螺旋体病、流行性感冒、热射病以及小儿疱疹性咽峡炎等,辨证属里热炽盛易耗气伤津者可加减使用。举临证案例:

赵某,男,20岁。初诊,1986年4月13日。

主诉及病史：10 日来每夜盗汗，寐则汗出量多，湿透衣被，觉来反肌肤灼热无津；身热不恶寒，体温最高达 39.5℃。经青霉素注射治疗 1 周不效，盗汗、发热依旧。诊查：面目红赤，烦渴喜饮，口有秽气，唇口皮起，舌红苔薄黄而干，脉洪数。体温 37.9℃。血象：白细胞计数 $4.2 \times 10^9/L$，中性粒细胞 $0.70 \times 10^9/L$，淋巴细胞 $0.30 \times 10^9/L$，结核菌素试验为阴性，胸部 X 线透视未见异常。辨证：阳明郁热，伤津耗液。治法：清宣阳明郁热，佐以生津。处方：生石膏 30g，知母 12g，怀山药 12g，薄荷 5g（后下），连翘 10g，寒水石 15g，芦根 15g，糯稻根须 20g，浮小麦 15g。每日 2 剂。

二诊：服药 4 剂后，汗出热退，盗汗渐止。

又以原方出入，10 剂而痊。

（出自《中国现代名中医医案精华·孟澍江医案》）

按语：本例患者壮热、盗汗，显示非阴虚盗汗。阳明热盛多见自汗，而病人却见盗汗，似乎难以理解？其实当阳明邪热散漫，蒸迫津液外泄时则见自汗，若阳明邪热不能蒸腾透达于外，而郁遏壅闭于内，寐则卫气行于里，两阳相搏，迫津外泄，多为盗汗。该患者夜间实睡时虽盗汗，醒来后反肌肤灼热无津，与郁热病机正相吻合。治疗郁热之证，须清气药与宣散药配伍运用，方中生石膏、寒水石、知母清泄阳明热毒，薄荷、连翘轻清宣透郁热，怀山药、芦根甘润生津，糯稻根须、浮小麦敛汗保津，共奏清宣郁热、生津止汗之功。故药后汗出热减，盗汗自止。

二、新加增液承气汤

【处方来源】费伯雄《费伯雄医案》

【原方组成】鲜生地四钱　玄参二钱　花粉三钱　连心麦冬二钱　青蒿二钱　鲜石斛四钱　生甘草五分　生军三钱　玄明粉（冲化）一钱

【剂型用法】汤剂，水煎服。

【原义病证】春温。时邪化燥，伤阴劫液，症见壮热口渴，神识不清，舌糙焦黄，齿垢不润，脉沉数。

【处方立意】

1. 理论依据　本方专为温邪化燥、伤阴劫液、气阴两虚而设。患者邪热内盛，燔灼气分，化燥伤阴，阴液亏损，故见壮热口渴，舌糙焦黄，齿垢不润，脉沉数；邪热扰神见神识不清。费伯雄言“颇虑肝风内动，内闭外脱之险，勉拟增液承气法”。故此方是在增液承气汤的基础上加味而来。增液承气汤出自吴鞠通《温病条辨》，具有滋阴增液、泄热通便之功效，本方加入天花粉、青蒿、石斛、生甘草，在原方基础上强化了透热转气、清热养阴、益胃生津之功。体现“增水行舟、急下存阴”法。

2. 组方特点　方中重用生地，甘苦而寒，清热凉血，养阴生津，马培之《药性歌诀》中称其“入心入肾，甘苦性寒，专泻燥金，善降丙火”，是为君药。玄参寒而不峻，润而不腻，滋阴退热，生津通便；天花粉甘苦微寒，善清肺胃之热，生津润燥；麦冬甘微苦微寒，润肺清心，泻热生津。三者共为臣药，助君药滋阴增液，泻热降火。石斛甘可悦脾，咸能益肾，气性宽缓，益胃生津，滋阴清热，石斛与生地鲜用滋阴生津之力更强，更适合用于温病急症挽救阴液。青蒿清热凉血除蒸，功能清透伏热，引深伏之邪外达，针对春温“伏邪”特性。大黄（生军）、玄明粉（芒硝精制品）泻热软坚，攻下腑实。以上共为佐药。生甘草为使，调和诸药。全方滋阴与攻下并重，透热与清里结合，共奏滋阴增液、攻下腑实之功。

【经典仿学】

何，女　秋温伏暑，延今三候，初起吐血衄血，继则身灼热无汗，热盛于夜，谵语妄言，口渴欲饮，七八日未更衣，舌焦糙无津，唇色紫暗，脉象弦滑而数，红白疹虽现即隐，咳呛痰内带红，良由伏温由营及气，由里及表，表未得汗，仍传于里，里热炽盛，少阴之阴液被劫，津无上承，阳明经热未得外解，腑中燥屎不得下行，腑热熏蒸心包，神明无以自主，手指震动，肝风欲起，痉厥之变，即在目前矣。急拟生津解肌，下则存阴，表里两治，以望转机。

鲜生地六钱　天花粉三钱　熟石膏（打）三钱　川贝母三钱　茅芦根（去心、节）各一两　京玄参三钱　薄荷叶八分　生甘草五分　枳实炭一钱　鲜石斛四钱　粉葛根一钱　全瓜蒌（切）四钱，玄明粉一钱五分同捣　鲜竹茹二钱　清宁丸（包）三钱

（出自《丁甘仁医案》）

简析：案中患者邪从火化，内犯营分，故身热夜甚，谵语妄言；由营及气，仍传于里，故红白疹虽现即隐；阳明灼热内盛，少阴津液被劫，则口干欲饮，口唇干燥；阴虚肠燥而致实，故便秘；邪火上迫，熏蒸心包，扰乱心神，则心神不宁，手指震动，有痉厥之虑。治当养阴生津，清热解肌，急下存阴。丁

甘仁选用费伯雄新加增液承气汤为基础方，加入熟石膏清阳明气分大热，茅芦根清热生津、导热下行；因“表未得汗”，少量配伍薄荷叶、葛根透邪解表，避免纯用滋阴恋邪；考虑到患者阴虚肠燥，以全瓜蒌与玄明粉同捣增强润下之力，用清宁丸替代生大黄缓急通腑，防止峻下伤阴。通过这些加减，既保留了原方滋阴增液、攻下腑实的核心功效，又兼顾表里，阻断病情向痉厥发展，体现了中医“随证治之”的辨证思维。

【新用阐述】

1. 现代用量 鲜生地黄10g，玄参10g，天花粉10g，连心麦冬15g，青蒿10g，鲜石斛30g，生甘草3g，生大黄5g，玄明粉（冲化）3g。

2. 功用主治 滋阴增液，攻下腑实。主治春温，热毒壅盛、阴液大伤、热结肠腑之急症。

3. 辨证要点 ①壮热不解，或潮热，神识不清，谵语；②大便秘结，腹部胀满疼痛，拒按；③口渴引饮，咽干唇燥，齿燥垢黑；④舌体干瘦，苔焦黄燥裂，脉沉细数。

4. 拓展应用 本方主要应用于外感热病。现代可拓展至重症感染如病毒性脑炎高热期、重症肺炎伴肠梗阻，自身免疫病如系统性红斑狼疮急性发作期，以及危重病出现温邪化燥、阳明热结、阴液亏损等证的辅助治疗，关键需把握“腑实”与“阴伤”的轻重缓急，动态调整攻下与滋阴药比例。举临证案例：

汪某，男，8岁。初诊，1981年3月16日。壮热（体温39.7℃），无汗，心烦，口燥咽干，唇裂，渴甚，频欲饮水，腹膨满，按之痛，大便六日未下。舌暗红中有裂纹、苔焦黄，脉弦数。辨证：春温已经九日，阴液大伤，阳明热结。治法：滋阴与通腑并进，庶几滋不碍邪，下不伤正，方选吴氏增液承气汤加减。处方：黑玄参、大生地，大麦冬各15g，生大黄（后入）6g，玄明粉（冲入）5g，粉甘草、枳实片各3g，净连翘、金银花各12g，竹叶10g。2剂。

二诊：3月18日。药后大便二行，先硬后软，腹胀已消，身热亦退十之八九（体温37.3℃），唯仍唇裂，苔黄干少津，是阳明热结已下而阴伤犹未复也。再以退为进。处方：黑玄参、大生地、大麦冬各15g，净连翘，金银花、竹叶各10g，青蒿6g，生大黄（后入）5g，粉甘草3g。2剂。药后即愈。

（出自《中国现代名中医医案精粹·王少华医案》）

按语：本案患者春温证已九日，其症状表现，既有壮热、腹满痛、大便秘结、舌苔焦黄等阳明腑实证的一面，又有口燥咽干、唇裂、舌上裂纹等阴伤证的一面。治法宜滋阴与攻下并进，方药基本同费伯雄新加增液承气汤。运用新加增液承气汤时，必须确诊腑实，因而要掌握其有腹满痛、不大便的症状及老黄、焦黄、黄厚等舌苔。如误用于以阴伤为主的虚多实少的增液汤证，尤其是稚阴稚阳、易虚易实的小儿患者，将出现难以收拾的坏病。

三、清宫开窍汤

【处方来源】费伯雄《费伯雄医案》

【原方组成】玄参心二钱　连翘心二钱　银花三钱　黑山栀三钱　川贝二钱　郁金二钱　钩钩（后入）三钱　酒炒黄芩一钱　青蒿一钱半　石菖蒲一钱半　卷心竹叶二十张　白茅根四钱　紫雪丹（冲服）四分

【剂型用法】汤剂，水煎服。

【原义病证】春温。温邪入里，症见壮热不退，口干欲饮，神昏谵语，脉数苔黄。

【处方立意】

1. 理论依据　清宫汤源自吴鞠通《温病条辨》。本方是费伯雄在清宫汤的基础上加减而成，专为春温邪热内传营分、耗伤营阴之证所设，以咸寒甘苦之法，补心中生生不已之气，救性命于微茫。邪热传营，入夜与热相合，故身热夜甚；热扰心营，故神烦少寐，时有谵语；邪热深入营分，则蒸腾营阴，加之气分热邪未尽，灼伤肺胃阴津，则见身热口渴、苔黄燥。费伯雄将病机总结为“邪热入里，化火生痰，痰热上蒙，神明散乱”，故以清宫汤为基础方，清心包热，同时再加化痰、开窍、息风之品。结合本方清心解毒、化痰开窍、平肝息风的功效，将本方命名为清宫开窍汤。

2. 组方特点　方中玄参心味苦属水，养阴生津，清营分热，尤善清心火，补离中之虚，降火解毒，《本草正义》称其“禀至阴之性，专主热病……寒而不峻，润而不腻，性情与知、柏、生地近似，而较为和缓，流弊差轻”，故为君药。连翘心轻清上浮，善走上焦，以泻心火；银花质体轻扬，气味芬香，既能清气分之热，又能解血分之毒，二药伍用，并走于上，轻清升浮宣散，清气凉血,共为臣药,透热转气。竹叶心锐而中空,能通窍清心,导心火下行。栀子、青蒿、黄芩合用,泻火宁心,清热泻肺,解毒护脑。白茅根性味甘寒,清热凉血。川贝母、郁金均味辛、苦,性微寒,二药合用,降气豁痰,郁金又具有轻扬之性,能上行入心及包络;石菖蒲辛温香散,开窍豁痰;钩藤清热平肝,息风定惊。以上共为佐使。紫雪丹擅清热解毒,镇痉息风,开窍定惊,对温病效果显著。热邪炽盛,内陷心包,伤及津液,化火生痰,痰热上蒙,有痉厥之虑,费伯雄在方中加入紫雪丹、钩藤可谓用药于先,防病传变。

【经典仿学】

湿邪化火,伤阴劫津,肝风内炽,神识不清,身灼热无汗,苔焦脉数,口渴欲饮,呓语妄言。素体阴亏,温邪乘虚内陷,由气入营,寇已深入,症势危险。急宜生津清热。

鲜石斛五钱 朱茯神三钱 竹叶卷心一钱五分 鲜生地五钱 川贝母三钱 甘蔗汁(冲)一两 连翘壳三钱 梨汁(冲)一两 带心麦冬三钱 天花粉三钱 京玄参三钱 金银花三钱

(出自丁甘仁《诊方辑要》)

简析:湿邪日久,化热化火,燥火入营,伤阴劫津,故而口渴欲饮,呓语妄言。化源告竭,肝风内动,上扰清窍则神识不清,治当清热养阴,生津凉营。本方在清宫汤清热解毒,化痰的基础上予以加减,方中鲜石斛、鲜生地、麦冬等,偏重养阴生津,配合甘蔗汁、梨汁润燥之力倍增,适用于热盛伤阴,余热未清之症。清宫开窍汤以开窍息风为急,本案中处方以养阴生津为本,患者呓语妄言,若采用费伯雄清宫的基础上佐以开窍,可能会得到更好的疗效。

【新用阐述】

1. 现代用量 玄参心 10g,连翘心 10g,金银花 10g,黑山栀 10g,川贝母 6g,郁金 10g,钩藤(后入)10g,酒炒黄芩 10g,青蒿 10g,石菖蒲 10g,卷心竹叶 10g,白茅根 15g,紫雪丹(冲服)3g。

2. 功用主治 气营两清,化痰开窍,平肝息风,兼透热养阴。主治春温,气营两燔证。

3. 辨证要点 ①高热持续,口干欲饮;②烦躁不安,神昏谵语,抽搐痉厥,舌謇难言;③口苦,口臭,喉间痰鸣;④舌红或绛,苔黄腻,脉弦数。

4. 拓展应用 凡属外感热邪、气营同病之时行感冒、温病,或温病热入心包、痰热动风的危重症可以本方为基础加减使用。现代医学之上呼吸道感染、流行性感冒以及感染性疾病（如重症肺炎、流行性脑脊髓膜炎、化脓性脑炎、病毒性脑炎、败血症、泌尿道感染）和神经系统疾病（如高热惊厥、癫痫发作）等属气营两伤痰热蒙蔽心包者可辨证应用此方。举临证案例：

魏某，男，27岁。初诊1978年5月27日：风温已逾一候，汗出热不退，面目微红，呼吸气粗，神志欠清，口渴饮水不多，大便9日未通，脘腹板实拒按。舌质红，苔黄底白，脉滑数。此阳明热实之证。拟白虎合承气汤加减治之。

炒苍术6g，生石膏（杵，先煎）50g，肥知母6g，上川朴3g，生大黄（后下）9g，净芒硝（冲）12g，炒枳实9g，川郁金6g，益元散（荷叶包）15g，鲜芦根30g，1剂。

二诊，1978年5月28日：药后大便未通，神志依然昏糊，间有谵语，呼吸气粗，全身外发红疹，脘腹膨胀，小便失禁。舌苔焦黄，脉细滑数，至数不清，邪不外达而内传营分，上犯神明。防其内陷，急拟清营解毒、通腑泄热。处方：鲜生地30g，大麦冬9g，乌玄参15g，连翘心12g，金银花12g，川黄连2.5g，生石膏（杵，先煎）50g，肥知母9g，川郁金6g，明玳瑁9g，枳实炭9g，生大黄（后下）9g，净芒硝（冲）12g，鲜芦根90g，另：紫雪丹6g，分2次吞服。

三诊：进增液承气加味，大便连下3次，色褐质溏，入夜神志清醒后，又复昏糊，四肢蠕动。舌质红绛，舌苔焦黄，齿燥。腑垢通而未畅，营阴大伤，仍宗前法。处方：鲜生地60g，鲜石斛30g，川黄连3g，淡子芩9g，生大黄（后下）9g，生石膏（杵，先煎）30g，金银花12g，肥知母12g，生山栀12g，全瓜蒌15g，肥玉竹9g，白桔梗5g，石菖蒲3g，鲜芦根30g，另：安宫牛黄丸1粒、至宝丹1粒，用薄荷1.5g、钩藤30g，煎汤，分2次送服。1剂。

四诊：神昏高热，呼吸急促，喉中痰鸣，舌干齿燥依然，大便自流，色褐质稀。苔薄焦黑质红绛，脉洪滑数。证属痰热内扰神明，热极化风，病势危笃。治拟息风清热、化痰开窍。仿羚角钩藤汤合菖蒲郁金汤出入。处方：羚羊角粉（分吞）1.2g，犀牛角（磨，冲）0.6g，鲜生地30g，鲜石斛30g，大麦冬12g，天竺黄12g，鲜沙参60g，明天麻9g，钩藤（后下）15g，杭菊花9g，广郁金9g，连根菖蒲9g，川贝母9g，生石决明（先煎）120g，西洋参（另煎）9g，另：至宝丹1粒，分两次服。2剂。

上方服后，神志渐清，呼吸亦平，发热退清。于原方更增葶苈子、桑白皮、全瓜蒌等泻肺豁痰之品，气喘得平。后以养阴之品调理，以善其后。

（出自《中国现代名中医医案精华·张泽生医案》）

按语：张泽生师从孟河医派马培之高足贺季衡学医，凡六载，尽得其传。张老辨证细腻，方药轻灵，擅长诊治温病及内科杂病。本例风温变证，邪热炽盛，内传阳明，既有高热、面赤、气粗，又见便秘、腹痛拒按。气分大热不去，阳明腑实已成。故张老初诊时将白虎、承气合用，既可清泄气分之实热，又能荡涤阳明之积滞。因患者神志欠清，舌苔底白，加用苍术、郁金化湿涤痰开窍。二诊时邪热未去，且传入营分，热灼营阴，神志昏迷，即用清宫汤清营泄热，再取石膏、知母、大黄、枳实、川朴、芒硝以清泄实热，并用金银花、连翘轻宣泄热。冀其营分之邪热仍有从气分而出之机，此乃宗叶氏"入营犹可透热转气"之旨。三诊时因邪热未去，营阴大伤，故在清营解毒的同时，运用大剂养阴生津之品，如鲜生地、鲜石斛、肥玉竹、鲜芦根等，药后症情不见好转，高热昏迷、呼吸急促，有热极生风之势，病势危笃。因此，选用羚角钩藤汤合菖蒲郁金汤以息风清热、豁痰开窍。并用至宝丹清热解毒、开窍安神。药后发热始退，神志转清，再加清肺豁痰之品，则气喘亦平。终以养阴生津调理至愈。看张老医案的全过程，可以发现他如何根据疾病发展的不同阶段，动态地使用费伯雄的清宫开窍汤，以收到良好的临床效果。（注：今以水牛角代犀牛角）

第三节 医案经验方

一、桔梗清感汤

【处方来源】费伯雄《费伯雄医案》

【原方组成】桔梗一钱 生甘草五分 冬桑叶一钱 蝉衣一钱 薄荷一钱 连翘二钱 杏仁三钱 象贝三钱 云苓二钱 鲜竹叶三十张

【剂型用法】汤剂，水煎服。

【原义病证】感冒。外感风邪者，症见发热咳嗽、咽喉作痛。

【处方立意】

1. **理论依据** 孟河医家治疗风热感冒多以辛凉透表、清热解毒为主。

临床常用银翘散、桑菊饮、桔梗汤、桑杏汤、菊花散等合方加减。桔梗汤为张仲景《伤寒论》中的经典方，主治少阴咽痛；还见于《金匮要略》，主治肺痈吐脓。由开提肺气并排脓的桔梗和解毒扶正的甘草两味药组成，清热解毒，祛痰排脓。费氏此方是在桔梗汤的基础上加减化裁，祛风清热，兼以化痰。主治风邪热毒客于少阴，上攻咽喉，症见发热咳嗽，咽喉作痛。风热毒邪外袭，热郁肌腠，卫表失和则发热；肺失宣肃则咳嗽；毒邪上攻咽喉则咽喉作痛。

2. 组方特点　桔梗清感汤功效可分为祛风清热、止咳化痰两部分。桔梗辛散苦泻，主入肺经，宣泄邪气，且性散上行，能利肺气以排痰，《本草求真》称其“可为诸药舟楫，载之上浮，能引苦泄峻下之剂”；甘草味甘，有中和之性，能止咳祛痰，且生品药性微寒，可清热解毒，二者组成“桔梗汤”，共为君药。桑叶配伍杏仁，相制为用，疏风清肺，降气止咳；蝉蜕和薄荷相须为用，散风热，利咽喉，清头目。四者协同透邪外出，共为臣药。连翘与象贝相使，清热毒，化痰浊，开郁滞。茯苓健脾利湿，防热邪灼津成痰，兼护脾胃。鲜竹叶清热利尿，导心火下行，与云苓协同清利湿热，共为使药，既能增加清热解毒之功，又能顾护脾胃。甘草调和诸药，缓急止咳，兼解毒利咽。脾胃为后天之本，气血生化之源，胃气一败，百药难施。本方以疏风清热为核心，融入化痰利湿之品，同时重视顾护胃气、注重脾运，防止苦寒伐胃。组方轻灵透达，尤宜外感风热兼痰湿郁肺之证。

【经典仿学】

佚名，初诊。外感风邪，内挟食滞，淆乱清浊，升降失常，大便泄泻，少腹作痛，头眩且胀，口干苔白，脉来弦细。虚体受邪，必以祛邪为先，外解风寒，内消食滞，清浊自分，邪退正安，河间治法，不外乎此。宜泄邪消食，升清降浊。

老苏梗一钱五分　嫩桔梗一钱　粉葛根二钱　生甘草五分　六神曲四钱　江枳壳一钱　赤茯苓二钱　冬瓜子四钱　川通草五分　车前子二钱　川石斛三钱　香连丸一钱　生熟谷芽各四钱　荷叶一角

（出自《费绳甫医话医案》）

简析：外受风邪，内有食积停滞，脾胃升降失常，清浊相干，乱于肠胃则大便泄泻，少腹作痛，风阳上扰清窍则头眩头胀。治当外解风邪，内消食滞。费绳甫为费伯雄之孙，自幼随其祖父学习，深得传承。本案所用之方在桔梗清感汤的基础上略作加减，方中核心药嫩桔梗、生甘草组中加入苏梗，其性微温而缓，理气消食、祛风散寒。又加葛根，轻扬升举，最能升发脾胃清阳之气。桔梗开肺气之结，肺气开则腑气通，润肺化痰，亦治腹痛下利。甘草、神曲、茯苓、生熟谷芽健脾和胃、消食调中。枳壳行滞消胀。冬瓜子润肺化痰，兼益胃气。通草通行经络，清热利水。车前子利湿行气，渗热下行。石斛清胃生津，悦脾益肾。香连丸清热燥湿，行气止痛。荷叶清热祛湿。

【新用阐述】

1. 现代用量 桔梗 10g，生甘草 5g，冬桑叶 10g，蝉蜕 10g，薄荷 5g，连翘 10g，杏仁 10g，象贝母 10g，云茯苓 10g，鲜竹叶 10g。

2. 功用主治 疏风清热，止咳化痰。主治感冒，风热犯肺证。

3. 辨证要点 ①发热，微恶风寒，或有汗；②鼻塞，打喷嚏，流稠涕；③头痛，咽喉疼痛，口渴欲饮；④咳嗽痰稠；⑤舌苔薄黄或腻，脉浮数或浮滑。

4. 拓展应用 凡属风热外袭之感冒、咳嗽、肺痈、肺痿、温病、喉暗、乳蛾等皆应用以此方为基础加减。现代医学之普通感冒、流行性感冒、其他上呼吸道感染而有感冒特征者，以及咽喉炎、扁桃体炎、急慢性支气管炎、肺脓肿等属于风热袭肺者可辨证应用此方。举临证案例：

张某，女，32 岁。初诊，1991 年 10 月 15 日。主诉及病史：咽喉肿痛 4 天。患者慢性咽喉炎多年，经常急性发作。近 4 天急性复发，咽喉肿塞，气息不利，局部灼干瘙痒，痛如撕破，形寒怕冷，发热，体温 38.5℃，无汗。夜来呛咳频作，难以入睡，声音嘶哑，情绪急躁。中西药欠效。诊查：咽喉部红肿较甚，延及上腭绯红，表皮有破损。面色红赤，唇红。舌苔薄白，质淡尖赤，脉浮数有弦意。辨证：病属喉痹。证由风邪上犯、郁热成毒、壅塞关隘所致。虽为新感，引动宿疾。治法：清咽解毒，先解其表，以清咽桔甘汤加味。处方：苦桔梗 7g，生甘草 7g，升麻 7g，炒牛蒡子 10g（杵），淡豆豉 10g，薄荷 5g（上二味同打），炙僵蚕 10g，蝉衣 7g，马勃 7g（包煎），板蓝根 15g，蚤休 15g，玄参 15g，地骨皮 15g，鲜枇杷叶 10g（去毛，包煎）。3 剂，另玄明粉每日 5g，水溶，频频含漱，不要咽下。

二诊：药后得微汗，恶寒已解，发热亦减，体温 37.5℃，身困见舒，呛咳亦少。但咽喉肿痛尚存。是风邪初解、热毒逗留。原议增损，侧重清咽。处方：原方去牛蒡子、豆豉、薄荷，加射干 10g、黄芩 10g、赤芍 15g。3 剂。玄明粉水液含咽，少少咽下。

三诊：咽喉肿痛大减，呛咳已平，纳食增进，大便通行，并得安眠。惟咽喉尚有干灼，声音未全清爽，视之咽壁红晕尚留残迹。苔薄质嫩红，脉弦已和。热毒得泄，阴未尽复，气化亦欠宣利，转为清润养阴，廓清余邪。处方：南、北沙参各15g，麦冬15g，鲜芦根30g，苦桔梗7g，生甘草5g，升麻5g，炙僵蚕10g，蝉衣7g，马勃7g（包煎），玄参15g，地骨皮15g，赤芍15g，络石藤10g。3剂。

四诊：诸症全平，咽喉爽利，精神亦振。处方：苦桔梗5g，甘草4g，枇杷叶10g（去毛，包煎），芦根15g。煎汤代茶，3剂。

（出自《中国现代名中医医案精粹·丁光迪医案》）

按语：丁光迪，常州焦溪镇人，出生于中医世家，师从恽铁樵、陆渊雷，以函授方式学习中医，与任应秋、裘沛然并称“三足鼎立”。慢性咽喉炎患者常感咽喉不利，干灼痒痛，易于感冒。感邪则急性发作，症状加重，成为喉痹的类证，缠绵不已，并无特效药。丁老认为，临床所见为六淫中风与火热相搏而致。因此，所拟方中以桔梗清感汤中桔梗、甘草配升麻为主药，利咽解毒，伍以僵蚕、蝉蜕、马勃，增强清咽散结的作用；证由外感而起，必须先解其表，如为风热上犯，以牛蒡子、豆豉、薄荷散风解表，表解则病势亦缓。邪郁必然化热，热壅又易成毒，肿痛必剧，重用清热解毒之品，以蚤休、板蓝根，清热解毒。辅以玄参、地骨皮养阴防燥。全方以疏风透热、解毒利咽为核心，兼顾养阴润肺。

二、青荷汤

【处方来源】费伯雄《费伯雄医案》

【原方组成】青蒿一钱　葛根二钱　前胡一钱　薄荷一钱　陈皮一钱　连翘二钱　豆豉三钱　制半夏一钱　神曲三钱　生、熟谷芽各三钱　荷叶一角　姜一片

【剂型用法】汤剂，水煎服。

【原义病证】感冒。外感风邪，内有食滞，症见发热恶寒，胸闷不舒。

【处方立意】

1. 理论依据　表里同病，若单用解表，则里邪不去；仅治其里，则外邪不解。费伯雄认为，唯有表里同治，内外分解，才可使病邪得以表里分消。发热恶寒，是外感表证，营卫不和。胸闷不舒，是食滞气阻，升降逆乱的病理

改变。费氏此方是为外感风热、内伤食滞而设，体现了表里双解、轻清透散、顾护脾胃的组方思路。

2. 组方特点 本方以用青蒿苦寒芳香，解表透邪，清解暑热；葛根甘辛而凉，入脾胃经，解肌退热、生津止渴，与青蒿配伍可增强透邪外达之力，兼能缓解热邪伤津之症，还能升发脾胃清阳之气，二者共为君药。前胡苦辛微寒，降气化痰，兼能宣散风热；薄荷辛凉，疏风清热，又疏肝行气；连翘轻清平苦，轻而扬之，结者散而寒热愈也；淡豆豉苦辛凉，解表除烦，宣发郁热。此四药共为臣药，协同宣降肺气，轻清透邪。佐以陈皮、半夏燥湿化痰、理气和胃。神曲辛温，发汗解表，甘温以调中消食，内外兼治；生、熟谷芽合用可健脾开胃，和中消食。此三药尤宜于外感兼夹食滞或病后脾胃虚弱者，可助恢复中焦运化。荷叶升清降浊；生姜温中和胃，两者协同调和脾胃，缓解湿热或寒热错杂之证，为使药。数药为伍，解表消积，营卫和调。体现了中医"分消走泄"与"调理气机"的治法精髓。

【经典仿学】

佚名。外感风邪，挟食滞淆乱清浊，发热腹痛，大便泄泻。凡外来之邪，必须开泄，令邪从表解，则食滞自消。脉来浮弦而滑，治宜泄邪导滞，升清降浊。

煨葛根二钱 嫩桔梗一钱 江枳壳一钱 冬桑叶一钱 生甘草五分 赤茯苓三钱 淡豆豉三钱 陈广皮一钱 六神曲三钱 车前子一钱 冬瓜子四钱 焦谷芽四钱 荷叶一角

（出自《费绳甫医话医案》）

简析：此案也是外感风邪兼食滞，但仅有发热腹痛和大便泄泻两症，而脉浮明显示外感，且弦滑示食滞突出。因此治疗上为泄邪导滞，升清降浊。方中费绳甫去费伯雄青荷汤之君药青蒿，改用原方中第二味葛根为君药，解表升清，葛根能退烧、缓解肌肉酸痛，生津止渴，煨用增强止泻作用。用桔梗疏风清热，枳壳辛散苦降，陈皮理气健脾；又以桑叶、淡豆豉助葛根、桔梗发散解表；用生甘草清热解毒；同时以赤苓泻热行水，使里热有路可去。上者共为臣药，相辅相成。又因邪气留置脾胃，气机升降失和，故用神曲、焦谷芽健脾和中；车前子清热止泻，冬瓜子润肺化痰，兼益胃气，荷叶升发清阳，均为佐药；甘草调和诸药为使药。诸药合用，共奏泄邪导滞，升清降浊之功。处方与青荷汤相比，均表里双解，核心药组体现了解表透邪、化痰止咳、理气和胃的组方思路。但本案中处方利湿化痰、行气导滞之力更强，适用于外感兼湿热痰饮、气滞食积较重的复杂证候。

【新用阐述】

1. 现代用量　青蒿 10g，葛根 10g，前胡 10g，薄荷 5g，陈皮 10g，连翘 10g，淡豆豉 10g，半夏 10g，神曲 10g，生、熟谷芽各 15g，荷叶 30g，生姜 1 片。

2. 功用主治　疏散风热，消食导滞。主治感冒，外感风热或暑湿初起，兼有痰湿内阻、食滞不化者。

3. 辨证要点　①恶寒发热，头痛有汗或无汗；②鼻塞声重，时流稠涕，喉痒咳嗽，肢节酸疼；③腹部胀满，恶呕不食，或兼泄泻；④舌苔薄白微黄微腻，脉浮滑数。

4. 拓展应用　凡属外感风热，内伤痰食积滞之感冒、温病、泄泻、呕吐诸症皆可使用。现代医学的普通感冒、夏季感冒、胃肠型感冒、时行感冒、上呼吸道感染、疟疾、消化不良、急慢性肠炎、肠易激综合征、吸收不良综合征等可辨证应用此方。举临证案例：

郑某，男，26 岁，冶金研究院研究生。1998 年 7 月 13 日初诊。主诉：发热、头痛伴胃肠不舒 5 天。现病史：患者 5 天前感冒，经治疗后，略有效果。刻下：发热，体温 38.5℃，头痛，汗多，口渴喜饮，全身困重无力，纳呆，嗳气，胃灼热，大便溏，小便黄，舌尖红，苔薄黄腻，脉细滑数。实验室检查：白细胞 5.0×10^9/L，淋巴细胞 40%，中性粒细胞 55%。中医诊断：感冒。病机：暑湿客表，犯肺及胃。治法：解表祛邪，化湿和胃。方药：自拟方化裁。葛根 10g，白薇 10g，荆芥穗 6g，金银花 10g，连翘 10g，藿香 10g，佩兰 10g，滑石 18g(包)，通草 5g，紫苏梗 6g，陈皮 10g，炒枳壳 10g，旋覆花 10g(包)。4 剂，水煎服，每日 1 剂。二诊：表气疏通，身热遂退，但中焦湿热未除，下行至大肠，肛门灼热。前方去荆芥穗、白薇，加黄芩、栀子清泻湿热。4 剂，水煎服，每日 1 剂。病愈。

（出自《国医大师医论医案医方肺系病症辑要·颜正华医案》）

按语：颜正华师从马培之的再传弟子杨博良先生。本案患者外感，发热、头痛为外邪袭表，经气不利；纳呆、嗳气、胃灼热、身困重、大便溏等为湿热伤中，脾胃失和；舌尖红、苔薄黄腻、脉滑数为湿热内遏，治疗宜解表清热，化湿和中。处方将青荷汤中辛凉解肌、退热止泻的葛根作为君药，治疗外感发热头痛、口渴、泄泻等症；将青蒿换成性寒咸的白薇，同为君药，白薇和青蒿都属于清虚热的药，但是清虚热的病位不一样，青蒿清肝胆虚热，退骨蒸无汗，治热在骨间，可将邪热由阴分引至气分而使其外出；白薇清虚热，治疗原因不明的低烧，能清热、凉血、滋阴，常用于温热病后期阴虚发热、小便不利等症，本案发热，用葛根、白薇解肌退热最佳，且为防过凉，特配温性缓和，既能散寒又不易助热的荆芥穗散风解表。加藿香、佩兰芳香化湿，解表醒脾；滑石、通草取湿热从小便而利；苏梗、陈皮、枳壳、旋覆花合用辛苦燥湿、行气和胃以降逆。本方体现了解表透邪，疏散风热，兼顾化湿健脾、调畅中焦气机的组方思路。

三、荆杏二陈汤

【处方来源】马培之《马培之医案》

【原方组成】荆芥　杏仁泥　法半夏　枳壳　薄橘红　老苏梗　薄荷　川贝母　粉甘草　前胡　杭菊花　生姜

【剂型用法】汤剂，水煎服。

【原义病证】感冒。风与痰乘，症见发热恶风、肚腹隐痛、头目不清。

【处方立意】

1. 理论依据　痰的形成与外感六淫或七情内伤或饮食不节等导致脏腑功能失调、气化不利、水液代谢障碍、水液停聚有关。本方为风痰感冒而设。费伯雄《医方考》曾言："痰之为病最烈，痰之为病亦最多。积湿与郁火二者为生痰之大源。其余或因风，或因寒，或因气，或因食，变怪百出，随感而生，难可枚举。治痰大法，湿则宜燥，火则宜清，风则宜散，寒则宜温，气则宜顺，食则宜消。"马培之治痰证的学术思想与费氏一脉相承，对于内有伏痰、外感风邪、内外交结之证，用疏风化痰之法治之。

2. 组方特点　本方是在二陈汤的基础上加荆芥、杏仁为君药而来。方中荆芥辛温透表，疏风散邪，透达外感风热或风寒未解之邪；杏仁苦泄，善降气，入肺和大肠，具有降气止咳平喘、润肠通便、宣肺化痰功能。二者共为君药，解表宣肺化痰，治风痰之本。费伯雄在《医方论》中称"二陈汤为治痰之主药，以其有化痰理气，运脾和胃之功也"。方用二陈汤中半夏、橘红，燥湿化痰，芳香悦脾，二者共为臣药。前胡散风清热，助杏仁润肺降逆，二者协同调节肺气宣肃，止咳化痰。川贝母润肺化痰。薄荷、杭菊花则辛凉清透，助荆芥疏散风热，兼清头目、利咽喉。枳壳、苏梗行气宽中。生姜助半夏、橘红行气消痰，和胃止呕。以上共为佐药。甘草益气和中，调和诸药而润肺，是为使药。总之，本方兼顾疏风、宣肺、行气、燥湿、润肺、化痰，后世学者可随症加减，因证而施。

【经典案例】

风邪引动痰饮，阻塞肺络，咳嗽气逆，动则更甚。先宜顺气化痰。

炙白苏子三钱　云茯苓三钱　鹅管石五钱　炙款冬花一钱五分　光杏仁三钱　象贝母三钱　旋覆花（包）三钱　核桃肉三枚　法半夏三钱　嫩白前二钱　五味子七分　薄橘红一钱五分　干姜一钱

（出自马培之《诊方辑要》）

简析：内有痰饮，外感风邪，外邪内饮，阻塞肺络，肺气失宣，故咳嗽气逆。丁甘仁以顺气化痰之法治之。相比原方，以苏子易荆芥，荆芥与苏子虽均能发汗解表，但苏子散寒力强，善入气分，又能理气宽中。故方中以苏子、款冬花、旋覆花降气消痰，润肺止咳。杏仁、象贝合用清热化痰，止咳平喘。鹅管石为碳酸钙淀积而成，甘咸温无毒，补益肺气，止咳平喘，为孟河医派的特色用药。因为原药缺乏，现临床多用海浮石代替。海浮石入肺、肾经，性平无毒，能清肺火，化老痰，软坚，通淋，治痰热喘嗽，老痰积块。核桃肉温补肺肾。白前、五味子、干姜合用，温肺化饮，止咳化痰。橘红理气而助半夏化痰，使气顺则痰降，气化则痰易化。痰由湿生，湿祛则痰消，故以茯苓健脾利湿。综合本方具有止咳化痰、理气和中之效。

【新用阐述】

1. 现代用量　荆芥 10g，杏仁泥 10g，法半夏 10g，薄橘红 10g，枳壳 10g，老苏梗 10g，薄荷 6g，川贝母 10g，前胡 10g，杭菊花 10g，粉甘草 3g，生姜 3 片。

2. 功用主治　祛风解表，化痰和中。主治感冒、咳嗽，风痰恋肺证。

3. 辨证要点　①发热恶风，头痛头晕，鼻塞流涕，喉痒，肢节酸疼；②咳嗽痰多，色白稀或黏，胸闷恶心；③胃脘不舒，肚腹隐痛，或腹痛腹泻；④舌苔白腻，脉浮滑或弦滑。

4. 拓展应用　本方可用于外感表邪、内有痰湿之感冒、咳嗽、泄泻、呕吐等症。现代医学之普通感冒、上呼吸道感染、时行感冒、慢性支气管炎、肺气肿、肺源性心脏病、急慢性肠炎、肠易激综合征等可辨证应用此方。举临证案例：

卢某，男，44岁。1977年8月27日初诊。咳嗽、胸闷3年余，经胸透诊为慢性支气管炎、肺气肿，服药时暂能收效，停药则发，秋冬稍剧。诊见咳痰清稀，胸闷不舒，咳剧则喘。舌质红，苔白腻，脉细弦而滑，此属湿痰阻滞气机，脾失健运，肺失肃降。治当燥湿化痰，降气平喘。方用二陈汤加减。

法半夏10g，陈皮10g，款冬花10g，白果10g，葶苈子10g，枳壳10g，薤白10g，当归10g，赤芍10g，茯苓12g，全瓜蒌12g。6剂。

9月6日二诊：药后胸渐舒，咳嗽减轻，痰仍量多质稀。宗上方去白果之收敛，加苏子、梗以宽胸降气。

9月14日三诊：胸闷已除，咳痰减少，守原方出入。法半夏10g，茯苓10g，葶苈子10g，杏仁10g，枳壳10g，苏子10g，枇杷叶10g，神曲10g，川贝母5g，橘红5g，全瓜蒌12g。6剂。

9月20日四诊：咳嗽已除，痰液亦化，嘱其停药。

（出自《杜怀棠临床经验集》）

按语：杜怀棠师从孟河医派名医秦伯未、董建华。寒痰宜温，热痰宜清，燥痰宜润，湿痰宜燥，此系一般常法。本例乃湿痰阻滞气机，故须在燥湿化痰剂中，辅以降气行气之品，非理气则聚结之痰不解，故止咳平喘之剂虽暂收效，但痰之巢穴不能开，肺窍必然不利，咳喘自然复发。方用二陈汤燥湿化痰，去甘草之甘缓，加瓜蒌、薤白、枳壳以理气开胸，款冬花、白果、葶苈子祛痰定喘，使其气顺则痰化。久咳气滞，血必受阻，佐当归、赤芍以活血，因而效良。二诊去白果之收敛，加苏子、苏梗以温肺行气，故胸闷得除，痰液得化，终使气降痰除咳止而病解。

四、桑杏宣肺汤

【处方来源】费伯雄《费伯雄医案》

【原方组成】桑叶　杏仁　蝉衣　桔梗　豆豉　大力子　甘草　象贝　赤苓　蒌皮　通草　茅根

【剂型用法】汤剂，水煎服。

【原义病证】风温。风热犯肺证，症见咳嗽喉痛、发热形寒、胸闷食少。

【处方立意】

1. 理论依据　此案是因风热犯肺、肺失清肃所致，肺受温热之邪，上熏口咽，故口渴，咽痛；肺失清肃，故咳嗽；邪犯中焦脾胃，故见胸闷食少。治当辛凉解表，透邪泄肺。桑杏汤为温病大家吴鞠通所创，见于《温病条辨》，专为温燥外袭、肺津受灼之轻证所设。费伯雄结合患者实际病情，在前人名方的基础上加减化裁，因风温患者多阴气亏虚，若外感风邪，则易从火化，火盛金衰，多伤肺卫，故以辛凉甘润之药润肺止嗽。但风邪未净者单用桑杏汤清宣温燥，润肺止咳还不够，宜增加疏风散热的药物，故方中再加蝉蜕、豆豉、牛蒡子助辛凉解表；茯苓、瓜蒌皮助宽胸理气，止咳化痰。

2. 组方特点　桑叶清宣燥热，透邪外出，杏仁宣肺利气，润燥止咳，一取质轻以宣肺散邪，一取质润以降气止咳，缪希雍在《神农本草经疏》中指出，“桑叶，甘所以益血，寒所以凉血，甘寒相合，故下气而益阴”；丁甘仁在《药性辑要》中称杏仁可“散上焦之风，除心下之热”，故二者共为君药。蝉蜕、桔梗、大力子疏风散热，宣肺解表，利咽开音；淡豆豉辛凉透散，助桑叶解表宣肺，兼清胸膈郁热，四药共为臣药。浙贝母、瓜蒌皮，清热化痰，润肺止咳，兼能宽胸理气。赤苓健脾利湿，兼顾湿热痰滞，防燥药伤津；通草淡渗利湿，导湿热下行，与赤苓协同祛湿；茅根清热生津，凉血利尿，兼顾肺热津伤与湿热，以上共为佐药。甘草调和诸药，缓急止咳，和桔梗合为桔梗汤清热解毒、利咽止痛。诸药相合，共奏清宣温燥、润肺止咳、化痰利湿之功。

【经典仿学】

安徽，程(左)　肾水不足，不能涵木。火载血上，咯红之后，又发肛痈，破溃深大，途中又冒风邪，而咳嗽脉数不静，防引动血痰。拟养阴清肺达邪。

南沙参　杏仁　桑叶　百部　象贝　牛蒡　丹皮　茯苓　橘红　苏梗　甘草　枇杷叶

(出自《马培之医案》)

简析：本案针对患者肾水亏虚、外感风邪且咯血的复杂病机，以桑杏宣肺汤为基础化裁。方中桑叶、杏仁轻扬宣散，延续原方清宣肺卫之功，驱散在表风邪；依《本草经百种录》所言，南沙参“为肺家气分中理血之药，疏通而不燥，润泽而不滞”，契合本案肺阴不足、血分有热的病理特点，故而重用南沙参滋肺阴、理血分。舍去蝉蜕、豆豉等辛散解表药，以防耗气伤阴；保留象贝母、赤茯苓，发挥清热化痰、健脾利湿之效。增百部润肺止咳，丹皮凉血止血，橘红、苏梗理气化痰，畅通肺络气机；枇杷叶清肺降逆，止咳平喘。甘草调和诸药,使全方寒温相济。全方既传承桑杏宣肺汤清宣肺热之效,又强化滋阴养血,标本同治,尽显中医随证化裁的用药智慧。

【新用阐述】

1. 现代用量 桑叶 10g,杏仁 10g,蝉蜕 10g,桔梗 10g,淡豆豉 10g,牛蒡子 10g,甘草 6g,浙贝母 10g,赤茯苓 15g,瓜蒌皮 10g,通草 10g,白茅根 30g。

2. 功用主治 辛凉解表,透邪泻肺,润燥止咳。主治风温,邪袭肺卫证。

3. 辨证要点 ①干咳,连声作呛,喉痒,喉咙干痛,唇部干燥;②无痰或痰少而黏,不易咳出,或痰中带有血丝,胸闷气急;③发热,微恶风,口干,鼻塞,头痛等;④纳呆食少;⑤舌红干少津,苔薄黄或薄白,脉浮数或小数。

4. 拓展应用 现代医学之上呼吸道感染、急慢性支气管炎、支气管扩张咯血、百日咳等属风热犯肺者可辨证应用此方。举临证案例:

张某某,男,31 岁,时在农历九月。初诊:肝阳素盛,木火内炽,上刑于肺,阴液内伤。入秋以来,燥气凌之,少有寒热,咳嗽频频,痰中带血。脉象弦细,舌苔中黄边白。燥气偏盛,邪在肌表,治以辛凉透泄,宗桑杏汤加味。处方:霜桑叶 4.5g,光杏仁 9g,黑豆卷 6g,焦山栀 4.5g,生竹茹 6g,冬瓜子 9g,南沙参 9g,象贝母 9g,大玉竹 9g,天花粉 9g,旱莲草 9g,生梨 1 只。

二诊:寒热已退,咳嗽早晚尤甚,脉弦细数,苔薄质红。肝肾阴虚,水不涵木,燥热灼金,血络内伤,当戢肝阳,佐以清燥润金。处方:白滁菊 6g,甜杏仁 9g,川贝母 6g,大玉竹 9g,天花粉 9g,白石英 24g,粉丹皮 4.5g,生白芍 4.5g,女贞子 15g,旱莲草 9g,冬瓜子 12g,清炙枇杷叶 12g(包)。

(出自《严二陵医案集》)

按语:严二陵,曾师承孟河医派传人丁济万(丁甘仁长孙)先生。此例为秋燥之温燥。感受秋季天旱燥气而发病,为秋燥之偏于热者,是谓温燥。此表证偏风热,热伤肺络,加之肝阳素盛,木火内炽,上刑于肺,故痰中带血。初诊予桑杏汤,清宣温燥,润肺止咳,强调辛凉透泄。因肝阳内炽,日久肝肾阴虚,水不涵木,阴液内伤,津亏较重,当戢肝阳,滋阴润养,佐以清燥润金。药以白滁菊平肝疏肝;二至丸女贞子、旱莲草补肾养肝,充填肝肾之精;白石英、枇杷叶,一寒一热,疗肺痿,补五脏,清燥润肺。

五、生津清骨散

【处方来源】丁甘仁《丁甘仁晚年出诊医案》

【原方组成】天花粉二钱　银柴胡一钱　青蒿梗一钱五分　嫩白薇一钱五分　赤茯苓三钱　象贝母三钱　冬桑叶二钱　银花炭三钱　清水豆卷四钱　焦楂炭四钱　粉葛根一钱　冬瓜子三钱　连翘壳三钱

【剂型用法】汤剂,水煎服。

【原义病证】风温。风温之邪挟痰热逗留肺胃,移于少阳,症见身热,朝轻暮重,咳嗽痰多,口干欲饮,胸闷不思饮食,舌前半淡红,中后薄腻,脉象濡滑而数。

【处方立意】

1. 理论依据　风温毒邪袭于肺卫,移于少阳,故见身热朝轻暮重,咳嗽,热灼津液则生痰,热盛伤阴则口干欲饮;舌前半淡红,中后薄腻,脉象濡滑而数,为风温痰热之象。清骨散源自王肯堂《证治准绳》,擅清退虚热,益气养阴,丁甘仁此方是在清骨散基础上加减而成,专为风温毒邪挟痰热客于肺胃、移于少阳、暗伤阴液而设。具有生津达邪,清肺化痰,和解少阳之功。

2. 组方特点　方中天花粉、葛根清热生津,润燥止渴,共为君药。银柴胡甘寒益阴,直入阴分而清热凉血,青蒿苦寒辛香,白薇苦咸而寒,三者配伍既善退虚热,凉血热,又兼透散,共为臣药。赤茯苓健脾利湿。浙贝母、冬瓜子清热润肺化痰。冬桑叶、清水豆卷,通达宣利,疏散风热,润肺止咳。银花炭气营两清,连翘善清心而去上焦诸热,二药伍用,并走于上,轻清升浮宣散,清气凉血。山楂炭健胃消食,行气化浊。以上共为佐使。全方使邪从少阳而解,清热生津。本方特点为注重顾护阴液,因热病最易伤阴,肺与胃相连,由肺入胃,热燥胃津,故以银柴胡、天花粉、葛根等药甘寒护阴,生津润燥。

【经典案例】

吴(右)　风温秋燥之邪,蕴袭肺胃两经。肺主一身之气,胃为十二经之长,肺病则气机窒塞,清肃之令不行,胃病则输纳无权,通降之职失司,故肌热不退。业经旬余,咳嗽痰多,胁肋牵痛,口渴唇燥,谷食无味,十余日未更衣,至夜半咳尤甚,不能安卧,象似迷睡。子丑乃肝胆旺候,木火乘势升腾,扰犯肺金,肺炎叶举,故咳嗽胁痛肋痛,若斯之甚也。脉象左尺细数,左寸关浮弦而滑,右尺软数,右寸关滑数不扬,阴分素亏,邪火充斥,显然可见。据述起病至今，未曾得汗，一因邪郁气闭，一因阴液亏耗，无蒸汗之资料。脉症参合，症非轻浅，若进用汗法，则阴液素伤，若不用汗法，则邪无出路，顾此失彼，棘手之至，辗转思维，用药如用兵，无粮之师，利在速战。急宜生津达邪，清肺化痰，去邪所以养正，除暴所以安良，然乎否乎？质之高明。

天花粉三钱 光杏仁三钱 金银花三钱 冬桑叶三钱 生甘草八分 川象贝各二钱 连翘壳二钱 淡豆豉三钱 嫩前胡二钱 薄荷叶一钱 冬瓜子三钱 黑山栀一钱五分 广郁金一钱 活芦根（去节）一两 枇杷叶露二两

（出自《丁甘仁医案》）

简析：本案为丁甘仁再用生津清骨散治疗风温秋燥一例，且在病历书写中描述用药处方之由，进行脉症合参的分析，认为秋燥蕴袭肺胃，肺失清肃则咳嗽痰多，胃阴伤则口渴唇燥，脾胃升降失司，输纳无权则纳差，燥热结于肠腑则便秘，肝胆木火扰金则咳嗽胁痛肋痛。治宜生津达邪、清肺化痰。在原方中加黑山栀、广郁金，清肝木之火，行气解郁，和血通络；以光杏仁易银柴胡，合川象贝、嫩前胡、枇杷叶、活芦根加强止咳平喘、润肠通便、生津止渴之功能。

【新用阐述】

1. 现代用量 天花粉 10g，银柴胡 10g，青蒿梗 10g，嫩白薇 10g，赤茯苓 10g，象贝母 20g，冬桑叶 10g，银花炭 10g，大豆黄卷 10g，焦楂炭 10g，粉葛根 10g，冬瓜子 10g，连翘壳 10g。

2. 功用主治 滋阴达邪，清肺化痰。主治风温，风热痰邪侵犯肺胃证。

3. 辨证要点 ①身热，朝轻暮重；②咳嗽，痰多；③口干欲饮，鼻干咽干，鼻塞流涕，头痛，目眩；④夜寐不安，神疲气短；⑤腹痛腹胀，胸闷恶心，纳呆食少；⑥舌前半淡红，中后薄腻，脉象濡滑而数。

4. 拓展应用 本方主要应用于感冒、温病、咳嗽之风热之邪外袭，挟痰热逗留肺胃，兼阴液暗伤证。现代医学所称上呼吸道感染、时行感冒、急慢性支气管炎、支气管扩张、支气管哮喘、过敏性咳嗽、胃食管反流性咳嗽、肺炎恢复期等，以及自身免疫性疾病引起的发热等，均可辨证应用此方。举临证案例：

周某，女，32 岁，工人，1971 年 5 月 17 日初诊。感受风温，半月有余。初起恶寒发热，鼻塞流涕，咳嗽气急，右胸疼痛，咳铁锈色痰，诊断为右下叶大叶性肺炎。曾用青霉素、链霉素、氯霉素、金霉素、红霉素、雷米封（今称异烟肼)等,并服中药加味桑菊饮,高热不退(39℃),午后尤甚,面色晦暗,精神萎靡,虚汗乏力,胸痛气短,舌红苔黄,脉细数。素体阴亏,感受温邪,留连日久,耗津动液,颇有入营之虞,治以清气透营,滋阴退热。银柴胡 15g,胡黄连 10g,麦冬 25g,白薇 15g,生鳖甲 25g,地骨皮 25g,丹皮 10g,知母 15g,生贝母 15g,生桑皮 25g。3 剂,水煎服。5 月 22 日二诊:热减(37℃),症状亦轻,复投 3 剂,诸症消失,脉静身凉。

(出自《孙允中临证实践录》)

按语:本案为温邪不解,留连日久,入于阴分,用桑菊饮鞭长莫及。吴鞠通曾指出,"邪气深伏阴分,混处气血之中,不能纯用养阴,又非壮火,更不得任用苦燥"。要言不烦,阐明治则,案中所用主要药物为清骨散中银柴胡、嫩白薇,入血分,清除体内的热毒,滋阴退热,加地骨皮、丹皮、知母退热除蒸,提高全方滋阴清热达邪外出功能。

六、黄连双解汤

【处方来源】费伯雄《费伯雄医案》

【原方组成】酒川连四分 黑栀三钱 连翘二钱 前胡一钱 薄荷一钱 瓜蒌仁四钱 淡酒芩一钱 法半夏(梨汁炒)一钱 江枳壳一钱 川朴一钱 鲜竹叶三十张 大荸荠三枚

【剂型用法】汤剂,水煎服。

【原义病证】春温。热邪内陷,症见神昏谵语、大便不通。

【处方立意】

1. 理论依据 本方专为春温气分不解、邪热内陷之证所设。黄连解毒汤专治实热火毒、三焦热盛之证。费伯雄在《医方论》中言:"此治实邪实火,表里俱盛之剂。故用黄芩泻肺火,黄连泻心火,黄柏泻肾火,又用栀子,令上焦之热邪委婉而下。"火毒之邪炽盛,故见大便不通;邪毒内陷入营,化火生痰,痰蒙神窍,故神昏谵语。因此,费伯雄在黄连解毒汤的基础上加入连翘、前胡、薄荷、瓜蒌仁、法半夏、枳壳、厚朴等散风解表、理气化痰之品,以达表里并解之效。

2. 组方特点 方中黄连清泻心火,心火宁则诸经之火自降,缪希雍《神农本草经疏》谓"黄连禀天地清寒之气以生,故气味苦寒而无毒……故祛邪散热，荡涤肠胃，肃清神明，是其性之所长”，是为君药。黄芩清上焦之火，《景岳全书》称其“味苦气寒，气轻于味，可升可降，阴中微阳……欲其上者酒炒，欲其下者生用”，是为臣药。栀子清泻三焦之火，并导热下行，使邪热从小便而去。连翘性凉味苦，轻清上浮，解上焦风热。竹叶清香透心，微苦凉热，气味俱清。前胡散风祛热，消痰下气。薄荷味辛能散，性凉而清，可祛除诸热之风邪。瓜蒌仁，性降而润，能降实热痰涎，开郁结气闭。法半夏消饮化痰，壮脾顺气。枳壳气寒味苦，破气行痰。厚朴辛能散结，苦能燥湿，温热能祛风寒。荸荠味甘性寒，可除在胸之实热，力善下行。以上共为佐使。全方共奏清心泻火、疏风解表、下气消痰之功。

3. 炮制特色 法半夏由半夏完全浸湿以后加入甘草，混入石灰液当中搅匀，然后晾干、阴干或者烘干，旨在降低毒性、增强燥湿化痰之功。法半夏辛温燥烈，长于燥湿化痰。梨汁甘凉滋润，善清肺胃之热。二者配伍后，梨汁的寒凉之性可抑制法半夏的温燥，形成“温而不燥、润而不腻”的药性特点，尤其适合阴虚痰热证。

【经典仿学】

安徽蒯光辅之室，患春温，咳嗽发热，热盛时神昏谵语，口渴引饮，苔黄溺赤，脉来弦数。邪热灼津，从肺熏蒸包络，与邪入包络迥殊，芳香宣窍，万不可投。

黄连三分　黄芩一钱　山栀一钱五分　豆豉三钱　薄荷一钱　蝉衣一钱　川石斛三钱　生甘草八分　鲜竹茹一钱五分　银花三钱　连翘一钱五分　杏仁三钱

（出自《费绳甫医话医案》）

简析：本案患者为春温，外感温邪故发热，邪热犯肺，肺气失宣，故咳嗽。热盛伤津则口渴欲饮水。温毒邪热炽盛，气热扰心，则神昏谵语。苔黄溺赤，脉弦数，为卫气同病之征。费绳甫认为，本案为邪热灼津，从肺熏蒸包络，而非热邪直入心包。故治以泻火解毒，清热解表，兼养阴生津之法。在费伯雄黄连双解汤的基础上略作加减。方中黄连清泻心火，兼泻中焦之火，为君药；黄芩泻上焦之火，为臣药；栀子泻三焦之火，导热下行，引邪热从小便而出。豆豉、薄荷、蝉蜕宣散风热。银花、连翘辛凉解表，清热解毒。石斛生津益胃，清热养阴。竹茹清热化痰。生甘草调和诸药。

【新用阐述】

1. 现代用量 酒黄连 6g，黑栀子 10g，连翘 10g，前胡 10g，薄荷 5g，瓜蒌仁 10g，酒黄芩 10g，法半夏(梨汁炒)10g，江枳壳 10g，川厚朴 10g，鲜竹叶 30g，大荸荠 10g。

2. 功用主治　表里双解，宽胸理气。主治春温，温邪在表不解，内入气分，或内陷营血，邪正剧争，里热亢盛，蒸达于外的气营两燔证。

3. 辨证要点　①身热，口渴，口苦，口臭；②心烦躁扰，神昏谵语；③大便干，小便短赤；④舌红苔黄，脉数。

4. 拓展应用　本方主要应用于温邪在表不解，内入气分，或内陷营血，邪正剧争，里热亢盛，蒸达于外，热邪内陷之感冒、温病等。现代医学所称普通感冒、上呼吸道感染、时行感冒、肺部感染、失眠、流行性脑脊髓膜炎、化脓性脑炎、病毒性脑炎、败血症等可辨证应用此方。举临证案例：

1970 年 8 月 24 日。患者 26 岁，1 周前出现黄疸并急剧加深，神昏 1 天，邀陆老会诊。诊见神志昏迷，呼之不应，躁动不安，身目深黄，尿如深茶，大便臭秽。舌质红绛，舌苔黄褐干燥，脉弦大数。湿热夹毒，热毒炽盛，内闭清窍，病势危重。急当解毒宣窍，泻热凉血。处方：犀角 6g(先煎)，丹皮 12g，连翘 9g，银花 15g，黄芩 12g，黄连 5g，黄柏 12g，生栀 12g，石菖蒲 6g，郁金 12g，莲心 6g，生地 15g，柏子仁 12g，枳实 6g，甘草 3g。1 剂。另服安宫牛黄丸 2 丸，分 2 次鼻饲。翌日复诊，神识转清，自诉头脑昏涨，口干口苦，仍烦躁不安，寐作谵语，尿色深黄，大便秘结。舌质红绛，舌苔黄褐，脉弦滑数。宗前法出入继进。处方：犀角 6g(先煎)，黄芩 9g，黄连 5g，黄柏 12g，郁金 12g，生栀子 12g，连翘 9g 茵陈 15g，玄参 15g，麦冬 15g，枳实 6g，川朴 6g，生大黄 6g(泡汁兑)。3 剂后，神志清爽，黄苔渐退，略思饮食，小便色黄，大便通畅。舌正红，苔薄黄，脉弦。继用清热利湿之剂调理，月余出院。

(出自《中国现代名中医医案精华·陆剑尘医案》)

按语：陆剑尘曾于上海跟随孟河医派丁甘仁之子丁仲英临证学习。本案急性重症肝炎，病情发展迅猛，已出现肝昏迷。中医谓之为“急黄”“疫黄”“瘟黄”，为湿热夹毒入营，邪犯心包，病情险恶。本案急以犀角为君药清营凉血，用黄连解毒汤(黄芩、黄连、黄柏、生栀子)清热解毒，以连翘、麦冬、枳实、川朴、生大黄清心通腑佐以开窍醒神，茵陈、郁金清热利胆，药后神志清醒，黄疸渐退，继以清热利湿之剂调理收效。(注：今以水牛角代犀角)

七、柴桂二陈汤

【处方来源】马培之《马培之医案》

【原方组成】党参　桂枝　柴胡　酒芩　半夏　炙甘草　草果仁　陈皮　茯苓　生姜　红枣

【剂型用法】汤剂，水煎服。

【原义病证】伤寒。太阳少阳合病，症见发热，腹痛作吐。

【处方立意】

1. 理论依据　太阳为阳经，为寒所伤，阳气内郁，故患者发热不退。外感而少阳经气不舒，贼克阳明，胃腑不容，故呕吐。经气内郁，相火上逆，亦见发热。木郁于土，脾络不和，则腹痛。柴胡桂枝汤为《伤寒论》名方。马培之在此方基础上略作加减，以调和营卫，解肌辛散，治太阳之表证，又和解少阳，宣展枢机，治半表半里。

2. 组方特点　方中柴胡透泄少阳之邪，使之从外而散，并疏泄气机之郁，为君药，桂枝解肌发表，散外感风寒，为臣药。黄芩助柴胡以清少阳邪热，半夏、生姜降逆和胃，大枣健脾和胃，共为佐药。炙甘草既为佐药，益气和中，助桂枝以解肌，又为使药，补脾和胃，调和诸药。相比柴胡桂枝汤原方，去人参，改用党参，以其扶助正气同时药性相对平和。加半夏、陈皮、茯苓、炙甘草为经典名方二陈汤，共同燥湿化痰、理气和中、健脾和胃。草果仁归脾、胃经，燥湿温中，治寒湿内阻致脘腹胀痛、痞满呕吐。诸药合用，表里双解，兼和胃气，使邪气得解，枢机得利，则诸症自除。

【经典仿学】

仁厚卜姓，年五十八。中虚气弱，大疟一月，食不多，脉来弦涩，宜柴胡桂枝汤加减。

细桂枝　软柴胡　腹皮　大白芍　生牡蛎　枳壳　草果　藿梗　青皮　赤苓　焦谷芽　炙甘草　生姜　黑枣

服之数剂即愈。

（出自《巢渭芳医话》）

简析：本病例为巢渭芳仿学马培之柴桂二陈汤治疗中虚大疟一案，病机为营卫不和，表里失调，邪正互争。用柴胡桂枝汤为基础方，去人参、黄芩、半夏，加大腹皮、生牡蛎、枳壳、草果、藿香梗、青皮、赤茯苓、焦谷芽。与马培之原方相比，去党参、半夏、黄芩、陈皮，加大腹皮、白芍、生牡蛎、枳壳、藿香梗、青皮。方中桂枝、生姜、甘草辛甘化阳。芍药、甘草酸甘化阴,生姜、大枣、甘草补益脾胃,益气和中。柴胡疏少阳之郁滞。大腹皮行气宽中。生牡蛎平肝潜阳。以枳壳、草果、青皮开达三焦之气机。藿香梗调理中焦气滞,兼可芳香化浊。赤茯苓清热祛痰,养心安神,利水渗湿。患者中气虚弱,纳差,故以焦谷芽健脾开胃。

【新用阐述】

1. 现代用量　柴胡 10g,桂枝 10g,酒黄芩 10g,党参 10g,草果仁 10g,半夏 10g,陈皮 10g,茯苓 10g,炙甘草 3g,生姜 3 片,红枣 2 枚。

2. 功用主治　解肌发表,和解少阳。主治伤寒,外感风寒表证,兼有里证,太阳少阳合病者。

3. 辨证要点　①发热,恶风,汗出,寒热往来;②关节酸痛;③胸胁苦满,心烦,腹痛,纳呆食少,恶心呕吐;④舌质暗红或暗淡,苔薄白或薄黄腻。

4. 拓展应用　凡属外感风寒,兼有里证,太阳少阳合病之感冒、胃脘痛、痞满、呕吐、郁证等皆可使用。在现代医学中,普通感冒、流感、肺炎、胸膜炎、疟疾、肝炎、胆囊炎、胆结石、胰腺炎、急性胃炎、十二指肠球部溃疡、自主神经功能失调、神经症、风湿性关节炎等均可辨证应用此方。举临证案例:

朱某,女,34 岁。初诊,1988 年 11 月 26 日。主诉及病史:1981 年秋开始,每次经行前 1 周左右,晚间 9 时许开始形寒怕冷,周身酸痛,继而高热,汗出则热退,每晚发作,月经来潮则寒热自已。昨晚开始发作。平素月经延期 7~10 天,持续 3~4 天净,有少量血块,带多色黄质稠,腰酸痛。多次血检,未找到疟原虫,血象正常,胸片无异常。经多家医院治疗,症状未能控制。初起两三年尚积极投医,后听之任之,近半年来病情加重。诊查:舌苔薄白,根部黄腻;脉浮细而弦。辨证:少阳枢机不利,营卫不和,湿热蕴阻下焦。治法:和解枢机,调和营卫,清化湿热。处方:软柴胡 8g,淡黄芩 10g,法半夏 10g,太子参 12g,炙甘草 4g,川桂枝 10g,炒赤、白芍各 10g,当归 10g,大枣 4 枚,生姜 4 片,炒苍术 8g,炒黄柏 6g。3 剂。

二诊:1988 年 11 月 29 日。服上方后第 1 天晚上寒热仍作,之后未有发作,白带明显减少,周身酸痛减轻,晨起眼睑略浮,午后两足轻度浮肿,二便、饮食正常,苔薄白,脉细弦。高热后正气受伤,营卫未和。当调和营卫,补益正气。处方:川桂枝 10g,炒白芍 10g,炙甘草 4g,大枣 5 枚,生姜 4 片,炒潞党 12g,炙黄芪 12g,当归 10g,茯苓 12g,柴胡 6g,淡黄芩 8g。7 剂。

三诊：1988年12月6日。寒热未作，月经于4天前来潮，现即将干净，无任何不适。

后以原法加减调理，服药至下次经行，寒热未有发作。后三四个月因胃病来诊，询及月经正常，寒热一直未有发作。

（出自《中国现代名中医医案精华·沈凤阁医案》）

按语：女子以肝为先天，肝失调达，则经事愆期。而厥阴与少阳相为表里，肝气失疏，经血不调，欲外出少阳，故寒热定时发作。本案因证属少阳枢机不利、营卫不和、湿热蕴阻，故在马培之柴桂二陈汤基础上以小柴胡汤和解少阳，桂枝汤调和营卫，加用二妙丸清化下焦湿热；加当归、赤白芍，意在疏调气血。

八、豉芩温胆汤

【处方来源】丁甘仁《丁甘仁医案》

【原方组成】淡豆豉三钱　黄芩一钱五分　半夏二钱　炒谷、麦芽各三钱　赤苓二钱　生姜一片　川桂枝四分　竹茹一钱五分　陈皮一钱　鸡金炭一钱五分　泽泻一钱五分

【剂型用法】汤剂，水煎服。

【原义病证】伤寒。太阳阳明合病兼痰浊中阻证，症见发热不退、胸闷呕吐，舌中有一条白苔，脉弦滑而数。

【处方立意】

1. 理论依据　本方由栀子豉汤合温胆汤加减而成。栀子豉汤出自《伤寒论》，原文为“伤寒五六日，大下之后，身热不去，心中结痛者，未欲解也，栀子豉汤主之”。有清宣郁热之功，主治太阳病下后，无形邪热留扰胸膈之证。温胆汤来源有三，分别为《集验方》《备急千金要方》及《三因极一病证方论》，方剂虽有共同之处，但药量的变化使得方中君臣关系也发生了变化。目前临床沿用陈无择《三因极一病证方论》温胆汤较多，此方有燥湿化痰，降逆止呕，消痞化痰之功，主治咳喘痰多，呕吐反胃，胸脘痞满。张秉成在《成方便读》中称此方“内中并无温胆之药，而以温胆名方者，亦以胆为甲木，常欲其得春气温和之意耳”。

丁甘仁治疗伤寒擅取各家之长而又有创新。《伤寒论》太阳病中的一

种变证，太阳、阳明两经同时受邪，其病机为寒邪束表，不得外解所致。舌中有一条白苔，说明表寒未解，针对本案“太阳阳明未解，痰滞逗留，中焦气滞，宣化失司”，丁氏认为，当疏解表邪兼蠲除痰饮。取栀子豉汤合温胆汤之意，在清热解表、和中化湿的基础上，再加桂枝辛温解表、温助阳气，使邪从外解，饮从内化，则热可退而呕吐自止。

2. 组方特点　方中香豉体轻气寒，升散调中，宣散郁热，《伤寒贯珠集》谓其“能彻胸中之邪气”；黄芩清泄阳明气分热，兼燥湿化痰。二者共为君药，表里同治，清透结合。半夏辛平苦温，《神农本草经疏》称“半夏得土金之气，兼得乎天地之燥气”，燥湿化痰，降逆和胃；配陈皮、竹茹组成温胆汤核心，调和胆胃气机；桂枝与豆豉配伍，辛温透表，调和营卫，助邪外达，以上四药共为臣药。赤芍清热凉血，兼散瘀滞，佐黄芩清里热，防痰热入血分；鸡内金、谷芽、麦芽消食导滞，健运中焦，增强消积化滞之力，恢复脾胃升降；泽泻利水渗湿，引痰饮下行，合生姜温化水湿，分消走泄；赤芍、谷芽、麦芽、鸡内金、泽泻共为佐药。使以生姜，既可助君臣祛痰止呕，又可解半夏之毒。诸药相合，共奏疏解表邪，理气化痰，清胆和胃之效。

【经典仿学】

姚某，女，成年。初诊，1955 年 3 月 4 日。纳呆，脘中不舒，泛泛欲恶。不寐，心悸不安，夜半发烦，阳不入阴也。拟交泰丸加味。

肉桂心四分　姜川连五分　制半夏二钱　北秫米三钱（包煎）　云茯苓三钱　炙远志一钱　炒枣仁三钱　淮小麦四钱　陈广皮一钱半　春砂壳八分　炒谷、麦芽各四钱　佛手柑一钱半　枳实八分　炒竹茹一钱半

二诊：夜寐渐安，心悸减而未尽。脘痛不舒，胃纳不香，脉数，原方出入，续进以治。

肉桂心四分　姜川连三分　制半夏二钱　北秫米三钱（包煎）　云茯苓三钱　炙远志一钱　炒枣仁三钱　淮小麦四钱　陈广皮一钱半　春砂壳八分　炒川楝子二钱　煅瓦楞四钱　佛手柑八分　炒香谷芽四钱　片姜黄八分

（《程门雪医案》）

简析：程门雪此案虽突出心肾不交，但并未脱离痰浊中阻的核心。患者纳呆、脘中不舒、泛恶，正是痰浊阻滞中焦、胃失和降的典型表现，与豉芩温胆汤“痰浊困脾”的基础病机完全一致。同时，程门雪用“肉桂 - 川连”调和心肾寒热，呼应豉芩温胆汤“桂枝 - 黄芩”的寒热平衡思路，避免单一清热及温

燥伤正。制半夏、陈广皮、炒竹茹、枳实化痰浊、和胃气，解中焦阻滞之标，远志交通心肾，酸枣仁养血安神，淮小麦甘润缓急，春砂壳、炒谷麦芽、佛手柑理气消食、和胃醒脾。二诊患者夜寐渐安、心悸减轻，故减川连用量，避免苦寒伤阳。新增脘痛，故加炒川楝子、片姜黄理气活血止痛，煅瓦楞制酸和胃。

【新用阐述】

1. 现代用量 淡豆豉 10g，黄芩 10g，半夏 10g，竹茹 10g，陈皮 10g，赤芍 10g，川桂枝 5g，鸡内金炭 15g，泽泻 10g，炒谷芽 15g，炒麦芽 15g。

2. 功用主治 解表散寒，宣肺化痰，健胃和中。主治伤寒，太阳阳明合病。

3. 辨证要点 ①发热，微恶风恶寒，头痛，咽喉肿痛；②咳嗽，咳痰黄稠，咽干口渴；③胸闷，腹胀，呕恶；④舌红，苔白腻，脉弦滑而数。

4. 拓展应用 本方可用于表邪未解，中焦痰湿内阻之感冒、咳嗽等。现代医学之上呼吸道感染、肺部感染、胆道感染、食管炎、胆囊炎、急慢性胃炎、消化性溃疡、慢性支气管炎、失眠等疾病均可辨证应用此方。举临证案例：

刘某，女性，12 岁，1966 年 3 月 10 日初诊。感冒后头痛，恶心，呕吐，寒热往来，咽干口渴，思凉饮，心中烦躁，服小柴胡加生石膏汤后，热降烦除，刻下仍心中懊憹，口干欲凉饮，饮食二便如常，舌白而干，舌尖红，脉滑数。此上焦得通，津液得下，胃气因和，身濈然汗出为向愈之兆，惟仍有内邪虚热未解，阳明之热未除，为栀子豉汤合小柴胡汤方证。栀子 6g，淡豆豉 10g，柴胡 9g，黄芩 9g，党参 10g，炙甘草 3g，生姜 3 片，大枣 3 枚，生石膏(同煎)30g。上药服 1 剂，睡眠好，全身汗出，寒热未作，体温正常。继以复胃阳以生津调理 1 周而愈。

(出自《经方方证传真：胡希恕“以方类证”理论与实践》)

按语：本案为感冒后余热留恋、热郁胸膈兼少阳阳明未尽之证。方中栀子清泻胸膈郁热，淡豆豉解表透热、宣散郁滞，直解心中懊憹，使热邪从表而散；柴胡和解少阳，黄芩兼清阳明余热，党参、姜、枣顾护脾胃，生石膏专清阳明热盛，生津止渴。全方以清透胸膈热邪，和解少阳，清泻阳明为框架，清透结合，兼顾脾胃，药证契合，与丁甘仁豉芩温胆汤解表清里、化痰和胃、调畅气机的核心思路一脉相承。二者均针对外感后邪热留恋、气机阻滞的核心病机，根据兼夹病症的差异调整配伍，体现了辨证抓核心、配伍随证变、顾护守根本的精髓。

九、透疹清解汤

【处方来源】丁甘仁《诊方辑要》

【原方组成】净蝉衣一钱五分　茯苓皮五钱　光杏仁三钱　青荷叶一角　炒牛蒡三钱　川通草八分　象贝母三钱　丝瓜络一钱五分　京赤芍三钱　冬瓜子三钱　牡丹皮三钱　薄荷叶(后下)一钱

【剂型用法】汤剂,水煎服。

【原义病证】温病。风湿热蕴袭肺胃两经,症见身热不清,痧疹满布。

【处方立意】

1. 理论依据　风温为感受时令之邪所致的春季新感温病。孟河医派发展至今,名医名家传承众多,温病治疗经验丰富。风热外袭,易从火化,火盛金衰,常从手太阴肺经而入,伤于肺卫,宜以辛凉轻剂投之。不可滥用发散消导之药,以免劫阴伤津。总之,风温初起,邪在肺卫,治当辛凉轻剂;若肺卫之邪不解,根据病情顺逆传变不同,可从《温病条辨》的辛凉重剂达热出表。丁甘仁在继承先贤理论的同时,又有新的发挥,他在《喉痧症治概要》中提出"在气在营,或气分多,或营分多,脉象无定,辨之宜确,一有不慎,毫厘千里"。若风湿热蕴,同袭肺胃两经,导致卫气同病,气机壅滞,热郁血分,外发为痧疹;肺失宣肃,肺热壅盛则咳喘、痧疹;胃失和降,湿热内蕴则身热不退、痧疹满布。因邪尚在气,故治仍当清解气分之热。但痧疹满布,当有入营之虞。且疹宜透发,故其用药虽重清气而亦参入清营凉血之品冀其透热转气。本方即为针对风温发痧之证而设,功能疏散风热,凉血解毒,宣肺透疹。

2. 组方特点　方中蝉蜕味甘性寒,能疏风清热,透发瘾疹,且轻清升散,丁甘仁在《药性辑要》中提出,蝉蜕"感木土之气,吸风饮露,故主疗皆风热之恙",故为君药。茯苓皮开腠理,行皮肤之水,又能导湿热下行。光杏仁入肺经,降气止咳平喘。以上共为臣药。荷叶轻清之品,助透热外达,清热解暑,升发清阳,兼护胃气,调和诸药寒性,防苦寒伤中。牛蒡子辛苦寒,归肺胃经,增强疏散风热,解毒透疹之力。通草、丝瓜络助茯苓皮分消三焦湿热,恢复气机通畅。象贝母、冬瓜子与杏仁配伍,清肺化痰,通利肺络。赤芍合丹皮增强凉血解毒之力,防热毒内陷营血。薄荷轻清芳香,辛凉行散,助蝉蜕疏风透疹。以上共为佐使。全方共奏疏风透表、清热利湿、凉血解毒之功,使得热清毒解,风散血和。本方核心在透邪外达与分消湿热并举。

【经典仿学】

王(左) 乳蛾双发,红肿疼痛,妨于咽饮,身热,微微恶风,二便尚自可,脉微数,舌微绛,宜辛凉甘润法。

薄荷一钱(后下) 杏仁三钱 连翘二钱 象贝三钱 桑叶二钱 生草钱半 赤芍二钱 蝉衣一钱 僵蚕三钱(炙) 桔梗一钱 马勃八分 牛蒡二钱 活芦根一尺(去节) 另用玉钥匙吹喉中

(曹颖甫《经方实验录》)

简析:此案患者乳蛾红肿,身热恶风,舌绛脉数,证属风热外束、燥邪伤津、咽喉壅滞,病位在肺胃之表。方中薄荷、桑叶辛凉疏透,牛蒡、蝉蜕、僵蚕利咽散结,连翘、马勃清热解毒,佐以赤芍凉血、芦根生津,桔梗引药上行,合玉钥匙吹喉内外同治,切合病因病机。此案处方与丁甘仁透疹清解汤相比,共用蝉蜕、薄荷、赤芍等核心药,蝉蜕轻清透邪,薄荷辛凉疏散,赤芍凉血散瘀,三者构成透清散的核心配伍,分别针对邪郁于表、热壅于内、瘀阻于局部的病机环节。此外,二者均兼顾生津护津,透疹清解汤用冬瓜子、茯苓皮清润利湿,此案用活芦根甘润生津,皆防邪热伤津。虽病症一为痧疹、一为乳蛾,但病理本质均为肺胃热郁、气血壅滞,故用药思路契合。

【新用阐述】

1. 现代用量 蝉蜕 10g,茯苓皮 15g,光杏仁 10g,青荷叶 15g,炒牛蒡 10g,川通草 5g,浙贝母 15g,丝瓜络 10g,京赤芍 10g,冬瓜子 10g,牡丹皮 10g,薄荷叶 5g。

2. 功用主治 疏风宣肺,清热利湿,解毒透疹。主治风温,肺胃经热邪外窜肌肤波及营络所致的肺热发疹。

3. 辨证要点 ①身热,面红,汗出,口渴;②咳嗽,咯痰色黄或稠、喉燥咽痛;③肌肤红疹,疹色鲜红或紫暗、疹点较密;④胃脘不舒,时胀满;⑤舌红苔黄,脉数。

4. 拓展应用 凡属感受风热病邪,内有肺胃郁热的急性外感热病或皮肤病皆可参考使用。现代医学的过敏性皮肤病如急性荨麻疹、湿疹、药物疹等,呼吸道感染伴皮疹如病毒性感冒合并皮疹、肺炎支原体感染伴皮肤反应等,代谢性疾病如高尿酸血症、痤疮等,均可辨证运用。举临证案例:

王某,女,14 个月,1961 年 3 月 10 日初诊。高热四天,无汗烦躁,麻疹初现,咳嗽流清涕,痰不多,咳重则吐,易惊惕,食欲差,腹不满,大便微干,小便黄。脉数,舌正薄白苔。属麻疹初现未透,治宜清宣。处方:

苏叶八分　僵蚕一钱　牛蒡子一钱　荆芥五分　桔梗八分　前胡八分　葛根一钱　香豆豉三钱　甘草三分　葱白(后下)二寸　二剂

3月13日复诊：麻疹出透已逐渐见退，流涕，咳嗽，尚有发热，便溏。属麻毒未尽，治宜清肺和胃，兼清余毒。处方：

苏叶五分　牛蒡子一钱　连翘八分　僵蚕一钱　蝉衣五分　前胡五分　桑白皮八分　麦芽一钱　化橘红八分　生甘草三分　炙杷叶一钱半

二剂而愈。

(《蒲辅周医疗经验》)

按语：本案为小儿麻疹初现未透，继则麻毒未尽之证，蒲辅周治法与丁甘仁透疹清解汤一脉相承。蒲氏初诊处方，取苏叶、荆芥、葱白、香豆豉辛温轻散，合牛蒡子、僵蚕宣透疹毒，与丁甘仁方疏风透疹之主旨相同；又以桔梗、前胡宣肺止咳，葛根升津和胃，甘草调和诸药，兼顾麻疹之病机与小儿脏腑娇嫩之体质。复诊时麻疹已透渐退，余热未清、便溏纳差，蒲氏去辛温之葱白，加连翘、蝉蜕清透余毒，桑白皮、炙杷叶清肺止咳，麦芽和胃助运，既符合清透不伤正之原则，又针对麻毒未尽、脾胃失和之变局灵活加减。二方虽用药略有差异，但均紧扣麻疹透、清、和之治疗关键，避用峻猛之品，尽显丁甘仁创立的麻疹治法对后世医家的深远影响，亦为孟河医派方药传承与临床活用之典范。

十、桑菊粉葛饮

【处方来源】丁甘仁《丁甘仁医案》

【原方组成】荆芥穗一钱五分　薄荷炭八分　净蝉衣八分　蔓荆子一钱五分　冬桑叶三钱　甘菊花三钱　江枳壳一钱　苦桔梗一钱　粉葛根一钱五分　连翘壳三钱　苦丁茶一钱五分　荷叶边一圈

【剂型用法】汤剂，水煎服。

【原义病证】头痛。风邪客于阳明之经，症见头痛且涨，痛引头额，畏风鼻塞，苔黄脉浮。

【处方立意】

1. 理论依据　头额为阳明经的循行部位。手足三阳经均上行于头面，头为诸阳之会，经脉和调，气血通畅，则头脑清明。风性清扬，善扰头目，侵犯阳明经后，风与热相合，出现头痛且涨；循经上犯，痛引前额。此外，若病者易风客阳明，盖其素有痰食等停滞体内化热，感受外风后疼痛更明显，且畏风鼻塞，苔黄脉浮，此风热之证，故取“辛以散之，凉以清之”之品，治以辛凉解表，疏风止痛。

2. 组方特点 方药仿《温病条辨》桑菊饮（桑叶、菊花、连翘、薄荷、桔梗、杏仁、芦根、甘草），加蔓荆子、苦丁茶、荷叶边、蝉蜕。在其基础上进行加减化裁，用于治疗风邪客于阳明导致的头目胀痛，兼有表证，与桑菊饮相比，增强了辛凉解表、疏风止痛之功。方中桑叶、菊花清透肺络之热，清透上焦风热共为君药，臣以辛凉之薄荷、蔓荆子助桑、菊疏风散热，与荆芥穗共为臣药。佐以甘、辛、凉之葛根，清热生津止渴，且能引药入阳明经；枳壳苦温，理气宽中，行气消胀，加以连翘、苦丁茶清透膈上之热；蝉蜕甘寒，功善散风除热。桔梗升提气机，荷叶轻清引药上行为使药。以上各药共奏辛以散之、凉以清之之功。

3. 炮制特色 薄荷炒炭意在减缓薄荷辛散之性，取其清凉之功，体现了孟河医家用药和缓的特点。

【经典医案】

赵（左） 温邪四天，身热有汗不解，口渴欲饮，烦躁不安，脉濡数，舌黄，伏邪郁于阳明，不得外达，虑其化火入营。急宜清解伏温，而化痰热。

淡豆豉三钱 金银花三钱 霜桑叶三钱 活芦根（去节）一两 黑山栀一钱五分 连翘壳一钱五分 甘菊花三钱 鲜竹叶三十张 粉葛根二钱 天花粉三钱 象贝母三钱

（出自《丁甘仁医案》）

简析：本案系伏温郁于阳明，化火灼津，兼痰热内蕴，病机涉及气分热盛，兼夹痰浊，有入营之虞。与桑菊粉葛饮相较，二者均以清透阳明热邪为法：桑菊粉葛饮以桑叶、菊花、葛根透热外达，薄荷、连翘清膈上郁热，与本案霜桑叶、葛根、连翘壳等用药相合，共遵“凉以清之”之治。然本案特异性在于伏温已化火生痰，故重用金银花、山栀清热泻火，加天花粉、象贝母润燥化痰，体现“清透兼顾化痰”之巧。

【新用阐述】

1. 现代用量 荆芥穗 10g，薄荷炭 5g，蝉蜕 10g，蔓荆子 10g，冬桑叶 10g，甘菊花 10g，枳壳 10g，苦桔梗 5g，粉葛根 10g，连翘 10g，苦丁茶 10g，荷叶 10g。

2. 功用主治　辛凉祛风止痛。主治头痛，风热证。

3. 辨证要点　①头部胀痛，前额尤甚，遇风加重；②鼻塞，流黄涕，咽干微痛；③畏风，微汗出；④舌红，苔薄黄，脉浮数。

4. 拓展应用　本方可用于阳明经风邪夹热诸症，如头痛、牙痛、感冒、鼻渊等，现代医学中急性鼻窦炎、慢性鼻炎、偏头痛、上呼吸道感染伴头痛以及眩晕、耳鸣等疾病属阳明风热所致者可用本方辨证施治。举临证案例：

汤（左）　肝气郁而化火化风，上扰太阳、阳明。两额重痛，牙龈浮肿。邪郁二阳，太阳不开，阳明不阖，阴不足而阳有余也。当平肝息风，清泄阳明。

蔓荆子一钱　霜桑叶二钱　制僵蚕一钱五分　池菊二钱　石决（先煎）一两　黑栀三钱　丹皮二钱　蒌仁四钱　碧玉散（包）四钱　竹叶四张　鲜荷叶边一圈

（出自《杨博良医案》）

按语：杨博良师从孟河名医马培之嫡传弟子邓星伯。本例属于太阳、阳明合病案例，患者由于肝气郁结日久而化火化风，引起太阳、阳明的经气失和，患者表现为两额疼痛，重闷不舒，牙龈肿痛，该风由内风引起，但同样出现太阳及阳明症状，因此治疗时使用碧玉散、蔓荆子、霜桑叶、菊花、僵蚕息风平肝，清透上焦风热，石决明、丹皮、栀子清泻肝热，重用瓜蒌仁清肺，化痰，滑肠通便，以清阳明之郁，竹叶、荷叶清轻上达，以助药力。该案尽管属于内风所致，但用药与桑菊粉葛饮多有相同，说明桑菊粉葛饮不仅仅可以用于外感风热所致的头痛，阳明内热所致头痛亦可以考虑使用。

第二章　脑系病证方

第一节　自研自制方

一、清火涤痰汤

【处方来源】费伯雄《医醇賸义》

【原方组成】丹参二钱　麦冬二钱　茯神二钱　柏仁二钱　贝母二钱　化橘红一钱　胆星五分　僵蚕(炒)一钱五分　菊花二钱　杏仁三钱

【剂型用法】汤剂。煎好后,淡竹沥半杯,姜汁1滴,冲服。

【原义病证】火邪。痰火,症见热盛、痰黄稠、烦躁发狂、语言错乱。

【处方立意】

1. 理论依据　《医宗金鉴·中风》对痰火的症状描述为“痰火内发病心官”,注“心病痰火,轻则舌强难语,重则痰壅神昏”,费氏言“内因之病,火为最烈。火者,人之气也”。火本无形质,不能孤立,必须与一物相依附,才能长久存在。因于痰者为痰火,各种火症或由本经自发而来,或由其他经络侵克而来,又或有数经合病。本案费氏归为痰火,“痰为顽浊之物,一得火势,其性愈劣”,体内顽浊之痰邪与火互结或痰浊郁久化火,形成痰火胶结。临床可见气喘,烦热胸痛,口干唇燥,痰块很难咳出等,若痰火进一步扰乱心神,则可出现狂躁、语言错乱等一系列神志病变,本方即为治疗痰火内扰所致诸症而设,以“清火涤痰”为核心,兼顾安神、息风、利气之药。

2. 组方特点　费氏清火涤痰汤与涤痰汤(出自《奇效良方》)虽共有涤痰之名,但二者侧重截然不同。费氏首味药选活血凉血之丹参,因痰邪顽浊,得火之势,其性愈烈,内入营血,有迫血妄行之嫌,而丹参微寒,归心、心包、肝经,既可清热凉血,又可除烦安神,治热入心营,丹参用在此,有治疗之功,亦有防患之能。麦冬养阴清心,润肺生津,既防痰火伤阴,又助心神安定;茯神、柏仁宁心安神定志。贝母、化橘红、胆南星、杏仁、淡竹沥等清热豁痰,胆南星清火化痰力强,尤擅化解痰火胶结之证;贝母、竹沥二者协同清化热痰，尤善清除肺胃痰热；杏仁宣肺降气，助痰液排出；化橘红燥湿化痰，兼能理气宽胸，助痰浊下行。僵蚕息风止痉、化痰定惊，菊花清肝热、平肝阳，防痰火引动肝风。整方清血热，泻肝火，除心烦，豁顽痰。姜汁为使，辛散开郁，调和诸多寒凉之药，兼和胃止呕。全方痰热并治、风火同调，安神与涤痰并重，更宜痰火实证。而原涤痰汤以人参、石菖蒲为主，侧重补气开窍，主治中风痰迷心窍。

【经典案例】

某　风痰上升，阻塞灵窍，不能言语。宜清养心神，息风化痰。

天竺黄六分　大丹参三钱　茯神二钱　杭麦冬一钱五分　胆南星六分　陈橘红一钱　杭甘菊二钱　光杏仁三钱　白蒺藜三钱　大贝母二钱　石决明八钱　灯心三尺　鲜竹沥二大匙

（出自《费伯雄医案》）

简析：本案为费伯雄对清火涤痰汤的临床灵活加减运用。患者心肾阴虚，心肝火盛，肝风内动，易夹痰上扰，壅塞清窍。而舌为心窍，心窍被阻，则舌亦失其养，故治宜滋养心肾，息风化痰。与清火涤痰汤相比，两方均以化痰、清热、养心安神为主要方向，均含丹参、麦冬、茯神、贝母、橘红、胆南星、杏仁、竹沥等药物，体现化痰与养心并重的思路。但是本案患者以风痰夹有肝阳上亢为主，故去疏风清火的菊花、僵蚕，加天竺黄、石决明、白蒺藜增强平肝息风潜阳之力，再加灯心草清心利尿，使心火从小便而出。

【新用阐述】

1. 现代用量　丹参 10g，麦冬 10g，茯神 10g，柏子仁 10g，贝母 10g，橘红 6g，胆南星 6g，僵蚕 6g，菊花 10g，杏仁 10g。

2. 功用主治　清热泻火，豁痰开窍。主治癫狂，痰火扰心证。

3. 辨证要点　①心烦失眠，烦躁发狂，言语错乱等一系列神志病变；②或伴见气喘，烦热胸痛，咳嗽，咳黄脓痰，咳痰不畅，口干唇燥；③舌红苔黄腻，脉滑数。

4. 拓展应用　凡痰火互结，扰乱心神，蒙蔽神窍者，均可辨证使用，如现代医学中的精神分裂症、躁狂症、双相情感障碍、焦虑症、失眠、癫痫等属痰热扰心者，或者咳嗽、慢性阻塞性肺疾病等属痰热内扰者。举临证案例：

张某，男，5 岁。初诊：1969 年 4 月 30 日。主诉及病史：癫痫反复发作有年，发时呕吐涎沫，手舞足蹈，日必数发。平素易于惊惕号叫，睡眠不宁。诊查：患儿面色潮红，口吐白沫，手足抽搐不已，脉滑数，指纹青紫，舌红苔薄黄。

辨证：风痰夹肝热为患。治法：平肝息风，清热化痰。处方：上川黄连1.2g，天竺黄4.5g，橘皮、络各3g，远志4.5g，钩藤9g（后下），九节菖蒲2.4g，连翘6g，半夏6g，天麻1.5g，灵磁石15g（先煎），煅龙齿9g，癫痫丸6g（包）。7剂。

二诊：癫痫发作次数减稀，睡眠较宁，大便通行，舌脉如前。风、痰、火诸邪减而未已，仍当息风清热化痰。处方：矾水炒郁金4.5g，天竺黄4.5g，橘皮、络各3g，半夏6g，天麻2.1g，九节菖蒲2.4g，远志4.5g，钩藤12g（后下），灵磁石18g（先煎），薄荷2.4g，菊花4.5g，癫痫丸6g（包）。7剂。

三诊：癫痫已数日未发，食欲二便如常，惟偶尔仍口吐白沫，脉弦细，苔薄腻。风火见平，痰浊仍在，原方加入化痰之品。处方：上方去天麻、薄荷。加陈胆南星4.5g、冬桑叶9g。7剂。

药后癫痫未发。改用癫痫丸9g，1日分3次服。随访数年，患儿健康。

附：癫痫丸方

组成：琥珀15g，远志30g，九节菖蒲30g，川贝母24g，胆南星45g，制半夏45g，橘皮30g，矾水炒郁金45g，炒僵蚕45g，天竺黄45g，全瓜蒌90g，明天麻45g，钩藤150g，炒竹茹90g。

以上药物研末泛丸，每日服9g。

（《中国现代名中医医案精粹·颜亦鲁医案》）

按语：本案为孟河医派传人颜亦鲁诊治小儿痰热夹风型癫痫的经典验案。患儿癫痫反复发作，伴呕吐涎沫、手舞足蹈、惊惕不宁，结合面色潮红、舌红苔黄、脉滑数、指纹青紫，辨为风痰夹肝热扰窍，与清火涤痰汤主治痰火内盛、心神受扰的核心病机高度契合。初诊以平肝息风、清热化痰为纲，用钩藤、天麻息风，黄连、连翘清热，天竺黄、半夏、橘皮、橘络化痰，灵磁石、龙齿安神；二诊减清热之品，增钩藤用量强化息风，加菊花清利头目；三诊风火渐平，专重化痰，加入胆南星增强涤痰之力，终以丸药巩固疗效。全程治法围绕清、涤、息、安展开，与清火涤痰汤清火、涤痰、安神的核心治法一脉相承。清火涤痰汤主治痰火内盛、烦躁发狂、语言错乱，以痰火扰神为核心病机；本案痫证虽兼风邪，但其根本仍为痰热内蕴、扰动心神。清火涤痰汤中麦冬、茯神、柏子仁滋阴安神，本案虽未直接使用，却以灵磁石、龙齿、远志等替代，同样达成安神定志之功；原方丹参活血通络，本案则以郁金行气活血、开窍通络，功效异曲同工，均体现痰瘀同治、气血调和的孟河医派特色。

二、驯龙汤

【处方来源】费伯雄《医醇賸义》

【原方组成】龙齿二钱　真珠母八钱　羚羊角一钱五分　杭菊二钱　生地六钱　当归二钱　白芍一钱　薄荷一钱　沉香五分　续断二钱　独活一钱　红枣十枚　钩藤钩（后入）四钱

【剂型用法】汤剂，水煎服。

【原义病症】肝风。症见五心烦扰、自头至腰时时作颤、坐卧不安。

【处方立意】

1. 理论依据　经云"诸风掉眩，皆属于肝"，以肝为风木之脏也。肾阴久亏，不能养肝，肝虚生风而内扰，致肢体颤振时发，肝肾水亏，而致五心烦扰之象。费伯雄在《医醇賸义·火》中云，"阳火可泻，阴火不可泻，况龙性难驯，逆而折之，反肆冲激"；在《医方论》中又指出，"不如用介类潜阳生津益髓之法为妥"。驯龙汤制方之意取于此，以滋肾柔肝、镇逆潜阳为大法。正如《医醇賸义·中风》所论，"而其尤要者，则在于收涩敛肝，使在内之肝风不动，则先去其内应，而勾结之患除"。

2. 组方特点　本方是由宋许叔微《普济本事方》中的珍珠母丸为底方化裁而来。方中重用珍珠母为君，《饮片新参》谓其"平肝潜阳，安神魂，定惊痫"，其平肝定惊之效尤著。羚羊角、钩藤、龙齿平肝息风兼清肝热；生地黄甘寒而润，清热养阴以滋肾水，水足则肝木得以濡养而风息；当归、白芍补血养血，以补肝血，养肝体，达柔肝之用，共为臣药。薄荷、菊花轻轻疏散，一则可散肝郁之热，二则顺应肝调达舒畅之特性；续断补益肝肾，独活祛风散邪；沉香质重沉降，可摄纳浮阳以助息风，以上均为佐药。大枣健脾调药为使。本方配伍特点：镇肝与养肝并用，而以镇肝降逆为主；滋潜清疏，以适肝之生理特性。

【经典仿学】

陈（左）　腰为肾之府，耳乃肾之窍，肾虚血亏，筋骨失于营养，肝阳易升，扰清窍，致腰骨酸楚，头眩耳鸣。血不养心，则心悸跳跃；津液不能上承，则咽喉干燥；津液无以下润大肠，而腑行燥结也。治宜滋益心肾之阴，调和脾胃之气。

西洋参（另煎汁，收膏）一两五钱　潞党参四两　大生熟地（与砂仁末四钱同捣）三两　明天冬二两　抱茯神三两　怀山药三两　生甘草六钱　山

萸肉三两 生牡蛎(先煎)四两 青龙齿(先煎)三两 川石斛三两 当归身二两 黑稆豆衣三两 滁菊花一两五钱 熟女贞三两 珍珠母四两 大白芍二两 甘杞子三两 潼蒺藜三两 厚杜仲三两 川断肉三两 肥玉竹三两 杜狗脊三两 制首乌三两 血燕根三两 酸枣仁三两 柏子仁三两 广橘白一两 黑芝麻三两 全瓜蒌(切)四两 白莲子四两 红枣四两

上药煎四次,取极浓汁,加清阿胶二两、龟板膏三两,均用陈酒炖烊。加白冰糖半斤,溶化收膏。每早晚各服二匙,均用白开水化服。如遇伤风停滞者等,暂缓再服可也。

(出自《丁甘仁经典医案赏析》)

简析:本案因肾虚阴亏,肾虚水不涵木则肝阳易升,见头眩耳鸣;阴亏无以润肠则腑行不畅,大便燥结;津少不能上承则肺系失润,咽喉干燥;津枯血燥则心失所养,心悸。丁甘仁仿照费伯雄显示治疗阴虚阳亢的诊疗思路,从滋肾平肝潜阳安神立方,膏方中以包含了驯龙汤的核心组成,方中龙齿、珍珠母平肝潜阳镇惊安神;生地、当归、白芍、菊花滋阴养血柔肝;川断补益肝肾。但本方肝风内动之象不显,故去驯龙汤中平肝息风药,更注重滋阴填精,肝、肾、心、脾同治。方中再加西洋参、熟地、天冬、山药、山萸肉、牡蛎、女贞子、枸杞子、杜仲、杜狗脊、制首乌、玉竹补肾滋阴生津,佐以茯神、酸枣仁、柏子仁、黑芝麻、红枣、白莲子,柔肝、养心、健脾、润肠。

【新用阐述】

1. 现代用量 龙齿 10g,珍珠母 30g,羚羊角片 5g(水牛角 30g),杭菊花 10g,生地黄 10g,炒当归 20g,炒白芍 10g,薄荷 6g,沉香 3g,续断 10g,独活 10g,红枣 10 枚,钩藤(后入)10g。

2. 功用主治 滋肾柔肝,镇逆潜阳。主治颤证,肝肾阴虚,内风扰动之证。

3. 辨证要点 ①肢体震颤而不能自控;②头痛时作,五心烦扰,夜寐不安,坐卧不宁;③舌红苔黄,脉弦或弦数。

4. 拓展应用 本方适用阴虚风动之颤证、头痛、不寐等,现代医学中的帕金森病、高血压、顽固性头痛等疾病可辨证应用此方。举临证案例:

王某,女,62 岁。1985 年 2 月 7 日初诊。主诉:头眩晕如乘舟船,头部动摇,欲禁而不能自止,并有头痛,失眠多梦,口干,食欲少,时已 4 月有余。

诊查:观其头部时时震颤动摇,颜面潮红,舌质赤嫩,苔薄白而少津,候其脉象六部皆沉弦数。

辨证：病系肝肾阴虚于下，虚阳上浮而动肝风，风热上扰清空而上旋，以致头动摇而眩晕。

治法：法宜肝肾同治，滋肾水以涵肝木，敛肝阳而息风。

处方：钩藤20g，僵蚕11g，天麻12g，白芍15g，珍珠母20g，酸枣仁20g，龙骨17g，熟地黄15g，甘草7g，水煎服。7剂。

二诊：2月13日。见其摇动明显减轻，但颜面仍潮红。自觉睡眠已正常，但仍有头晕。脉象弦数略减。肝经风热虽减，但肾水尚未恢复，乃以前方减去酸枣仁、龙骨、熟地黄，加入生地黄15g、川黄柏12g、知母12g、龟板13g。连续服药16剂而诸症痊愈。

（出自《孟景春解析古今奇症医案》）

按语：孟景春18岁时正式拜入了孟河医派丁甘仁先贤之门人汤礼门先生的门下。本案采用肝肾同治法而获愈。凡摇头震颤，均属于动的表现，风胜则动，此属内风，乃肝阴不足，失于涵养所致。肝为木脏，肾为水脏。肾为肝之母，水生木也，木失水则枯，为大自然之象。《内经》云："诸风掉眩，皆属于肝。"又云："肾为作强之官，伎巧出焉。"敛肝阳须滋肾水，若非则阳无所潜，故而潜阳莫忘龟板、熟地之类，合乎此者其效佳。二诊去酸枣仁、龙骨、熟地黄，加入生地黄、川黄柏、知母、龟板，是因患者肝风虽减，但涵木之水不足，故于肝肾同治基础上，调整寒热用法，合用咸甘寒或平之品，以达滋阴生水涵木之功。

三、滋生青阳汤

【处方来源】费伯雄《医醇賸义》

【原方组成】生地四钱　白芍一钱　丹皮一钱五分　麦冬（青黛拌）一钱五分　石斛二钱　天麻八分　甘菊二钱　石决八钱　柴胡（醋炒）八分　桑叶一钱　薄荷一钱　灵磁石（整块同煎）五钱

【剂型用法】汤剂，水煎服。

【原义病证】中风。头目眩晕，肢节摇颤，如登云雾，如坐舟中。

【处方立意】

1. 理论依据　战国时期《尔雅·释天》谓"春为青阳""气青而温阳"，《汉书·礼乐志》谓"青阳开动，根荄以遂"，表明春季之青阳，主升清、升发。

费伯雄拟滋生青阳汤本为中风(肝风)而设,功能滋阴潜阳,平肝息风,使肝阴血得复,上越之肝阳得以潜降,清阳得以疏发,肝木恢复疏泄、条达之性,血脉调和。

2. 组方特点 方中生地滋养肝肾之阴,既能滋水以涵肝木,又能平衡阳亢之热;石决明咸寒,归肝经,平肝、清肝、明目,质重沉降,直折肝阳上亢之势。两者共为君药,既能滋养肝肾之阴,又兼顾平肝潜阳,契合方名之意。白芍平抑肝阳、滋养肝阴,柔肝缓急止颤,麦冬、石斛养阴生津以固肝体,天麻、磁石加强平抑肝阳之效,共为臣药;佐以桑叶、菊花以平抑肝阳,丹皮清热平肝,柴胡、薄荷以升举阳气、升发清阳,共为佐药。薄荷又为使药,轻清上行,引药归经,载诸药上行头目,直达病所。全方以滋阴、养血、平肝、潜阳为原则,一方面滋养肝之阴血,平抑肝阳,使肝气调畅,另一方面升举阳气,使肝阳得以疏发,最终使人体达到阴阳平衡、气血和调。

3. 炮制特色 青黛拌麦冬的炮制方法始于《医醇賸义》,是孟河医派特色炮制方法,通过辅料协同增强药效,常用于调和药性、引药归经或针对特定病证。将青黛与麦冬混合,搅拌至青黛均匀黏附在麦冬表面即可。青黛拌麦冬,以麦冬滋阴为本,借青黛之寒凉增强清肝泻火之力,适用于肝阳上亢兼阴虚火旺之证(如眩晕、目赤、烦躁);同时青黛色青入肝经,可引麦冬滋阴之力侧重作用于肝,契合滋水涵木治法。

醋炒柴胡,取柴胡片加 20% 米醋拌匀,闷润至透。再将炒药锅烧热,投入 15% 麦麸拌炒至柴胡呈黄色,取出,筛去焦麸,放凉即可。醋制胡可减轻柴胡发散之性,增强疏肝止痛作用。

【经典仿学】

某 肝为风木之脏,借肾水以滋之。今肾水不足,不能养肝,肝阳上升,头目眩晕,肢体摇颤,如登云雾,如坐舟中,甚则跌仆。宜壮水柔肝,介类潜阳。

细生地四钱 牡丹皮二钱 生白芍一钱五分 生石决八钱 菊花二钱 桑叶二钱 川石斛三钱 明天麻八分 灵磁石(整块入煎)五钱

(出自《费伯雄医案》)

简析:本病案中主症与滋生青阳汤治疗病证相似,“诸风掉眩,皆属于肝”,均为肾水不足、水不涵木、肝阳上亢所致,故费伯雄先生以滋生青阳汤加减滋阴息风,平肝潜阳。但本方较滋生青阳汤去掉了疏肝解郁的柴胡、薄荷和养阴清肺的麦冬,更专注于滋阴和潜阳,适用于阴虚更甚而肝郁不明显的患者。而滋生青阳汤兼治肝郁化火，在治疗伴有肝郁或内热更明显的情况时更适用。

【新用阐述】

1. 现代用量　生地黄 12g，白芍 10g，牡丹皮 10g，麦冬（青黛拌）10g，石斛 10g，天麻 10g，菊花 10g，石决明（先煎）30g，醋柴胡 10g，桑叶 10g，薄荷（后入）6g，灵磁石（先煎）20g。

2. 功用主治　滋阴潜阳，平肝息风。主治中风，阴虚阳亢、肝风内动证。

3. 辨证要点　①头晕目眩，头痛头胀，面红目赤，易怒，常突然发病，眩晕剧烈时可伴呕吐等；②四肢拘急抽搐，肢体颤动，腰膝酸软，口干欲饮；③舌红，苔黄燥或黄腻，脉弦细数。

4. 拓展应用　凡阴虚风动引起的中风、眩晕、头痛等可使用本方，现代医学中眩晕综合征、梅尼埃病、三叉神经痛、更年期综合征、高血压、脑梗死、失眠、颈椎病、特发性震颤及皮肤瘙痒症等辨证属肝肾阴虚、风阳上扰者可应用。举临证案例：

患者，女，66 岁，2020 年 12 月 10 日初诊。主诉：头胀痛 4 年余。4 年前出现头胀痛，自测血压 140~150/80~90mmHg，经西药对症降压治疗，仍间断头痛。刻下症见：头胀痛，颈项僵硬，头面部畏寒恶风，手足不温，时有腰酸耳鸣，胃脘胀满，纳少，喜冷饮，大便 1~2 日一行。舌质暗红，苔薄白，脉沉细。查体：血压 140/90mmHg。既往史：高血压病史 14 年。辅助检查：颈动脉核磁提示颈椎间盘突出，头颅 CT 未见异常。

中医诊断：头痛，辨证为肝肾阴虚阳亢，兼经脉瘀阻证。西医诊断：高血压病 1 级（低危），颈椎病。

治法：滋阴潜阳、活血化瘀。

处方：滋生青阳汤加减。生地黄 15g，白芍 15g，生石决明 30g（先煎），草决明 12g，明天麻 20g，双钩藤 20g，麦冬 30g，淡竹茹 12g，杭白菊 12g，狗脊 20g，葛根 20g，血竭 6g（布包煎），大青山灵芝 6g，全蝎 3g，蜈蚣 3 条，三七 3g（冲服）。7 剂。

12 月 17 日二诊：服上方后头胀痛减轻，血压较前下降，现受凉后肩部疼痛且向双上肢放射，仍头面部畏寒恶风，偶有小腿抽筋。舌质暗红，苔淡黄，脉弦细。查体：血压 130/80mmHg。予上方基础上去明天麻、双钩藤、杭白菊、大青山灵芝、全蝎和蜈蚣，改草决明 6g、麦冬 20g，加川芎 30g，当归

20g,片姜黄 30g,羌活 12g,桑枝 15g,枸杞子 20g,炙甘草 10g。14 剂。

2021 年 1 月 7 日三诊:服上方后头胀痛、颈项僵硬和肩臂疼痛均明显减轻,纳食可,现牙龈肿痛,二便调。舌暗红,苔薄白,脉弦沉细。查体:血压 130/75mmHg。12 月 17 日方去片姜黄、桑枝和炙甘草,改狗脊为 15g,加黄连 6g、丹皮 30g、金银花 15g、酒大黄 5g,清胃凉血、解毒。

[出自:沈存,申子龙,刘梦超,等.张炳厚教授运用滋生青阳汤治疗阴虚阳亢型高血压病的经验[J].时珍国医国药,2024,35(11):2663-2665.]

按语:本案高血压病患者,初诊时头胀痛,伴颈项僵硬显著,张炳厚教授考虑阴虚阳亢、经脉瘀滞,在滋生青阳汤滋阴潜阳,标本兼治基础上,去清肝凉血的丹皮,加用草决明、双钩藤平肝息风,血竭、三七活血定痛,全蝎、蜈蚣祛风解痉、通络止痛,葛根解痉通脉。此外,患者年老久病,肾虚腰府失养,加狗脊强腰膝、固肾气;肝胃不和,加用淡竹茹和胃降逆,灵芝安心神、健脾胃。

四、舒筋通络汤

【处方来源】费伯雄《医醇賸义》

【原方组成】生地四钱 当归二钱 白芍(酒炒)一钱五分 川芎一钱 枸杞三钱 木瓜(酒炒)一钱 金毛脊(去毛,切片)二钱 楮实子二钱 川断二钱 独活(酒炒)一钱 牛膝二钱 秦艽一钱 红枣十枚 姜三片 桑枝一尺

【剂型用法】汤剂,水煎服。

【原义病证】中风。半身不遂血虚者,症见筋节拘挛,手指屈而不伸,不能步履。

【处方立意】

1. 理论依据 费伯雄治疗中风时,吸收先贤各家理论,紧密结合临床实际,提出中风一证“风为主,而火与气与痰乃与风合并交作,方为标本分明”。并强调营血的重要性,指出“卫能捍外,营能固内……营血不能固内,则风入于经脉,故身体重着,步履艰难”。基于此理论,费氏针对血虚中风之半身不遂之症,精心创制舒筋活络汤。

2. 组方特点 本方以养血补血的血虚诸症第一要方四物汤(地、芍、

归、芎)为君方。费伯雄治痹时云“血不荣筋,风入节络,当以养血为第一,通络次之,去风又次之。若不补血而先事搜风,荣愈燥而筋益拘挛,殊非治法”。再辅以枸杞子、狗脊、续断、楮实子、怀牛膝,养精血,补肝肾,强筋骨,为臣药;佐以木瓜、独活、秦艽、桑枝,祛风通络,《药性辑要》言木瓜“酸温之味,入足厥阴。筋急者得之即舒,筋缓者遇之即利,湿痹可以兼攻,脚气惟兹最要”。姜、枣为使药,调和诸药,以冀药力通达全身。全方以补为要,通补兼施,补能强筋,通可和络,宣则祛风,补而不滞,补而不燥,荣血得润,风邪自除,共奏养血通络之效。

3. 炮制特色　方中白芍、木瓜、独活皆采用酒炒。白芍乃四物汤中之白芍,四物汤出自宋代《太平惠民和剂局方》卷之九《治妇人诸疾》,原方白芍用生。白芍酒制法可追溯至元代《汤液本草》,其曰“酒浸行经,止中部腹痛”。明代《本草蒙筌》认为,白芍“味苦、酸,气平、微寒。气薄味厚,可升可降,阴中之阳”,又指出“白芍药色应西方,能补能收,酒炒才妙”。王肯堂在《证治准绳》中指出“内热者生用,中寒者酒炒用”。清《本草害利》也指出,白芍“用酒炒制寒”。孟河医派白芍酒制法功效有二,一是酒甘辛,气味芳香,能升能散,白芍酒制后宜行药势;二是酒性大热,能散寒,能缓和白芍寒性,可免伤脾胃阳气。木瓜酸、温,归肝、脾经,具有舒筋活络、和胃化湿之功。独活,风药也,辛、苦,微温,归肾、膀胱经,为祛风,散寒,除湿之要品。两者经酒炒后,可借酒升散之性和行走之能,增强两药祛风通络和舒筋止痛之功能。

川芎当炒用。费伯雄先生认为,川芎“辛温通气而行血”,但其“味辛散太过,恐血未生而气先耗”,故老药工有“入补剂,炒去油用”一说。

金毛狗脊去毛,乃因其表面多有绒毛,易刺激咽喉;又切片,入药利于成分煎出,可更好地发挥药效。

【经典案例】

某　偏枯于左,荣血大亏,不能滋养肝木,筋节失养,以致偏枯于左,手足屈而不伸。当养血活络法。

当归　生地　川芎　毛脊　独活　怀牛膝　酒炒木瓜　杞子　秦艽　桑寄生　红枣　桑枝　姜

(出自《费伯雄医案》)

简析:费伯雄在其医案中记录了对舒筋通络汤的加减运用,同样治疗营血亏虚所致的一侧肢体偏枯,即半身不遂,症见手足屈而不伸等。医案中去

原方较为滋腻的白芍、楮实子，同时改续断为桑寄生，既能补肝肾，调血脉，又能增强滋补阴血、祛风除湿之力

泰州孙某，血不荣筋，湿与热流贯节络，以致右腿足及踝际曲而不伸，胀痛不舒，难于步履。治宜养血通筋。

白归身二钱 酒炒白芍一钱五分 炙生地三钱 甜冬术一钱五分 广陈皮一钱 广木香五分 干苁蓉一钱五分 川独活（酒炒）一钱 金毛脊二钱 净红花五分 丝瓜络（酒炒）四钱 西秦艽一钱五分 红枣五枚 橘饼三钱 桑枝二尺

（出自《费绳甫医话医案》）

简析：费绳甫为费伯雄之孙，自幼随其祖父学习，深得传承。在治疗阴血不足、经络失养之痹证、中风等疾病时，同样喜以四物汤为君方，养血和营，再辅以独活、金毛狗脊、桑枝、秦艽、肉苁蓉补肝肾、强筋骨、祛风湿，此外本案患者在血不荣筋的基础上，兼有气滞湿阻、风湿痹痛，故又加红花、丝瓜络加强活血通络之力，再加冬术、陈皮祛湿化痰，木香行气散寒止痛。

【新用阐述】

1. 现代用量 生地黄 10g，炒当归 20g，炒白芍 10g，川芎 10g，枸杞子 10g，木瓜 10g，狗脊 10g，楮实子 10g，续断 10g，独活 10g，怀牛膝 10g，秦艽 10g，桑枝 10g，大枣 10 枚，生姜 3 片。

2. 功用主治 养血活血，祛风通络。主治中风，血虚经脉失养证。

3. 辨证要点 ①半身麻木，肌肤不仁，步履蹒跚，关节不利，绵绵而痛；②形体虚弱，畏寒汗出，面色淡白或萎黄；③头晕眼花，两目干涩，心悸，多梦；④舌质淡红而欠润滑，苔薄白，脉多沉细无力。

4. 拓展应用 凡属阴血不足、肝肾亏虚、血脉虚滞、经络失养之痛、挛、麻、痿等关节、肌肉、皮肤诸症皆可加减使用本方。现代医学的风湿性关节炎、类风湿关节炎、增生性骨关节病、糖尿病神经病变、多发性神经炎、周期性瘫痪、运动神经元疾病、脊髓病变、重症肌无力、血栓闭塞性脉管炎等，可辨证应用本方。举临证案例：

陈某，女，55 岁，初诊时间 2023 年 9 月 18 日。周身关节疼痛 10 余年，加剧年余。患者有白塞综合征、慢性萎缩性胃炎等病史，10 年前因多发性子宫肌瘤行子宫全切手术，术后出现周身关节疼痛常作，间断服用非甾体抗炎药，风湿免疫指标未见明显异常。近年来体质下降，诸症加剧。刻下见周身关节酸痛，颈肩腰疼痛明显，关节活动未受限，两下肢麻木，神疲乏力，夜

寐欠安，难以入睡，头昏耳鸣时作，舌红胖苔少，脉细滑。

处方：生地黄 10g，炒当归 15g，炒白芍 10g，川芎 10g，枸杞子 10g，狗脊 10g，续断 20g，木瓜 10g，独活 10g，秦艽 10g，怀牛膝 10g，桑枝 10g，鸡血藤 15g，炒黄柏 10g，金银花 10g，大枣、生姜少许（自加）。

二诊：患者药后症情明显好转，周身关节及颈肩腰酸痛程度较前减轻 2/3，仍感两下肢发麻，神疲乏力时作，纳食尚可，夜寐欠安，难以入睡，大便时不成形，便时少腹疼痛，唇淡紫，舌暗红胖，苔微腻，脉弦滑。前方去生地黄、黄柏、金银花，加熟地黄 10g、陈皮 10g、炙鸡内金 20g。

三诊：患者药后诸症悉减，周身关节疼痛基本好转，两下肢发麻较前改善 2/3，夜寐较前安，头昏耳鸣减轻，大便较前成形，腹痛控制，舌暗红苔少，脉细滑。前方去陈皮、炙鸡内金，再加半夏 10g、炒白术 20g、天麻 10g，嘱其再服 10 剂，巩固疗效。

（出自编者临床诊疗医案，尚未发表）

按语：患者自 10 年前因多发性子宫肌瘤行子宫全切手术后，修复欠佳，气血亏虚，周身筋脉失于濡养，出现关节疼痛，病程日久缠绵难愈，故以舒筋通络汤，养血通络止痛，再加鸡血藤补血活血，通调周身血脉，同时不忘顾护脾胃。因患者头昏耳鸣未解，以熟地黄换生地黄，增强补血滋阴、益精填髓之力。三诊后疗效显著。

五、补真汤

【处方来源】费伯雄《医醇賸义》

【原方组成】紫河车（干，切）二钱　熟地五钱　附子一钱　山萸肉一钱五分　当归二钱　丹参二钱　白芍（酒炒）一钱五分　茯神二钱　麦冬二钱　远志（甘草水炒）五分　石斛二钱　牛膝二钱　独活（酒炒）一钱　红枣十枚　姜三片

【剂型用法】汤剂，水煎服。

【原义病证】中风僵卧。气血皆虚，症见手不能举、足不能行、语言謇涩。

【处方立意】

1. 理论依据　中风患者恢复期，在病邪的长期窜犯下，正气急速溃败，

后期因正气未复而邪气独留，故见中风僵卧之象。气血不足则血行滞涩，津液代谢失常而生痰浊，痰瘀互结则阻滞经络，故费伯雄认为，中风僵卧之人，手不能举，足不能行，语言謇涩，此乃全身气血皆虚所致，费氏此方即为中风僵卧气血两虚而设，即通过补益人体真元，使气血调和、阴阳平衡、经络通畅，从而根本上治疗因虚损导致的中风后遗症。

2. 组方特点 中风日久，则卫气必衰。熊笏《中风论》言："欲在表之卫气盛，必须益其肾间动气，如树木培其根本，则枝叶畅茂也，然诸药总不如紫河车之妙，其性得血气之余，既非草木可比，且又不寒不热，而为卫气生发之源。"故本方中以河车甘咸温，补气养血益精为君药，熟地、山萸肉补益肝肾之阴，当归、白芍养血补血，麦冬、石斛、茯神合用补胃土实中州，《本草乘雅半偈》谓石斛功力"宛如胃府，运化精微"，能散精于五脏，与麦冬配伍，能使胃腑强旺畅达，配以茯神，取健脾渗湿安神之效，能开胃气，又能补胃土之虚，加强石斛扶土抑木之功。佐以少量附子于阴中求阳，补气回阳，独活和牛膝补肝肾、强筋骨、通经络，丹参活血化瘀；远志养心安神、交通心肾；姜、枣调和诸药，通行营卫。

【经典案例】

1. 某 气血两亏，遍身强着，四肢麻木不仁，痰涎上壅，舌强言謇。

黄芪(防风拌炒) 党参 白术 茯苓 鹿角胶 独活(酒炒) 怀牛膝 法半夏 白芍(酒炒) 当归 天麻 炒橘红 大枣 生姜 桑枝

(出自《费伯雄医案》)

简析：原方为费伯雄治疗中风气血两亏兼有痰湿阻滞案，方用补真汤加减。此案在补真汤基础上去紫河车、熟地、附子、山萸肉、丹参、麦冬、远志、石斛，加黄芪、党参、白术、鹿角胶、半夏、天麻、橘红、桑枝，案中虽有气血两亏，但痰湿亦重，故去紫河车、熟地等滋腻碍胃之品，换以黄芪、白术等健脾益气兼以利湿，又增半夏、天麻、橘红等用以燥湿化痰，全方共奏益气养血，燥湿化痰之效，说明费伯雄老先生制方但不拘泥，会根据临床症状的不断变化，变通完善自创方。

2. 祁妪 中风延今一载，左手不能招举，左足不能步，舌根似强，言语謇涩，脉象尺部沉细寸关濡滑，舌边光苔薄腻，年逾七旬，气血两亏，邪风入中经腧，营卫痹塞不行，痰阻舌根，故言语謇涩也。书云：气主煦之，血主濡之。今宜益气养血，助阳化痰，兼通络道。冀望阳生阴长，气旺血行，则邪风可去，而湿痰自化也。

潞党参三钱　生黄芪五钱　生於术二钱　生甘草六分　熟附片八分　川桂枝五分　全当归三钱　大白芍二钱　大川芎八分　怀牛膝二钱　厚杜仲三钱　嫩桑枝四钱　红枣十枚　《指迷》茯苓丸(包)四钱

此方服三十剂，诸恙均减，后服膏滋，得以收效。

(出自《丁甘仁医案》)

简析：本案患者中风一年，即为今之中风后遗症，左侧偏瘫，言语謇涩，其尺脉沉细，寸关濡滑，提示阳气衰弱，湿痰内阻。阳气虚则鼓动无力，湿盛则经络阻滞。患者年老体衰，气血不足，血不养精，丁甘仁在费伯雄补真汤的基础上进行了加减：保留了附子温阳通络，当归、白芍养血和营，牛膝引药下行的功效，同时加党参、黄芪、白术益气健脾；桂枝助附子补气温阳；川芎活血通络；《指迷》茯苓丸合杜仲、桑枝化痰开窍、祛风通络。此方服三十剂后，诸症均减，后服膏滋得以收效。丁甘仁在费伯雄的基础上，根据患者具体病情进行了灵活加减，提高了临床疗效。

【新用阐述】

1. 现代用量　紫河车(干，切)10g，熟地 10g，附子 3g，山萸肉 10g，当归 20g，丹参 15g，白芍(酒炒)10g，茯神 10g，麦冬 15g，远志(甘草水炒)5g，石斛 15g，牛膝 10g，独活(酒炒)10g，红枣 10 枚，姜 3 片。

2. 功用主治　滋补肝肾，补气养血。主治中风，半身不遂，气血两虚证。

3. 辨证要点　①身体僵硬无力，手足痿弱，活动受限；②语言謇涩，声低气怯；③面色无华，神疲乏力，少气懒言，或畏风自汗；④舌质淡白，舌边有齿痕，脉细弱。

4. 拓展应用　本方适用于中风后恢复期和后遗症，因气血两虚，痰瘀阻滞引起的半身不遂，肢软无力、麻木、语言不利等症。现代医学的脊髓病变、重症肌无力等也可辨证使用。举临证案例：

袁某，女，64 岁。就诊日期：1991 年 5 月 8 日。

主诉：左侧肢体偏瘫半年。

病史：半年前因情绪过度兴奋导致脑血栓，住院对症处理后神志虽清醒，但左侧肢体活动受阻，服用西药，病情无进展。头晕时作，左手足不能活动，语言低微含糊不清，口渴欲饮，胃纳不馨，精神委顿，夜寐易醒，心神不宁，夜尿频多且时有失控，大便 2~3 日 1 次，情绪易激动流泪。苔薄白，舌质稍红，脉弦细。局部检查：左侧肢体皮肤温度明显低于右侧，左侧上、下肢肌力均为零。

辨治：肾精亏损，阴阳两虚，筋脉失养，又兼痰浊阻络。治宜补益肾精，化痰浊，开窍络。

处方：熟地黄30g，山萸肉18g，川石斛15g，寸麦冬15g，五味子9g，石菖蒲10g，远志肉6g，肉苁蓉15g，巴戟肉15g，生姜片3g，大红枣7枚，川桂枝12g，熟附块12g，嫩薄荷（后下）6g。7剂。

服上药7剂，患者精神大振，言语较前响亮、清晰、大便隔日1次，继服原方7剂，患者口渴不显，大便每日1次，较畅，小便失控现象未现。继服原方1个月，患者能在家别人搀扶下站立，左下肢稍能迈步，左侧肢体皮肤温度与右侧肢体相比无明显差异，再嘱服原方，1个月后患者夜尿减少，每晚仅1~2次，左下肢可自行缓慢行走，左上肢稍得抬举，嘱其两日进服1剂汤药，缓图功效。

（出自《裘沛然医论医案集》）

按语：裘沛然是首届国医大师，曾求学于孟河医派丁济万、章次公等名医。本案患者西医诊为脑梗死，中医属中风，本案患者因情绪激动，心火暴甚，肾水虚衰，阴不制阳而发病。本案中风后，虽经西医对症处理后神志转清，但肾虚亏损，筋脉失养等病理症状未改善。裘沛然先生仿费伯雄补真汤组方思路，一以温补下元，摄纳浮阳；二以开窍化痰，宣通心气。方中熟地黄、巴戟天、山萸肉、肉苁蓉之类，大补肾之不足，而以桂枝、附子之辛热，协四味以温养真阳；但真阳下虚，必有浮阳上越，故以石斛、麦冬清之；火旺痰生，故以茯苓渗之；然痰火上浮，必多堵塞窍道，石菖蒲、远志能交通上下，而宣窍辟邪；五味子收其耗散之气，使正有所归；薄荷搜其不尽之邪，使风无留着；用生姜、大枣者，和其营卫，匡正除邪。方中熟地、附子、山萸肉、麦冬、石斛、远志、大枣、生姜均为补真汤中核心药物组成。

六、消风返正汤

【处方来源】费伯雄《医醇賸义》

【原方组成】羌活一钱　天麻八钱　蝎尾五支　僵蚕（炒）一钱五分　贝母二钱　羚羊角一钱五分　石斛三钱　花粉二钱　麦冬二钱　黄荆叶

五张

【剂型用法】汤剂，水煎服。

【原义病证】中风。口眼㖞斜属风痰阻络者。胃有痰火，又风从太阳而来，兼扰阳明，症见筋脉牵掣，口眼㖞斜。

【处方立意】

1. 理论依据　费伯雄认为，风性轻而善走，其中人也易，其发病也速，故为百病之长。人唯卫能捍外，营能固内，腠理秘密，毛窍不开，斯贼风外邪，无能侵犯。风入于胃，胃火炽盛，水谷之气，不生津液而化痰涎；痰随火升，阻塞灵窍，痰、火等邪聚于体内召风入于肌腠，腠理不密，经络失和，则口眼㖞斜。足阳明胃经循行至头面处夹口环唇，足太阳之脉循行起于目内眦。胃有痰火，再感受外风，风痰相扰，痰随风升，故筋脉牵掣，而口眼㖞斜也。故本方为风痰阻络之中风口眼㖞斜而设，以祛风通络，清热化痰为法，使阻滞之经气通畅，挛缩之筋脉舒展，纠正面部㖞斜。

2. 组方特点　羌活辛温燥烈，入太阳膀胱经，为祛风解表、通络止痛之要药，专解太阳外感风邪，疏通头面经络阻滞。天麻归肝经，平肝息风止痉，用于头痛眩晕，肢体麻木等，《本草汇言》记载天麻"主头风，头痛，头晕虚旋，癫痫强痉，四肢挛急，语言不顺，一切中风，风痰"。羌活与天麻共为君药，疏风解表，平肝息风，消除内外之风，通络止痉。全蝎归肝经，息风镇痉，攻毒散结，通络止痛，《开宝本草》记载其能"疗诸风瘾疹，及中风半身不遂，口眼㖞斜，语涩，手足抽掣"；僵蚕咸、辛、平，归肝、肺、胃经，能祛风定惊，化痰散结，《玉楸药解》载其能"活络通经，驱风开痹，治头痛胸痹"。二者共为臣药，平肝息风，通络止痉，与天麻协同，针对风邪夹内风专攻筋脉拘挛、口眼㖞斜。羚羊角咸寒入肝，清热凉肝、息风止痉，既可清泻阳明胃热，又能抑制风邪化热趋势。贝母有川贝母与浙贝母之分，均可止咳化痰、清热散结，川贝与浙贝皆属性寒而有苦味，都能清肺化痰而止咳，然而川贝性凉而有甘味，兼有润肺之功，而清热散结之力则不及浙贝母，浙贝母苦寒之性较重，开泄力胜，大多用于外感风邪、痰热郁肺等引起的咳嗽。上药也为臣药，助君药祛太阳之风止痛，且清化痰热，使面瘫能得以恢复。石斛益胃生津、滋阴清热；天花粉亦清肺胃热，生津止渴；麦冬养阴生津，润肺清心，三药共为佐药，清热化痰而濡润阳明、太阳等经络，能防止药物过燥，又可清化体内久郁之痰生热，共为佐药。黄荆叶为佐使药，解表散热化湿，轻清上行，引诸药至头面经络。诸药共奏清热化痰、息风通络之功。

【经典仿学】

金(左) 气阴本亏,外风引动内风,挟湿痰上阻廉泉,横窜络道,陡然右手足不用,舌强不能言语,神识时明时昧,口干欲饮,舌质红,苔薄腻,脉虚弦而滑。类中重症,急宜息风潜阳,清神涤痰。

西洋参一钱五分 朱茯神三钱 煨天麻八分 生石决八钱 大麦冬二钱 竹沥半夏二钱 炙僵蚕三钱 炙远志肉一钱 川石斛三钱 川贝母二钱 嫩钩钩(后入)三钱 鲜石菖蒲一钱 淡竹沥(冲)一两 真猴枣粉(冲服)二分

(出自《丁甘仁医案》)

简析:本案患者气阴本亏,外风引动内风,风痰上扰,神识不清,故急以息风潜阳,清神涤痰,组方用丁甘仁先生仿照费伯雄消风返正汤组方思路,以天麻、僵蚕息风止痉;石斛、麦冬滋阴养液;贝母化痰开窍。但本方祛风通络之力较消风返正汤稍弱,更侧重气阴双补,以西洋参、茯神益气安神,猴枣粉、竹沥、石菖蒲等涤痰醒神,更适用于气阴亏虚兼痰热蒙窍者。

【新用阐述】

1. 现代用量 羌活10g,天麻15g,全蝎5g,炒僵蚕10g,浙贝母15g,水牛角20g,石斛30g,天花粉10g,麦冬15g,黄荆叶10g。

2. 功用主治 清热化痰,息风通络。主治中风、面瘫(口僻),素体痰热内盛,复外受风邪侵袭所致者。

3. 辨证要点 ①口眼㖞斜,口角下垂、流涎;②鼻唇沟平坦,前额皱纹消失,眉毛下垂,眼睑裂扩大;③口黏,大便黏腻;④舌淡红,苔白或黄,脉滑或浮滑。

4. 拓展应用 本方息风化痰、清热解表、舒筋通络,因此,脑血管疾病属于痰热动风证患者,出现面神经受损者可考虑使用,现代医学所称的面神经麻痹以及中风后遗症均可辨证加减使用。举临证案例:

潘女,宜兴。衰年营虚木旺,肝火化风挟痰循行阳明经络,以致右边头面手足脉络麻而无力,刻虽经治已痊,尚有偏枯类中之虞。再拟养营平肝,息风化痰。

全当归4.5g,白蒺藜9g,川贝母4.5g,川石斛9g,明天麻4.5g,广郁金6g,钩藤(后入)12g,宣木瓜9g,制僵蚕6g,真滁菊4.5g,大白芍12g,竹茹(炒)4.5g。

(出自《邓星伯临证医集》)

按语：此案为肝风化火挟痰上扰，患者发生偏枯之症，头面脉络麻木无力，虽经过治疗，但是阳明痰火仍盛，肝风易动，遂以息风化痰为治则，兼照顾老年体质，柔养肝阴。该方所用药味与消风返正汤类似，可养血平肝，清热化痰，息风通络。

七、羚羊角汤

【处方来源】费伯雄《医醇賸义》

【原方组成】羚羊角二钱　龟板八钱　生地六钱　白芍一钱　丹皮一钱五分　柴胡一钱　薄荷一钱　菊花二钱　夏枯草一钱五分　蝉衣一钱　红枣十枚　生石决（打碎）八钱。

【剂型用法】汤剂，水煎服。

【原义病证】头痛。因于火，肝阳上升，头痛如劈，筋脉掣起，痛连目珠。

【处方立意】

1. 理论依据　本方为费伯雄自制方，用治平素肾水不足，外受风热致肝阳上升之头痛，症见头痛如劈、筋脉掣起，甚则痛连目珠。费氏以育阴潜阳、清肝息风为大法，创立本方。且费氏指出，肾水不足，肝风内动，当壮水柔肝，以息风火，不可过用风药。盖风能助火，风药多则火势更烈也。

2. 组方特点　方中羚羊角味咸性寒，归肝、心、肺经，具平肝息风、清热解毒之功，因其清热之力较强，对火热炽盛，热极生风之证尤宜，为本方君药；臣以龟板、生地、白芍育阴潜阳。佐以薄荷、柴胡、菊花、石决明、夏枯草、蝉蜕，内以凉肝息风、清肝泄火，外以疏风散邪；丹皮清热凉血，活血散瘀。清热药与疏肝药并用，既清肝火又调畅气机，避免风药助火。诸药配伍，共奏育阴潜阳、清肝息风之效。

【经典仿学】

居（右）　头痛如劈，筋脉掣起，痛连目珠，舌红绛，脉弦数。此肝阳化火，上扰清空，当壮水柔肝，以息风火。勿可过用风药，风能助火，风药多则火势有更烈之弊。

小生地四钱　生白芍二钱　粉丹皮二钱　生石决八钱　薄荷叶八分　甘菊花三钱　羚羊角片（另煎汁，冲服）四分　夏枯花一钱五分　黑山栀二

钱 黑芝麻三钱 嫩钩钩(后入)三钱

（出自《丁甘仁经典医案赏析》）

简析：本例头痛如劈，痛连目珠，舌红绛，脉弦数，系肝经风火所致。因风能助火，丁氏认为治疗当用壮水柔肝，以息风火之法，切不可过用风药。组方仿《医醇賸义》羚羊角汤，均用羚羊角平肝息风，石决明平肝潜阳，生地、白芍、丹皮滋阴柔肝，菊花、夏枯草、薄荷等清肝明目；但去原方中滋肾潜阳之龟板和疏肝透邪之柴胡、蝉蜕等，而加钩藤、黑芝麻增强息风润燥之效，山栀配合夏枯花增强清肝泻火之力。全方更侧重清热凉血柔肝，处方用药至为合理。

【新用阐述】

1. 药物组成 羚羊角 6g(水牛角 30g)，龟板 10g，生地黄 10g，白芍 10g，丹皮 10g，柴胡 10g，薄荷 5g，菊花 10g，夏枯草 15g，蝉蜕 10g，红枣 10 枚，生石决(打碎)20g。

2. 功用主治 清肝息风，育阴潜阳。主治头痛之肝肾阴虚、肝阳化风、风火上扰证。

3. 辨证要点 ①头痛剧烈如劈，痛连目珠，筋脉掣痛；②面红目赤，烦躁易怒；③舌红苔少或黄，脉弦有力。

4. 拓展应用 凡属肝阳化风，风火上炎之头痛、眩晕等可用本方加减，现代医学中高血压头痛、血管性头痛、神经性头痛、偏头痛、青光眼性头痛、脑出血、小儿抽动秽语综合征等属肝阳亢盛、化火生风者可辨证应用。举临证案例：

刘某，男，46 岁，干部，1988 年 2 月 15 日诊。

3 年前，4 月份，患头昏眩晕病，如坐舟车中，卧之亦不稍减，后来每年必发 2~3 次，每次持续 1 周左右。曾到外地医院治疗，诊为内耳眩晕症，服过许多中药，效不理想。近因症状加重，经人介绍来诊。患者形体清瘦，精神欠佳。询之此病多发于春夏两季，发作时自觉天旋地转，头晕眼花，卧床难起，心慌，恶心，呕吐，眼胀如突，时而耳鸣，小便微黄，纳差，口干微渴，失眠多梦，舌质红，苔微黄，脉弦数。血压 16/12kPa。

综观病象，拟属肝肾阴亏，风阳上扰。斯时若滋水涵木，且虑风火格拒鸱张，故选《医醇賸义》中羚羊角汤，凉肝息风为治。羚羊角(另煎，兑汁)3g，生地黄、白芍、生决明各 18g，夏枯草、丹皮各 12g，龟板、柴胡、薄荷、蝉蜕、菊花各 6g，红枣 4 枚，水煎服。服 4 剂，诸症悉平。患者要求再服原方 4

剂善后，随访2年未发。

〖出自：廖道根．古方新用三则［J］．安徽中医学院学报，1996(3)：30-31．〗

按语：羚羊角汤主治肝肾不足，肝阳上亢，肝风内动，症见头痛如劈，痛连目珠，眩晕，手指震颤，甚则四肢抽搐者。《内经》云“诸风掉眩皆属于肝”。盖肝为风木之脏，体阴而用阳，善动数变，上干清窍则头晕眼花，横逆犯胃则心慌呕逆，风火相煽，非清不能息风，风不息即晕不止。本方羚羊角为君，且升降与辛散并用，沉潜与酸敛同施，遂肝之性，补肝之体，达肝之用。凡眩晕之属于肝阳偏旺、风火炽盛者，此方最宜。

八、养血胜风汤

【处方来源】费伯雄《医醇賸义》

【原方组成】生地六钱　当归二钱　白芍一钱五分　川芎一钱　枸杞三钱　五味五分　枣仁一钱五分　柏仁二钱　杭菊二钱　桑叶一钱　红枣十枚　黑芝麻三钱

【剂型用法】汤剂，水煎服。

【原义病证】头痛。血虚头痛，症见自觉头脑俱空，目眊而眩。

【处方立意】

1. 理论依据　头为诸阳之会，手三阳经脉从手走向头部，足三阳经脉是从头走向足部，当血液不足，诸经血脉不得荣养，脉络空虚，肝肾精血亏虚，不能上济脑窍，表现为头脑俱空之感，脑络失养，血虚气滞而痛。肝藏血，开窍于目，目得血而视；心主血藏神，目为心使，血虚多与心肝功能失调相关，心肝血虚故双目失神，视物不清；肝血不足，致虚风上扰而作眩晕。费伯雄治疗血虚所致头痛，主张“天地之大用，莫先于水火；人身之至宝，不外乎气血”，通过补血养肝，使营能流灌，气血调和，肝风内息，血行风自灭，从而头痛眩晕可止，此谓养血胜风之意。辅以养心安神，有助于缓解头痛症状，也体现了费伯雄的治疗思想中对心理因素的重视。他认为，心理因素对疾病的发生和发展有着重要影响，因此，治疗疾病时应注重调理情志，使患者心情舒畅。此外，在补肝同时，不忘补肾，肝肾同源，肝肾不足是导致血虚的主要因素之一，因此，费伯雄在治疗疾病时注重补益肝肾，以改善患者的体质状况。综上，本方专为血虚头痛而设，体现了费伯雄注重病机转化，善于理血调气，注重养心安神和补益肝肾，结合临床实际的用药思想。

2. 组方特点 本方以《仙授理伤续断秘方》之四物汤为核心组方，针对血虚所致清空失养之头痛眩晕证，遵循“虚则补之”“菀陈则除之”之治则。方中重用生地黄为君，取其甘寒质润之性，入血分而滋阴养血，补先天阴精之不足；臣以当归辛甘温润，养血活血，调经止痛；白芍酸苦微寒，养血敛阴，柔肝缓急；川芎辛温香窜，活血行气，为血中气药，上达头目而止痛，四药相合，补血而不滞血，行血而不伤血，共奏补血调血之功。枸杞子、五味子、黑芝麻滋养肝肾，填精益髓；酸枣仁、柏子仁养心安神，交通心肾，共助君药滋肝养血。佐以杭菊花、桑叶，取其轻清升散之性，平肝息风，清利头目，以制虚风上扰；使以大枣甘温补中，调和脾胃，既能助气血生化之源，又能缓和诸药之性。全方配伍严谨，补中有行，通补兼施，共成养血补血、平肝止痛之剂，使营血得充，髓海得养，头痛自止。

【经典仿学】

詹(右) 产后血虚，厥阳上扰，头脑空痛，目花眩晕，脉弦细，舌光无苔。当养血柔肝，而潜厥阳。

大生地四钱 生白芍二钱 阿胶珠二钱 穞豆衣三钱 炒杭菊一钱五分 潼蒺藜三钱 熟女贞二钱 酸枣仁三钱 生石决八钱 生牡蛎六钱 黑芝麻(研，包)三钱 嫩钩钩(后入)三钱

(出自《丁甘仁医案》)

简析：本例产后血虚，血不养肝，致肝血不足，阴不敛阳，肝阳虚风上扰，肝肾精血亏虚，不能上济脑窍，故致头脑空痛、眩晕；肝开窍于目，目得血而视，肝血不足，不能濡养双目，故目花、视物不明。丁甘仁曾师从费伯雄的门人丁松溪，其治疗血虚头痛时，遵从费氏养血为主的大法，同时兼以平肝潜阳。方用生地黄、阿胶养阴补血，生白芍、酸枣仁养血柔肝，穞豆衣养血祛风，沙苑子(潼蒺藜)、女贞子、黑芝麻益肝肾、补阴血，石决明、牡蛎潜镇以定风阳之上扰，钩藤平肝息风，菊花清头目以止痛。诸药合用，肝血得养，厥阳得平，则头痛自除。

【新用阐述】

1. 现代用量 生地黄 15g，当归 20g，白芍 10g，川芎 10g，枸杞子 15g，五味子 10g，酸枣仁 20g，柏子仁 10g，杭菊花 10g，桑叶 10g，红枣 10 枚，黑芝麻 10g。

2. 功用主治　养血滋阴，息风止痛。主治头痛，血虚生风证。

3. 辨证要点　①头痛而空，或绵绵而痛，劳则加重；②头昏眩晕，两目干涩；③神疲乏力，形体虚弱；④纳呆食少，大便秘结等；⑤舌质淡红欠润滑，苔薄白，脉多沉虚而细无力。

4. 拓展应用　本方可以用于阴血不足、肝肾亏虚、头目失养、血虚生风所致各类头痛、眩晕、失眠以及月经病等。现代医学的偏头痛、紧张性头痛、丛集性头痛、贫血性头痛、眩晕综合征、失眠、月经失调等疾病均可辨证应用此方。举临证案例：

朱某，女，28岁，1980年9月11日就诊。素体不足，妊娠8月，从9月1日起始发头痛，以两侧为甚，头晕目眩，耳鸣奇痒，体倦乏力，口苦咽干，面色无华，舌淡红，苔薄黄，脉小弦滑数。证属血不养肝，风火上攻。用《医醇賸义》养血胜风汤加减。

熟地黄12g，当归9g，白芍12g，川芎3g，酸枣仁9g，枸杞子9g，黑芝麻9g，白菊花9g，黄芩9g，夏枯草12g，钩藤12g，生牡蛎15g，甘草2g。服6剂。

二诊：头仅有微痛，间或耳鸣，腰部酸疼，口稍苦，舌淡红，苔黄，脉小弦滑。以原方去牡蛎，加桑寄生12g，续进7剂，诸症消失。

〖出自：彭述宪．头痛治肝医案8则［J］．云南中医学院学报，1992(1)：36-38.〗

按语：患者素体较弱，怀孕8月，血虚肝失濡养，风火上扰清空，遂发头痛。用养血胜风汤去柏子仁、五味子、桑叶、大枣，改生地黄为熟地黄，以增加滋阴补血之力，加夏枯草、黄芩清肝火，牡蛎、钩藤息肝风，甘草甘缓养胃。服后痛去八九，腰部酸痛，再加桑寄生，养血安胎，且能壮腰。

九、赤芍连翘散

【处方来源】费伯雄《医醇賸义》

【原方组成】赤芍一钱五分　连翘二钱　葛根二钱　花粉三钱　豆豉三钱　防风一钱　薄荷一钱　独活一钱　甘草四分　经霜桑叶二十张

【剂型用法】汤剂，水煎服。

【原义病证】痉病。刚痉，属风热入营者，症见头痛项强，手足搐逆，甚则角弓反张，发热无汗，筋脉暴缩，肢节拘挛。

【处方立意】

1. 理论依据 痉病病因复杂，外感、内伤皆可致痉，为筋脉之病。费伯雄认为，“伤寒有痉病，时邪亦有痉病，而时邪之痉与伤寒之痉，又复不同”“或由风热，或由暑热，或由湿热，见症治症，直截了当”。其指出，刚痉为热伤营血，筋脉暴缩，风入经络，肢节拘挛，风热外盛，牵引内风，发病为痉。费伯雄在面对痉病的治疗时，规劝医家不要执着于《伤寒论》太阳篇中的痉病，动辄使用麻黄、桂枝等药，针对风热入营所致刚痉，应以疏风清热、清营凉血、通络止痉为主，并佐以清热生津之品治疗。

2. 组方特点 本方以赤芍、连翘共为君药。方中赤芍清热凉血，散瘀止痛，能清营血分实热，可在清营凉血基础上透邪转气；连翘性凉味苦，轻清上浮，疏风清热，可治气分诸热。二者相须配伍，用于风热入营，气营两燔，共为君药。桑叶其性轻清，疏散风热，清肺润燥，清肝明目，尤善清肺肝之热。淡豆豉解表、除烦，宣发郁热；天花粉、葛根清热生津，除烦止痉。诸药为臣药，助君药发散风热、透邪外出之力，并生津除烦止痉。防风治风止痛，微温而不燥，药性较为缓和；薄荷清头目，宣散风热，入肺、肝经；独活祛风胜湿，尤以下部之痹痛、腰膝酸痛、两足痿痹、屈伸不利等症为适宜。上药为佐药，助君臣药之功，且能凉血清肝，加入独活使药性亦能作用于身体下部。甘草调和诸药为使。诸药共奏祛风清热，舒筋通络之功。

【经典仿学】

广东，黄(右) 风、暑、湿遏伏腠理，营卫不利，遍身疹块作痒，日作数次，脉来细数。当疏风清营热。

小生地三钱 荆芥一钱 连翘一钱五分 赤芍一钱五分 枳壳一钱 蝉衣一钱 丹皮一钱五分 甘草四分 酒芩一钱五分 炮姜炭一分 赤苓三钱 紫苏一钱 淡竹叶二十张

(出自《马培之医案》)

简析：本例患者由于风、暑、湿壅遏于体内，营卫不利，气营两燔，因而遍身出现风疹团，治疗亦选用赤芍、连翘等品疏风清热、清营凉血，重用淡竹叶二十张合解表疏风之药，而本案的赤芍连翘散同样是针对气营两燔所致痉病，其重用桑叶二十张，其意在清化外风引动的肝风，故两者均用疏风清热，清营凉血之法，但因病位的不同，用药上稍有差异。

【新用阐述】

1. 现代用量　赤芍 15g，连翘 10g，葛根 15g，天花粉 10g，淡豆豉 10g，防风 10g，薄荷 6g，独活 10g，甘草 3g，桑叶 10g。

2. 功用主治　祛风清热，舒筋通络。主治痉病之刚痉，因感受风热之邪，袭卷肢体经络，外风未解，引动内风，所致肝风内动的风热入营证。

3. 辨证要点　①头痛，项背强直；②肢体抽搐，关节拘急，角弓反张；③发热，无汗；④舌质红，苔薄白，脉弦。

4. 拓展应用　现代医学中感染性疾病累及中枢神经，出现锥体外系改变、高肌张力综合征和脑膜刺激征等症状时可辨证使用；亦可用于中枢神经感染性疾病。举临证案例：

阴液大伤，津无上承，伏温蕴蒸于荣分，舌光红，脉细数。神色呆钝，症势危重，特拟生津凉荣。

鲜生地八钱　生赤芍二钱　川象贝三钱　金石斛四钱　金银花四钱　鲜竹茹三钱　京元参二钱　带心连翘四钱　海蛤壳一两　粉丹皮二钱　卷心竹叶廿张

（出自《丁济万医案》）

按语：丁济万为丁甘仁之长孙。本案患者舌光红、脉细数、神色呆钝等，为营阴被损、心神受扰证。治疗采用内外兼清，银花、连翘辛凉清解，使热从表散；生地、丹皮、赤芍是犀角地黄汤缺犀角，具有清热解毒、凉血散瘀的功效；用玄参、石斛滋阴清热生津；竹叶清心安神，川贝、竹茹、蛤壳润肺化痰。尽管该案非治疗痉病，但就其处方组成与治疗思路是在赤芍连翘散的基础上加用鲜生地为君药，用金石斛、玄参、粉丹皮清营凉血，达到清营解毒、透热养阴的功效，全方可以生津凉血、透热解毒，以治阴液严重耗伤，伏热深入营血；赤芍连翘散津伤较轻，外风引动内风以祛风清热为先，故具体药物配伍剂量有所不同，为同方同治不同病。

第二节 活用经典方

一、加味竹沥汤

【处方来源】费伯雄《医醇賸义》

【原方组成】麦冬二钱 石斛三钱 羚羊角一钱五分 橘红一钱 胆星五分 僵蚕(炒)一钱五分 天麻八分 淡竹沥半杯 姜汁一滴(同冲服)

【剂型用法】汤剂,水煎服。

【原义病证】中风。风火炽盛,胃津不能上行,痰塞灵窍,昏不知人,属痰热蒙窍中腑者。

【处方立意】

1. 理论依据 费伯雄《医醇賸义·中风》言:“胃为六腑之长,职司出纳。风入于胃,胃火炽盛,水谷之气,不生津液而化痰涎;痰随火升,阻塞灵窍,故昏不知人也。由此而深入,则为中脏。脏者,心脏也。心体纯阳,风性飙举,风火上扰,神明散乱,故舌不能言,而口流涎沫。此偏枯症中,由浅入深之次第也。论治者,河间主火,东垣主气,丹溪主痰……脾气旺,则积湿尽去,而痰气不生;胃气和,则津液上行,而虚火自降。治病大法,无过于斯。至仓促之时,病势危急,则又当逆而折之。虽峻猛之剂,不得不随症而施矣。”本方立意即基于此。

2. 组方特点 甘苦寒之竹沥,具有清热滑痰、镇惊利窍之功,为君药。麦冬、石斛药性相合、功效相近。石斛甘而微寒,入胃、肾经,能滋养胃阴、生津止渴兼以清胃热;麦冬味甘柔润,性偏苦寒,长于养阴生津,善清中上二焦之虚热。二者合用则“甘守津还”,增强养阴益胃生津之效。羚羊角咸寒,归肝心经,具平肝清肝息风之效。三者共为臣药。橘红理气宽中、燥湿化痰,胆南星清热化痰、息风定惊,二药与君药配伍以化滑动之痰;僵蚕辛可祛风,咸可化痰散结;天麻平抑肝阳,祛风通络。四者共为佐药。生姜温中止呕化痰,为使药。诸药配伍,清润与降逆结合,风痰同治,体现“急则治标,兼顾养阴”的治法。

【经典仿学】

广东,陈仰园 患类中,头晕面赤,心烦内热,右手足麻木不仁,势极可危。急延余诊,脉来弦滑数大。肝阳化风,夹痰热中络,偏枯已著。治必息风化痰,清热通络,方可向安。

羚羊角一钱 川贝母三钱 天花粉三钱 川石斛三钱 陈橘红五分 僵蚕三钱 丝瓜络二钱 桑枝二钱 淡竹沥二两

连进三剂,头眩面赤、心烦内热皆退。右手足仍麻木不能举动。肝风鼓动之势虽平,痰热尚未尽化。照前方去僵蚕,加海蛤粉三钱、南沙参四钱、苡仁四钱、荸荠五枚。连进十剂,手足皆能运动。照前方加麦冬三钱、白芍一钱五分。再进十剂,手足麻木方止,步履如常而愈。

(出自《费绳甫经典医案赏析》)

简析:本案为费绳甫仿费伯雄风痰同治中风处方,且重用加味竹沥汤中竹沥二两,合用川贝母清热化痰。患者服药后因右手足仍麻木不能举动,费绳甫认为是肝风鼓动之势虽平,痰热尚未尽化,又于前方去僵蚕,而加大化痰清热的海蛤粉,再进十剂,手足皆能运动。首诊取费伯雄加味竹沥汤中羚羊角、僵蚕之平肝息风、止痉化痰和石斛养阴生津;自加丝瓜络、桑枝入络搜剔。患者进药后头眩面赤、心烦内热皆退。肝为罢极之本,效不更方,再从前方加麦冬、白芍以养肝柔肝。继进十剂,手足麻木止,步履如常而愈。

【新用阐述】

1. 现代剂量 麦冬15g,石斛15g,羚羊角5g(水牛角30g),橘红10g,胆南星10g,炒僵蚕10g,天麻10g,淡竹沥20g,姜汁1g(同冲服)。

2. 功用主治 清热养阴生津,豁痰息风开窍。主治中风之中腑证。

3. 辨证要点 ①神志昏迷,或烦躁不安;②喉间痰鸣;③肢体抽搐或震颤;④伴唇红而干,口渴引饮;⑤舌质绛,苔黄厚或腻燥,脉滑数。

4. 拓展应用 本方适用于风火伤津、痰热蒙窍之中风中腑患者。现代缺血性脑血管病、出血性脑血管病、中风后遗症等可辨证应用本方。举临证案例:

刘某,男,时年68岁,常州市人。初诊(2005年11月13日):家属诉其于2003年中风,几次住院治疗,效不显,经熟人介绍,前来就诊。现症:神志欠清,舌謇语涩,口中多痰涎,双腿行走无力,时遗尿。舌苔白滑,脉细滑。辨证:中风之喑痱。治法:清热化痰,开窍通络。主方:加味竹沥汤合导痰汤。

天麻20g,僵蚕(炒)10g,地龙10g,石菖蒲30g,胆南星10g,石斛15g,陈皮10g,法半夏15g,茯苓15g,独活10g,芍药15g,熟地10g,山茱萸15g,

炙远志 10g，巴戟天 15g，甘草 6g，另：鲜竹沥 5 盒，早、晚各服 1 支。

二诊（2005 年 11 月 25 日）：家属诉其神志已清，言语较前清晰，双腿行走较前有力，仍遗尿。舌苔白滑，脉细滑。处方：拟原方加黑附片 6g，再进 15 剂。水煎服。

三诊（2005 年 12 月 11 日）：家属诉其言语清晰，双腿行走有力，遗尿已大减，舌苔薄白滑，脉细滑。拟原方再进 15 剂。

四诊（2005 年 12 月 28 日）：家属诉其说话清晰，行走有力，遗尿已止，舌苔薄白，脉仍细滑。拟原方再进 20 剂，善后收功。

（出自编者临床诊疗医案，尚未发表）

按语：《医宗金鉴·杂病心法要诀》云："风痱、偏枯、喑痱，三病皆属外中，而有微甚浅深之别也……甚者不能言，志乱神昏，则为喑痱。"本案患者属中风之喑痱，因患者痰涎壅盛，故用加味竹沥汤合导痰汤，化痰以开窍。方中用天麻、僵蚕、全蝎、地龙息风化痰通络。经过一段时间的治疗，痰涎清，脑窍开，脉络通，喑痱得愈。

二、加减地黄竹沥饮

【处方来源】丁甘仁《丁甘仁医案》

【原方组成】鲜生地四钱　川石斛三钱　瓜蒌皮二钱　柿蒂十枚　大麦冬二钱　抱茯神三钱　生蛤壳六钱　老枇杷叶四张　西洋参一钱五分　川贝母二钱　鲜竹茹三钱　嫩钩钩（后入）三钱　活芦根（去节）一尺　淡竹沥（冲）一两　真珍珠粉一分　真猴枣粉一分（二味另服）

【剂型用法】汤剂，水煎服。

【原义病证】类中风。半体不用，神识虽清，舌强言謇，咬牙嚼齿，牙缝渗血，呃逆频仍，舌绛，脉弦小而数。

【处方立意】

1. 理论依据 诸风掉眩，皆属于肝，阴分大伤，肝阳化风上扰，肝风鼓火内煽，风火相煽挟痰热上扰廉泉之窍（舌本），导致半身不遂、舌强言蹇。同时，风火痰上扰，肺胃肃降之令不行，故见呃逆频作、牙关紧闭。呃逆频作见于卒中偏瘫之际，属胃气将绝、生命垂危之恶兆，确系"恙势正在险关"。丁甘仁承袭孟河学派"治肝必养阴"思想，强调"壮水之主以制阳光"，以滋阴潜阳为治本之法，辅以化痰通窍救急。治疗上强调“滋阴不碍胃，化痰不伤阴”。针对肝肾阴虚之本，以柔润之品滋养阴液，兼清虚火；针对痰热闭窍、胃气衰败之标，急祛痰热以降逆护胃；同时注重调理肺胃气机升降，恢复“肺为水之上源”的生理功能，体现了丁氏治疗中风重症“急则救逆，缓则固本”的临证智慧。

2. 组方特点　地黄饮子和竹沥饮皆出自《圣济总录》，前者为治疗痰浊上泛之喑痱，后者为治疗霍乱，狂闷烦渴，吐利无度，气欲绝者。丁甘仁取地黄饮子中核心药物石斛，用鲜生地替熟干地黄，并去山茱萸、肉苁蓉、巴戟天、附子、肉桂、姜、枣、粳米等滋腻辛热温补之品，恐用之更伤肝阴，而加西洋参、麦冬、芦根等清热养阴生津之味。方中生地甘苦寒，清热凉血，养阴生津；石斛甘微寒，益胃生津，滋阴清热。二药合用以达润土滋水之功，共为君药。麦冬养阴生津，润肺清心，西洋参补气养阴，清热生津，以助君药养阴生津之力，滋水涵木，滋肾阴以制肝阳，体现了“壮水之主，以制阳光”的思想；瓜蒌皮、川贝母、芦根、猴枣粉清热化痰，直击痰热闭窍之标；合用竹茹、竹沥苦寒之品以增清热之力兼以化痰。诸药共为臣。佐以茯神、珍珠粉宁心安神；柿蒂、老枇杷叶降逆止呃；钩藤、蛤壳平肝止痛。诸药合用，共奏滋阴息风，化痰清热之功，木得水，风自平，摇则止，病则向愈。

【经典案例】

李妪　旧有头痛眩晕之恙，今忽舌强不能言语，神识时明时昧，手足弛纵，小溲不固，脉象尺部细小，左寸关弦小而数，右寸关虚滑，舌光红。此阴血大亏，内风上扰，痰热阻络，灵窍堵塞，中风重症。急拟滋液息风，清神涤痰，甘凉濡润，以冀挽救。

大麦冬三钱　大生地三钱　川石斛三钱　左牡蛎四钱　生石决四钱　煨天麻八分　川贝三钱　炙远志一钱　天竺黄一钱五分　竹沥半夏一钱五分　鲜竹茹一钱五分　嫩钩钩（后入）三钱　淡竹沥（冲服）一两　珍珠粉（冲服）二分

此方服十剂，诸恙已轻。原方去竹沥、珠粉、天竺黄，加西洋参一钱五分，阿胶珠一钱五分。

（出自《丁甘仁医案》）

简析：本案患者素有头痛眩晕之恙，说明存在肝肾阴血亏虚、肝阳上亢之病因。今起虚风挟痰热上扰，闭阻灵窍，出现舌强不能言；痰蒙心神，则神识时明时昧。左寸关脉弦小而数，为肝肾阴虚、肝阳化风之象，虚风内动则手足弛纵，筋脉失养。脉象尺部细小，说明肾阴不足，右寸关脉虚滑，虚为气虚，滑主痰湿，反映脾虚生痰、痰热壅滞气机。肾阴亏虚累及肾气，气不固摄膀胱，故小溲不固。本案以肝肾阴血亏损为根本，虚风内动、痰热阻络为标，兼肾气不固。丁甘仁以麦冬、大生地、川石斛滋阴，以牡蛎、石决明、天麻重镇潜阳息风，辅以远志、天竺黄开窍安神，竹沥半夏、川贝母化痰通络，后期去寒凉之竹沥、珍珠粉，加西洋参、阿胶珠益气养血，后期使用西洋参、阿胶珠，兼顾肾气不固与气血双补，紧扣"急则救逆、缓则固本"之旨，既清痰热以通窍，又培补下元以固脱。与"加减地黄竹沥饮"相比，两个医案均以肝肾阴虚为本、风阳痰热为标，均采用滋阴潜阳、清热化痰，但病机侧重与治则也具有差异。前方以急性痰热上逆为主，侧重痰热急证救逆，凸显"急则治标"之法，以护肺胃气机为要。本案前期滋阴潜阳，化痰安神救急，后期益肾固脱、气血双补，体现"缓则固本"之旨，彰显丁氏"急缓分治"的临证智慧。

【新用阐述】

1. 现代用量 鲜生地 10g，川石斛 10g，瓜蒌皮 10g，柿蒂 10g，麦冬 10g，茯神 10g，生蛤壳 15g，枇杷叶 15g，西洋参 5g，川贝母 10g，鲜竹茹 10g，嫩钩藤（后入）10g，芦根（去节）30g，淡竹沥（冲）30g，珍珠粉、真猴枣粉（二味另服）各 0.3g。

2. 功用主治 滋阴潜阳，清热化痰。主治类中风，阴虚阳亢证。

3. 辨证要点 ①半身偏瘫，神识尚清，活动受限；②言语不利，牙关紧闭，牙缝渗血；③嗳气频作；④舌绛，脉弦小而数。

4. 拓展应用 本方适用于中风中经络者，现代医学之高血压、缺血性脑血管病及中风后遗症、血管性痴呆等属阴虚阳亢、痰热上扰者可加减使用。举临证案例：

郭某，男，成年，初诊，1949 年 1 月 30 日。偏中，左半身不遂，舌强言蹇，四肢麻木，大便不行，脉弦滑数，舌苔腻厚。厥阳化风，挟痰上扰清空之府。拟清泄厥阳，化痰通络。

炒白蒺藜三钱 煅石决八钱（先煎） 煨天麻八分 炒杭菊一钱半 云茯苓三钱 水炙远志一钱 竹沥半夏二钱 薄橘红一钱半 枳实一钱 炒竹茹一钱半 广郁金一钱半 干菖蒲五分 瓜蒌皮仁各三钱 冬瓜子四钱 淡竹沥二两（炖温，分冲）

二诊：舌强言謇，半身不遂，夜寐不安，大便不爽，舌苔腻厚。再拟温胆、导痰两方加味。

竹沥半夏三钱　薄橘红一钱半　姜川连三分　陈胆星一钱半　抱茯神三钱　枳实一钱　炒竹茹一钱半　水炙远志一钱半　炒白蒺藜三钱　干菖蒲一钱　煅石决五钱(先煎)　煨天麻八分　广郁金一钱半　《指迷》茯苓丸五钱(包煎)

三诊：半身不遂，大便已通，舌强言謇略见轻减，吐痰渐爽，头痛，脉弦滑，苔黄腻舌尖红。内风挟痰，阻塞经络。再拟导痰、温胆、地黄饮子加减治之。

细石斛四钱　盐水炒山萸肉一钱半　炙远志一钱半　干菖蒲一钱　抱茯神三钱　半夏曲三钱(包煎)　化橘红一钱半　枳实一钱　炒竹茹一钱半　煅石决五钱(先煎)　陈胆星一钱半　广郁金一钱半　《指迷》茯苓丸五钱(包煎)　京元参三钱　嫩钩钩一钱半(后下)

四诊：舌强言謇已见轻减，大便通，头痛瘥，唇燥不欲饮，阴伤之故，脉弦滑，舌红，苔腻厚渐化。再从前方加减之。

细石斛三钱　大生地　海浮石各四钱(同打)　泡麦冬三钱　盐水炒山萸肉一钱半　抱茯神三钱　炙远志一钱半　竹沥半夏三钱　化橘红一钱半　陈胆星一钱半　枳实一钱　炒竹茹一钱半　广郁金一钱半　煅石决四钱(先煎)　炒白蒺藜三钱　干菖蒲一钱

五诊：舌强言謇渐见爽利，诸恙均有轻减，舌尖红已淡，苔根腻未化。前进地黄饮子出入，尚觉合度，仍从原法。

大生地五钱　海浮石四钱(同打)　细石斛三钱　盐水炒山萸肉二钱　泡麦冬三钱　辰茯神三钱　炙远志一钱半　姜川连三分　广郁金一钱半　竹沥半夏三钱　化橘红二钱　陈胆星一钱半　枳实一钱　炒竹茹三钱　干菖蒲一钱　淮小麦四钱

[出自《程门雪医案》(第2版)]

按语：程门雪在上海中医专门学校学习期间，师从丁甘仁，并成为该校的首届学生。本例为程门雪治疗类中风案。症见半身不遂、肢麻、舌强语謇、便秘，苔厚腻，脉弦滑数。乃风阳上升，痰热内盛，风痰阻络，窍隧为之闭塞不通。治疗当以平肝泄风、清化痰热为主。程老在治疗此类疾病时，认为通腑很重要，往往有转捩局势的意义。此例大便通后，痰热得泄，风阳上升之势得降，清窍渐开，舌强语謇等类中之象均见轻减。程老未用一般泻法，而以导痰、温胆汤开化痰热，使痰开热降，则腑气自行。三诊后大便已通，苔厚腻亦化，舌尖见红，阴虚之象已露，治则就从治标救急而转为标本兼顾，用地黄饮子去附、桂以滋阴，缓其阳亢之势，同时仍用大量清化痰热的药物以为配合。程氏类中风医案与加减地黄竹沥饮均以肝肾阴虚为本，风阳夹痰热上扰为标，主张滋阴潜阳、清热化痰以治中风。程氏医案中患者伴有腑实症状，其强调通腑化痰，初期以导痰、温胆汤通利肠道，使痰热从下而泄；而前方痰热上逆导致肺胃气机不畅，引起恶性呃逆，侧重降逆护胃。程案三诊后药物组成与前方更为相似，均以滋阴潜阳、化痰通络为框架，但程氏更注重通腑与固本的动态平衡，体现了"急缓分治、标本兼调"的灵活运用。

三、天麻饼子

【处方来源】巢崇山《千金珍秘方选》

【原方组成】天麻五钱　细辛五钱　茅术五钱　防风五钱　白芷五钱　薄荷五钱　甘松五钱　甘草五钱　川草乌（去皮，姜汁炒）五钱　白附子（去皮，姜汁炒）五钱　全蝎三钱　雄黄三钱　川芎三钱

【剂型用法】丸剂。上药为末，将寒食面打糊为丸，如豌豆大，每服二三十丸，开水送下。

【原义病证】治头痛、头目昏眩，项背拘急，肢体烦痛，肌肉蠕动，耳鸣鼻塞，皮肤麻木，瘙痒瘾疹，及妇人眉棱骨痛，牙齿肿痛，痰逆恶心等。

【处方立意】

1. 理论依据　病者素体肝阴不足，阳气亏虚，肝风内动，兼夹寒湿，致使邪入经脉，血行不畅，脑窍失养，则头痛、头目昏眩，耳鸣鼻塞；肝风挟火上行，客于阳明经，出现妇人眉棱骨痛，牙齿肿痛；内有痰湿，出现痰逆恶心等症；或因寒邪凝伏经脉，瘀血不能畅达，出现项背拘急，肢体烦痛，后久病阳气渐衰者，导致经络不通，气血运行不畅，进一步出现肌肉蠕动，皮肤麻木，瘙痒瘾疹；此天麻饼子与陈实功《外科正宗》所载天麻饼子（天麻、川乌、草乌、川芎、细辛、苍术、甘草、薄荷、甘松、防风、白芷、白附子、雄黄、全蝎）用药相同，有祛风、散寒、解痉、止痛、活血、燥湿、除痰之功，巢崇山拓展了本方

的临床应用范围，可治疗风邪夹寒湿、痰浊上扰清窍及阻滞经络所致的多种病证。

2. 组方特点　天麻饼子适用于肝风夹风寒湿痰瘀所致之头痛、眩晕、耳鸣、痹证等病。全方紧守祛风散寒、化痰通络、开窍止痛的法则。方中天麻、制川乌、制草乌、细辛祛风通络兼散寒凝；甘松甘、温，入脾胃二经，功擅理气止痛，开郁醒脾，《本草拾遗》载其“得白芷、附子良”；全蝎活血剔络力强；川芎、白芷引药达经，取《太平惠民和剂局方》川芎茶调散祛风止痛，辛散活血，尤善治少阳、厥阴经头痛；白附子辛、温，祛风痰，通经络，解毒镇痛；茅术即苍术，茅苍术主产于南方，又叫“南苍术”，以产于江苏茅山一带者质量最好，故称茅术或茅山苍术，能健脾，燥湿，解郁，辟秽；全蝎、乌头治阳气虚血瘀尤宜，用乌头助阳以扶虚，全蝎取其钻锥之义；天麻祛风扶正，甘草调和诸药，缓解风药的燥性。全方精妙力宏，故临床效果奇特，屡验不爽。天麻饼子擅治痛证、痹证，佐药引药入经直捣病所，收效甚捷。

3. 炮制特色　川草乌含乌头碱，毒性剧烈，姜汁炒制可达到减毒增效的作用，即降低毒性，同时增强温化寒痰、止呕之功；白附子性温燥，姜汁炒后减其燥性，强化化痰散结、祛风止痉之效，尤善治头面风痰。

【经典仿学】

何(右)　头痛且胀，痛引头额，畏风鼻塞，苔黄脉浮，风邪客于阳明之经也，风为阳邪。辛以散之，凉以清之。

荆芥穗一钱五分　薄荷炭八分　净蝉衣八分　蔓荆子一钱五分　冬桑叶三钱　甘菊花三钱　江枳壳一钱　苦桔梗一钱　粉葛根一钱五分　连翘壳三钱　苦丁茶一钱五分　荷叶边一圈

(《丁甘仁医案》)

简析：方中荆芥穗、薄荷炭、蝉蜕辛凉疏散表邪，蔓荆子、冬桑叶、甘菊花清利头目、通络止痛，葛根、桔梗升清宣通，枳壳理气，连翘、苦丁茶清热泻火，荷叶边轻清上扬、引药达头。天麻饼子以祛风通络、辛散止痛为核心治法，本案丁甘仁采用辛散凉清之法，虽兼顾清热(因风邪化热)，但核心思路仍以辛散祛风、通络止痛为主，与天麻饼子治风的核心逻辑一脉相承。天麻饼子含薄荷、防风、白芷、川芎等核心祛风通络药，本案虽未直接全用，但方中薄荷炭与薄荷功效相近，侧重清热散风，荆芥穗与防风功效相类，同为辛散表邪要药，蔓荆子与白芷、川芎功效契合，均善清利头目、通络止痛，与天麻饼子的核心用药思路同源。仅因本案风邪化热而调整药性为辛凉，天麻饼子侧重辛温散寒，然祛风通络的核心配伍逻辑高度一致，体现了孟河医派诊疗经验的传承与灵活应用。

【新用阐述】

1. 现代用量 天麻15g，细辛5g，苍术10g，防风10g，白芷10g，薄荷10g，甘松10g，甘草5g，川、草乌（去皮，姜汁炒，先煎）各3g，白附子（去皮，姜汁炒）5g，全蝎5g，雄黄3g，川芎10g。上药为末，制作为水丸或蜜丸，如豌豆大，每服二三十丸，开水送下。

2. 功用主治 祛风除湿，化痰止痛。主治头痛、眩晕、痹证、瘾疹等，肝风夹风寒湿痰瘀证。

3. 辨证要点 ①头痛，痛处固定或游走，遇风寒加重，头昏眩晕，耳鸣鼻塞；②眉棱骨痛，牙齿肿痛；③项背拘急不适，肢体疼痛麻木，肌肉蠕动，皮肤瘙痒，瘾疹色白；④痰多，恶心，反胃；⑤舌淡红，苔白腻，脉弦滑或浮紧。

4. 拓展应用 凡因血虚生风，痰湿遏阻，上犯清窍，或寒邪凝伏经脉，瘀血不能畅达，以及久病阳气渐衰者均可使用本方。现代医学所称的偏头痛、顽固性头痛、梅尼埃病、中风后遗症、类风湿关节炎、颈椎病、肩周炎、过敏性荨麻疹等疾病见上症者亦可辨证使用。举临证案例：

袁某，女，25岁。1987年4月10日初诊。自诉：头痛已有5年左右，时有发作，痛在前额为多，或后脑、或巅顶不定。痛时呈搏动性跳动，甚则恶心呕吐，经期发作为多，发则痛势较平时为剧。经CT、脑电图、脑血流图等检查，均未有异常发现。近来发作较频，几乎每一二天就要发一次。刻诊：头痛已发作1天，以左侧为甚，伴有失眠，口苦，舌红，苔黄微腻，脉弦滑。神经系统检查无特殊可记。辨证：属痰热壅阻，血络欠和，不通则痛。治法：清化痰热，佐以活血化瘀。用“头痛舒煎”。处方：炙全蝎4g，生石膏20g，细辛4g，石决明15g（先煎），白僵蚕10g，白附子6g，红花6g，天麻8g。3剂。二诊：服药后头痛明显减轻，连用20余剂，病告痊愈，随访3年余未有复发。

（《中国百年百名中医临床家丛书·孟澍江》）

按语：本案孟澍江辨证为痰热壅阻、血络欠和。痰热内蕴，循经上扰清窍，阻滞脉络，故头痛搏动；热扰心神则失眠，胆气上逆则口苦；经期血海变动，气血运行不畅，痰热与瘀血交阻，故痛势加剧。治以清化痰热，佐以活血化瘀。方中炙全蝎搜风通络、止痉止痛，针对痰热阻络之痛；白附子化痰通络、引药达头，助全蝎通滞；白僵蚕祛风化痰、散结通络，增强清利头目之力；生石膏清泄痰热，降上炎之火；细辛辛温通络，虽性温却能引清药入头，且制石膏寒凉之性，免伤络脉；石决明平肝潜阳，天麻平肝息风，二者合用防痰热引动肝风；红花活血化瘀，通利血络，解痰热兼夹之瘀。全方寒温并用、攻补兼施，既清痰热之实，又通脉络之滞，更防肝风助势，切中病机。本案头痛、恶心呕吐，与天麻饼子核心病症对应；病机均以痰浊阻络，风邪扰窍为关键。天麻饼子针对风邪夹寒湿痰浊阻滞经络，本案针对痰热壅阻兼血络不和，虽痰邪寒热有别，但痰邪阻络、清窍失养致头痛的核心病理环节高度一致。二方均以白附子化痰通络，全蝎搜风止痉，细辛透络引药，天麻平肝息风，针对风痰阻络致头痛的治疗思路完全同源。

第三节 医案经验方

一、和营祛风汤

【处方来源】丁甘仁《诊方辑要》

【原方组成】全当归二钱 法半夏一钱五分 象贝母三钱 野桑枝三钱 紫丹参三钱 橘络一钱 橘皮一钱 炙僵蚕三钱 煨天麻一钱五分 炒竹茹一钱五分 陈胆星一钱五分 西秦艽二钱 丝瓜络一钱五分 怀牛膝三钱 《指迷》茯苓丸三钱

【剂型用法】汤剂，水煎服。

【原义病证】中风。类中之症，营阴素亏，肝风挟痰湿入络，手足麻木不仁，不便步履，舌强言语欠灵。

【处方立意】

1. 理论依据 丁甘仁治疗中风病，继承创新前人学术思想，首辨“真中”“类中”。“类中”以风、痰、火等内因为患，兼见肝肾阴液亏虚，虚实夹杂,重视内因,泻实为主,兼顾肝肾。此方即为营血亏虚肝风挟痰湿入络之类中风而设,养阴和营以固本,息风涤痰以通络。

2. 组方特点 方中当归甘、辛,温,归肝、心、脾经,养血和营,补益营阴以固本;丹参苦、微寒,归心、肝经,活血祛瘀,一味丹参功同四物,故助当归调和营血,兼通经络。二药合用滋阴养血活血为君药。桑枝、僵蚕、天麻、秦艽、丝瓜络均归肝经,合用平肝止痉,祛风通络,为臣药,助君药养血祛风和络。半夏辛温,燥湿化痰;贝母甘苦,清热化痰;橘络、橘皮辛温,理气健脾,燥湿化痰;胆星、竹茹寒凉,清热化痰;合用《指迷》茯苓丸燥湿化痰通络,诸药共为佐使。牛膝引血下行,桑枝升散通上,调畅气机,引药至病所,恢复肢体功能。全方以和营养血为基,祛风化痰为用,养阴不恋邪,祛风不伤正,针对"营亏风痰阻络"之复杂病机,层次分明,契合类中风"本虚标实"的特点。

【经典仿学】

郑某,女,中年。主诉及病史:久恙之体,烦劳后感受暑气,陡然热高,发痉发厥。厥返之后,肢搐头疼仍甚,热高不退,渴欲引饮。诊查:脉弦而数,苔黄腻。辨证:此素体早虚,肝用本强,烦劳之后又受暑邪,热胜风生,引动风阳,上窜于脑,横流四末,故见痉厥之象。证在重途,本虚标实,有正不胜邪,厥而不返之虑。治法:清泄重镇,以息风阳而安脑府,固为必要,但当先以清暑之品退其壮热,良以热不退则风阳不平,退热乃釜底抽薪之计也。从前病象,只能暂置不议,急则治标,古有明训,际此标症鸱张之时,尤当先治暑矣。列方于后,以备酌取。

处方:羚羊片四分 生石决八钱(先煎) 白池菊三钱 抱茯神三钱 益元散四钱(包煎) 鲜藿、佩各三钱 西瓜翠衣三钱 连翘壳三钱 粉丹皮一钱半 霜桑叶三钱 竹茹叶各一钱半 鲜荷叶一角 嫩钩钩三钱(后下) 荷梗一尺(去刺) 白荷花露半斤 枇杷叶露半斤(代水煎药)

二诊:今诊脉数见平,细而弦如故,苔转薄白。热势潮高潮低,头疼肢蠕动,梦语如谵未止,口苦无味。以症脉论,暑邪渐化,肝阳未平,湿热未尽。其身热之不尽者,以素有虚热也。目眦皆黑,经事二载不行,内有干血无疑,姑暂置之。再用平肝潜阳,安神化湿热为继。

处方:生白芍二钱 生石决八钱(先煎) 杭菊炭二钱 鲜竹茹二钱(玫瑰花三朵同炒) 朱茯神三钱 真川贝三钱 橘白络各一钱 鲜佩兰一钱半 嫩钩钩三钱(后下) 水炙桑叶一钱半 枇杷叶露一斤(代水煎药) 鲜

荷叶一角 荷梗一尺(去刺) 益元散四钱(包煎)

三诊:头眩痛仍甚,带下频频,腹中胀,溲赤黄。肝阴本亏,肝气滞而肝阳升,湿热下注,带脉不束。暂投柔肝潜阳,化湿束带法。

处方:大白芍二钱 稆豆衣三钱 左牡蛎八钱(先煎) 炒杭菊二钱 朱茯神三钱 真川贝二钱 瓜蒌皮三钱 鲜竹茹一钱半(玫瑰花三朵同炒) 橘叶络各一钱半 生薏仁四钱 川柏炭八分 桑螵蛸四钱 鲜荷叶边一圈 荷梗一尺(去刺)

(《中国现代名中医医案精粹·程门雪医案》)

简析:本案为素体亏虚、烦劳复感暑邪所致暑厥,程门雪辨证精准、治法层层递进。初诊以清暑退热为急务,兼以平肝息风;二诊暑邪渐化,转以平肝潜阳、安神化湿热为主,兼顾肝阴亏虚之本;三诊针对肝阳未平、湿热下注之证,予柔肝潜阳、化湿束带,治法随证而变,丝丝入扣。与丁甘仁和营祛风汤虽病症不同,但核心学术脉络与诊疗逻辑一脉相承。二者均以肝风内动为核心病机,且兼夹痰湿之邪。和营祛风汤以煨天麻、炙僵蚕息风,法半夏、陈胆星、炒竹茹化痰,核心治法为息风化痰、和营通络;本案中程门雪始终以平肝息风、清化痰湿为关键,虽因暑邪加用清暑之品,但其息风化痰的核心治法与和营祛风汤完全契合,体现了对丁甘仁核心诊疗思路的传承。和营祛风汤以全当归、紫丹参和营活血,兼顾营阴亏虚之本;本案中患者素体亏虚、肝阴不足,程门雪选用生白芍、稆豆衣柔肝养阴,虽未直接使用和营活血之品,但兼顾本虚的思路与丁甘仁相通。本案虽病症为暑厥,但其病机把握、治法核心、用药逻辑均与丁甘仁和营祛风汤一脉相承,是程门雪先生传承孟河医派学术思想的典型范例。

【新用阐述】

1. 现代用量 全当归20g,法半夏10g,象贝母20g,桑枝10g,紫丹参15g,橘络10g,橘皮10g,炙僵蚕10g,煨天麻10g,炒竹茹10g,陈胆南星10g,西秦艽10g,丝瓜络10g,怀牛膝10g,《指迷》茯苓丸10g。

2. 功用主治 养血和络,祛风化痰。主治类中风,营血亏虚,血不养筋,不能制约肝阳,肝风内动,挟痰湿入络。

3. 辨证要点 ①半身手足麻木,活动不利,步履不便;②言语不利;③头晕目眩,面色萎黄或苍白;④舌质暗红或淡胖,苔白腻或黄腻,脉弦滑或细涩。

4. 拓展应用 本方适用于肝肾阴血亏虚、痰湿上扰引起的中风、痹证、痿证、颤证等，现代医学的高血压、中风急性期或恢复期、共济失调、周围神经病变、颈椎病等神经系统疾病也可辨证使用。举临证案例：

李某，男 22 岁，主因“头摇震颤站立不稳 1 年余”入院，发病前曾有生气史、病毒感染史，现患者头摇震颤于静止时消失，动作时加剧，头晕，闭目难睁，时有呕吐，语言续断缓慢，眼球有水平及垂直性震颤，醉汉步态，纳食不馨量少，二便调，舌质暗红，苔薄白，根部略腻，脉弦滑细。

中医诊断：痿痱。西医诊断：小脑共济失调多发性硬化。

治则治法：养血活络、平肝息风为法。

处方：当归 6g，丹参 15g，鸡血藤 30g，钩藤 30g，赤芍 6g，白芍 6g，白蒺藜 12g，生地黄 15g，羚羊粉（冲）3g。

患者服药 20 天而头摇震颤明显好转。得效后守方继进，坚持服药 2 个月余，共百余剂。出院时患者头摇可自止，已无头晕呕吐，可双手捧物、自行进食，可自己扶墙站立，并在他人帮助下锻炼走路。

（出自《王永炎院士神经内科病证实验录》）

按语：王永炎院士是孟河医派董建华院士的高徒，董建华的老师严二陵曾师承丁甘仁长孙丁济万先生。本案王永炎院士在神经内科诊治的一则病案，和丁甘仁养血祛风汤一致，把当归、丹参作为君药，并重用鸡血藤共同养血活络；用羚羊粉、钩藤、白蒺藜、白芍、生地黄平肝息风，补益肝肾，满意取效。本例患者年 20 有余，既往体健，本次发病前曾生气，且有病毒感染发热病史，发则眩晕呕吐、头摇不停，进而出现纳食不馨、服药即呕等病累于中焦的表现。“诸暴强直，皆属于风”“诸风掉眩，皆属于肝”，结合病史及症状表现，其属本虚标实，肝肾精血亏耗为本，肝风夹瘀上扰为标，其病起于下焦肝肾，用补肝肾之品，并用养血活络、平肝息风，养血柔肝而虚风得熄，活血通络而肝风自灭，标本同治。

二、益肾开窍汤

【处方来源】费伯雄《费伯雄医案》

【原方组成】生地（蛤粉拌炒）三钱　当归二钱　淮山药三钱　柏子仁二钱　麦冬二钱　沙参三钱　陈皮五分　牡蛎四钱　茯苓三钱　灵磁石三钱　石菖蒲五分

【剂型用法】汤剂,水煎服。

【原义病证】耳鸣。水不涵木者,症见两耳作鸣已久,渐加重听,劳烦无度。

【处方立意】

1. 理论依据　费伯雄论本案说:人身十二经脉,有三百六十五络,其气血皆上注于目,而走空窍。其别气走于耳为听,劳烦无度,心肾皆亏,肝阳升动,气血乖和,两耳作鸣。心开窍于耳,肾之所司也,肾阴不升,心火无由下降,气道不利,肝阳不潜,职是之故,法宜交心肾,兼以潜阳。由上可知,患者过度疲劳,心肾气血亏耗无度,引起心火上逆,肝亦不得滋养,肝火随心火上燔于心,亢逆于耳窍,出现耳鸣、耳聋,伴心烦,且患者病久,肝肾之阴不能恢复,心肝之火持续煎灼耳窍,出现重听,肝肾阴亏伴有易疲劳,腰膝酸软,五心烦热,颧红,盗汗等症状。本方用药升降并用,滋补肾水与潜阳并用,助肾水上升,心肝之火得潜,并佐益健脾升清之药,调畅脾胃气机,由此经络通畅,耳窍得养,耳鸣、重听等症得治。

2. 组方特点　方以生地、沙参、麦冬、山药滋阴补水,肾水足则心火自潜,加用柏子仁交通心肾,助心火下潜;蛤粉清热化痰,蛤粉拌炒生地增强清热敛阴之力;当归补养肝血;牡蛎、磁石平肝潜阳,聪耳明目;陈皮、茯苓健脾,石菖蒲芳化湿浊,祛痰开窍,三药同用,则浊气降,清气升而利清窍。诸药同用,则阳气下潜,耳窍得清气所养,日久则肾水渐足,耳鸣、耳聋可愈。此方用药特点,在于脾肾兼顾,升降并用。肝阳上僭,并不一味用潜降之药,而是滋补肾水与潜阳并用,肾水足则肝阳可得潜敛,虚火自降;滋肾与健脾并举,于甘寒养阴药中加用健脾升清之品,则水得上升,清窍才得荣养。

3. 炮制特色　生地甘寒,长于清热养阴,但易滋腻碍胃;蛤粉(海蛤壳研粉)味咸性寒,能清热化痰、软坚散结,拌炒后可增强生地滋阴降火之力,减轻壅滞中焦,尤适合阴虚有热兼痰浊未盛之证。

【经典仿学】

陈(左)　腰为肾腑,耳为肾窍,肾虚则腰酸耳鸣,阳胜则心悸跳跃,咽喉干燥。宜清上实下主治。

黑稆豆衣三钱　生白芍二钱　青龙齿(先煎)三钱　生牡蛎(先煎)四钱　朱茯神三钱　炙远志一钱　酸枣仁三钱　潼蒺藜三钱　熟女贞三钱　川石斛三钱　灵磁石(先煎)三钱　嫩钩钩(后入)三钱　黑芝麻三钱　金器一具

(出自《丁甘仁医案续编》)

简析：本案辨证为上盛下虚。上盛者，此指肝阳心火偏亢，故见心悸跳跃，尚或有烦躁失眠、头晕易怒等症（以药测症）；下虚者，此指肝肾亏虚，故见腰酸耳鸣，咽喉干燥。故以“清上实下主治”，滋肾潜阳。丁甘仁以牡蛎、磁石平肝潜阳，加龙齿等重镇平悸；重用稆豆衣、生白芍、熟女贞、川石斛、黑芝麻等滋阴补肾水、养血平肝阳。同时配合酸枣仁、朱茯神、炙远志等养心安神；方中用金器一具，系指用黄金铸成的饰品一件入煎，具有镇心安神之功，可治阳胜所致的心悸跳跃、癫狂不寐等症，其功用主治与金箔（黄金锤成的纸状薄片）类同。

【新用阐述】

1. 现代用量 生地黄（蛤粉拌炒）10g，当归 10g，山药 10g，柏子仁 10g，麦冬 10g，沙参 10g，陈皮 10g，牡蛎 20g（先煎），茯苓 10g，磁石 30g（先煎），石菖蒲 10g。

2. 功用主治 滋阴补水，潜阳开窍。主治耳鸣，心肾阴虚、肝阳上扰证。

3. 辨证要点 ①耳鸣、重听、听力下降；②口干、口苦、心烦、潮热盗汗、腰膝酸软；③大便干燥；④舌红，苔薄白或有裂纹，脉细或弦细。

4. 拓展应用 本方可治耳鸣、耳聋、眩晕、失眠等属心肾不交、肝阳上扰者，现代医学的神经性耳鸣、神经性耳聋、耳源性眩晕、慢性失眠、更年期综合征等疾病皆可辨证治疗。举临证案例：

赵某，女，34 岁，烟草公司会计。初诊于 1986 年 12 月 25 日。左耳连续性鸣响声调低沉，时轻时重，眩晕，其程度与耳鸣声响程度成正比，听力下降。舌薄，脉细。检查：鼓膜未见异常。耳鸣者非实则虚，眩晕则“无虚不成眩”。此虚非肾虚，盖寄窍于耳之心血亏损使然。取养血宁心手法，四物汤加味。处方：熟地黄 10g，川芎 3g，当归 10g，灵磁石 30g（先煎），栀子仁 10g，酸枣仁 10g，补骨脂 10g，山药 10g，五味子 10g。嘱无外感可连服 20 剂。

2 月 26 日二诊：药后耳鸣响声逐渐下降，眩晕消失，但晨起有舌麻、心慌，舌少苔、质稍红，脉细。取养血宁心之法，迩以舌质示意，应当旁顾心阴。处方：熟地黄 10g，莲子（杵）10g，当归 10g，柏子仁 10g，麦冬 10g，白芍 10g，山药 10g，太子参 10g，自加桂圆肉 5 个，五味子 10g。仍进 20 剂。

3 月 18 日三诊：诸症消失。已获全效，为巩固疗效，再进 20 剂。

（干祖望医案）

按语：干祖望是中医耳鼻喉学家，中医现代耳鼻喉学科奠基人之一。本例为干祖望从痰、湿、瘀、虚、心火论治神经性耳鸣耳聋案。此例患者病史近1年，曾进服过六味地黄、杞菊地黄、天麻钩藤饮、耳聋左慈丸、知柏八味、金匮肾气丸等，疗效时有时无，或有效而不著，乃未顾及心之营血而然。考虑肾开窍于耳，心寄窍于耳，心肾同窍于耳；心主血，肾藏精，精血同源，相互化生。故补心血以治疗虚鸣在所为宜。案中地黄、川芎、当归养血，心主血，血满心自得养；补骨脂、山药、五味子益肾精以滋心血；心主火，心血不足易生火，佐栀子仁以泻心火；酸枣仁养心安神；灵磁石补肾，潜阳止鸣。二诊时，耳鸣、眩晕好转，有晨起舌麻，仍属心血不足。故继续以地黄、当归、白芍养血以补心；莲子、山药健脾益肾，脾肾强则精血生；五味子、麦冬、太子参益气养阴以补心；柏子仁，桂圆肉养血安神以宁心。

三、天麻菊芍饮

【处方来源】费伯雄《费伯雄医案》

【原方组成】明天麻(煨)八分　杭菊花二钱　钩藤(后入)三钱　酒炒白芍二钱　丹皮二钱　当归二钱　桑叶二钱　料豆衣三钱　刺蒺藜三钱　黑芝麻一撮　蝎尾二条

【剂型用法】汤剂，水煎服。

【原义病证】头痛。头痛不止，血虚肝风内动者。

【处方立意】

1. 理论依据　肝体阴用阳，若肝阴血亏虚，一则血虚无以濡养，一则阴不制阳，肝阳易于上亢，引起虚风内动，风阳上冒巅顶，脑窍不得荣养，头痛不止，治当养血柔肝，平降肝阳，兼疏利头目，养血则脑窍得以濡养，平肝则虚风自宁而头痛止。

2. 组方特点　本方天麻为君，用量轻体现费氏用药轻灵的特点，此药平肝息风以治虚风内动，祛风通络以疗头痛不止，《本经逢原》中言“诸风掉眩，眼黑头旋，风虚内作，非天麻不治”。臣药有四，钩藤长于息肝风、清肝热；刺蒺藜平肝解郁、活血祛风，以助天麻息风通络之力；肝体阴而用阳，配伍补血之当归、白芍以补肝血、养肝体，白芍柔肝止痛，亦助天麻平抑肝阳。佐以桑叶、菊花，辛凉疏泄，清泻肝经之郁热而无苦燥伤肝之弊；蝎尾性善走窜，息风镇痉、通络止痛之力较强，丹皮辛行苦泄，善通血脉之瘀滞，以助治疗头痛；料豆衣滋阴养血、平肝益肾，黑芝麻补肝肾、益精血，两者相伍乃寓滋水涵木之义。诸药配伍，共奏平肝息风、养血活血、补益肝肾、通络止痛之功。本方配伍特点：养血平肝、息风潜阳并用；肝肾同治，以治肝为主。

3. 炮制特色 方中天麻煨制，可减燥性，增强平肝之功；《本草纲目》记载“若治肝经风虚，惟洗净，以湿纸包，于糠火中煨熟，取出切片，酒浸一宿，焙干用”。现代研究表明，天麻经炮制后可使其调节肠道菌群、抗氧化、抗抑郁等作用增强。

【经典仿学】

吴(右) 营阴亏虚，肝阳上扰清空，燥邪旋热逗留肺络，咳痰不爽，头疼眩晕，脉象弦细，舌苔淡白。宜养血柔肝，润肺化痰。

煨天麻八分 生白芍二钱 炒杭菊钱半 黑稆豆衣二钱 左牡蛎(先煎)四钱 朱茯神三钱 炙远志一钱 仙半夏钱半 薄荷炭八分 川、象贝各二钱 瓜蒌皮三钱 嫩钩钩(后入)三钱 黑芝麻三钱 甜光杏三钱

(出自《丁甘仁医案续编》)

简析：本例病证为本虚标实之证，营阴亏虚为本，肝阳上扰、痰热阻肺为标。治取白芍、黑稆豆衣等品养血柔肝，朱茯神、仙半夏等品润肺化痰，标本兼顾，冀营阴得复，肝阳下潜，热清痰祛，肺燥得润，则诸症向消。较之天麻菊芍饮医案，两个案例起病之因相同，但病留之所不同。天麻菊芍饮医案治疗患者因血虚肝风内动而上扰清空引起的头痛，而本案为肝阳上扰，痰热留肺，故而除用原方中天麻、生白芍、炒杭菊、嫩钩钩等平肝潜阳外，还增加了川贝、象贝、瓜蒌皮、半夏、杏仁等清热祛痰之品，充分体现了孟河医家以证组方的治疗思路。

【新用阐述】

1. 现代用量 明天麻10g，杭菊花10g，钩藤(后入)10g，酒炒白芍10g，牡丹皮10g，当归10g，桑叶10g，黑料豆10g，刺蒺藜10g，黑芝麻5g，全蝎5g。

2. 功用主治 养血祛风，柔肝止痛。主治头痛，血虚肝风内动证。

3. 辨证要点 ①头痛不止，两侧为甚，头晕目眩，或有耳鸣；②两目干涩，口苦咽干，四肢麻木；③面白无华，形体虚弱，饮食不佳，小便黄，大便秘

结;④舌淡红,苔薄黄,脉弦细或沉弦无力。

4. 拓展应用 凡血虚生风,肝阳上扰所致的头痛、眩晕、中风、不寐等病均可用本方加减,现代医学中各类偏头痛、紧张性头痛、丛集性头痛、耳鸣、突发性耳聋、原发性高血压、失眠等疾病可辨证应用本方。举临证案例:

徐某,男,30岁。初诊,1971年4月25日。头痛偏左已一年,发作时痛甚剧(脑部检查未发现异常),兼有重压感。血压有时偏高。舌质红,苔薄黄,脉弦。平时多用脑力,夜寐较短,病久不愈,此次连续作痛,已有月余(服西药可暂时缓解)。肝阳扰动,络有宿瘀。治以平肝潜阳、活血通络之法。处方:

天麻一钱半 石决明一两 钩藤五钱 赤白芍各三钱 蔓荆子四钱 桑叶三钱 菊花三钱 桃仁三钱 全蝎粉五分(吞服,另装胶囊)

头痛剧烈时,另吞羚羊角粉三分。七剂。

二诊,5月2日:头痛大减。全蝎改用三分,加北沙参五钱。十四剂。

三诊,5月16日:头痛已少发作,痛时亦较轻微,但精神稍差,饮食如常。睡眠有时不安。舌质红,脉弦。肝阳渐平,气阴未复,再与清养气阴、平肝潜阳之法,以防复发。处方:

北沙参四钱 赤白芍各三钱 石决明四钱 钩藤四钱 麦冬三钱 菊花三钱 桃仁三钱 鸡血藤四钱 夜交藤一两

十四剂。

(出自《黄文东医案》)

按语:黄文东14岁考入上海中医专门学校,受业于丁甘仁门下,后应母校校长丁济万之邀,返校任教务长。本例属于烦劳过度引起肝阳上升,发生头痛。《内经》所谓“阳气者烦劳则张”,说明烦劳过度可以引起这类疾病。患者于1970年曾发作一次,但不如此次之甚。由于工作较忙,以致影响睡眠,气血不足,引起肝阳上升,故头痛时作,且痛处不移,有重压感,日久不愈。黄医师认为“络有血瘀”,故前方加入活血化瘀药,共服一月余,头痛基本痊愈。为了防止发作,嘱停药后常服菊花、麦冬、北沙参各三钱,煎汤饮之,以巩固疗效。

四、芍豆天麻汤

【处方来源】丁甘仁《丁甘仁医案》

【原方组成】生白芍三钱 稆豆衣三钱 仙半夏二钱 明天麻一钱 朱伏神三钱 枳实炭一钱 炒竹茹一钱 陈皮一钱 潼、白蒺藜各二钱 炒杭菊一钱五分 生石决八钱 嫩钩钩(后入)三钱

【剂型用法】汤剂,水煎服。

【原义病证】眩晕。肝阴不足,肝阳上僭,兼有湿痰内阻,胃失降和,症见头眩眼花、泛泛呕吐、纳谷减少,苔薄腻,脉弦滑。

【处方立意】

1. 理论依据 丁氏善用经方和时方加减治疗杂病,在治疗眩晕时,遵从《内经》“诸风掉眩,皆属于肝”及朱丹溪“无痰不作眩”的理念,认为肝阴不足,肝风挟痰浊上蒙清窍,治应益气养阴柔肝木,化痰浊而通达神明。病者素体肝阴不足,肝阳上越,由此引动肝风。饮食伤胃,劳倦伤脾,病者过食肥甘厚味,或因忧思太过,损伤脾胃等原因,致使脾失健运,水湿内停,聚湿生痰,痰阻中焦,清阳不升,浊阴不降,故引致眩晕,且由于肝风挟痰上行,胃失和降,患者纳谷减少,常欲呕吐;苔薄腻主中焦湿痰,脉弦滑,主肝阳上亢伴湿痰内阻。故治以柔肝潜阳,和胃化痰。丁氏临证用药每每先辨其性,择其要而用之,且用药轻灵,用药性缓且量微,选用药物既能发挥治疗作用而又没有留邪伤正的弊端,其化裁《医学心悟》之半夏白术天麻汤,治肝阴不足,痰浊上扰之眩晕。

2. 组方特点 本方在《医学心悟》半夏白术天麻汤的基础上进行加减化裁,治疗肝阴不足,肝阳上僭,湿痰内阻,胃失和降导致的眩晕,伴见呕吐等症状。方中白芍酸、苦、微寒,归肝、脾经,能够养血平肝;稆豆衣为黑小豆的种皮,甘、平,入肝、肾经,用于血虚肝旺,头痛头晕等症,亦具有养血平肝的作用;明天麻,产自四川,切片后切面光洁明亮透明者,为“治风之神药”;半夏燥湿化痰,降逆止呕,四者共为君药,养血平肝,息风化痰。石决明平肝潜阳,治风阳上扰;嫩钩钩即钩藤,甘、微寒,入肝、心包经,功擅清热平肝,息风止痉,《本草新编》谓“钩藤,去风甚速,有风症者必宜用之。但风火之生,多因于肾水不足,以致木燥火炎,于补阴药中,少用钩藤,则风火易散,倘全不补阴,纯用钩藤以祛风散火,则风不能息,而火且愈炽矣”。白蒺藜平肝解郁,明目止痒,其功效以疏肝为主,因此根据肝经的循行走向主要治疗

肝阳上亢造成的头晕目眩，肝气郁滞所致的胸胁乳房胀痛，而沙苑子（潼蒺藜）补肾助阳，固精缩尿，养肝明目，且盖药甘温无毒，与诸药合用能增强补肾益肝的作用，助君药养肝平肝。茯神健脾渗湿且能安神，陈皮理气化痰，合半夏乃二陈汤之意，是治疗痰湿的要药。上药共为臣药。枳实苦而微寒，苦泄力大，行气力强，为破气之药，炒炭后可缓和其药性，防止伤阴；竹茹清热化痰，除烦止呕，可治疗痰湿郁久化热，随肝风上逆而出现呕吐症状；杭菊疏风，清热，治头目晕眩。以上共为佐药。诸药相伍，共奏平肝息风，柔养肝阴，燥湿化痰之功。

与《医学心悟》半夏白术天麻汤相较，本方减少了白术、甘草、蔓荆子、生姜、大枣，而增加了白芍、穞豆衣、枳实炭、炒竹茹、沙苑子、白蒺藜、炒杭菊、生石决、钩藤，并用茯神替换了茯苓，增强了柔肝平肝、息风安神的功效力度，且针对痰湿，加用了竹茹等药，能够预防痰湿郁久而生热。并且该方药量较之《医学心悟》半夏白术天麻汤各药用量均有增加。

3. 炮制特色　仙半夏，《本草纲目拾遗》载其以石灰、矾硝预处理后，再用甘草、南薄荷、丁香、白豆蔻、沉香、枳实、木香、川芎、肉桂、陈皮、枳壳、五味子、青皮、砂仁共十四味中药煎汁浸润，经长时间日晒夜露、热炕焖制而成。此工艺通过复方药汁与香料的协同作用，显著增强了半夏的除痰功效，尤其善治痰火胶结之证，服后可使痰根尽除，且兼具温中燥湿、理气醒脾之效，较之姜半夏、法半夏，其除痰之力更峻，尤适用于痰饮咳喘、中风痰壅、胸痹寒湿等重症，体现了“以药制药”增强专病疗效的炮制智慧。

朱茯神镇静安眠效果比未加工的茯神要好。枳实炒炭能够缓和其峻猛破气的功效，从而达到理气不伤阴的目的。竹茹炒制后可增强止呕的功效，目前多用姜炒竹茹。杭菊炒制后平肝理气功效增强。

【经典案例】

朱六少奶，肝阳升腾之势渐平，头痛眩晕亦减，纳谷减少，脉弦细，荣血亏耗，难于骤复。再拟养血柔肝，和胃畅中。

生白芍三钱　穞豆衣三钱　炒杭菊一钱五分　生石决六钱　朱茯神三钱　炒枣仁三钱　薄荷炭八分　桑椹子三钱　煨天麻八分　苍耳子一钱五分　广橘白一钱　嫩钩钩三钱　黑芝麻三钱　生熟谷芽各三钱

二诊：头痛眩晕已见减轻，子丑之时，头痛又发，脉弦细，皆由荣血亏耗，肝阳易升。再宜柔肝潜阳，和胃安神。

生白芍三钱　穞豆衣三钱　炒杭菊一钱五分　左牡蛎四钱　朱茯神

三钱 炒枣仁三钱 薄荷炭八分 广橘白一钱 潼蒺藜三钱 桑椹子三钱 苍耳子一钱五分 嫩钩钩三钱 黑芝麻三钱 生熟谷芽各三钱

三诊：子丑时头痛胸闷脘疼，逾时而止，纳谷减少，脉象弦细，子丑肝胆旺时，肝阳上扰清空，气阻于中，胃失降和。再宜柔肝潜阳，和胃畅中。

生白芍三钱 穞豆衣三钱 炒杭菊一钱五分 甘杞子三钱 生牡蛎四钱 朱茯神三钱 炒枣仁三钱 嫩钩钩三钱 潼蒺藜一钱五分 白蒺藜一钱五分 橘白一钱 生谷芽三钱 黑芝麻三钱 荷叶边一角

（出自《丁甘仁晚年出诊医案》）

简析：此案为丁甘仁晚年出诊医案。案中朱六少奶因阴血不足肝阳升腾，出现头痛眩晕症状，肝强克脾，故同时有纳谷减少的表现，治以养血柔肝，和胃畅中。方中白芍、穞豆衣、酸枣仁、芝麻、桑椹子养血柔肝，以复肝阴，钩藤、杭菊、决明、薄荷、天麻息风平肝，再佐以茯神、谷芽益胃和胃之品助其纳谷。此案处方尽管无仙半夏，但仍有茯神、广橘白、生熟谷芽等健脾和胃之品，具有芍豆天麻汤的主要用药如生白芍、穞豆衣、明天麻、炒杭菊、生石决明、嫩钩钩等，用药轻清灵动，于甘淡平和中化诸邪，补诸虚。

【新用阐述】

1. 现代用量 生白芍 10g，黑豆衣 10g，半夏 10g，天麻 10g，朱茯神 10g，枳实炭 10g，炒竹茹 10g，陈皮 10g，沙苑子 10g，白蒺藜 10g，炒杭菊 10g，生石决明 20g，钩藤（后入）10g。

2. 功用主治 柔肝潜阳，和胃化痰。主治眩晕，素体肝阴不足兼有湿痰内阻，肝风夹痰上蒙清窍。

3. 辨证要点 ①头晕目眩，两目干涩，视物模糊，头部重浊；②胸闷不舒，恶心欲吐，纳呆食少，大便不畅；③心烦急躁，失眠多梦；④舌淡红，苔薄腻，脉弦滑。

4. 拓展应用 现代医学中偏头痛、梅尼埃病、原发性高血压等疾病因肝阴不足、肝风挟痰上蒙清窍所致者可用本方辨证加减。举临证案例：

张某，男，68，农民。2007 年 6 月初诊。患者有高血压病史 10 年，反复头晕，一直服用降压药。近 5 天来，觉头晕如蒙，面色红赤，腰酸耳鸣，腹胀，食欲不振，大便干燥。舌质红、苔薄黄腻，有瘀点；脉弦滑。血压 138/78mmHg。证属肝阳上亢、痰瘀互阻，治宜平肝化痰活血，处方：白芍、姜半夏 9g，天麻、茯苓、炒白术、沙苑子、钩藤、怀牛膝、生地各 15g，丹参 30g，石决明 20g。7 剂后，头晕好转，但耳鸣未减，加磁石 30g，远志、路路通、枸杞子各 15g，续服 14 剂后，诸症消失。口服杞菊地黄丸善后。随访 1 年未复发。

（出自编者临床诊疗医案，尚未发表）

按语：患者有高血压病，反复出现头晕，服降压药后虽血压已降，但因素体阳亢，痰湿阻滞，经络气血受阻，痰瘀互结，上窍受蒙，故头晕如蒙；肝阳上亢，故面色红赤；肝肾阴亏则耳鸣；痰浊犯胃，气机不畅，故腹胀，食欲不振；痰久灼津，津亏液耗故大便干燥；舌质红、苔黄腻，有瘀点，脉弦滑为痰瘀互阻之象。故用芍豆天麻汤中生白芍为君药，平抑肝阳以调节肝阳上亢引起的头痛、眩晕、耳鸣；与半夏白术天麻汤祛风化痰同用，辅助治疗高血压头晕如蒙等；用生地、丹参活血通脉；怀牛膝补肝肾。和芍豆天麻汤相比，虽未用稆豆衣平肝明目治疗头晕目眩，但有沙苑子、钩藤、石决明平肝息风。诸药共用，共奏平肝化痰、活血通脉之功。

第三章　心系病证方

第一节　自研自制方

一、甲乙归藏汤

【处方来源】费伯雄《医醇賸义》

【原方组成】真珠母八钱　龙齿二钱　柴胡(醋炒)一钱　薄荷一钱　生地六钱　归身二钱　酒白芍一钱五分　丹参二钱　柏子仁二钱　夜合花二钱　沉香五分　夜交藤(切)四钱　红枣十枚

【剂型用法】汤剂,水煎服。

【原义病证】不寐。少阳、厥阴同病者。症见彻夜不寐,间日轻重,如发疟疾,一载未愈,身无他苦,饮食如常,左关独见弦数,余部平平。

【处方立意】

1. 理论依据　费伯雄先生据左关脉弦数及间日轻重如疟,断此证为少阳证,但“少阳为半表半里之经,不进则退,安能久留？此实与厥阴同病,甲乙同源,互相胶结,故有起伏,而又延久也”。故为少阳、厥阴同病,治从肝胆。甲为甲木属肝,乙为乙木属胆,归藏即归于肝脏。因为肝为血海,主藏魂,若阴血不足,则魂失其舍,肝木升动,胆热内生,扰乱心神,则彻夜不寐。甲乙归藏汤就是将肝胆之气血归于肝脏,使魂归于肝,胆气得其清宁,则不寐自除。故此方名曰甲乙归藏汤。

2. 组方特点　珍珠母,《中国医学大辞典》认为其“兼入心肝两经,与石决明但入肝经者不同,故涉神志病者,非此不可”。方中重用珍珠母、龙齿为君药,质重沉降,直入肝胆,平抑上亢之阳,安定浮越之魂。珍珠母尤擅清肝潜阳,龙齿镇惊安神,共奏重镇降逆之效,针对彻夜不寐、肝阳浮越之证;柴胡疏肝解郁,引药入肝经血分,宣散少阳郁火;薄荷轻清透热,助柴胡疏达肝气,清透少阳风热;夜合花(合欢花)解郁安神,调和肝气,缓解情志不畅,三者共为臣药,疏肝解郁,辅助君药调畅气机;生地滋阴凉血,归身养血和肝，酒白芍柔肝敛阴，三者为一组佐药，协同滋阴养血，清热安神，缓解阴虚阳亢之本；丹参味苦性微寒，入足厥阴肝经，尤善活血化瘀凉血，针对左关弦数之热象及久病入络之瘀滞；柏子仁养心安神，夜交藤交通心肾，共助君药安定神魂。使以沉香降气导滞，引上浮之阳归藏于下，兼防滋阴药滋腻碍胃；红枣补脾和中，调和肝脾，缓肝之急，并助全方药性平和。全方以“镇潜肝胆、调和枢机”为核心，通过君药重镇、臣药疏泄、佐药滋养、使药调和的结构，实现“阳潜阴复、神魂得安”之效，契合“甲乙（肝胆）归藏”的立方旨意。

【经典案例】

某　人卧则魂藏于肝，魄藏于肺。肝阳鼓动，则肺气不清，夜寐不安，心神烦扰，乃肝肺不相接洽，非山泽不交之例。拟柔肝肃肺，安养心神，渐冀痊可。

珍珠母　苍龙齿　云茯神　炙生地　川贝母　夜合花　柏子仁　上降香　川石斛　大丹参　薄荷叶　瓜蒌皮　红枣　鲜藕　荠饼

（出自《费伯雄医案》）

简析：肝为藏血之脏，阴血不足，则肝阳亢盛，魂不归藏，则夜寐不安；气逆于上，则肺金失其清肃。治当养血安神，柔肝肃肺。故本案在甲乙归藏汤滋阴潜阳安神的基础上，改柴胡为降香，加强疏肝降气之力；去当归、白芍、沉香、夜交藤，再加石斛、鲜藕滋阴润燥，瓜蒌皮、川贝母清肺润肺，以降肺气；茯神健脾宁心，荠饼和中护胃。全方治肝以养血为其正治，配伍潜降之品，则魂魄自通归其舍；清肃肺气以清润为主，不从气治而其气自降。

甲乙归藏汤侧重调和肝胆、交通阴阳，针对少阳与厥阴同病之间日不寐；而本方侧重肝肺同治、化痰养阴，针对肝阳鼓动、肺气壅滞之肝肺失和。

【新用阐述】

1. 现代用量　珍珠母 30g，龙齿 10g，柴胡 10g，薄荷 6g，生地黄 20g，当归身 10g，酒白芍 10g，牡丹皮 10g，柏子仁 10g，合欢花 20g，沉香 3g，夜交藤 20g，红枣 5 枚。

2. 功用主治　镇惊安神，养血疏肝。主治不寐，肝肾阴虚、肝阳亢盛证。

3. 辨证要点　①夜寐欠安，难以入睡，或彻夜不寐，梦多，浅睡眠，时轻时重；②情绪紧张焦虑，心烦急躁，头痛目眩，口苦咽干，胸胁胀满。③舌红少苔或舌边尖红，脉左关独弦数。

4. 拓展应用 本方不仅可以治疗不寐，还可治疗郁证、绝经前后诸症。现代医学的失眠、焦虑抑郁状态、自主神经功能紊乱、更年期综合征及脑血管疾病所致的情绪或精神障碍等可辨证应用本方。举临证案例：

杨某，男，48岁，某银行干部，2014年1月4日初诊。因“不寐2个月”来我院就诊。自诉临近岁末年初，工作压力较大，已2个多月难以入睡，且日渐加重。症见不寐，多梦，烦躁易怒，胸闷，喜叹息，心悸易惊，口干，晨起后略感头昏，精力尚可，口唇周围起疹、微痒痛，饮食、大小便正常，舌苔薄黄，脉弦滑。测血压120/70mmHg，检查心电图示窦性心律、正常心电图。既往体健。辨证为不寐，肝郁化火。治以疏肝解郁，平肝潜阳，养血安神，方用甲乙归藏汤加减。处方：珍珠母25g，龙骨（先煎）10g，生地黄15g，白芍10g，丹参15g，醋柴胡6g，薄荷3g，合欢皮10g，酸枣仁（打碎）15g，远志10g，首乌藤30g，柏子仁10g，沉香3g，琥珀6g，磁石（先煎）10g，黄柏10g，甘草3g。7剂。每日1剂，早、晚各200ml。忌烟、酒、浓茶、咖啡、辛香燥热饮食及过度兴奋刺激。

2014年1月21日二诊：症见能入睡，但易醒，梦多，心慌，性情急躁，口臭，大便里急后重，舌苔薄，脉弦滑。辨证为肝郁化火，内兼湿热。守上方去黄柏，加黄连6g。续服7剂而愈。

〖出自：吉康生. 甲乙归藏汤加减治疗不寐体会[J]. 江西中医药，2015，46(6)：17，20.〗

按语：本案患者因岁末工作压力大，情志不遂，致肝气郁结，郁久化火，上扰心神，发为不寐。初诊时紧扣核心病机“肝郁化火”，以疏肝解郁、平肝潜阳、养血安神为法，方选甲乙归藏汤加减，药证相合，故初诊即效。二诊时患者入睡改善，但肝火未清，湿热内蕴肠道，故去黄柏之偏走下焦，加黄连，取其苦寒直折心肝之火，兼清中焦湿热，终使肝火得平，湿热得清，心神得安。

二、驯龙驭虎汤

【处方来源】费伯雄《医醇賸义》

【原方组成】龙齿二钱　琥珀一钱　真珠母八钱　生地六钱　玉竹四

钱　瓜蒌皮三钱　石斛三钱　柏子霜二钱　白芍一钱五分　薄荷一钱　莲子(打碎,勿去心)二十粒　沉香(人乳磨冲)四分

【剂型用法】汤剂,水煎服。

【原义病证】惊恐。症见惊悸,胸闷气促,喉舌作痛。

【处方立意】

1. 理论依据　肝体阴而用阳,若肝体失养,肝阴失充,则肝阳亢逆无制,易耗血生风。中医以“龙”类比肝阳上亢、虚风内动之象,费伯雄制驯龙汤所“驯”之“龙”,实为肝肾之阴火,乃阴虚之亢阳,只宜清潜,不可苦寒直折,故费伯雄在书中依此法制驯龙汤、潜龙汤、驯龙驭虎汤等。“虎”隐喻心火亢盛,传统以“虎”代指心火或邪热,如白虎汤清阳明热盛;“驭虎”即调和心火,避免火扰心神。故驯龙驭虎汤方名以“龙虎”喻肝心二脏火亢之病机,既承袭中医象思维与神兽命名传统,又凸显滋阴潜阳、清心降火的标本同治、阴阳平衡理念,是理、法、方、药高度统一的体现。

2. 组方特点　方中龙齿、珍珠母平肝潜阳,琥珀宁心活血,三药协同重镇浮阳,清肝平肝,镇心安神,以治其标。生地滋肾阴、凉血热;玉竹润肺胃之燥;石斛养胃阴、清虚火,三药滋阴补血治本,以涵敛阳气。瓜蒌皮清肺化痰、宽胸散结,针对痰热内扰之标证。薄荷疏散肝热、利咽止痛;白芍柔肝缓急,防肝阳化风;柏子霜、莲子养心安神,交通心肾。此四药肝心同调,兼顾心肝火旺证候。沉香镇逆气,助龙火下降,使水火既济。全方标本兼治,动静结合,使气机升降有序。

3. 炮制特色　沉香以人乳磨冲,不独润燥,且以护血。

【经典仿学】

溧阳,季某　肝肾两亏,肝风升痰,以致日夜筋惕肉瞤,目不交睫,神烦意躁,治宜平调荣卫,柔息风阳。

真珠母二钱　白归身二钱　大白芍一钱　云茯神二钱　柏子仁二钱　酸枣仁一钱五分　杭菊花二钱　龙胆草一钱五分　生石决六钱　制半夏一钱五分　象贝母二钱　白蒺藜三钱　陈广皮一钱　合欢花二钱　金橘饼二枚　桑枝二尺

(出自《费绳甫经典医案赏析》)

简析:本案例为肝肾两虚,肝风挟痰上扰心神之心烦不寐症。肝主筋,肝血不足则不能濡养筋肉,出现日夜筋惕肉瞤;肝为刚脏,肝肾两虚,阴不制阳,致肝阳上亢,阳郁化火,灼津生痰,肝风挟痰上扰心神,则出现神烦意躁,

目不交睫(即不寐)。治宜息风化痰,养血滋阴。案中费绳甫仿费伯雄的驯龙驭虎汤,取方中珍珠母配生石决平肝潜阳,镇惊安神;用方中柏子仁配酸枣仁、合欢花、茯神等提高养心益肝安神作用;加白芍、当归养血滋阴;加白蒺藜、菊花平抑肝阳,疏肝解郁,清肝明目;龙胆草、象贝母清热化痰;陈皮、半夏、金橘饼燥湿化痰,降逆止呕;桑枝祛风湿,利关节。

【新用阐述】

1. 现代用量 龙齿10g,琥珀10g,珍珠母30g,生地黄10g,玉竹10g,瓜蒌皮10g,石斛10g,柏子霜10g,白芍10g,薄荷6g,莲子(打碎,勿去心)10g,沉香5g。

2. 功用主治 养肝宁心,滋阴潜阳。主治惊悸、不寐,阴虚阳亢伴心火亢盛等证。

3. 辨证要点 ①惊悸,心慌,胸闷气促,不寐;②喉舌肿痛,口咽干燥,五心烦热,头目眩晕;③舌红,少苔,脉细弦数等。

4. 拓展应用 本方适用于肝郁化火、心火亢盛型焦虑症、失眠、更年期综合征等;或阴虚火旺、虚火上炎之慢性咽炎、复发性口腔溃等出现上症者。举临证案例:

廖某,女,19岁,大学生。所患之病怪奇,经常发生幻觉,自称一身分裂为二人,互相争执不休,思想怪诞,不可理喻。某医院诊为"焦虑症",经多方求治,病情一直未见转机,现已无法正常上课学习。刻下:心烦,彻夜不眠(服大量冬眠灵仅能小睡一会),闭眼即觉二小人站立床前,喋喋争吵,互相指责。头目眩晕,四肢发麻,皮肤作痒。舌红无苔,脉大而数。据其父母诉称:该女性格内向,素来寡言少语,无端发生紧张焦虑。证属心肝火旺,风动痰生,上冲神明,以致神不守舍。治当清心肝之火,安定神志,镇肝潜阳为法。疏方:珍珠母30g,龙齿20g,麦冬20g,玄参16g,茯神12g,川石斛30g,紫背齿12g,生地16g,白芍20g,丹皮10g,真广角1.5g,黄连10g,竹茹20g,浙贝15g,海浮石15g。另:羚羊角粉、珍珠粉、朱砂粉、琥珀粉各3g,和匀,用上方汤药分三次送服。服药三剂后,能缓缓入睡,精神状态逐渐好转。上方又服三剂,夜能睡眠7~8个小时(已停用冬眠灵),紧张焦虑不安等症状趋好转,幻觉现象偶有发作,惟肢体仍有发麻。肝风入络之象。改用羚羊钩藤汤,服至六剂,肢体麻木消失。

(出自《刘渡舟验案精选》)

按语：心藏神、肝藏魂，若情志不遂，气郁化火，心肝火旺，动风生痰，上扰神明，则神魂不守，可出现幻觉。尤以肝脏最为相关，因“肝藏血，血舍魂”，肝血不足，或邪热扰血，均可使肝不藏魂发生幻觉。至于头目眩晕，四肢发麻，皮肤作痒，则为火亢动风之象。故治宜凉肝清心，息风化痰。故方中用珍珠母、龙齿、紫背齿、朱砂、琥珀等“介属”镇心肝以安神；玄参、麦冬、石斛、茯神养心安神；犀角地黄汤凉营血，清心肝；黄连、浙贝、竹茹、海浮石以清热化痰息风。诸药合用，则使心火降，肝火平，风息而痰化，神能守舍则愈。

三、大安汤

【处方来源】费伯雄《医醇賸义》

【原方组成】白芍（酒炒）一钱五分　五味子五分　牡蛎（煅，研）四钱　龙齿二钱　木瓜（酒炒）一钱　枣仁（炒，研）二钱　地黄五钱　人参二钱　茯苓二钱　柏仁二钱

【剂型用法】汤剂。金器一具，同煎。

【原义病证】惊伤。真阳外越，真阴不守，症见心悸、筋惕。

【处方立意】

1. 理论依据　费伯雄先生认为，“七情之伤，虽分五脏，而必归本于心”。《素问·举痛论》曰：“惊则心无所倚，神无所归，虑无所定，故气乱矣。”气机升降逆乱，心阳浮越于外，真阴不能内守，则心无所主，故悸动不安。肝肾之阴不能沉潜，筋脉失于濡养则筋脉惕动。本方所主之“惊伤”，属中医“心悸”病，乃惊则气乱，阳气浮越，真阴失守，心神不安，筋脉失濡所致，病位主要在心、肾、肝。心为五脏六腑之大主，《医醇賸义·劳伤》说，“故治七伤者……必兼心脏施治，始为得之”，以大安心神，敛阴柔肝，重镇潜阳为其治法，故名“大安汤”。

2. 组方特点　大安汤方中以白芍、五味子为君。白芍味苦、酸，性微寒，功能敛阴抑阳，养血柔肝；五味子五味俱全，酸味独盛，收敛精气，补益五脏，尤擅宁心安神。二药相合，收敛真阴，平抑浮阳，安定心神。牡蛎、龙齿俱为臣药，固涩潜阳，镇惊安神，助白芍、五味子收敛浮越之心阳。木瓜、酸枣仁、地黄、人参、茯苓、柏子仁均为佐药。木瓜味酸、性温，有舒筋活络之

功，与白芍配伍，可敛阴生津，濡养筋脉，以治筋惕；酸枣仁、柏子仁、茯苓均可养心安神，宁心定悸；地黄滋养肝肾，填补真阴，有助浮阳之沉潜；人参补脾益气，培补气血，以养心神。金器镇心、安神，与诸药同煎治疗惊伤，为此方的特殊煎煮法。金石贝介类药物，质重沉降，有明确的功效主治。黄金亦可入药，常制成金箔使用，或煮水作引，孟河医派常用金器同煮以治疗失眠、癫狂、小儿惊风，近代医药界已很少用黄金制药。

治疗心悸的方剂中，仲景《伤寒论》的桂枝甘草龙骨牡蛎汤是安神定悸的代表方剂，用于治疗心阳虚损所致的心神不安证。大安汤与此方主治不同，乃惊伤所致心阳浮越、心阴失守，异于心阳不振，故去温通心阳之桂枝、炙甘草，而以敛阴养阴、宁心安神之白芍、五味子为君，龙齿易龙骨，与牡蛎共用以潜摄心阳，并佐以柔肝舒筋之木瓜，以及养心安神、滋阴补肾、补气宁心之品，宁心、镇心、养心与滋肾、柔肝并施，收中有补，以达敛阴潜阳、安神定悸之功效。

【经典仿学】

某　抑郁伤肝，火升无制，挟痰销烁心营，神魂飞越，入夜尤甚，夜不成寐，喜笑呓语，坐立偏倚。经谓：神伤则恐惧自失，魂伤则不当人。脉来沉细而弦，治宜清火化痰，镇魂安神。

北沙参四钱　大麦冬三钱　云茯神二钱　花龙齿二钱　左牡蛎四钱　炙鳖甲四钱　羚羊角五分　犀角尖五分　甜川贝三钱　薄橘红二钱　陈胆星五分　生甘草五分　灯心三尺　鲜竹沥（冲）二两

（出自《费绳甫经典医案赏析》）

简析：本案患者因长期抑郁，肝郁化火，阳气偏亢，火升无制，挟痰灼伤营阴，心神失养，故出现夜不成寐，喜笑呓语、坐立偏倚等精神异常，正如《内经》所云“神伤则惧恐自失……魂伤则狂忘不精，不精则不正当人”。脉沉细即是阴液不足，脉弦主肝。治宜清火化痰，平肝安神为宜。本方和大安汤方病因病机基本相仿，均为七情之伤，惧恐自失，用大安汤中龙齿、牡蛎加鳖甲等金石介类药，质重性降，平肝息风，育阴潜阳，重镇安神；改滋阴养肝的白芍、五味子为北沙参、麦冬等甘寒之品，清热养阴生津；犀角善清心热，凉血解毒，羚羊角长于凉肝息风止痉，二者合用，清心凉肝，开窍息风；川贝、陈胆星、鲜竹沥清热润燥化痰，清心定惊；灯心清心利尿；橘红健脾理气化痰；云茯神健脾利湿安神，生甘草调和诸药。

【新用阐述】

1. 现代用量　白芍 10g，五味子 10g，牡蛎（煅，研）10g，龙齿 10g，木瓜（酒炒）10g，酸枣仁（炒，研）15g，地黄 10g，人参 10g，茯苓 10g，柏子仁 10g。与金器同煎。

2. 功用主治　柔肝潜阳，养心安神。主治惊伤，因受惊所致心阳浮越，阴不内守，心神不安者。

3. 辨证要点　①受到惊吓或精神刺激；②心慌、心神不安；③筋肉惕动；④脉浮。

4. 拓展应用　现代医学自主神经功能失常等所致的功能性心律失常、冠状动脉粥样硬化性心脏病、风湿性心脏病、高血压性心脏病等属心阳浮越、阴不内守者，均可使用本方。举临证案例：

林泽苍君问：盗汗畏冷，心悸多恐，时作悲愤之感想，睡后胃部有豆粒上冲，头目昏晕，感寒即咳，吸烟则呕。病已七年，难求功效。贵恙根株深固，原因复杂。即证而论，不外血虚。盖内热生而自汗，幻想多而恐怖，不荣空窍而昏晕，不润中宫而呕恶，皆属显见之象。兹拟柔肝宁心为先，并望间参佛典，以息思虑，药不能独治也。

当归身 4.5g，炒白芍 4.5g，穞豆衣 4.5g，潼沙苑 9g，熟酸枣仁 9g，青龙齿 6g，煅牡蛎 15g，浮小麦 9g，炒竹茹 4.5g，广郁金 4.5g。

（出自《秦伯未医案》）

按语：秦伯未就读于丁甘仁创办的上海中医专门学校，为该校第 3 期学员，与程门雪、章次公等诸贤为同窗学友。本案患者心悸易恐，多有血虚不足。营血不足，虚热内生则盗汗；血虚不荣则畏冷、头目昏晕；血虚肝失濡养，则时感悲愤；心阳不潜，则寐中如有物上冲；营卫不足，则感寒即咳；中焦失和则呕恶。治宜养血柔肝，宁心安神。方中白芍、当归养血柔肝，青龙齿、煅牡蛎安神定悸，加浮小麦更具敛汗之效，酸枣仁养心安神，穞豆衣、沙苑子柔肝，郁金疏肝，竹茹化痰止呕。全方具大安汤潜阳安神，敛阴柔肝之意。

四、离照汤

【处方来源】费伯雄《医醇賸义》

【原方组成】琥珀一钱 丹参三钱 朱砂五分 茯神三钱 柏仁二钱 沉香五分 广皮一钱 青皮一钱 郁金二钱 灯心三尺 姜皮五分

【剂型用法】汤剂，水煎服。

【原义病证】心胀。寒邪犯心者，症见烦心短气，卧不安。

【处方立意】

1. 理论依据 经曰：厥气在下，营卫留止，寒气逆上，真邪相攻，两气相搏，乃合为胀。一则曰厥气，再则曰寒气，可知各种胀症，皆由浊阴上干清道所致。卫气遇寒则滞，营血遇寒则凝。营卫不调，不能捍卫，阴邪乃得乘虚而入。何脏虚，即入何脏，何腑虚，即入何腑。真气与邪气相搏，而五脏六腑，遂各有胀病矣。《经》曰：心胀者，烦心短气，卧不安。"心本纯阳，寒邪来犯，阴阳相战，故烦满短气，而卧不安也。治之之法，但须发其神明，摧荡邪气，使浮云不能蔽日，自然离照当空，太阳之火，不烦补助也"，故而本方名为"离照汤"。离，卦名。为八经卦之一，离卦的本象为日，高悬于空中光芒四射。"离照汤"一方，是为养心而设。心者阳脏，五行属性为火，通于夏气。《备急千金要方》："心主神，神者，五脏专精之本也；为帝王，监领四方。夏王七十二日，住在南方，离宫火也"，故"离照"，含有使丽日照临于"离宫"之义。

2. 组方特点 心胀，即指心前区憋胀疼痛。此证多由胸阳不振所致，若心阳遇寒邪来犯，阴阳正邪相战，心阳温煦推动无力，气血凝滞，就会出现心脉痹阻，血液运行不畅，而致心中烦闷胀满，心神失于温养。《类证治裁》中说："胸中阳微不运，久则阴乘阳位。"治宜活血行气养心安神。

本方为活血行气、宁心安神之剂，主治由寒邪犯心，气血凝滞所引起的心胀等症。心脉气血运行不利而出现心胸憋胀，烦满不舒。心神失养，则神志浮动，躁扰不宁，而出现心烦、短气、失眠等，若损及肾阳就可见尿少、水肿。方中用琥珀、丹参为君药，宁心安神、养血散瘀；朱砂、茯神、柏子仁为臣药，养心安神除烦；沉香、陈皮、青皮、郁金、灯心、姜皮俱为佐药。沉香降气宁心；陈皮、青皮行气消胀；郁金行气活血安神；灯心草清心除烦利水；姜皮散寒行气消肿。诸药共奏养心安神、行气消胀之功效。

【经典仿学】

赵（右） 新产五日，陡然痉厥不语，神识时明时昧，脉弦滑，舌苔薄腻。良由气血亏耗，腠理不固，外风引动内风，入于经络。风性上升，宿瘀随之，蒙蔽清窍，神明不能自主，所以痉厥迭发，神糊不语，症势重险。勉拟清魂散加减，和营祛风，清神化痰。

吉林参须五分　琥珀屑(冲)六分　嫩钩钩(后入)三钱　紫丹参二钱　朱茯神三钱　鲜石菖蒲八分　泽兰叶一钱五分　炒黑荆芥炭八分　炙远志一钱　炙甘草五分　童便(炖冲服)一酒盅

(出自《丁甘仁经典医案赏析》)

简析：新产五日，气血亏耗，卫表不固，外感风邪，引动肝风，加有宿瘀，蒙蔽清窍，故痉厥迭发，神糊不语，显然属重危之症。治用离照汤中主药琥珀、丹参豁痰宁心安神，息风和营祛瘀；并以人参益气扶正固脱；用菖蒲豁痰开窍，钩藤平肝潜阳，童便清热宁神。离照汤活血行气宁心安神主治寒邪犯心，气血凝滞的心胀，清魂散主治风瘀阻窍，神明不能自主的风邪入络，两方都以琥珀、丹参为主要药物，养血活血开窍通脉，一则为治心为主，一则以治脑为主，可谓心脑通调之法，充分体现孟河医者用药时心脑同治的诊疗思路。

【新用阐述】

1. 现代用量　琥珀 10g，丹参 15g，朱砂 1g(不宜入煎剂)，茯神 10g，柏子仁 10g，沉香 5g，陈皮 10g，青皮 10g，郁金 10g，灯心草 5g，生姜皮 10g。

2. 功用主治　养心活血，行气消胀。主治心胀，感受寒邪，气血凝滞而致心神失养者。

3. 辨证要点　①心烦满闷；②胸闷气短；③夜寐不安；④或伴有水肿；⑤舌质淡苔薄，脉沉细弦。

4. 拓展应用　现代医学的急性心力衰竭、慢性心力衰竭等证属气血凝滞、心神失养者，可辨证应用此方。举临证案例：

廖某，女，82 岁，患有冠心病多年，反复出现心慌胸闷，活动劳累后易加重，曾多次辗转于各地医院就诊，治疗效果欠理想，遂来院就诊。来时心悸气短，胸部憋闷不适，纳可，心烦寐差，二便尚调。舌质紫暗，苔薄白，脉弦涩。查心电图示：①窦性心律：② ST 段压低。心肌酶谱示：肌酸激酶 161U/L，肌酸激酶同工酶 35.0U/L。诊为胸痹气虚血瘀脉络闭阻；治从大补元气，活血通脉；用人参 10g，琥珀 10g，丹参 15g，三七 15g，水蛭 5g，柏子仁 10g，陈皮 10g。煎汤口服，经服 1 个月后，患者心悸气短及胸闷减轻，睡眠亦较前有所好转。予守方成丸，继续服用 1 个月，以上诸不适发作频率明显降低，复查心电图示：①窦性心律；②大致正常心电图。复查心肌酶谱均在正常范围。

(出自编者临床诊疗医案，尚未发表)

按语：本案为胸痹，患者年高体弱，心气明显不足，治疗以人参大补元气、健脾益肺、生津止渴、安神益智；以离照汤中的琥珀、丹参安神镇静、活血通脉，并加用三七、水蛭等增加通络化瘀的功能，柏子仁养心安神、改善心悸失眠等症，所以取得了较好的临床疗效。

五、桑苏桂苓汤

【处方来源】费伯雄《医醇賸义》

【原方组成】桑皮三钱　苏子二钱　桂枝八分　茯苓三钱　泽泻一钱五分　大腹皮一钱五分　橘红一钱　半夏一钱五分　杏仁三钱　猪苓一钱　姜三片

【剂型用法】汤剂，水煎服。

【原义病证】支饮。症见水停心下，入于胸膈，咳逆倚息短气，其形如肿。

【处方立意】

1. 理论依据　支饮之病名出自《金匮要略·痰饮咳嗽病脉证并治》，经文曰："咳逆倚息，短气不得卧，其形如肿，谓之支饮。"是指水饮留滞胸膈，以致呼吸困难，不能平卧。主要表现为咳嗽、气喘、浮肿、吐白色泡沫痰。支饮多因感染痨虫，或感受温热、湿热等邪，郁而不解，入侵心包之络，或因肾衰水毒上泛，损伤心包。以胸痛，气喘，心包腔积液等为主要表现。费伯雄认为，痰饮的生成与脾胃有关，"夫天一之水，精也、血也、津液也，此人身之圣水，惟患其少，不患其多，安有变为痰饮之理……惟脾有积湿，胃有蕴热，湿与热交蒸，脾胃中先有顽痰，胶黏不解，然后入胃之水，遇痰而停，不能疾趋于下，日积月累，饮乃由是而成"。对痰饮的治疗，除遵仲景"病痰饮者，当以温药和之"的治法，还注重化脾胃之痰湿，治疗支饮时制桑苏桂苓汤。

2. 组方特点　桑苏桂苓汤由五苓散、二陈汤合方加减变化而成。方中桑白皮冠以方首，且用量最大，性寒而入上焦肺经，泻肺热水气而平喘，通调水道而利水，是为君药。紫苏子性辛温，归于肺经，降气化痰而除实喘，气降痰消则咳嗽自平，胸膈即畅，是为臣药。桑白皮配伍紫苏子，寒温并用，不致偏颇，共奏下气平喘、止咳利水之效。桂枝入于心肺，通阳化气，走表而行四肢肌肤之水；茯苓入于脾肾，利水渗湿，行于表里而利一身之水，二药共为臣药。泽泻、猪苓为佐药，二药与茯苓皆为淡渗利湿之品，宗"其下者引而竭之”的原则，五苓散在此专为三焦留着不行之水而设，行三焦蓄水及肌表之渗水，开下焦膀胱一腑而小便自下，意在使得水精四布调达而不停滞。陈皮（橘红）、半夏亦为佐药，专为中焦脾胃二经痰饮而设，功在实脾而杜绝生痰之源，利三焦之窍，通经隧之壅。杏仁一药，上入于肺，下走大肠，于降肺之中兼有宣发之力，一则以升为降，散肺气壅塞，提壶揭盖；二则止咳平喘，配伍苏子，一升一降，则气机宣降有度。大腹皮，入于肺胃大肠经，通降肺与大肠之气，佐使之药，功擅行气利水，言佐使是相须为用，与桑白皮、茯苓合用才有其功。纵观全方，杏仁开上焦之肺气，陈皮运中焦之脾气，大腹皮利下焦之肠气，皆寓意三焦之气，气行则水自行也。制方之法，温、清、下、消、补等，不为一端，既寓攻于补，又寓补于攻，攻补兼施，实可谓和法也。

【经典仿学】

某　平昔嗜饮，脾必有湿，湿化为痰，中阳失运。饮积于肺，动则气升，咳而作喘，舌苔满白，痰稀不稠，其属饮症。饮邪随气而动，脉象急疾，肺气不降，肾气少藏。拟降肺纳肾，以涤饮邪。

炙桑白皮　莱菔子　白芥子　炙苏子　橘红络　紫菀　赤茯苓　杏苡仁　乌贼骨　白果肉　半夏　炙草

（出自《马培之医案》）

简析：《医宗必读》有云：脾为生痰之源，肺为贮痰之器。患者嗜饮，脾必有湿，湿化为痰，中阳失运。饮积于肺，动则气升，饮邪随气而动，肺气不降，咳而作喘。治宜健脾化湿，培土生金，泻肺平喘，以涤饮邪。本案用桑苏桂苓汤中桑白皮泻肺利水，用方中二陈汤燥湿化痰，理气和中，加用三子养亲汤行温肺化痰、降气消食；二陈合三子可增强化痰、理气、消食之效，对慢性咳喘、痰多胸闷等病症有效。另有茯苓、橘红、薏苡仁、杏仁等药运脾健胃，切断生痰之源，再用乌贼骨制酸止痛，兼防痰湿壅胃致泛酸呕逆。

【新用阐述】

1. 现代用量　桑白皮 15g，紫苏子 10g，桂枝 5g，茯苓 10g，泽泻 10g，大腹皮 10g，橘红 10g，半夏 10g，杏仁 10g，猪苓 10g，生姜 3 片。

2. 功用主治　泻肺化饮，利水消肿。主治支饮、心衰，痰饮内停，肺气上逆者。

3. 辨证要点　①咳嗽；②气喘难以平卧；③水肿；④舌质淡红，苔白腻，脉沉细弦或细滑。

4. 拓展应用　现代医学的心包积液、渗出性心包炎、慢性支气管炎、支气管哮喘、慢性阻塞性肺疾病、渗出性胸膜炎、肺心病、心力衰竭等属饮停气逆者皆可使用本方加减。举临证案例：

患者王某，女，88岁。

初诊：患者因“胸闷气喘间作一年，加重三天”入院。患者一年前无明显诱因出现胸闷气喘，伴心慌不适，活动后加重，曾住院诊断为“心衰、高血压”，以利尿、强心、扩血管、控制血压等处理，出院后患者遵医嘱用药。近三天来，患者感活动后胸闷气喘加重，伴心慌不适，今日胸闷气喘症状明显，双下肢浮肿，咳嗽无痰，遂来我院急诊就诊。刻下：患者神志清，精神萎，半卧位，胸闷气喘间作，动则加重，咳嗽无痰，神疲乏力，畏寒，纳差呃逆，夜寐安，双下肢水肿，尿量少，大便调。舌质淡红，苔白腻，脉弦有结代。中医诊断：心衰病（心肺气虚证）；西医诊断：慢性心力衰竭急性发作，心功能Ⅳ级；心房颤动；胸腔积液；肺动脉高压；高血压3级极高危。西医治疗（略）。中医方面以“实则泻之、虚则补之”为原则，以益气温阳、降气平喘兼顾利水消肿为治法，方选桑苏桂苓汤加减：炙黄芪30g，桑白皮15g，葶苈子10g，苏子10g，桂枝6g，茯苓15 g，泽泻10g，大腹皮10g，陈皮10g，法半夏10g，苦杏仁15g，猪苓10g，生姜3片，炙甘草3g，5剂，水煎服，日2剂。

二诊：患者神志清，精神好转，胸闷改善，咳喘明显好转，可平卧休息，无发热咳痰，双下肢水肿消退，口干，纳可，夜寐尚安，小便多，大便调。舌质红，苔薄黄，脉弦有结代。复查床边彩超提示胸腔积液明显减少。利水过多，津液失调，口干阴虚，予原方减桂枝、生姜，加用麦冬10g、石斛10g养阴生津。

〖出自：陈道海，顾振华．孟河医派费氏名方用于心衰治疗的可行性分析［J］. 中国民族民间医药，2021，30（14）：105-107.〗

> 按语：全方以费氏桑苏桂苓汤为主方，加黄芪，合并苏子降气汤，标本兼治，共收益气健脾、温阳化饮、泻肺平喘、利水消肿之良效。

六、黄连清心饮

【处方来源】费伯雄《医醇賸义》

【原方组成】黄连五分　蒲黄一钱五分　犀角五分　玄参一钱五分　丹参二钱　连翘一钱五分　蒌皮三钱　茯苓二钱　薄荷一钱　竹叶二十张　灯心三尺

【剂型用法】汤剂，水煎服。先用生蒲黄三钱泡汤频漱，再服本方。

【原文病证】舌痛。心阳炽盛证，症见舌卷而肿，塞口作痛，难于语言。

【处方立意】

1. 理论依据　费伯雄深入研究痛症，其言“人之一身，自顶至踵，俱有痛病。其始也，或因于风……病各不同，而其气凝血滞则一也”。并于诸痛一节专列舌痛一症，认为舌痛乃心阳炽盛所致。心阳炽盛乃心之阳热亢盛，实火内炽为患。由于脏腑经脉相互联系，互相影响，心阳炽盛可表现为多种临床病候。舌为心之官窍，心火炽盛，上炎于舌，则见舌尖红绛，口舌生疮，糜烂疼痛等症。心阳炽盛，火热上炎，治法当以清心泻火，直折火势为主，即《金匮要略》泻心汤以芩连苦寒直折心火之法，陈修园有言，“芩连苦寒泄心之邪热，即所以补心之不足”。此外，心与小肠相表里，费氏用清心兼以利小便之品，给邪气以出路。前人有“清热必兼活血”之语，费氏虽未明言此法，然其在治疗心火的方药中，无不使用入心经且能清热活血之品。费氏承袭火郁发之之法，治疗内有郁热之证时多加入升散、透达之品。全方融“直折心火”“火郁发之”“清热兼以活血”“清心当利小便”多种治法于一体，共奏清心泻火，凉血解毒之功。

2. 组方特点　黄连清心泻火，直折心经亢盛之火；犀角凉血解毒，《本草纂要》言：“此药能安心定志，清神凉血，为至静之药也”。陶节庵泻心导赤各半汤中两药同用治“热入心经”。连翘清心火利尿，解毒消痈散结，透邪外出。玄参苦甘咸寒，清血分之热且能养阴生津，解毒散结，利咽消肿，《本草纲目》言其“通小便血滞”，普济消毒饮中即用此两味解毒消肿。丹参色赤入心，防热与血结，兼能养心安神，“降而行血，血热血滞者宜之”“清血中之火，故能安神定志”。上三味清心凉血，清热解毒。辅以薄荷清阳以疏散上焦郁热，即“火郁发之”之意。瓜蒌皮清肺肝之热，通利大肠以助心火下行。茯苓安神利小便，竹叶、灯心清心而利小便，取导赤散中甘草梢、竹叶引心火从小便而去之意。方中蒲黄生用既能清热利尿，又能散血消肿。本方用法中先用生蒲黄三钱泡汤频漱，再服清心饮，即取蒲黄清凉止痛之功。全方药量较轻（如黄连、犀角仅用五分），注重“轻可去实”，避免苦寒过度伤胃。

【经典案例】

某　心肝火升，胃热上蒸，牙疳舌疳并发，腐烂不堪，艰于咽饮，身热不退，症势非轻。拟方以望转机。候高明政用。

犀角尖　鲜生地　木通　川连　胡黄连　石膏　天花粉　人中黄　鲜

石斛　连翘　黑山栀　桔梗　真苇荟　淡竹叶　灯心　鲜芦根

复诊：前方加银柴胡　玄参　紫雪丹

（出自《费伯雄医案》）

简析：本案为心肝火旺，胃热上蒸致使牙龈、舌部红肿溃烂。治宜清心火、降胃火。方由黄连清心饮和导赤散等加减而成。两者均用核心药物犀角、黄连、连翘、竹叶，共奏清心凉血、解毒泻火之功。均注重导热下行，但本案去茯苓，加木通、灯心以清热利尿。再去玄参、丹参、蒲黄、瓜蒌皮、薄荷等，重用石膏、栀子、天花粉、鲜石斛清胃经实热，兼顾生津润燥；人中黄、鲜芦根，增强解毒透热、生津止渴之力。

【新用阐述】

1. 现代用量　黄连5g，蒲黄6g，水牛角10g，玄参6g，丹参10g，连翘6g，瓜蒌皮12g，茯苓10g，薄荷5g，淡竹叶10g，灯心草5g。先用生蒲黄10g，泡汤频漱，再服本方。

2. 功用主治　清心泻火，凉血解毒。主治舌肿、舌痛，反复发作不明原因的心阳炽盛证。

3. 辨证要点　①舌肿，舌痛，难以言语；②或见舌上生疮，衄血等；③伴见面红目赤，烦躁，口干，小便黄；④舌质红，苔薄黄，脉数。

4. 拓展应用　凡心火炽盛，热毒蕴结所致的舌肿，舌痛，难以言语等症，现代疾病中的口腔溃疡、舌炎、疱疹性口炎、急性咽炎等属心火上炎者，皆可使用本方加减。举临证案例：

陈某，男，成年。初诊，1955年3月5日。咽痛，舌根痞痛。气火炎上之故，清泄之剂为先。

小生地四钱　川雅连四分　京元参三钱　嫩射干八分　苦桔梗一钱　甘中黄八分　粉丹皮一钱半　净银花三钱　连翘壳三钱　黑山栀一钱半　酒炒黄芩一钱半　山豆根一钱半

（出自《程门雪医案》）

按语：本例患者以咽痛、舌根疼痛为主症，为心胃气火上冲所致。故仿黄连清心饮之意，以黄连、连翘、玄参清心泻火、解毒散结，主治舌痛。再加甘中黄（人中黄）、竹叶清热解毒、导热下行；桔梗、山豆根、射干利咽消肿，专攻咽喉热毒；栀子、黄芩、金银花、牡丹皮增强解毒凉血之力。

七、大泽汤

【处方来源】费伯雄《医醇賸义》

【原方组成】天冬二钱　生地六钱　人参一钱五分　龟板八钱　麦冬一钱五分　茯神二钱　柏仁二钱　蛤粉四钱　丹参二钱　石斛二钱　灯心三尺　藕五大片

【剂型用法】汤剂，水煎服。

【原文病证】舌痛。阴液大亏，心火上炽者，症见舌色绛红，边尖破碎，舌有血痕而痛。

【组方立意】

1. 理论依据　温热之邪侵犯下焦日久，易真阴渐耗，治疗当以滋阴为主。若元气受损，则要加用补阳药，即"善补阴者，必于阳中求阴，则阴得阳升而泉源不竭"。温病若阴液大亏，水不制火，则致心火上炎，因舌为心之苗窍，热入营血而出现舌色绛红，边尖破碎而痛之证。《温病条辨》："凡热病久入下焦，消铄真阴，必复阴为主。其或元气亦伤，又必兼护其阳。三才汤两复阴阳，而偏于复阴为多者也。"费伯雄在吴鞠通所立三才汤的基础上，本于育阴以除热，阳生而阴长的理论，以大队补阴药配伍少量益气护阳药，使得水复而火自降，而阴复阳回。《左传》"深山大泽，实生龙蛇"，"大泽"即大薮泽、大湖沼之意。本方为阳邪伤阴，或热邪炽盛伤津耗液，而致阴液大亏，心火上炎而设。所用药物皆有滋阴降火，润燥生津之力，亦可从大泽汤方名窥得处方养益阴液之功。

2. 组方特点　本方天冬、生地、人参出自《温病条辨》三才汤，补气养阴生津，取三才汤两复阴阳、滋阴潜阳之意。方中生地凉血滋阴、清热生津，用量最重为君药，费氏《食鉴本草》谓其"入心入肾，甘苦性寒。专泻燥金，善降丙火。伤寒大热，舍此不除。血逆阳强，服此自愈"。天冬、麦冬甘凉滋润，养阴生津而清心除烦，石斛养胃生津，三味助生地滋阴润燥泽枯，共为臣药。人参大补元气，生津安神，取甘守津回，阳中求阴之意。龟板滋阴益血，潜纳浮阳；蛤粉入肺肾而清热散结，二者同用可增潜阳补阴之力，此即喻嘉言所言"畜鱼置介"之法。茯神健脾和中、宁心安神；丹参养血活血、清心除烦；柏子仁滋养阴血，养心安神。阴血大亏，心火上炽，心神受扰，此三药共奏凉血安神之功。藕片可清热破血，费氏《食鉴本草》言其"生食清热破血，除烦渴，解酒毒"。七药共为佐药。灯心入心经清热利水，既可引诸脏之药归心经，又能导虚火从小便外排，故为使药。合方可益五脏之阴，清热除烦，凉血安神，滋而不腻，补而不滞，使阴液得以滋养，虚火得以降泻，则口舌诸症相应而愈。

【经典案例】

某 阴分久亏，虚火上升，津液不济，口干舌碎。宜育阴制阳。

南沙参 川石斛 左牡蛎 麦冬 细生地 龟板 丹皮 茯苓 花粉 女贞子 淮山药 梨

（出自《费伯雄医案》）

简析：此案为费伯雄所治阴虚火旺之虚劳，症见津液不济、口干舌碎。所用方药虽与大泽汤原方不尽相同，但其在自制大泽汤的基础上重新组方，仍以滋阴潜阳、清热凉血为主要思路，根据舌为心肾所系，口干舌碎乃心肾阴虚，虚火亢盛所致的中医理论，明言治宜育阴潜阳。所用方药，以南沙参、川石斛、麦冬、细生地、女贞子、山药共奏滋阴清热之功，龟板、牡蛎重镇以潜阳育阴，使虚火归于下焦。并用茯苓一味利水道，与灯心之意相类；于大剂补药中，佐以天花粉清热生津，丹皮清虚热，梨甘凉清热。本案为阴虚重证，治则上以补水降火同时进行。

【新用阐述】

1. 现代用量 天冬 10g，生地 20g，人参 5g，龟板 30g，麦冬 5g，茯神 10g，柏子仁 10g，蛤粉 12g，丹参 10g，石斛 10g，灯心草 6g，藕片 10g。

2. 功用主治 滋阴降火，养心安神。主治舌痛，阴液大亏，心火上炽证。

3. 辨证要点 ①舌边尖破碎而痛，舌有血痕；②咽燥口干，五心烦热，夜寐不安，小便短赤；③舌色红绛，少苔，脉细数。

4. 拓展应用 凡阴液大亏，心火上炽的口舌碎痛、口疮、牙痛、不寐等，皆可用此方加减。现代医学复发性口腔溃疡、灼口综合征、舌炎、干燥综合征、更年期综合征、焦虑症及高血压、头痛等辨证属阴虚火旺者可辨证使用。举临证案例：

蒋某，女，78 岁。于 2001 年 3 月 2 日来诊。自诉高血压病史 6 年，血压波动在 150~190/90~130mmHg 之间，经常头昏、头晕、头痛。近年来随年龄增大，体质日衰，并出现颠顶部疼痛，服去痛片、安乃近片、镇脑宁及降压药物效果不佳，特来服中药治疗。症见：形体消瘦，头昏，头顶百会穴处疼痛，甚时感有气上冲顶，其痛如裂，腰酸耳鸣，寐差，口干舌燥，神倦乏力。血压 176/110mmHg,舌红少苔,脉弦细数。处方:生地 30g,天门冬 20g,生晒参 15g,生牡蛎 30g,制龟板 15g,炙甘草 10g,牛膝 15g。水煎,待药液偏凉适口而服。次日来诊,诉上方当日服药 3 次,头顶痛及口干舌燥明显减轻,夜寐也可,测血压 146/90mmHg,守方继进 2 剂,颠顶痛除,嘱再进 2 剂,以资巩固。

〖出自:刘开文.三才汤的临床应用[J].中国民族民间医药杂志,2001(5):274-276.〗

按语:生地、龟板、天门冬滋阴治本,牡蛎潜阳治标,生晒参配生地,益气生津,防止纯滋阴药壅滞,牛膝引火下行,与龟板、牡蛎形成"上潜下引"之势,平衡阴阳。

第二节 活用经典方

一、茯神四逆汤

【处方来源】费伯雄《医醇賸义》

【原方组成】茯神二钱 附子三钱 干姜一钱 人参二钱 甘草五分 木香六分 砂仁一钱

【剂型用法】汤剂,水煎服。

【原义病证】真心痛。寒邪直中,症见胸痛剧烈,脘痛呕吐,身冷,手足青至节,甚则旦发夕死。

【处方立意】

1. 理论依据 《医醇賸义》中谈道:"《伤寒论》十卷,炳如日星,后世奉为科律""人之阳气,未至大衰,虽感冒风寒,一时阳为阴掩,究竟真阳尚在,则阳回气复而病亦旋疗""中寒者,寒从内发""中寒但有厥冷而无发热之候,此必其人之真阳先亏,坎中之火,渐为水掩,又必有沉寒痼冷,伏于脏腑,一遇寒气,积病猝发,极为危险"。本案真心痛乃患者素体真阳先亏,坎中之火为水掩,再经受沉寒,内伏脏腑,因此一遇寒气,体内积寒齐发,此时之证并非如伤寒传经之症，不能按部就班，需以气雄力厚之温剂，斩关夺门，以回真阳于俄顷，因而本案治以温阳重剂四逆汤为底方进行加减，温中祛寒，回阳救逆，同时加茯神、人参等，更重温补心阳，大补元气，健运脾胃，从而中阳得运，气机流转，胸痛得止，性命得救。

2. 组方特点 本方由《伤寒论》四逆汤（附子、干姜、甘草）加减而来，原方为治疗里虚寒证的要方，本方紧扣“水来克火，寒邪之中君主”的病机，在原方的基础上加了宁心安神，温胃助运，健脾行气之药，温通中焦，振奋中阳，则胸中大气一转，诸症自除。方中附子大辛大热，入心脾肾经，温通心肾之阳，驱散阴寒，为回阳救逆第一要药，故在此重用为君。人参大补元气，复脉固脱，补脾益肺，尤宜于体虚欲脱，肢冷脉微。干姜温中散寒，回阳通脉，燥湿消痰，与附子相须为用，增强温阳散寒之力，守而不走，固护中焦阳气，上药均为臣药。茯神独辟蹊径，性味甘、平，能入心、脾二经，《药性论》记录其“主惊痫，安神定志，补劳乏”，取宁心安神、利水渗湿之效，既助附子通心阳，又防寒湿凌心，兼缓附子燥烈之性；木香行气止痛，健脾消食，朱震亨认为“调气用木香。其味辛，气能上升，如气郁不达者宜之”。砂仁化湿开胃，温脾止泻，与木香配伍，行脾胃气滞。上药为佐药，疏理中焦气滞，既止呕止痛，又助附子、干姜温通之力上达心脉，体现“大气一转，其结乃散”思想。炙甘草甘温，益气和中，并缓解附、姜燥烈之性为使。

本方药专力宏，医理精妙，用药平和醇正，回阳救逆、益气安神、行气和中并重，更切合“寒邪犯心兼中焦气逆”之复杂病机，堪称“通补兼施、内外并治”的急救良方，充分体现“既病防变”的诊疗智慧。本方在煎煮过程中以水三盅煎至一盅，乃因附子有毒，久煎能减毒。微温服用则是因为患者体内寒邪内盛，虽应以热药热服治之，但为防止拒药不纳，故冷至微温服用。

【经典仿学】

袁（左） 胸痛彻背，背痛彻胸，脘胀肠鸣，甚则泛吐。舌苔薄白，脉象沉迟而涩。此寒客阳位，阴邪充斥，厥气横逆，食滞互阻，脾胃运行无权。急宜温通气机为主，畅中消滞佐之。

熟附子一钱 淡干姜四分 淡吴萸四分 桂心三分 姜半夏二钱 茯苓三钱 陈皮一钱 大砂仁（研，后下）一钱 范志曲二钱 薤白头（酒炒）钱半 厚朴一钱

二诊：前投温通气机畅中消滞之剂，胸背痛已见轻减，泛吐亦止，而脘闷作胀，不能饮食，脉沉小涩迟。脾不健运，胃不流通，肝气怫郁，寒滞未能尽

化也。今原意进取。

桂心四分　炒白芍钱半　瓜蒌皮二钱　薤白头(酒炒)一钱　云茯苓三钱　姜半夏二钱　陈皮一钱　厚朴一钱　广木香五分　大砂仁(研)一钱　范志曲二钱　炒谷、麦芽各三钱

(出自《丁甘仁经典医案赏析》)

简析：本案阴寒之邪阻滞胸阳，故见胸痛彻背，背痛彻胸，脉沉迟而涩，苔白；厥阴肝气逆犯脾胃，故见脘胀、肠鸣、泛吐。本方组方思路与茯神四逆汤类似，方中用附子、干姜等温阳散寒；再用木香、砂仁等重在行气健脾，消滞畅中。但以茯苓替换茯神，养心安神之力虽减，但健脾利水效强；以吴萸、桂心替人参，更增温经散寒之功，散胸背寒凝，直击"胸痛彻背"，又能化解"厥气横逆"之呕吐。二诊因胸背彻痛减轻而原方去附子之温阳，加白芍、木香、谷芽、麦芽等柔肝理气、和胃消滞之品。

【新用阐述】

1. 现代用量　茯神10g，制附片(先煎)5g，干姜5g，人参10g，甘草3g，木香10g，砂仁(后下)5g。

2. 功用主治　回阳救逆，温通心脉。主治真心痛，因阳虚寒凝所致的可见胸痛暴作，甚则旦发夕死的危急重症。

3. 辨证要点　①胸痛剧烈，胸闷、胸痛牵扯后背、肩膀、内臂疼痛；②昏厥或有二便自遗；③身冷，手足发青；④胃痛，呕吐；⑤舌质暗或紫，苔薄白或见瘀斑，脉弦或沉弦。

4. 拓展应用　现代医学之冠心病、慢性心力衰竭、急性冠脉综合征、ST段抬高性心肌梗死、非ST段抬高性心肌梗死、不稳定型心绞痛、心源性休克等疾病属阳虚寒凝者可加减使用。举临证案例：

刘某，女，64岁。有多年冠心病病史，3年前又出现右心力衰竭，经诊治后病情得以控制，近1周因感冒而诱发心悸、水肿，即在某省级医院检查，诊断为全心衰竭，嘱其应住院治疗，患者要求中医同时诊治。刻诊：心悸，呼吸不畅，胸中拘紧，颜面及四肢水肿，形体肥胖，头沉，手足不温，四肢沉重，动则气喘，口淡不渴，舌质淡，苔白腻厚，脉沉弱。辨为阳虚寒重、水湿浸淫，治当温阳利水、益气化痰。治用茯神四逆汤与真武汤合方加味：炮附子5g，干姜5g，制川乌5g，人参3g，茯苓9g，白芍9g，生姜9g，白术10g，薤白20g，枳实15g，泽泻15g. 炙甘草6g。6剂，水煎服，每剂药先以水浸泡约30分钟，然后以大火煎药至沸腾，再以小火煎40分钟，每日1剂，每日3服。

二诊：胸中拘紧缓解，以前方6剂。

三诊：颜面水肿减轻，以前方6剂。

四诊：诸症较前又有好转，下肢水肿明显减轻。又以前方治疗40余剂，诸症得到有效控制。为了巩固疗效，将前方变汤剂为散剂，每次6g，每日3服。随访半年，一切正常。

（出自编者临床诊疗医案，尚未发表）

按语：根据手足不温、口淡不渴、脉沉弱辨为阳虚，加之头沉、肢体困重又为寒湿内阻，因心悸、胸中拘紧、动则气喘辨为心气虚损，又因颜面及四肢水肿辨为水湿浸淫，综合辨为阳虚寒凝、水湿浸淫证。方以四逆加人参汤（茯神四逆汤中主方）中炮附子、干姜回阳救逆，用方中人参大补元气，复脉固脱，补脾益肺，生津安神。因病变证机有痰湿，所以加真武汤温阳利水，且真武汤方药主治并不局限在水气泛溢，更能主治痰湿阻滞心胸；加薤白通阳宽胸行气，枳实行气降浊，茯苓代茯神加泽泻利水渗湿消肿。用制川乌祛风除湿，温经通脉治手足不温。方药相互为用，以奏其效。

二、宽胸四磨饮

【处方来源】马培之《马培之医案》

【原方组成】乌药（酒磨，冲）三分　枳实（酒磨，冲）三分　半夏三钱　陈皮一钱　小茴香一钱　黑丑一钱半　沉香（酒磨，冲）三分　槟榔（酒磨，冲）三分　茯苓三钱　苏合香丸半粒

【剂型用法】汤剂，水煎服。

【原义病证】胸痹。中阳不足，寒气停留，升降失司，症见胸痛、胸闷。

【处方立意】

1. 理论依据　本案患者中阳不足，脾升胃降能力不足，失于温煦，阴寒内生，胸中气机失调，寒凝气滞因而出现疼痛，为阳微阴弦之证，但导致出现该病机的原因却并非瘀血，而是中气不足，痰涎阻滞，导致清气不得上升，浊气不能下降，阳气不得振奋，从而出现胸痛、胸闷等症状，治疗时重在温阳行气，大气一转则清浊自然升降有序。

2. 组方特点　本方是由《济生方》四磨汤（人参、乌药、槟榔、沉香）加

减而来，原方行气降逆，宽胸散结。而本方是由于患者胸中阳气不足，寒气停留，气血不得流通而出现的胸痹证，寒凝气滞痰结之象较重，因此易人参为枳实，再加陈皮、半夏、黑丑、茯苓、小茴香，增强行气化痰，散结温阳的力度，从而达宽胸理气止痛之效。方中枳实破气消积，化痰散痞，主洞开胸中气机；乌药温中散寒、行气解郁；沉香纳气降逆以平喘，槟榔行气导滞以除心下痞满，四药研末以酒冲服，药少力专，能够快速发挥功效，加酒服用亦可助血脉流通。半夏和胃化痰，平降冲逆，陈皮理气燥湿化痰，茯苓健脾利湿，此三药出自二陈汤，燥湿化痰，理气和胃，化解痰湿壅阻之标，为臣药；佐以小茴香辛、温，能散寒止痛，理气和胃；黑丑即牵牛子，功擅泻水通便，消痰涤饮，其助君臣药逐痰消饮，助邪从下焦排出，缓解“下不得出”之困。同时在服用汤药过程中，加用苏合香丸，通过其芳香温通，开窍止痛的功效，能够治疗寒凝气闭的急性胸痛。全方温阳散寒、行气化痰、通降气机，患者胸痹自除。

【新用阐述】

1. 现代用量 乌药（磨粉，黄酒冲服）5g，枳实（磨粉，黄酒冲服）5g，沉香（磨粉，黄酒冲服）1g，槟榔（磨粉，黄酒冲服）1g，半夏 2g，陈皮 5g，小茴香 5g，黑丑 2g，茯苓 5g，苏合香丸半粒。

2. 功效主治 温阳行气，宽胸止痛。主治胸痹，中阳不足、寒凝气滞证。

3. 辨证要点 ①胸痛、胸闷，遇寒加重；②脘腹胀满不适、畏寒肢冷；③痰多短气；④舌淡红，苔薄白或薄腻，脉弦滑。

4. 拓展应用 本方可用于寒痰凝滞导致的冠心病、心绞痛、心包炎、慢性胃炎、功能性消化不良、便秘、不完全性肠梗阻等疾病。举临证案例：

朱男，迭用消导，依旧胸中痞窒。夫痞本有虚实之分，故仲景心下痞有用参之例。今仿四磨饮。

潞党参 9g，尖槟榔 6g，佩兰梗、谷芽、麦芽、台乌药、沉香曲（后下）、佛手、麸炒枳实各 9g。另，服香砂六君子丸或香砂胃苓丸。

二诊：此症初起，却是肠胃有所阻滞。迭用消导攻下，心下所以仍痞，少腹所以隐痛，痞是功能障碍，痛是气体之刺激。当宗醒胃运脾之法，不能再事摧残，致有虚虚之戒。

土炒潞党参 9g，生白术 9g，台乌药 6g，炮附块 5g。另，沉香 2.4g，鸡内金 6g，晚蚕沙 9g，蓬莪术 6g。共研末，每服 1.5~3 克。

三诊：病十去其八，依旧不能畅进饮食，虽少量，亦哕、噫腐气。

潞党参9g，云苓、薤白头各12g，荜茇9g，粉甘草3g，佛手、生白术、半夏各9g，川椒目5g，谷芽、麦芽、麸炒枳实各9g。另，怀山药9g，厚朴3g，生鸡内金9g，莱菔子9g。共研细末，每次吞服3g。

四诊：服益气健脾温通之剂，哕、噫腐气少作。今予异功散加味，缓缓图之。

潞党参15g，白术15g，云苓12g，陈皮9g，谷、麦芽各12g，炙甘草6g，怀山药15g，莱菔子18g，生鸡金18g。共为细末，每次3g，食后服。

（出自《章次公经典医案赏析》）

简析：本案患者经他医治疗，屡用消导之剂，是当作实证治疗，但依然胸中痞窒，章次公先生认为实为虚实夹杂之证，故予消补兼施之法，方用四磨饮化裁。宽胸四磨饮全方侧重攻邪，针对寒、痰、滞交织的急症，而本案迭用消导后，气滞未解而中气受损，胸中痞窒由纯实转为虚实夹杂（气滞兼中虚），故保留四磨饮行气框架（乌药、槟榔、枳实），加潞党参补中益气，佩兰梗、谷芽、麦芽醒脾消食，沉香曲、佛手和胃理气。全方转为攻补兼施，侧重健运脾胃以复升降。两方虽同用四磨饮调畅气机升降，但同中有异。

三、加味养心汤

【处方来源】费伯雄《医醇賸义》

【原方组成】天冬一钱五分　麦冬一钱五分　生地五钱　人参一钱　丹参二钱　龟板五钱　当归一钱五分　茯神二钱　柏仁二钱　枣仁一钱五分　远志五分　甘草四分　淡竹叶二十张

【剂型用法】汤剂，水煎服。

【原义病证】心火。心血大亏，心阳鼓动无力，症见舌绛无津，烦躁不寐。

【处方立意】

1. 理论依据　心为君主之官，主血脉而藏神明。心主血脉，赖心血濡养周身，充盈脉道；心主神明，需阴血涵养以维系精神安定。心血心阳，本为阴阳互根之体，心血需心阳之温煦以运行，心阳赖心血之濡润而潜藏。若心血大亏，阴液枯涸，则心阳失于涵摄，虚阳无制而躁动，遂成“心阳鼓动”之态。阴不制阳，虚火内扰，神明失守，故见烦躁不寐；阴津耗竭，虚热灼络，则舌绛无津，一派阴虚火浮之象。此证病机关键在于阴血亏损为本，虚阳浮越为标，故治以滋阴养血培其本，潜镇安神平其标，使阴复阳潜，神归其舍。

2. 组方特点　本案遣方用药，深秉孟河费氏“醇正和缓”之旨，以滋阴潜阳为纲，融通心肾为枢，标本同治而不失法度。全方首重君药生地黄，独用五钱取其“凉血，生血，补肾水真阴”（《珍珠囊》），甘寒润下，直入心肾，滋填阴精以涵摄浮阳，直击“心血大亏、虚火扰神”之病本；辅以臣药龟板，咸寒质重，潜镇浮越之心阳，合《温病条辨》“介属潜阳”之法，引火归原，更佐天冬、麦冬清金生水，助君臣药“壮水制火”，当归、丹参养血和络，共成滋阴济火、养血安神之功。佐药中人参益气生津，气旺则血生，茯神、酸枣仁柔润安神，远志通心肾之气，淡竹叶轻清导热，使药甘草调和诸剂，全方补而不滞，滋而不腻。本方化裁自天王补心丹之“滋阴安神”，暗涵黄连阿胶汤之“育阴清热”之意，却弃黄连、阿胶之寒腻，以生地、龟板代黄芩、白芍，既存滋阴清热之效，又避苦寒直折之弊。本方以“滋阴潜阳”为纲，立足心肾水火之交，君臣佐使配伍严谨，药性平和醇正。既承《内经》“形不足者温之以气，精不足者补之以味”之训，又融费氏“调理气化，以平为期”之旨，避刚燥苦寒之偏，取甘润轻灵之长，体现孟河医派“醇正和缓、气化调和”的学术特点。

【经典仿学】

苏松太镇台张韶臣军门，彻夜不寐，心烦懊侬，难以名状，遗精阳痿，已经年余。遍治罔效，延余诊视。脉来弦大而滑，此阴虚阳亢，心肾不交。治必育阴潜阳。

大生地三钱　龟版四钱　牡蛎四钱　女贞子三钱　杭白芍一钱五分　大麦冬三钱　川石斛三钱　陈橘红五分　白茯神三钱　鸡子黄（冲服）一个

连进三十剂，心烦懊侬已止，入夜能寐而未酣畅，遗精阳痿仍然。肝阳已平，心肾交通，肾阴尚虚，精气不固。

前方加九制熟地三钱，川黄柏一钱，猪脊髓一条。接服五十剂，遗精止而阳纲振。张氏年已五旬，尚无嗣续，来年妾生一子。张氏喜甚，因问曰：遗精烦躁，彻夜不寐，固是阴虚阳盛。至于阳痿，多属阳虚。前服鹿茸，阳痿更甚，今服补阴药，阳纲即振，而且得子，此何理也？答曰：军门廿四史颇熟，想十三经必早读过。孟子谓“七、八月之间旱，则苗槁矣，天油然作云，沛然下雨，则苗勃然兴之矣”，可为此症铁板注脚。张氏为之首肯。

（出自《费绳甫医话医案》）

简析：本案体现了孟河费氏一派的理论传承，其“阴虚阳亢，心肾不交”

之病机与加味养心汤"心血大亏、虚阳浮越"一脉相承,但又因证化裁,凸显辨证施治的灵活性。费绳甫初诊以生地、龟板、麦冬、茯神等滋阴潜阳、交通心肾,与费伯雄方异曲同工。然其特异性在于:患者兼见遗精阳痿,乃肾精亏涸、下元不固之象,故费绳甫首诊即用牡蛎、女贞子固摄精关,复诊更入熟地、黄柏、猪脊髓峻填真阴,既承祖父"壮水之主"之法,又取叶天士"血肉有情"之妙,将费伯雄"滋阴养血"的治心思路,拓展为"滋肾填精、固摄下元"的立体调治。尤其以"天油然作云,沛然下雨"之喻阐释"滋阴振阳"之理,既呼应费伯雄"阴平阳秘"之旨,又以"反诘阳痿必阳虚"的思辨突破俗见,彰显孟河学派"守正出新"的学术活力。两案相较,加味养心汤以甘润轻灵调和心肾,本案则以咸寒重镇兼顾精关,前者重"养血宁神",后者强"填精固本",实为同一理论框架下,针对不同病位的分层演绎,共彰费氏祖孙"醇正为体,活变为用"的传承特色。

【新用阐述】

1. 现代用量 天冬 10g,麦冬 10g,生地黄 15g,人参 10g,丹参 12g,龟板 20g,当归 10g,茯神 10g,柏子仁 10g,酸枣仁 20g,远志 10g,甘草 5g,淡竹叶 10g。

2. 功用主治 滋阴清热,养心安神。主治不寐,心肾不交证。

3. 辨证要点 ①失眠多梦,虚烦心悸;②口燥咽干,形体消瘦,两颧潮红,或者手足心热,潮热盗汗,气短乏力;③舌红或红绛少津,苔少或无。

4. 拓展应用 临床上凡属心肾不交所致的不寐、心悸、绝经前后诸症、郁证均可使用本方加减,现代医学中的失眠、更年期综合征、焦虑症、心脏神经症等属心血不足、阴虚火旺者,可辨证应用本方。举临证案例:

陈某,男,45 岁,2023 年 10 月 18 日初诊。

主诉:失眠反复发作 3 年,加重 1 月。

患者 3 年前每因劳累后出现入睡困难,多梦易醒,醒后又难以入睡,时彻夜不眠。晚上睡不好,白天精神倦怠。近 1 月来,又因过劳上述症状加重,每夜入睡 2 小时左右,伴有心悸不安,心烦多梦,头晕乏力,神疲健忘,大便干,小便尚可,舌红少苔,脉细数。

诊断:不寐(失眠)。辨证:阴亏血少,心气不足。

治法:滋阴养血,补心安神。

拟方:天冬 6g,麦冬 6g,生地黄 25g,党参 5g,丹参 10g,龟板 25g,当归 6g,茯神 10g,柏子仁 10g,酸枣仁 6g,远志 10g,甘草 5g,合欢皮 10g,夜交藤

20g。7 剂水煎服，日 1 剂，早中晚服用。

（出自编者临床诊疗医案，尚未发表）

按语：本案患者年至中年，常年工作辛苦，忧思太过，心血亏虚，故见入睡困难，白天精神困倦，头昏乏力，心阴血不足。辨证为阴亏血少，心气不足，予加味养心汤加减，因火热不显，故去淡竹叶。再加合欢皮、夜交藤养阴安神。

第三节　医案经验方

一、蒌薤通痹汤

【处方来源】费伯雄《费伯雄医案》

【原方组成】瓜蒌　半夏　薤白头　石斛　郁金　甘草　橘红　桂枝　茯苓　生姜　枇杷叶（姜汁炒，包）

【剂型用法】汤剂，水煎服。

【原义病证】胸痹。寒痰凝结者，症见卧睡不得，胸痛彻背。

【处方立意】

1. 理论依据　《灵枢·本藏》言“肺大则多饮，善病胸痹、喉痹、逆气”，将饮邪痹阻胸中作为胸痹的主要病机。因中寒，上焦阳气不通，心肺之阳不振，兼因怒发，气逆痰结，凝结于胸，以致卧睡不得，寒凝痰结于胸，胸痛彻背，故治疗应温通胸阳以散寒，化痰散结以开痹，理气降逆以平冲，兼滋阴柔肝以防燥烈伤阴。

2. 组方特点　本方由《金匮要略》瓜蒌薤白半夏汤加减（瓜蒌、薤白、半夏、白酒）而来，减白酒而加石斛、郁金、甘草、橘红、桂枝、茯苓、生姜、枇杷叶。胸痹之病，其病机为阳虚阴乘，上焦胸阳不振，中下焦浊阴上乘，肺气失其清肃下降功用，其气不利，所以呼吸急促，气不相续，咳嗽唾涎；阳虚邪痹，气机不通，所以短气、胸背疼痛。故用药以瓜蒌、薤白为君，通阳泻浊，散邪化痰；桂枝温通血脉兼散表寒，半夏、橘红、茯苓助君药温化痰饮，以上四药共为臣药；郁金清热化痰，且活血理气，能平肝郁，枇杷叶化痰且降上逆于肺之浊气，石斛滋阴清热，柔肝养胃，防温燥药耗伤阴液，兼顾痰郁化热之潜证，生姜温中散寒，和胃止呕，助桂枝散寒，协半夏降逆，诸药共为佐药；甘草为使，调和诸药，缓桂枝、半夏之辛燥，护胃气。共奏化痰散结，温通心脉之效。

本方以散寒泻浊之瓜蒌薤白半夏汤为基础，加强了化痰之力度、泻浊之强度，气血痰并治，攻补调相宜，体现了孟河医家用药醇正平和之思想。

3. 炮制特色 本方用姜汁拌炒枇杷叶，增强了枇杷叶化痰散结之功，且能温肺和胃，更能导痰气下行，缓解气逆不得卧。

【经典仿学】

傅（右） 旧有胸脘痛之宿疾，今新产半月，胸脘痛大发，痛甚呕吐拒按，饮食不纳，形寒怯冷，舌苔薄腻而灰，脉象左弦紧右迟涩。新寒外受，引动厥气上逆，食滞交阻中宫，胃气不得下降，颇虑痛剧增变。急拟散寒理气，和胃消滞，先冀痛止为要着，至于体质亏虚，一时无暇顾及也。

桂枝、心各三分 仙半夏三钱 左金丸（包）六分 栝蒌皮（炒）三钱 陈皮一钱 薤白头（酒炒）一钱五分 云茯苓三钱 大砂仁（研）一钱 金铃子二钱 延胡索一钱 枳实炭一钱 炒谷、麦芽各三钱 陈佛手八分 神仁丹（另开水冲服）四分

二诊：服药两剂，胸脘痛渐减，呕吐渐止，谷食无味，头眩心惊，苔薄腻，脉左弦右迟缓。此营血本虚，肝气肝阳上升，湿滞未楚，脾胃运化无权。今拟柔肝泄肝，和胃畅中。

炒白芍一钱五分 金铃子二钱 延胡索一钱 云苓三钱（朱砂拌） 仙半夏二钱 陈广皮一钱 栝蒌皮二钱 薤白头（酒炒）一钱五分 紫丹参二钱 大砂仁（研）一钱 紫石英三钱 陈佛手八分 炒谷、麦芽各三钱

三诊：痛呕均止，谷食减少，头眩心悸。原方去延胡索、金铃子，加制香附三钱、青龙齿三钱。

（出自《丁甘仁医案》）

简析：方中桂枝心、薤白头、栝蒌皮散寒通阳，开结止痛为君药，效仿费伯雄蒌薤通痹汤的核心组合，三者合用，针对“新寒外受”和“气机阻滞”的病机。臣药仙半夏、陈皮、云茯苓，此三味燥湿化痰，降逆止呕，共同针对“食滞交阻中宫”导致的痰湿内停和呕吐。佐以左金丸清泻肝火降逆止呕，金铃子散疏肝泄热，活血止痛，丁甘仁虽未用费氏原方中的郁金，但延胡索同样有理气止痛之功效，枳实炭、砂仁、谷芽、麦芽、佛手，行气消积、化湿和

胃、消食导滞，强力推动中焦积滞的运化。使以神仁丹，芳香开窍、辟秽化浊。本案患者新发疾病，丁氏认为此时邪气盛，不宜用补，恐闭门留寇，故方中无石斛、甘草等滋阴益气之品。

【新用阐述】

1. 现代用量　瓜蒌15g，半夏10g，薤白10g，石斛10g，郁金10g，甘草5g，橘红10g，桂枝10g，茯苓15g，生姜5g，枇杷叶15g（姜汁炒，包煎）。

2. 功用主治　化痰散结，温通心脉。主治胸痹，寒痰凝结证。

3. 辨证要点　①胸闷，胸痛，累及背部；②畏冷，面色苍白；③或咳嗽有痰，或口黏腻；④舌质暗，苔腻，脉沉或沉滑。

4. 拓展应用　本方可用于冠心病、心绞痛、心包炎、肺源性心脏病、肋间神经痛等病属寒痰闭阻者。举临证案例：

许某，男，成年。初诊，1970年2月19日。右胸痛，痞闷短气。苔薄脉弦。气机不利，肺气不宣之故。

薤白头三钱　瓜蒌皮二钱　旋覆花三钱（包煎）　广郁金一钱半　青橘叶三钱　炙枳壳一钱半　制香附三钱　制半夏二钱　老苏梗二钱　制川朴八分　降真香一钱半

三剂。

二诊：右胸痛已止，下移右胁隐隐不快。胸闷短气已除。再拟原法进展。

川桂枝八分　薤白头三钱　瓜蒌皮二钱　旋覆花三钱（包煎）　真新绛一钱半　当归须一钱半　桃仁泥三钱　杜红花一钱　炒延胡一钱半　广郁金一钱半　炙白苏子一钱半　青葱管七茎

三剂。

（出自《程门雪医案》）

二、莲子养心汤

【处方来源】丁甘仁《诊方辑要》

【原方组成】南沙参三钱　珍珠母一两　柏子霜二钱　鲜莲子五钱　川石斛三钱　夜交藤三钱　朱茯神三钱　远志肉一钱五分　怀牛膝三钱　青龙齿（先煎）三钱　酸枣仁（炒）二钱

【剂型用法】汤剂，水煎服。

【原义病证】不寐。阴虚不受阳纳，阳亢不入于阴，所致心肾不交证，症见彻夜不寐，内热口燥，脉象弦滑而数，舌苔薄黄。

【处方立意】

1. 理论依据 中医“心神”学说是神志病理论的核心部分，也是藏象学说的重要组成部分。《素问·宣明五气篇》有言“心藏神，肺藏魄，肝藏魂，脾藏意，肾藏志”。中医认为，不寐的发病究其根本在于脏腑损伤，神不入五脏及气血阴阳失衡三者交织，致使心神失扰。心肾不交，进一步导致气血不和，营卫循行失衡，阳不能入阴而有不寐。故结合本处方中的特色药物鲜莲子和处方功效，将处方命名为莲子养心汤，以育阴潜阳，交通心肾。

2. 组方特点 方中鲜莲子味苦寒，归心、肾经，有清心安神、交通心肾之效，多用于心火旺盛、心肾不交之心神不宁不寐。《本草新编》云：“莲子之心，清心火，又清肾火。二火炎，则心肾不交；二火清，则心肾自合。”《本草问答》曰：“莲心得坎水之气，上生于莲子心中，有似人之心中，故入心中清热。”南沙参、石斛养阴清热，柏子霜、酸枣仁、夜交藤、远志、茯神养心安神；青龙齿、珍珠母重镇安神，怀牛膝补益肝肾，引血下行。本方配伍，滋阴补血以治本，养心安神以治标，标本兼治，心肾两顾，但以补心治标为主，共奏育阴潜阳，交通心肾之功。

【经典案例】

倪（左） 不寐之恙，乍轻乍剧，胁痛略减，头眩心悸，皆由阴虚不能敛阳，阳亢不入于阴也。拟柔肝潜阳，和胃安神。

蛤粉炒阿胶二钱 朱茯神三钱 青龙齿三钱 左牡蛎四钱 生白芍二钱 酸枣仁三钱 仙半夏二钱 炙远志一钱 川雅连二分 柏子仁三钱 北秫米（包）三钱 琥珀多寐丸（吞服）一钱

（出自《丁甘仁医案》）

简析：莲子养心汤与本案处方中均有青龙齿平肝潜阳、镇静安神，朱茯神、酸枣仁、远志、柏子仁等养心安神。但莲子养心汤更侧重心肾同治，通过滋阴降火、引阳入阴实现阴阳相交；而本案加阿胶滋阴养血，白芍、牡蛎柔肝缓急、潜阳安神，半夏、北秫米和胃化痰，针对“胃不和则卧不安”，再加川雅连清心火，琥珀多寐丸助安神定志，更侧重调和肝胃，通过柔肝养血、化痰和胃以缓解阳亢扰动。

【新用阐述】

1. 现代用量 南沙参 15g，珍珠母 30g，柏子霜 10g，鲜莲子 15g，川石斛 10g，夜交藤 10g，茯神 10g，远志 10g，青龙齿（先煎）10g，炒酸枣仁 10g，怀牛膝 10g。

2. 功用主治　滋阴清热，养心安神。主治不寐，阴虚阳亢、心肾不交证。

3. 辨证要点　①心悸怔忡，心烦不安，难以入睡，甚则彻夜不眠；②口咽干燥，口中灼热，口舌生疮，手足心热，头晕耳鸣，腰膝酸软，神疲健忘，或梦遗，大便干结；③舌红少苔或苔薄黄，脉细数。

4. 拓展应用　本方证多由忧愁思虑太过，暗耗阴血，使心肾两亏，阴虚血少，虚火内扰所致。临床经常用于治疗神经衰弱、冠心病、精神分裂症、甲状腺功能亢进等所致的失眠、心悸及复发性口疮等属于心肾阴虚血少者。举临证案例：

徐某，女，89岁。2023年11月14日住院治疗。患者近20年来出现夜寐不安，常彻夜不眠，常需使用舒乐安定2粒口服，方能有4小时左右睡眠，平素自觉虚汗自出，口咽干燥，健忘，纳食差，舌红，舌尖红赤，苔黄，脉细。此为不寐之证，证属心肾两虚，治予补肾清热，养血安神。拟孟河丁甘仁莲子养心汤加减：南沙参15g，珍珠母30g，柏子霜10g，鲜莲子15g，川石斛15g，夜交藤15g，朱茯神15g，远志肉3g，怀牛膝15g，青龙齿15g，酸枣仁10g。服药7剂后复诊，患者家属代诉，患者近7日用药后彻夜不眠症状有所好转，每晚约8时能自行入睡，初起入睡后易醒，醒后汗出，不易再次入睡，仍需使用安定，服药3天后易醒难眠症状明显好转，入睡后能维持2小时睡眠，汗出症状仍有，但较前轻，予原方继用7剂。

（出自编者临床诊疗医案，尚未发表）

按语：本案患者年老，肾精亏虚，心血不足，常年失眠，耗伤阴血，心肾不足，虚汗自出，虚火扰乱心神，出现彻夜难眠，易醒难眠的症状，拟孟河丁甘仁莲子养心汤以滋肾养心安神，疗效颇佳。

第四章　肺系病证方

第一节　自研自制方

一、玉环煎

【处方来源】费伯雄《医醇賸义》

【原方组成】玉竹四钱　羚羊角一钱五分　沙参四钱　麦冬二钱　石斛三钱　贝母二钱　蒌皮三钱　蛤粉四钱　梨汁半杯(冲服)

【剂型用法】汤剂,水煎服。

【原义病证】咳嗽。肺热而咳,症见上焦微喘,肌表漫热,口燥咽干。

【处方立意】

1. 理论依据　内伤咳嗽的病理因素,不外“痰”与“热”。痰有寒热之别,热有虚实之分。肺脏所致咳嗽,大多因虚致实。费伯雄先生所说“肺热而咳”,乃肺阴不足,虚热内生,肺失濡润,气逆而咳。肺不主气,宣降失司,故而微喘;肺主肌肤皮毛,阴虚肺热则肌表漫热;虚热内生,阴津不足,则口燥咽干。本证总属肺阴不足,痰热内生,肺气上逆。治当清肺化痰,养阴润燥,使肺阴得以滋养则肺热可除,痰可清化。孟河医派后人常以此法治疗肺热咳嗽而取效。“玉环”乃玉石制成的配饰,质凉温润,《神农本草经》将玉列为入药之上品,“味甘平无毒,主除胃中热,喘息烦满,止渴”。全方药性如玉,药效之高,如贵重之玉环,故名“玉环煎”。

2. 组方特点　本方由《温病条辨》沙参麦冬汤化裁而来。方中玉竹、沙参、麦冬、石斛,俱为甘寒清润之品,玉竹与沙参相须为用,增强养阴生津之力;麦冬配石斛滋肺肾之阴,金水相生,四药共奏滋养肺胃,润燥生津之效。加入贝母、瓜蒌皮、蛤粉等清肺化痰止咳而不伤阴;羚羊角味咸性寒,清热解毒,息风降逆,可治肺热咳喘;梨汁润肺生津,化痰止咳,冲服可使药效直达肺经,加强生津止渴之功。全方选用甘寒、咸寒之品,清润相合,清中寓养,清养濡润与化痰止咳并施,以收养阴润燥、清肺化痰之功。

【经典仿学】

某　前进清金养胃、和肝保肺，自春而夏，颇见奇功，胃口且起。入秋以来，燥气用事，更受时邪，致发红疹。讵自此而后，潮热日来，胃口日减，气急转甚。是因长夏发泄之余，肺气既伤，而又加之以燥。燥则伤肺而肝愈横，以向不胜而乘我之素胜，是为逆矣。逆即肺愈伤而气愈急，音愈低而汗愈多。而汗为心液，液耗则阴伤，阴愈伤而火愈炽。下午即热，舌白似糜，实为可征。脉小弦而数，左腿痠痛，液耗气伤，一惟燥火用事，霜降大节在迩，出入攸关，深以不效为虑耳。

霍石斛　北沙参　肥玉竹　嫩白薇　桑叶　苋麦冬　川贝母　竹二青　叭哒杏　嫩钩钩

（出自《巢崇山医案》）

简析：本案患者最初用清金养胃、和肝保肺之法，春夏见效，说明初期可能肺胃阴虚，肝气犯肺。秋季燥邪和时邪引发红疹，则潮热、纳减、气急加重。燥邪伤肺，导致肝气横逆，阴液耗伤，虚火内生，出现下午发热、舌苔现白糜，脉象小弦数，左腿酸痛，治宜滋阴润燥，清肺平肝。巢崇山保留了费伯雄玉环煎方中石斛、沙参、玉竹、麦冬养阴润燥的核心药物，取其补肺胃阴津之效。加入钩藤、桑叶、白薇，诸药平肝透热，以防木火刑金。又加入川贝、杏仁宣降肺气，缓解气急。全方甘寒为主，兼顾清热不伤正，润燥不助湿。

【新用阐述】

1. 现代用量　玉竹 10g，羚羊角粉（吞服）3g，沙参 10g，麦冬 10g，石斛 10g，川贝母 10g，瓜蒌皮 10g，蛤粉 10g，梨汁半杯。

2. 功用主治　滋阴润燥，清肺止咳。主治咳嗽，肺热阴虚，肺失濡润证。

3. 辨证要点　①咳嗽频作，痰少而黏或带血丝，咳声嘶哑，喘息气促，尤其活动后明显；②肌肤燥热，时伴胸部灼热感，午后或夜间加重；③口燥咽干，渴欲饮冷，大便干结；④舌边红少津，舌苔薄黄或黄腻，脉细数或浮数。

4. 拓展应用　本方可用于肺热咳嗽、喘证、肺痿等；现代医学之肺炎、肺结核、支气管炎、咽喉炎等，属肺热阴虚、肺失濡润者，皆可辨证应用此方加减。举临证案例：

文某，咳嗽已延数月，甚则痰色带红，形色不充，脉象尺弱寸关濡数，肾水亏涸，不能涵养肝木，肝火犯肺，势将入肺痨一门，宜壮水柔肝，清养肺气。

天、麦冬各二钱　南、北沙参各三钱　甜光杏三钱　川贝母二钱　瓜蒌

皮二钱 茜草根二钱 熟女贞二钱 旱莲草二钱 怀山药二钱 枇杷叶二钱 抱茯神二钱 潼蒺藜三钱

(出自《丁济万医案》)

按语:本案患者久咳,肝肾阴虚,虚火灼肺,肺失清养故咳嗽、痰色带血。尺部脉弱,寸关部脉濡数,乃虚热之象。治以养阴润肺,滋肾柔肝,清肺止咳。以费氏玉环煎为基础方,麦冬、沙参养阴润燥生津;女贞子、旱莲草、怀山药、沙苑子(潼蒺藜)滋阴养血补肾平肝;杏仁、川贝、瓜蒌皮、枇杷叶肃肺止咳化痰;茜草根凉血止血,抱木茯神宁心安神。全方养阴清肺,化痰止咳。

二、降气和中汤

【处方来源】费伯雄《医醇賸义》

【原方组成】苏子一钱五分 沉香五分 海石三钱 蒌仁四钱 莱菔子二钱 芥子一钱 橘红一钱 半夏二钱 桑皮二钱 贝母二钱 杏仁三钱 姜汁两小匙冲服

【剂型用法】汤剂,水煎服。

【原义病证】咳嗽。痰壅气逆证,症见胸脘喘满,时吐稠痰。

1. 理论依据 肺实者以邪实为主,费伯雄先生所谓“肺实而咳”,不外痰与热,致肺气上逆,宣肃失常,而发为咳嗽。肺脾功能失常,水谷精微不能上输于肺,反聚为痰,蕴而化热,灼津炼液,变为痰浊。痰浊壅塞,肺气上逆,中气失和,则胸脘喘满,时吐稠痰。病位在肺,涉及于脾,总属痰浊壅肺,肺气上逆,中气失和。《丹溪心法》强调“治痰先治气,气顺痰自消”,故本方以降气化痰为核心,兼清郁热、和中胃,使气降痰消、肺胃调和。

2. 组方特点 本方以三子养亲汤、二陈汤为主方化裁。方中紫苏子性温味辛,功能降气消痰,治咳平喘;沉香性温质重,功能行气温中,纳气平喘,理气和中。费氏以紫苏子、沉香共为君药,止咳平喘,理气调中,且二者用量极轻,防其味辛性温而伤阴分。海浮石味咸、性寒,清肺化痰散结,可降肺气;瓜蒌仁清热涤痰,宽胸散结,二药相合清热降气,化痰宽胸。桑白皮、贝母、苦杏仁等清肃肺气,止咳化痰。莱菔子、白芥子共助紫苏子降气化痰之力。橘红、半夏燥湿化痰、理气和中。更以姜汁冲服,调和诸药,使清中有温，降逆和中。诸药相合，共奏降气和中之效。

【经典仿学】

湿痰阻肺，咳嗽气急，时常举发，喉际痰声辘辘，寝食俱废，脉来沉弦。治宜渗湿消痰。

薄橘红一钱　制半夏一钱五分　紫苏子一钱五分　全当归二钱　海浮石三钱　瓜蒌仁（研）三钱　炙紫菀一钱　光杏仁三钱　薏苡仁四钱　赤茯苓二钱　上沉香三分

（出自《费绳甫医话医案》）

简析：脾为生痰之源，脾阳不足则水湿不化，聚湿成痰，痰浊内伏，壅滞于肺，痰性黏滞，阻碍气机，肺气上逆，故见咳嗽气急、喉中痰鸣辘辘。痰湿郁遏中焦胸阳，气机升降失常，脾胃升降失司致胸闷喘息，甚则寝食俱废。费伯雄之孙费绳甫在治疗痰湿咳嗽时，沿用费伯雄降气和中方中苏子、沉香、海浮石、瓜蒌皮、半夏、橘红等药物，加入紫菀润肺下气，化痰止咳，尤宜久咳痰黏者。又投当归，防燥药伤阴，兼润肠通便助肺气宣降，薏苡仁、茯苓合用，健脾胃以绝生痰之源，分利湿浊，使邪有去路。

【新用阐述】

1. 现代用量　紫苏子 10g，沉香 5g，海浮石 15g，瓜蒌仁 10g，莱菔子 10g，白芥子 10g，橘红 10g，半夏 10g，桑白皮 10g，贝母 15g，杏仁 10g，姜汁 2 小匙冲服。

2. 功用主治　降气化痰，理气和中。主治咳嗽，痰浊壅肺，中气失和证。

3. 辨证要点　①咳嗽声重，痰多黏稠色白或黄，难以咳出；②胸闷气促，喘息不能平卧；③胸脘胀满，恶心欲呕，或大便干结；④舌苔白厚腻或黄腻，脉滑数或弦。

4. 拓展应用　凡属痰浊壅肺所致的咳嗽、喘证、痰饮、肺胀、梅核气等均可使用本方加减，现代医学之慢性支气管炎、慢性阻塞性肺疾病、支气管哮喘、肺气肿、顽固性咳嗽等，证属痰浊壅肺、中气失和者可使用本方。举临证案例：

刘某某，男，成年。新寒引动痰饮，饮从热化，饮阻肺络，肺气不利，肃化失常，恙久根深。进小青龙加石膏汤加减二剂，痰饮咳嗽、气急不平均见轻减。胃纳呆，痰多，大便不行，小溲黄赤，苔腻脉濡滑。再从原方加减之。

炙白苏子一钱半（包煎）　白芥子一钱（炒，研）　金沸草一钱半（包煎） 桑白皮三钱 云茯苓三钱 炙远志一钱 竹沥半夏二钱 冬瓜子四钱 薄橘红一钱半 白杏仁三钱 象贝母三钱 白通草一钱 淮小麦四钱 炒香谷芽四钱

三剂。

（出自《程门雪医案》）

按语：痰饮为水寒之邪，其本在脾肾，而症见于肺为标。寒饮之邪在肺内久伏，可以化热。程老在首诊中拟小青龙汤加石膏以温化寒饮，兼以清热。二剂后咳嗽、气急之症减轻，然痰湿中阻，故胃纳呆；痰阻肺气，肃降失常，腑气不通，故痰多，大便不行；痰饮化热，流注下焦，故小溲黄赤。遣费氏降气和中汤为主方，气急不平已减，故去莱菔子，加金沸草、冬瓜子降气化痰止咳，茯苓健脾渗湿，通草利湿通淋，淮小麦、炒谷芽和中消食助运。诸药合用，以收肃肺降气，健脾和中，化痰除湿之功。

三、白薇汤

【处方来源】马培之《医略存真》

【原方组成】白薇二钱 瓜蒌仁三钱 橘红二钱 象贝二钱 杏仁二钱 海浮石三钱 桑皮二钱 丹皮一钱五分 竹茹六分 青蒿一钱 梨三片

【剂型用法】汤剂，水煎服。

【原义病证】咳嗽。肺胃痰热，壅于膈上，症见身热咳嗽，气粗痰鸣，口干作渴。

【处方立意】

1. 理论依据 痰热咳嗽，为中医咳嗽之常见证型，其成因多端，可由外感风热，入里化热，炼液为痰；或素体阳盛，内有蕴热，复感外邪，痰热交结，壅滞于肺。肺主气，司呼吸，以清肃下降为顺。今痰热壅滞于肺，肺失肃降，肺气上逆，故见咳嗽、痰多稠黄，气息粗重。《景岳全书·咳嗽》有云，“咳嗽之要，止惟二证。何为二证？一曰外感，一曰内伤而尽之矣”。然此痰热咳嗽，既非纯由外感风寒，亦非单纯内伤虚火，其痰热壅肺之理，与外感化热、内伤生热致肺失宣降之机，实有相通之处。肺热内郁，热邪炽盛，灼伤津液。津液耗伤，则口干作渴。且肺与大肠相表里，肺热可下移于大肠，影响传导，致大便干结。肺居上焦，为华盖；胃居中焦，为水谷之海，肺胃经脉相互络属，生理相依，病理相扰。痰热壅结于膈上，犯肺及胃，胃失和降，胃热内生，加重肺热。故治疗宜清肺胃、化痰热，使肺气肃降，胃热得清，痰热得散，则诸症自解。马氏创白薇汤以治之。

2. 组方特点　方中白薇味苦性寒，清泻肺热，解身热咳嗽，又可清胃热；《本草纲目》言“白薇性寒，乃阳明经药也”。瓜蒌仁甘寒质润，入肺、胃、大肠经，既能清热化痰，又能宽胸散结、润肠通便，与白薇相伍，共清肺胃痰热，共为君药。桑白皮清肺化痰，《滇南本草》称其“止肺热咳嗽”；象贝母清热化痰；海浮石清肺化痰、软坚散结，《本草纲目》载其“气味咸寒，润下之用也。故入肺除上焦痰热，止咳嗽而软坚”。此三药共为臣药，助君药加强清热化痰之功。牡丹皮清热凉血、活血化瘀，既能清血分热，又可防止痰热郁久化热伤络；青蒿清透虚热，使热邪从外解，防止热邪进一步耗伤津液；杏仁止咳平喘，润肠通便，助痰热从大便排出；竹茹清肺胃之痰热并除烦安神。此四药共为佐药。梨，养阴润肺，防痰热伤阴，药食两用，调和诸药，引诸药入肺胃，为使药。全方药简力专，针对痰热咳嗽的主要病机，以清肺胃之热和化痰为重点，同时兼顾养阴，使清热化痰不伤阴，养阴不恋邪，肺胃同治，清润相宜。

【经典仿学】

叶(左)　风温伏邪，化燥伤阴，肺胃为病，枢机窒塞不行，身热咳嗽，腹痛胁痛，口干欲饮，舌红绛，脉滑数，症势非轻。姑拟生津清温，宣肺化痰。

天花粉三钱　肥知母二钱　冬桑叶三钱　光杏仁三钱　象贝母二钱　川贝母二钱　抱茯神三钱　金银花四钱　连翘壳三钱　川郁金钱半　福橘络一钱　冬瓜子三钱　丝瓜络二钱　鲜石斛三钱　活芦根一尺

二诊：临晚寒热，咳嗽胁痛，口干欲饮，不时呃逆，舌红绛，脉浮数。风温伏邪夹痰热交阻肺胃，阴液暗伤，木火上升，还虑增变，仍宜生津清温，清肺化痰。

天花粉三钱　肥知母二钱　银柴胡一钱　川石斛三钱　连翘壳三钱　抱茯神三钱　金银花三钱　川象贝(各)二钱　光杏仁三钱　桑叶三钱　西茵陈钱半　冬瓜子三钱　活芦根(去节)一尺　柿蒂十枚

(出自《丁甘仁经典医案赏析》)

简析：本案为风温伏邪，化燥伤阴造成肺胃阴伤，痰热内蕴，气机不畅。故丁甘仁对马培之治疗本病证的白薇汤方进行化裁，将方中君药白薇易为天花粉、肥知母清热养阴；用原方中杏仁、贝母润肺化痰；加用银花、连翘清解风热表邪；石斛、芦根补肺养阴、益胃生津；用郁金、橘络、丝瓜络疏利气机、通络止胁痛。药后身热虽退未净，入暮尤作，舌绛脉数，是肺胃阴液已伤，深恐肝火上炎再生病变，故在前方基础上去郁金、橘络、丝瓜络，加银柴胡、茵陈清热凉血、平降肝火，柿蒂一味以治呃逆。

【新用阐述】

1. 现代用量 白薇 10g，瓜蒌仁 15g，橘红 10g，浙贝母 10g，苦杏仁 10g，海浮石 15g，桑白皮 10g，牡丹皮 10g，竹茹 10g，青蒿 5g，梨 3 片。

2. 功用主治 清降肺胃，化痰止咳。主治咳嗽、喘证，肺胃痰热壅滞，气津两伤证。

3. 辨证要点 ①身热咳嗽，气粗气急，咯痰，痰黄黏稠，喉中痰鸣；②口干作渴，咽痛，头痛；③舌红，苔黄或黄腻，脉数或脉滑数。

4. 拓展应用 凡属痰热内蕴所致的肺炎、支气管扩张、慢性阻塞性肺病急性发作、咽炎、鼻窦炎、口腔溃疡等出现本证者均可加减运用。举临证案例：

高（右） 久咳痰稀，中气不运；月事经久不行，肝火上冲于肺，肺失降令。防其入损。

旋覆花（包）一钱五分　杏仁三钱　大贝二钱　郁金二钱　桑叶一钱五分　橘红一钱　蒌皮四钱　海浮石三钱　海蛤壳四钱　冬瓜子三钱　玉蝴蝶十张　生枳壳一钱

二诊：呛咳稍平，右胁作痛，脉仍弦滑。痰火未靖。再以清金肃肺，分化痰热。

蒌皮四钱　杏仁三钱　黑栀三钱　大贝二钱　白薇、前各一钱五分　桑叶一钱　冬瓜子三钱　海浮石三钱　竹茹二钱　通草八分　玉蝴蝶十张

（出自《杨博良医案》）

按语：患者久咳痰稀，中气不运，月事不行，肝火上冲于肺，肺失肃降。初诊时以蒌皮、杏仁、贝母、郁金、桑叶、橘红、旋覆花、海浮石等药物，以化痰降气、疏肝理气、肃肺止咳为主。二诊时，呛咳稍平但右胁作痛，脉仍弦滑，提示痰火未清。此时加入白薇，取其清热凉血、除虚热之功，以应对肝火上冲及可能存在的阴虚之象；前胡则增强降气化痰、疏散风热之力，与白薇汤方中的清热化痰药物协同，进一步清金肃肺、分化痰热。

四、润燥泻肺汤

【处方来源】费伯雄《医醇賸义》

【原方组成】玉竹四钱　蒌皮三钱　桑皮三钱　沙参四钱　麦冬二钱　黄芩二钱　贝母二钱　杏仁三钱　苡仁四钱　梨汁(冲服)半杯

【剂型用法】汤剂,水煎服。

【原义病证】燥咳。肺火,症见微喘而咳,烦渴欲饮,鼻端微红,肌肤作痒。

【处方立意】

1. 理论依据　《内经》云“燥胜则干”,《素问玄机原病式》亦谓“诸涩枯涸,干劲皴揭,皆属于燥”。肺为娇脏,喜润恶燥,燥邪侵袭,易伤肺津。燥邪致病具有明显的季节性,多见于秋季,但其他季节气候干燥或人体津液不足时亦可感受燥邪。燥邪致病,首犯肺卫。费伯雄认为,“肺火自本经而发者,缘燥气相逼,消肃之令不能下行,故肺气焦满”,故肺受燥邪,燥属阳邪而生肺火,易伤人津液,导致肺失宣肃,出现干咳、发热、咯血、气喘、皮肤干燥、肌肤作痒、口干等一系列燥热伤津之象,治宜清肺润燥,费氏创润燥泻肺汤以应之。

2. 组方特点　方中玉竹甘平柔润,长于养阴润燥;沙参甘微寒,善养阴清肺;两者共为君药,均入肺经,乃甘寒清润之佳品,能滋养肺阴,针对燥邪伤肺、肺阴不足之核心病机,滋养肺阴、润燥止咳,体现“治燥必先润肺”的治则。麦冬甘微苦微寒,能养阴润肺、益胃生津;瓜蒌皮清化热痰、利气宽胸;桑白皮泻肺平喘,通过清泻肺热,使肺气肃降;黄芩苦寒,清泄肺中燥热,防燥热化火伤络,《医学启源》言其“泄肺中火邪上逆于膈上”,四者合为臣药,助君药清肺热,润肺阴。杏仁降气止咳,助肺气宣降有序,且润肠通便防燥邪伤津致大便干结;贝母清热化痰、润燥止咳;薏苡仁健脾祛湿,顾护中焦,防止湿邪内生,《本草纲目》称其可“健脾益胃,补肺清热,祛风胜湿”。三者共为佐药,既清泄燥热,又兼顾脾胃。梨汁为使药,其性甘寒,功善润肺生津、清热化痰,增强全方润燥之力,引导诸药直达病所。整方滋阴润燥与清热化痰并重,既治燥咳之本,又清肺热之标,药性平和,兼顾脾胃,体现整体观念和治未病思想。

【经典仿学】

苏州王颂卿,六十五岁,感冒,因发散太过,津液受伤,咳痰难出,口干舌燥，头热目干，大便燥结，饮食少进。余诊其脉细弦，肺胃阴伤，余邪留恋，倘再泄邪，势必阴涸阳越。古法于邪少虚多，不外养正。令津液内充，自能托邪外泄。

北沙参四钱 大麦冬三钱 大玉竹三钱 川石斛三钱 天花粉三钱 生甘草四分 大白芍一钱半 川贝母三钱 牡丹皮二钱 甘菊花二钱 甜杏仁三钱 鲜芦根二两

二诊：进两剂，头热退而咯痰爽，舌转润而大便通。惟神倦头眩，纳谷未旺，此津回邪解，阴液尚虚，胃失宣布。照前方加西洋参一钱半、生枳壳一钱。

连进五剂，遂愈。

（出自《费绳甫医话医案》）

简析：外感后发散太过，津液受损，肺胃阴伤，余邪留恋，治疗的重点在于滋阴润肺，益胃生津，灵活运用润燥泻肺汤之方义，去黄芩、蒌皮、薏仁等燥品，加石斛、生白芍、芦根、天花粉、生甘草养阴润燥，仅以丹皮、菊花祛除余邪。复诊加西洋参养阴益气，盖因病后气阴两伤；生枳壳长于理气宽胸，主要用于胸胁气滞、痰饮等症，有别于炒枳壳之行胃肠气滞。

【新用阐述】

1. 现代用量 玉竹10g，瓜蒌皮10g，桑白皮10g，沙参10g，麦冬10g，黄芩10g，贝母10g，苦杏仁10g，薏苡仁10g，梨汁半杯。

2. 功用主治 清肺润燥，生津止咳。用于咳嗽，燥热犯肺之燥咳者。

3. 辨证要点 ①咳嗽，痰少而黏，咳吐不畅，或伴咯血；②心烦口渴，或伴鼻尖红，或伴皮肤干痒；③舌干红或舌绛红，苔黄或白腻，脉细数。

4. 拓展应用 凡慢性咳嗽、支气管扩张、肺结核、慢性阻塞性肺疾病出现燥邪犯肺、肺阴亏耗等证者均可加减运用。举临证案例：

秦（右） 初诊：咳嗽口吐白沫，咽中燥，舌中心脱液，大便燥结，脉来弦滑。症成肺痿，非小恙也，宜肃肺气、敛津液为治。

甜杏仁9g，紫菀6g（水炙），剖麦冬9g，大力子9g，五味子0.9g，肥玉竹6g，百药煎3g，诃子皮4.5g，全瓜蒌6g（打）。

二诊：肃肺气敛津液，吐白沫已止，咳嗽仍剧，咯吐不爽，大便燥结，脉滑，口干。肺经燥火仍炽，还宜清燥滋肺。甜、苦杏仁各6g，干柿霜4.5g（冲），瓜蒌6g，川象贝各4.5g，肥玉竹4.5g，枇杷叶9g，紫菀6g（水炙），剖麦冬9g，桑叶皮各9g，料豆衣9g，黑芝麻30g（布包）。

（出自《内科名家严苍山学术经验集》）

按语：此案初诊针对外感发散太过致肺胃阴伤、余邪留恋之症，去润燥泻肺汤中桑白皮、黄芩、薏仁等清热燥湿健脾之品，加紫菀、五味子等收敛润肺、牛蒡子疏风，侧重滋阴润肺、敛津液；二诊因患者肺经燥火仍炽、咯吐不爽、大便燥结，去初诊收敛之五味子、诃子皮，增柿霜清热润肺、川象贝清热化痰、枇杷叶降逆止咳、桑白皮泻肺平喘、黑芝麻润肠通便等，强化清燥滋肺、清热化痰、润肠之功，凸显随证灵活化裁、精准用药之妙。

五、鹅梨汤

【处方来源】费伯雄《医醇賸义》

【原方组成】鹅管石（煅，研）五分　陈麻黄（蜜炙）五分　当归一钱五分　茯苓二钱　蒌仁四钱　苏子一钱五分　桑叶一钱　橘红一钱　半夏一钱　贝母二钱　杏仁三钱　梨汁两大匙、姜汁两小匙同冲服

【剂型用法】汤剂，水煎服。

【原义病证】咳嗽。风痰入肺，症见久经吼咳者。

【处方立意】

1. 理论依据　费伯雄治疗咳嗽重视痰的病理因素，看重肺为娇脏的生理特点，着眼肺主肃降的生理功能，善用温开辛宣、甘润养肺，慎用收涩药。常以贝母、杏仁配紫苏子、瓜蒌、半夏、梨汁等甘凉药物，达到滋阴润肺、清火降逆止咳的功效。同时，费氏顾护正气，最重脾胃，重视调理中焦气机，以脾胃升降辅肺之宣降。本方是以“鹅”（鹅管石）温化降逆为主，以“梨”（梨汁）润肺化痰为辅，共同针对“风痰入肺，久经吼咳”这一核心病机而设，共奏温化降逆，润肺化痰，止咳平喘之效。

2. 组方特点　方中鹅管石性温质重，助阳温肺，降逆平喘；陈麻黄宣肺平喘，蜜炙以缓其发散之力，增其润肺平喘之功，两药一宣一降，以复肺之宣肃，共为君药。梨汁润肺止咳；桑叶甘寒，“下气而益阴”，尚可祛风清热。当归辛润，通血气而无耗散肺气之虞。梨汁、桑叶配伍苏子、杏仁、二陈（橘红、半夏）降气化痰以清肃肺气，针对风痰遏于气道，肃降失司之病机，共为臣药。风痰郁久，易于化热，故用瓜蒌仁、贝母为使药以清化热痰。痰气久郁，胶结难解，非辛散不可，故用姜汁开痰塞。全方清肺润燥，开结涤痰，温

凉互用。

【经典仿学】

金坛朱某，痰气哮咳，不能平卧，姑拟清降肺胃。

南沙参四钱　云茯苓二钱　怀牛膝二分　鹅管石三分　苏子霜二钱　化橘红一钱　制半夏一钱半　川续断二钱　补骨脂一钱　象贝母二钱　大杏仁三钱　桑白皮二钱　佛手五分　降香五分

（出自《费绳甫医话医案》）

简析：费氏鹅梨汤有降逆平喘，化痰止咳之功。费绳甫遵循“五脏六腑皆令人咳，非独肺也”之经旨，对于肾虚而喘，症见“痰气哮咳，不能平卧”者，针对肾虚气逆、痰气交阻的病机，在鹅梨汤的基础上，补充续断、补骨脂益肾纳气，以固肾元之本，使肾气得充，纳气有权，气机升降有序。虽方中仍有鹅管石等降逆平喘、化痰止咳之品，但补肾纳气之法的融入，是针对肾虚病机精准施治的体现，既传承了原方化痰止咳、宣肃肺气之思路，又结合患者具体病情，将治疗层面从单纯肺系拓展至肺肾同调，是对原方治疗理念和用药思路的进一步发挥。

【新用阐述】

1. 现代用量　鹅管石30g(煅，研)，陈麻黄(蜜炙)10g，当归10g，茯苓10g，瓜蒌仁10g，紫苏子10g，桑叶10g，橘红10g，法半夏10g，川贝母10g，苦杏仁10g。梨汁2大匙、姜汁2小匙同冲服。

2. 功用主治　缓通肺窍，以除积痰。主治咳嗽，哮病，风痰入肺，痰火上壅胸膈者。

3. 辨证要点　①咳嗽日久，咳白痰或咳痰不爽，喉中哮鸣声，胸闷气喘；②咽痒，咽干，遇风可加重；③舌淡红苔白腻，脉弦滑。

4. 拓展应用　凡咳嗽迁延难愈责之风邪引动肺内伏邪，肺失宣肃，日久耗伤肺阴者均可加减运用。现代医学所称感染后咳嗽、咳嗽变异性哮喘、慢性支气管炎、慢性咽炎、哮喘等可辨证应用此方。现今鹅管石使用不多，顽痰、老痰，常用海浮石辨证加减使用。举临证案例：

刘某，女，64岁，1984年3月20日初诊。患者咳喘十余年，近年来频繁发作，症状渐剧。诊见形丰体倦，呼吸急促，胸中窒闷，喉中痰鸣，语声低微，纳呆畏寒，动则心悸自汗。舌淡红、苔厚腻。脉来沉细，时有结代。胸透、心电图检查为示肺气肿、肺心病。证属气虚阳衰、寒痰壅滞。治则：益气温阳，豁痰开窍。方药：鹅梨汤加党参、干姜、肉桂。患者进药3剂，喘促大减，心悸气短渐平。续服 4 剂，痰少汗止，纳增神爽。本方加黄芪、白术、五味子、紫河车，出入化裁，服药 20 余剂，症除体壮，一年后随访，未见复发。

〖出自：蒋正文，江传岭．费氏鹅梨汤治疗六十例肺气肿疗效观察［J］. 浙江中医杂志，1990，25(3)：99.〗

按语：本病证属气虚阳衰、寒痰壅滞，鹅梨汤攻邪为主但攻中寓补，温中有润，患者气虚阳衰之症明显，故加党参益气健脾以固本，干姜、肉桂温中散寒以助阳，使正气得复，寒邪得散，痰浊得化，肺气得宣，喘促自平。

六、桑菊愈风汤

【处方来源】费伯雄《医醇賸义》

【原方组成】桑叶三钱　杭菊二钱　蔓荆子一钱五分　当归一钱五分　桔梗一钱　枳壳一钱　川贝二钱　杏仁三钱　川芎八分　黑芝麻一撮

【剂型用法】汤剂，水煎服。

【原义病证】脑漏。风伤脑，症见鼻窍不通，时流清涕。

【处方立意】

1. 理论依据　鼻渊，又称“脑漏”“脑渗”“脑崩”“脑泻”，为鼻腔时流涕液之症。《景岳全书》记述：“鼻渊证，总由太阳督脉之火，甚者上连于脑，而津津不已，故又名为脑漏。”肺居上位，为华盖、娇脏，外邪侵犯，首先犯肺；费伯雄云：“鼻为肺窍，司呼吸以通阳。贼风侵入，随吸入之气，上彻于脑，以致鼻窍不通，时流清涕，此风伤之脑漏也。”患者起居不慎，冷暖失度，或过度疲劳而致体虚，风热或风寒之邪袭表伤肺，风寒之邪郁而化热，肺气失于清肃，邪热之气循经上蒸鼻窍而发病。费伯雄创桑菊愈风汤治疗风邪袭肺证之鼻渊。

2. 组方特点　方中桑叶善走肺络，清泻肺热；菊花清苦泄降，疏风泻热，两药甘凉轻清，疏散上焦风邪，共为君药。蔓荆子疏散风热，清利头目，《医林纂要》云蔓荆子“散热，祛风，兼能燥湿”，协助君药疏散风热，川芎、当归活血祛风，通窍止痛，此三药共为臣药，助君药加强疏散风热之效，且能针对头痛症状，体现“治风先治血，血行风自灭”。贝母、杏仁化痰下气，更以桔梗宣肺祛痰，载药上行，引诸药直达病所，枳壳理气宽胸，行滞消积，一升一降,宣畅气机,通达肺气。四者共为佐药,宣肺化痰。黑芝麻补益肝肾、滋阴润燥,防止疏散药物耗伤阴液,调和诸药为使药。整个处方疏风通窍与化痰止咳并重,且注重气血调理,药性平和,不燥不腻,祛邪不伤正。

【经典案例】

某 阴分久亏,肝阳烁脑,鼻流清涕。宜养阴息风。

南沙参 麦冬 生石决 羚羊片 象贝 桑叶 茯苓 杭菊 蝉蜕 川郁金 合欢皮

(出自《费伯雄经典医案赏析》)

简析:从费伯雄医案中可见,虽其自创桑菊愈风汤治疗鼻渊,但遇“阴分久亏、肝阳化风”之变证时,仍可化裁自研方,在保留原方中桑叶、菊花疏风清热之基础上,大幅削减辛散峻药(如减少蔓荆子用量、弃用杏仁之燥性),转而增添南沙参、麦冬、生石决明、羚羊片等养阴柔肝、平肝息风之品,形成“疏风不伤阴、清热兼息风”的配伍结构。此变方体现了对疾病动态演变的精准把握:初期风热未尽需轻清疏散,后期阴亏风动则需滋潜并举,使治疗目标从“祛邪”转向“扶正祛邪并重”,适用于慢性鼻炎、鼻窦炎合并阴虚风动型头痛、高血压眩晕等复杂病症。

【新用阐述】

1. 现代用量 桑叶10g,杭菊花10g,蔓荆子10g,当归10g,桔梗5g,枳壳10g,川贝母10g,苦杏仁10g,川芎10g,黑芝麻10g。

2. 功用主治 疏风通窍,化痰止咳。主治鼻渊,风热袭肺证。

3. 辨证要点 ①鼻塞,流黏涕或浊涕,头痛,嗅觉减退,遇风加剧;②咳嗽少痰,痰色黄质黏;③舌边尖红,苔薄黄,脉浮数。

4. 拓展应用 凡属风邪侵袭人体,导致肺失宣降、清窍不利、咽喉失养所引发的鼻塞、流涕、咽痒、咳嗽、咳痰、头痛等症状,皆可酌情使用本方进行加减治疗。现代医学之急性上呼吸道感染、急性支气管炎、急慢性鼻炎、鼻窦炎等均可辨证应用此方。举临证案例:

陈某,男,42岁。初诊日期:1991年10月8日。主诉:鼻塞、流浊涕反复发作1月余,加重3天。病史:患者1月前因感冒后出现鼻塞,流黄稠鼻涕,未曾系统治疗。3天前症状加重,鼻塞不通,需张口呼吸,涕多色黄质稠,嗅觉减退,伴有前额头痛,发热(体温37.8℃),微恶风,咳嗽,痰少色黄,口干欲饮。舌质偏红,苔薄黄,脉浮数。治法:疏风清热,宣肺通窍。方药:桑叶10g,菊花10g,薄荷6g(后下),杏仁10g,桔梗6g,连翘10g,芦根30g,

苍耳子 10g，白芷 10g，辛夷 6g，黄芩 10g，甘草 3g。

（干祖望医案）

七、金牛汤

【处方来源】费伯雄《医醇賸义》

【原方组成】郁金二钱　牛蒡子（炒，研）三钱　陈麻黄（蜜水炙）四分　瓜蒌皮三钱　苏子一钱五分　芥子一钱　沉香五分　贝母二钱　杏仁三钱　橘红一钱　半夏一钱　桑皮二钱　枇杷叶（刷毛，蜜炙）两张

【剂型用法】汤剂，水煎服。

【原义病证】失音。咳嗽，痰气闭塞失音，症见语音不出。

【处方立意】

1. 理论依据　《张氏医通》有言，“失音大都不越肺，然须以暴病得之，为邪郁气逆，久病得之，为津枯血槁……昔人所谓金实不鸣，金破亦不鸣也”。本病多由风寒、风热、燥热之邪侵袭，肺失宣达，致肺气壅实；或由嗜食肥甘厚味、饮酒吸烟，痰浊内生，与气机互结壅塞气道，而致会厌开合不利所发。朱丹溪指出，“痰随气而升降，气塞则痰聚，气顺则痰消”。当以宣肺化痰理气之法治之，选用郁金、牛蒡子为君药配伍宣肺理气，痰化气行，肺气宣畅，语音自出。

2. 组方特点　金牛汤治肺实失音，其组方精妙，方中郁金味辛能行能散，行气开结，清热凉血；牛蒡子辛散苦泄，于升浮之中又有清降之性，外散风热，内可解毒，两者协同化痰止咳，宣肺开音，寒温并用，既不会过于寒凉伤及正气，又能有效清热化痰。两者共为君药，针对因痰气内闭化火之核心病机。麻黄中空而浮，长于升散，善于发汗解表，宣肺平喘，利水退肿，是最善宣肺的药物，费氏选用陈麻黄四分蜜水炙，量小，陈麻黄发汗力缓，蜜炙亦是此义，以此可窥见费氏平淡和缓的用方思想。杏仁降泄肺气，化痰。麻黄与杏仁同入肺经，其中麻黄擅于宣畅肺气，杏仁长于宣降肺气，而肺主宣发肃降，宣降相宜则肺气和顺，二药一宣一降，相辅相成，前人有“麻黄以杏仁为臂助”之说，共为臣药，以助君药宣肺降气。瓜蒌、贝母、桑白皮，清化热痰，与宣降肺气之药协同增效；苏子、白芥子利气散结化痰；半夏、橘红燥湿理气化痰，共为佐药，以化痰散结为重点。肺与大肠相表里，肺热咳喘常伴有大便干结，方中牛蒡子、瓜蒌、杏仁、紫苏子有润肠通便之功。沉香善于行气宽胸，助化痰止咳，调和药性，为使药。全方气血痰并治，宣降并施，气顺

痰消,诸症自除。

【经典仿学】

某 时痧未足而回,已见窍闭音哑。风温痧火,皆逼于太阴之经。窍闭则惊厥立至,音哑则喘胀不远。姑拟辛香甘寒合方,参入自里达外之品,备商。

泡射干 郁金 牛蒡子 苦桔梗 九节菖蒲 象贝母 橘红(蜜炙) 净蝉衣 光杏仁另:灵宝如意丹八粒,用鲜薄荷五钱、鲜雪梨一只,绞汁过服。

(出自马培之《务存精要》)

简析:本案与原方所针对的痰气闭塞失音,虽病因有外感(风温痧火)与内伤(痰浊内生)之别,但均涉及肺经受邪,肺失宣降,从而出现失音等症状,病位都在肺,有相似之处。原方主要针对痰气闭塞,侧重于化痰理气、宣肺开音;本案针对风温痧火闭肺窍,侧重于清热开窍、宣肺利咽,本案在金牛汤君药郁金、牛蒡子基础上,针对风温痧火闭肺窍之病机,加入九节菖蒲以开窍醒神,另服灵宝如意丹增强开窍之力,同时配伍薄荷、雪梨等清热利咽、润肺生津之品,使全方在清热开窍、宣肺利咽方面更具针对性,体现了根据不同病因病机灵活化裁原方的思路。

【新用阐述】

1. 现代用量 郁金 10g,炒牛蒡子 10g,蜜麻黄 10g,瓜蒌皮 10g,紫苏子 10g,白芥子 10g,沉香 5g,贝母 10g,苦杏仁 10g,橘红 10g,半夏 10g,桑白皮 10g,蜜炙枇杷叶 10g。

2. 功用主治 理气化痰,宣肺开音。主治失音,痰气交阻证。

3. 辨证要点 ①语不出声,或声音嘶哑,咽喉不利,鼻息不畅,咽喉有堵塞感;②咳嗽有痰,痰多色白质黏,胸闷不舒;③舌红苔薄或黄,脉滑。

4. 拓展应用 本方可用于风、痰、湿、热胶结之咽痛、失音、咳嗽、气喘、胸部胀满不适、痰多难咳等。现代医学所称慢性咽炎、慢性咳嗽、肺炎、支气管炎、慢性阻塞性肺疾病等呼吸系统疾病可辨证应用此方。举临证案例:

郭某,男,67 岁,1992 年 11 月 30 日初诊。主诉:反复间断性咳嗽。咳痰有 30 年之久,近因气候变化而感鼻塞声重,恶风身热,咽痛头痛,肢体酸痛,咳嗽声浊,咳痰不爽,痰白或黄,胸闷气喘,舌苔薄黄,脉浮,重按弦滑。听诊两下肺有散在湿啰音,X 线片提示两肺纹理增强增浓,体温 37.5℃,实验室检查,白细胞总数 7.8×10^9/L,中性粒细胞 72%,证属风热外袭,肺气不宣,治以解表宣肺化痰方,以金牛汤加柴胡 15g、银花 15g、连翘 10g。患者服药3剂时寒热已解，头身疼痛缓解；仍以金牛汤调治2周后咳嗽、咳痰等症状消失，血象正常，X线片浓密肺纹理消失。

〖出自：路笑梅．费氏金牛汤治疗慢性气管炎急性发作[J]．中草药，1997，28(6)：357.〗

按语：金牛汤方具有化痰止咳、宣肺开音之功，其组方精妙，以宣肺化痰理气为要，恰与患者痰气闭塞之基本病机相契合。然而本案兼有外感风热之证，若仅用原方，恐难尽祛外邪。故在金牛汤基础上，巧妙加入柴胡、金银花、连翘三味药。柴胡能疏散退热、升举阳气，可解肌表之风热；金银花清热解毒、疏散风热，为治风热之佳品；连翘清热解毒、消肿散结、疏散风热，与金银花相须为用，增强清热解表之力。三药合用，针对外感风热之邪，直捣病所，使外邪无所遁形。如此加减之后，全方既保留了金牛汤宣散肺气、肃降痰浊、化痰理气之效，又增添了清热解表之功，宣散与肃降相辅相成，化痰与理气并行不悖，内外之邪同治，标本兼顾。患者服药3剂，寒热即解，头身疼痛缓解，此乃外邪得散之征；再以金牛汤调治2周，咳嗽、咳痰诸症皆消，血象正常，X线片示浓密肺纹理消失，此为内痰得化、肺气得宣。既能紧扣病机、精准施治，又能随证加减、灵活变通，以应万变之病情，实乃中医辨证论治、异病同治思想之生动体现。

八、泻肺汤

【处方来源】费伯雄《医醇賸义》

【原方组成】全瓜蒌一个　桑皮三钱　苏子一钱五分　沉香五分　茯苓二钱　郁金二钱　杏仁三钱　枳壳一钱　苡仁四钱　橘红一钱　姜二片

【剂型用法】汤剂，水煎服。

【原义病证】喘症。肺气胀痛，营卫不调，肺满叶举，微喘胁痛。

【处方立意】

1．理论依据　费伯雄循《内经》“五脏六腑皆令人咳，非独肺也”之旨，治咳喘不独治肺，提出“心肝脾肾各有咳嗽之证，不过假途于肺”。卫主气，营主血，营卫失和，外邪(或内郁之气)搏结于肺，肺气壅滞不降，肺叶胀举。营卫为人体浅表防御系统，营卫不调则卫外不固，邪气易侵，或内生气滞痰浊，阻滞肺络，致“肺叶皆举”，出现喘促、胁痛。故治疗上应既治肺之标（痰热、气滞），又调营卫之本（表虚不固），兼顾肝肺同治、肺肾相济。费氏设泻肺汤，以清肺泻热、降气化痰、活血疏肝、调和营卫。

2. 组方特点 方以桑白皮、瓜蒌为君药，桑白皮泻肺降气、清肺平喘，《本草纲目》言其“泻肺，降气，散血”；瓜蒌润肺化痰、理气宽胸，兼疏肝和络，《重庆堂随笔》赞其“舒肝郁、润肝燥、平肝逆、缓肝急”之效。二药一降一润、一清一通，共奏泻肺平喘之功。紫苏子、杏仁为臣，苏子辛温，降气化痰、止咳平喘，助桑白皮抑肺气上逆、清肺中痰浊；杏仁苦温，降气止咳、润肠通便，畅肺与大肠气机，协同增强全方平喘之力。郁金、枳壳为一组佐药，郁金辛散苦降，活血止痛、行气解郁；枳壳苦辛微寒，理气宽中、行气消胀。二药配伍，疏肝行气、调畅气机与血运，既除胁痛，又助瓜蒌宽胸，缓胸满不适。茯苓、薏苡仁为另一组佐药。茯苓甘淡平，健脾渗湿；薏苡仁甘淡凉，健脾利湿、清热排脓。二者健脾以杜生痰之源，且“培土生金”，充养肺气，助肺复宣降。沉香辛温，归脾、胃、肾经，纳气平喘，与桑白皮、苏子等降气药配伍，上下同治、标本兼顾，亦为佐药。生姜为使，化痰和胃、调和诸药，顾护脾胃，使全方药力畅达。

【经典案例】

1. 某 痰气上升，呛咳气喘，宜降气化痰。

橘红一钱 半夏二钱 苏子一钱五分 茯苓二钱 桑皮二钱 沉香四分 蒌皮仁（炒，研）三钱 当归二钱 象贝三钱 川郁金二钱 海浮石三钱 杏仁三钱

（出自《费伯雄医案》）

简析：本案以费伯雄自研的治喘泻肺汤为基础方，因患者痰升气喘、呛咳较著，故去枳壳、薏苡仁、生姜，防枳壳耗散气机、生姜辛散助热；因呛咳明显，痰浊胶着难化，故加半夏、浙贝以增强降逆化痰之效；海浮石味咸能清化胶痰，质重性降，可平肺气上逆；当归可通利肺络、活血止痛，对呛咳胸膺作痛者尤宜。

2. 某 痰气哮喘，肺气不降，肾气不纳，脾多湿痰，呛咳而喘。宜扶土化痰，降纳气机。

家苏子 制半夏 橘红 瓜蒌仁 象贝 桑皮 郁金 怀牛膝 云苓 杜仲 生、熟苡仁 甜杏仁 补骨脂（核桃拌炒）各三钱 沉香三分

（出自《费伯雄医案》）

简析：本案为费伯雄先生治疗不同病机喘症的另一种化裁用法。患者

肺气不降、肾气不纳、脾多湿痰，除需祛痰浊、降肺气外，还需疏肝降逆、纳气归肾。泻肺汤虽具降气化痰之效，但疏肝、纳肾之力有所欠缺，故在保留泻肺汤降气化痰核心用药的基础上，加入怀牛膝、杜仲、补骨脂（核桃拌炒）以补益肝肾、纳气平喘，强化肾气收纳之功；因肝气犯侮肺金，故仍用郁金疏肝活血、行气止痛，兼顾肝肺两脏，使全方在降气化痰基础上，更侧重于调理肝肾、固摄下元。

【新用阐述】

1. 现代用量　全瓜蒌10g，桑白皮10g，紫苏子10g，沉香5g，茯苓10g，郁金10g，苦杏仁10g，枳壳10g，薏苡仁10g，橘红10g，生姜2片。

2. 功用主治　降气化痰，疏肝理气，纳气平喘。主治咳嗽、喘证、肺胀，属营卫不调，肺气壅滞者。

3. 辨证要点　①咳嗽，呛咳阵作；②胸闷气喘，或伴胁痛易怒，或稍动则喘甚，恶风自汗；③舌质淡或红，苔薄白，脉弦滑或弦数。

4. 拓展应用　现代医学中慢性阻塞性肺疾病、肺气肿、支气管哮喘等呼吸道疾病属肝气犯肺或肾气亏虚所致者，可辨证应用。举临证案例：

左　咳逆痰色稠黄，其状如脓。邪袭于外，湿蒸于内。

炒瓜蒌皮三钱　杏仁泥三钱　马兜铃一钱五分　赤、白苓各二钱　橘红一钱　炒枳壳一钱　淡黄芩一钱五分　炒紫苏子三钱　生薏仁四钱　葶苈子五分

（出自《张聿青医案》）

按语：患者咳逆频作，痰色稠黄、状若脓胶，此为外感邪气与内蕴湿浊相引，酿生痰热壅滞肺络所致。故本案在原方基础上进行加减，保留杏仁、瓜蒌、苏子、橘红、枳壳、茯苓、薏苡仁等核心药物，发挥其降气化痰、理气健脾之效，以针对咳喘气逆、痰湿胶结的基本病机；增入马兜铃、淡黄芩、葶苈子三味：马兜铃清肺降气、化痰止咳，淡黄芩清热燥湿、泻火解毒，葶苈子泻肺平喘、利水消肿，三者协同，增强清热化痰、泻肺平喘之力，直击痰热壅肺之关键；且薏苡仁生用，取其清利湿热之专长，祛内蕴之湿浊而护肺金清肃之性。如此加减，既承袭了原方泻肺汤降气化痰、调理气机的基本思路，又根据痰热壅肺的病机特点，灵活配伍清热化痰、泻肺平喘之品，使方剂更贴合患者病情，发挥标本兼顾之效。

九、桑朴汤

【处方来源】费伯雄《医醇賸义》

【原方组成】桑皮二钱　厚朴一钱　橘红一钱　半夏一钱　茯苓二钱　沉香五分　苏子一钱五分　杏仁三钱　蒌皮二钱　贝母二钱　郁金二钱　佛手五分　姜三片

【剂型用法】汤剂,水煎服。

【原义病证】肺痹。症见烦闷胸满,气喘,呕吐。

【处方立意】

1. 理论依据　肺痹病名首见于《素问·痹论》。费氏认为,"肺痹者,烦满喘而呕。此一条,明是肺胃同病。肺居至高,脉循胃口,肺气受邪,从胃而上,清肃之令不能下行,故烦满而喘。其作呕则胃亦受邪,水谷之气不安也"。肺以清肃下降为顺,胃以和降为顺,邪犯肺系,肺失肃降,则气道不清,肺气上逆,气逆则喘,痰气壅结于胸中则烦满。肺脉"还循胃口,上膈属肺",胃亦受邪,胃气上逆则呕,治当降气化痰,和胃止呕,故费氏设桑朴汤以治之。

2. 组方特点　方中桑白皮泻肺平喘,专清肺中邪热,降上逆之气;厚朴下气除满,通降胃肠气滞,助肺气得降;二者共为君药,"清肺降气"与"和胃下气"并重。紫苏子利膈消痰、降气平喘,沉香温胃止呕、纳气平喘,为臣,并助君药降气平喘、止呕除满。半夏化痰止呕,茯苓健脾祛湿,培土生金。《丹溪心法》云"善治痰者,不治痰而治气",杏仁降气化痰。贝母化痰散结,《本草别说》称其"能散心胸郁结之气"。瓜蒌皮行气除满,佛手理气和胃,郁金行气解郁,生姜温肺化痰。诸药合用,肺胃同治,降气化痰以复肺之肃降,降逆止呕以安胃气之逆。

【经典案例】

某　痰气上升,呛咳气喘,宜降气化痰。

橘红一钱　半夏二钱　苏子一钱五分　茯苓二钱　桑皮二钱　沉香四分　蒌皮仁(炒,研)二钱　当归二钱　象贝三钱　川郁金二钱　海浮石三钱　杏仁三钱

(出自《费伯雄经典医案赏析》)

简析:肺为娇脏,以清肃通降为常,若痰浊胶结,阻遏肺络气机,则肺失宣降而呛咳喘促频发;若肝失疏泄、情志内郁,则肝气挟痰火上逆犯

肺，成“木火刑金”之变，故治咳喘不可拘泥于肺，当以“肺肝同治、痰气并调”为要。费伯雄化裁自研方桑朴汤，弃厚朴燥烈之弊，取杏仁、苏子润降肺气，合桑白皮、象贝、海浮石清肃痰热以畅气道；增郁金、当归疏肝柔肝以安肺金，使肝气条达不致逆扰；更以沉香纳气归肾固本培元，与润肺柔肝之品相伍，既清痰热之标，又平肝逆之本，更固肾气之源，全方“降中寓润、疏中带养、肺肝肾三脏同调”，使气机升降有序、痰火无由内生，较原方更切肝肺气郁、痰热互结之复杂病机，堪称“治咳喘不独治肺，调气机必先疏肝”之典范，体现了中医个体化诊疗的动态变方，但核心用药不变。

【新用阐述】

1. 现代用量 桑白皮 10g，厚朴 10g，橘红 10g，半夏 10g，茯苓 10g，沉香 5g，紫苏子 10g，苦杏仁 10g，瓜蒌皮 10g，贝母 10g，郁金 10g，佛手 10g，生姜 3 片。

2. 功用主治 化痰平喘，和胃止呕。主治肺痹，邪犯肺胃，痰阻气逆证。

3. 辨证要点 ①咳嗽，咳痰，痰黏，或呕吐痰涎；②烦闷胸满，胸闷气喘；③舌苔薄白或薄腻，脉弦细或弦滑。

4. 拓展应用 现代医学中支气管炎、肺炎、慢性阻塞性肺疾病、间质性肺病等症见喘、闷、呕者可辨证选用。举临证案例：

患者女，59 岁，2015 年 4 月 18 日初诊。主诉咳嗽、咯痰 1 周。刻诊：咳嗽，咯黄黏痰，咽痛，口渴引饮，腹胀，嗳气频作，大便干结，一二日一行。舌质暗红，舌胖，苔薄黄腻，脉弦滑。治则：清肺化痰止咳。处方：茯苓 15g，黄芩 9g，桔梗 6g，陈皮 6g，连翘 12g，清半夏 9g，苦杏仁 9g，浙贝母 9g，桑白皮 15g，前胡 9g，薏苡仁 15g，射干 9g，甘草 6g。2015 年 5 月 2 日二诊：咳嗽偶作，无痰，倦怠乏力，舌质暗红，舌胖，苔薄腻，脉小弦。证属肺脾两虚，治宜健脾补肺、益气固表，佐以祛邪。处方：黄芪 12g，黄精 9g，防风 9g，陈皮 6g，白术 9g，茯苓 15g，桔梗 6g，连翘 12g，黄芩 9g，甘草 6g。守二诊方加减治疗 2 个月，咳嗽未作。

〖出自：申定珠，张正利，蔡淦．蔡淦运用“脾统四脏”理论治疗肺系疾病经验［J］．中医杂志，2016，57(12)：1008-1010.〗

按语：本案首诊方中亦以桑白皮为核心清肺药，配伍陈皮、半夏燥湿化痰，茯苓健脾渗湿，虽未直接用厚朴，但通过前胡、桔梗宣降肺气，间接实现气机调畅，延续了桑朴汤清肺化痰理气的核心用药逻辑。桑朴汤用药轻灵，兼顾标本，既清痰热，又调脾胃气机。本案诊疗过程中，首诊清泻痰热而不伐脾胃，二诊补益肺脾而不恋邪，用药平和、标本兼顾，与孟河医派的学术思想一脉相承，是对桑朴汤的灵活运用。

十、白胶汤

【处方来源】费伯雄《医醇賸义》

【原方组成】嫩白及（研末）四钱　陈阿胶二钱

【剂型用法】粉剂，水冲服。

【原义病证】肺痿。症见喘咳夹红者。

【处方立意】

1. 理论依据　“肺叶痿败”属中医“肺痿”范畴，指肺叶津气耗伤、痿弱不用，以咳吐浊唾、气短喘促为特征。孙思邈《备急千金要方·肺痿门》云，“肺痿虽有寒热之分，从无实热之例”，治疗总以补虚生津为原则。若兼“喘咳夹红”，即咳嗽带血，则提示虚热肺痿日久，耗伤肺之阴血，灼伤肺络，病性属本虚标实，本方即专为此证而设。

2. 组方特点　本方仅白及、阿胶两味药物。白及归肺、胃、肝经，为收敛止血之要药，可治体内外诸出血证，费伯雄在《医方论》中称其“肺坏能补，惟有白及，此独圣之所以得名也”，马培之《药性歌诀》言白及“性涩而收，辛平而苦。能填肺败，可接伤骨。治恶疮而平肿，止吐血以消疼”，丁甘仁《药性辑要》亦云其“味苦微寒，入于肺经”“肺伤吐血建奇功，痈肿排脓称要剂”。阿胶归肺、肝、肾经，功能补血止血、滋阴润燥，用治肺热阴虚，燥咳痰少，咽喉干燥，痰中带血之证，马培之《药性歌诀》认为阿胶“清肺养肝，补阴益气之药……劳嗽可疗，溺血可医”，丁甘仁《药性辑要》则言其“止血兮兼能去瘀，疏风也又且补虚。西归金府，化痰止嗽除痈痿”。两药协同，功擅收敛止血，滋阴养血，而治久咳、肺痿之喘咳咯血者。费氏另有一方独圣散，仅白及一味，每服二钱，临卧时糯米汤下，专治多年咳嗽，肺痿咯血，足见其对白及之推崇。

3. 炮制特色　关于阿胶,《本草从新·药性总义》云“以陈久者为佳,或取其烈性减,或取其火气脱也”,陈阿胶燥性已除,服之不易上火。

【经典仿学】

陆　脉息与晨相等,惟右关沉候稍洪,痰中夹血,紫多鲜少。汤饮入胃,则气喘作呛,阳明痰热不降,积瘀不清,竟夕无眠,谷食无味,动则作喘。肾水下亏,气不摄纳,痰火扰动于中,肾气浮则诸气皆浮,心脾肺肾皆亏,防其汗出亡阳,阴阳有脱离之险。急宜息虑安神,静养为要。

生地　蒌皮　茯神　白及　洋参　柏子仁　蛤粉炒阿胶　归身　白芍　麦冬　山药　玄参　贝母　丹参　毛燕　藕

（出自《马培之医案》）

简析：本案保留了白胶汤中的白及与蛤粉炒阿胶这两味核心药物。白及收敛止血,阿胶补血止血、滋阴润燥,在原方中用于治疗肺痿喘咳夹红之症,在本案中同样针对患者痰中夹血的症状发挥作用,体现了对原方核心用药的传承。但因患者病情远较原方主治复杂,故在原方基础上进行了大量的药物加减与配伍拓展。增加了生地、玄参、麦冬以增强滋阴清热之力,应对肾水下亏及可能存在的阴虚内热；加入洋参、山药补益气阴,兼顾心脾肺肾多脏之虚；茯神、柏子仁息虑安神,针对患者竟夕无眠的情况；蒌皮、贝母清热化痰,以除阳明痰热；归身、白芍养血柔肝,丹参活血化瘀,改善积瘀不清的状况；毛燕滋阴润肺,藕凉血止血。这些药物的加入,使方剂从原方单纯针对肺痿出血,拓展为全面兼顾本案患者多脏亏虚、痰热瘀血等复杂病机的综合治疗方案。

【新用阐述】

1. 现代用量　白及10g,阿胶10g(烊化)。

2. 功用主治　滋阴润燥,补肺止血。主治肺痿、咳嗽,阴虚燥热伤肺者。

3. 辨证要点　①咳声不扬,乏力少气；②喘咳无力,干咳痰少,痰中夹有血丝；③形体消瘦,口干咽燥,潮热盗汗；④舌红而干,苔薄少,脉虚弦或细弱无力。

4. 拓展应用　凡属阴虚血燥之咯血、吐血、便血等诸血证皆可应用。现代医学的慢性咳嗽、肺结核、肺纤维化、支气管扩张表现为咳嗽、气喘、咯血而属阴虚证者可用本方加减。举临证案例：

周某,女,49岁。1998年3月15日初诊。有支气管病史数年。1998

年3月13日因劳累后咯血,2天未止,胸部平片示支气管扩张,用止血敏、青霉素等西药止血无效。面色苍白,两颧微红,唇干,形神羸惫,心烦胸闷,微咳,咳甚则血溢,肤热微灼手。舌微红苔薄黄,脉虚大不敛。诊为支气管扩张咯血。系肺肾阴亏,宿疾复发。用阿胶白及三七散化裁。

阿胶(蛤粉炒)30g,白及30g,三七20g,葶苈子20g,北沙参50g,川贝母20g。共为散剂,每次5g,冷开水送服,日3次。3日后复诊,咳止血平,守上方继服数日善后,随访年余未见复发。

〖出自:张友政.阿胶白及三七散治疗血证验案举隅[J].实用中医药杂志,2007(7):460.〗

按语:白胶汤仅以白及、阿胶二药,侧重于滋阴润燥、补肺止血,以治肺痿阴虚燥热、咳伤肺络之症。而此患者咯血不止,兼有心烦胸闷、肤热等热象,单纯原方难以满足治疗需求。故在白胶汤基础上,加入三七以活血止血、消肿定痛,增强止血之力;葶苈子泻肺平喘、利水消肿,针对患者喘咳症状,且可助祛除体内痰热;北沙参养阴清肺、益胃生津,加强滋阴润肺之效;川贝母清热化痰、润肺止咳。

十一、玉华煎

【处方来源】费伯雄《医醇賸义》

【原方组成】玉竹四钱 五味一钱 麦冬三钱 沙参四钱 党参四钱 茯苓二钱 白术一钱 山药三钱 川断二钱 牛膝二钱 元米一撮

【剂型用法】汤剂,糯米(元米)煎汤代水。

【原义病证】肺痿。肺热叶焦,肺阴耗散,肺气空虚,症见肺鸣,足膝无力,而不能任地。

【处方立意】

1. 理论依据 经云"诸痿起于肺""治痿独取阳明",费氏《医醇賸义》有言,"盖胃为水谷之府,一身之精神气血,从此而生,其糟粕则下归小肠,其精华则上输于肺,肺受精气,然后泽沛诸脏。兹以所求不得,躁急热中,肺受熏蒸,叶焦成痿,不能散精于他脏,故痿起于肺也。其独取阳明者,因胃为五脏六腑之海,所以滋养一身,又主润宗筋,宗筋主束骨,而利关节也"。阳明生化失常,精华不能上输于肺,肺阴亏虚,燥热内生,耗气伤津,则肺热叶焦，此即“肺阴耗散，肺气空虚”也；肺伤则元气薄弱，而不能下行，故足膝无力而不能任地。治痿当补肺气，养肺阴，同时培补后天，使气血津液生化得复，上输于肺，此培土生金也。本方即为滋养肺阴以复“布精”之能，补益阳明以固“化源”之本而设。

2. 组方特点　玉，色白之谓也，润而光泽；肺五行色属白，滋养皮毛，肺气正常，皮毛色泽如玉之外华。费氏自研玉华煎由生脉散合四君子汤加减而成，以玉竹养阴润燥，清肺中虚热，为君药；他在《医方论》中说生脉散“养心肺之阴，使气血得以荣养一身，而又有酸敛之品，以收耗散之气，止汗停咳”，可助玉竹益气养阴；臣以四君子汤培补后天，以助生化之源。在《医方论》中赞四君子汤为“中正和平，为补方中之金科玉律”，因旨在补肺益气，而非救逆固脱，故用党参、沙参，而不用人参；佐川断补肝肾，强筋骨，以利下肢无力；牛膝引药下行，为使。诸药合用，既能益气养阴，又助后天气血，肺脾同补，培土生金。

3. 炮制特色　元米（糯米）质黏，味甘性温。《本草纲目》谓其“暖脾胃，止虚寒泄痢，缩小便，收自汗，发痘疮……脾肺虚寒者宜之”。玉华煎用糯米煎汤代水，既取其健脾益气之功，避免补药滋腻碍胃，又用其敛肺止咳之能，寓治疗于食疗之中，与病相宜，且安全无忧。

【经典仿学】

湖北向某，肺络大伤，不能右卧，动则喘咳，本有失血，语言气短，脾土败坏，四肢疲倦，屡有溏泄，损证可虑。治宜纳气归根，参以清养。

南沙参四钱　天、麦冬各一钱五分　大生地三钱　大玉竹三钱　云茯苓二钱　怀山药三钱　大丹参三钱　五味子一钱　怀牛膝二钱　干河车一钱　女贞子二钱　生龟板八钱　甜川贝二钱　甜杏仁三钱　川百合二钱　合欢花二钱　莲子二十粒　毛燕四钱

（出自《费绳甫经典医案赏析》）

简析：费绳甫继承费伯雄治疗五痿的学术思想和用药特色，对于该例肺络大伤之劳损的治疗，宗其祖父治痿之大法，重视肺胃，兼补肝肾，调气血。肺为气之主而肾为气之根，患者肺络大伤，不能右卧，动则喘咳，故为肺肾两虚；脾失健运，气血生化乏源，乃见语言气短，四肢疲倦，屡有溏泄，治疗宜肺脾同治，兼纳肾气。处方用南沙参（类似玉华煎中的沙参、党参，有补肺益气养阴之效）、麦冬、五味子等药物，以滋养肺阴、收敛肺气；茯苓、怀山药等四君子汤中的药物也被保留，以培补后天脾胃，助气血生化之源，体现了对原

方关键药物和核心配伍的继承。针对患者肺肾两虚，加入干河车、生龟板、毛燕等血肉有情之品。考虑到患者有失血可能存在瘀血，加入大丹参祛瘀活血；针对患者可能因久病出现的心神不宁，加入川百合、莲子、合欢花宁心安神、解郁安神；为增强滋阴之力，加入天冬、大生地等。这些药物的添加，根据患者具体症状和病机进行灵活配伍，丰富了原方的治疗范围。且注重药物的协同作用，五味子、甜川贝、甜杏仁配伍，共同起到敛肺化痰止咳的作用；牛膝、女贞子配伍，既滋补肝肾，又能引药下行，使药力更好地作用于下焦肝肾；多种滋阴药物（天冬、麦冬、大生地、南沙参等）协同，增强滋阴润肺之力。

【新用阐述】

1. 现代用量 玉竹10g，五味子6g，麦冬10g，南沙参10g，党参10g，茯苓10g，炒白术10g，生山药10g，川续断10g，怀牛膝10g，糯米10g。

2. 功用主治 养阴益气，补肺健脾。主治肺痿、气痿，肺阴耗散，肺气空虚，肺失布津，阳明失养。

3. 辨证要点 ①下肢痿软无力，不能站立行走；②咳喘无痰，少气懒言，乏力气短，动则尤甚；③口干，纳食欠香；④舌质淡红而干，脉细无力。

4. 拓展应用 现代医学中的重症肌无力、周期性瘫痪、运动神经元病，以及支气管哮喘、肺气肿、慢性疲劳综合征等属气阴两虚、肺胃不足者，皆可用本方辨证加减。举临证案例：

林，女 产后诸恙俱退，惟声嘶未复，强之则气不接续，脉细数，舌光。阴气两虚，守原意更增黄芪，以益其气。

北沙参四钱 炙黄芪三钱 大麦冬二钱 五味子八分 白蒺藜四钱 冬桑叶一钱五分 白桔梗一钱五分 炙甘草五分 肥玉竹四钱 大白芍二钱 凤凰衣一钱五分

（出自《贺季衡医案》）

按语：此案患者产后诸症虽退，但声嘶未复，强言则气不接续，脉细数，舌光，呈现出阴气两虚之象。产后气血耗伤，肺肾之气阴亦随之受损，肺失濡养则声嘶，气不接续；肾阴不足，不能上济于心，则见脉细数、舌光等阴虚内热之象。医者守玉华煎原方立意，以滋养肺肾、益气养阴之法治疗。方中北沙参、大麦冬、肥玉竹滋养肺肾之阴，五味子敛肺止咳、益气生津，共奏养阴之功；炙黄芪益气健脾，以助气血生化之源，增强机体正气；白蒺藜、冬桑叶、白桔梗宣肺利咽，使肺气宣畅，声音得以恢复；炙甘草调和诸药。凤凰衣为鸡蛋内膜，有养阴清肺之效，可辅助滋养肺阴。此方去原方中茯苓、白术、山药等健脾燥湿之品，因患者无明显的脾虚湿盛之象；加炙黄芪增强益气之力，白蒺藜、冬桑叶、白桔梗、凤凰衣针对声嘶之症。

十二、石花汤

【处方来源】费伯雄《医醇賸义》

【原方组成】白石英（煅，研）三钱　合欢花二钱　贝母二钱　鲜百部四钱　沙参四钱　麦冬一钱五分　桑皮二钱　苏子一钱五分　杏仁三钱　茯苓二钱　苡仁四钱　淡竹叶十张　金丝荷叶（去背上白皮）两张

【剂型用法】汤剂，水煎服。

【原义病证】肺痈。肺气壅塞，咳吐脓痰，气味腥秽者。

【处方立意】

1. 理论依据　肺痈的成因，乃由外邪袭肺，肺失宣肃，蒸液成痰，日久壅阻肺络，血滞为瘀，痰热、瘀血互结，蕴酿成痈，血败肉腐化脓，脓疡内溃外泄而致。成痈化脓的病理基础在于热壅血瘀。溃脓期是病情顺逆的转折点，若失治误治，调摄不当，则易并发肺痿。费氏创石花汤以治之，排脓不伤正，清肺兼顾健脾，祛痰佐以养阴。

2. 组方特点　石花汤专为肺痈溃脓期而设，此时热盛邪实，治疗首重清肺泻热，祛痰排脓，同时注意顾护热盛伤阴，兼顾溃脓后的气阴耗伤。方中白石英"治肺痈吐脓，治嗽逆上气"（《药性论》），肺痈之证，皆由痰血火邪，互结肺中，久而成脓所致。白石英质重主降，入肺经，有降逆止咳之效；配合贝母、薏苡仁、茯苓可以引痰热脓血从下而行；甘温补益，有祛瘀排脓而不伤正的特点。针对肺痈，一药而具有多重疗效，故费氏将其作为主药，可谓匠心独具。合欢花舒郁、理气、安神、活络。白石英和合欢花二药相伍，一则化其浊，一则行其瘀，共为君药。现合欢花多取其安神解郁之功，考诸家典籍，未见有其用治肺痈的记载，合欢皮用于肺痈则记载较多，如《千金方》黄昏汤、《景岳全书》合欢饮等。合欢花较早见于唐《子母秘录》，称其

可治“打磕损疼痛”，由此知其有活血消肿之效，可用于跌打损伤，合欢花质轻气缓，大合肺脏清虚之性，较合欢皮更合孟河医派用药轻灵和缓的特点。辅以桑皮、金丝荷叶、淡竹叶清泻肺热；紫苏子、杏仁、贝母、百部化痰止咳；茯苓、薏苡仁甘淡渗利，祛痰排脓，使邪从小溲而走。佐以沙参、麦冬养阴益气，体现了未病先防、既病防变的理念。费氏石花汤以桑皮、淡竹叶、荷叶清肺泻热，白石英、贝母、薏苡仁、茯苓化痰利湿排脓，合欢花活血祛瘀，亦有千金苇茎汤之效，且有沙参、麦冬养阴润肺，杏仁、百部润肺止咳，使得本方祛瘀排脓而不伤正，较千金苇茎汤更加全面更符合临床。可见费氏组方师古而不泥古，化裁通变时有新意。

3. 炮制特色 金丝荷叶，即虎耳草，始载于《履巉岩本草》，有清热解毒之功。去背上白皮实为白毛，一如枇杷叶刷去毛之意，目的在于防止绒毛刺激咽喉加重咳嗽。

【经典仿学】

宜兴吴某，肺络大伤，咳吐脓血，痰气腥秽，致成肺痈。治宜清降。

南沙参四钱　鲜石斛三钱　麦门冬一钱五分　女贞子二钱　怀牛膝二钱　大丹参二钱　茜草根二钱　白石英二钱　鲜百部四钱　广皮白八分　合欢花二钱　瓜蒌皮三钱　桑白皮二钱　川贝母一钱五分　甜杏仁三钱　淡竹叶三十张　金丝荷叶五张

（出自《费绳甫医话医案》）

简析：在此案例中，患者肺阴亏耗、肺络大伤较为突出，相比原方主治的肺痈溃脓期热盛邪实，此时肺气壅塞及痰湿已减轻，减去原方中苏子、茯苓、薏仁这三味药，避免利湿太过进一步伤阴。加入了石斛、女贞子、丹参、茜草、牛膝、瓜蒌皮、广皮白。石斛、女贞子益阴救肺，加强了对肺阴的滋养，以应对肺阴大亏的状况；丹参、茜草、牛膝活血消痈、凉血止血并引邪下行，针对患者咳吐脓血、肺络大伤的情况，增强了活血止血、引邪外出的作用；瓜蒌皮、广皮白化痰止咳，瓜蒌皮相比原方中的贝母，在清热化痰、宽胸散结方面更有优势，广皮白则理气化痰，二者协同加强了化痰止咳的功效，体现了根据患者肺痈血败肉腐之甚，在原方基础上增强养阴、活血、化痰力量的灵活应用。

【新用阐述】

1. 现代用量 煅白石英 10g，合欢花 10g，贝母 10g，百部 10g，沙参 10g，麦冬 10g，桑白皮 10g，紫苏子 10g，苦杏仁 10g，茯苓 10g，薏苡仁 10g，淡竹叶 10g，金丝荷叶（去背上白皮）10g。

2. 功用主治　清肺泻热，化痰排脓，养阴润肺。主治肺痈，痰热瘀结，壅塞肺气，耗伤肺阴者。

3. 辨证要点　①咳吐腥臭脓痰、脓血，胸痛闷胀；②身热烦渴，口干咽燥，气短乏力，自汗盗汗，小便短赤；③舌红少津，苔薄黄，脉象滑数或数而无力。

4. 拓展应用　本方可用于痈脓溃破外泄之肺痈，及肺痈溃脓后失治误治导致肺热叶焦的阴伤肺痿。在现代医学中肺脓肿、肺坏疽、化脓性肺炎、肺结核空洞、支气管扩张、间质性肺疾病、肺纤维化等病属痰热瘀结、气阴耗伤者，均可参考应用本方进行辨证论治。举临证案例：

李，男　始而呛咳，继患白浊，再则血淋，少腹筋掣，玉茎作痛，今幸已退，独咳未已，迄今三月，尾闾引痛，痰多难出，切脉细数而滑，两关带弦，舌红根黄。此暴怒伤肝，气化为火，上灼肺金，下震肾元，与风寒、风热犯肺者大相径庭。当清其上、固其下，佐以柔肝之品。

南沙参三钱　潼沙苑三钱　大麦冬三钱　川贝母一钱五分　大白芍三钱　黑苏子二钱　生牡蛎六钱　料豆衣二钱　炙紫菀二钱　大杏仁三钱　夜合花三钱　白石英四钱　枇杷叶三钱

（出自《贺季衡医案》）

按语：咳经三月，气火灼肺，曾患白浊、血淋，肾元亏损可知，故不作外感咳嗽论治，而以清上润肺（沙参、麦冬、甜杏）、固下益肾（石英、牡蛎、沙苑、料豆）为主，配白芍以柔肝、平肝，配夜合花用代百合以补肺（防其寒润过早）。昔贤叶天士治肺热肾虚之久咳，常用“清上”“实下”之法。贺季衡先生治疗本例，也是仿其法而化裁选药。原方针对肺痈之痰热瘀血互结之证，取其清热化痰、活血散结之效，犹如大禹治水，疏浚气道以消痈脓；而本方则因患者暴怒伤肝、肾元亏损之特殊病机，变通其法：以南沙参代沙参而增其量，强化清上润肺之功；合欢花理气柔肝平肝火，宁心安神缓咳嗽，使肝肺和调而咳自止。白石英生用，契合润肺固肾之理。相较于煅用可能带来的燥烈伤阴之弊，生用既能避免此不足，又可借助其温通之性，有助于肾气之正常敷布，发挥润肺固肾之效。两方相较，一则直指肺痈之标，一则兼顾肝肾之本，其配伍之灵活、用药之精微，足见医家随证化裁之巧思。

十三、内痈方

【处方来源】马培之《青囊秘传》

【原方组成】生军一两 连翘七钱 川连末四钱 白芷末六钱 川朴末七钱 当归末二两 甲片末七钱 川芎末八钱 瓜蒌仁末七钱 广皮末五钱

【剂型用法】散剂，共十一味（只有十味，待考）合和。一钱或二钱，好酒送服。如汗出，加乳香、没药各分半服之。一服脓下，二服脓从便出。

【原义病证】痈。肺、肠、肚三痈，分别指发生于肺、大肠、小肠及胃脘等部位的内痈。

【处方立意】

1. 理论依据 肺、肠、肚三痈皆属内痈范畴。马培之《医略存真》曰"夫痈之初生，腹中痛甚，手不可按者，即是生痈，脉形必数实，是积热在中。其始也，或膏粱厚味毒蕴肠中，或湿热留滞，或产后恶露不清，或感寒而气血凝滞。因火与湿热者，其来也疾；因寒与瘀者，其来也徐。肠胃传送不利，气道壅阻，则痈脓成"。关于治疗，马培之认为"初患之时，属热者清以通之，因寒者辛温以通之；溃则补托；而溃后肿痛不减，脓色稠厚，湿热尚炽，亦未便施补。如肠胃毒火充斥，大便闭结，通下之剂，疑不敢试，以致肠膜烂穿，粪随脓出，患延终身"。内痈的遣方用药，以清、通、泄为主，但也需要根据辨证有所侧重，内毒炽盛时不可骤用补益；若肠毒火充斥，大便闭结，则通下之剂宜缓泻不宜急攻。

2. 组方特点 方中生军（大黄）苦寒，性峻而善攻积滞，兼能清热泻火，化瘀消痈；山甲片性善走窜，可托毒排脓、消肿溃痈，二者共为君药，直捣内痈之核心病机。连翘清热解毒，散结消肿，专治痈疡肿毒，《神农本草经》载其主"痈肿恶疮"；黄连泻火解毒，《本草备要》称其"治痈疽疮疥"，二药助大黄清热泻火，解毒消痈，共为臣药。内痈之症，每因气血凝滞，痰瘀互结，故佐以厚朴下气宽中，陈皮、瓜蒌行气化痰，川芎、当归活血散瘀，通利气血，白芷"排脓生肌止痛"（《本草正义》）。全方配伍精妙，泻火解毒以清内热，行气化痰以散壅滞，活血祛瘀以通血脉，排脓消痈以愈疮疡，则诸内痈之证可解。本方在仙方活命饮基础上，加入川连增强清热解毒之力，并配伍瓜蒌仁、广皮化痰散结，不仅针对疮疡之标，更着眼于痰湿内阻之本，更符合内痈之复杂病机。在内痈治疗过程中，汗出可能提示痈肿有破溃之势，气血运行不畅，此时加入乳香、没药，可加强活血化瘀之力，促进气血流通，有助于痈肿的消散和脓液的排出，同时减轻疼痛，促进创面愈合。制成散剂服用便捷，药力分布均匀，能减少药物损耗，并有效保留挥发性成分(如连翘挥发油)。酒性升散，可助药力上行清肺热、下行通肠腑，同时行药势以促进药物吸收。

【经典仿学】

访仙桥，某，三十八岁。体本虚弱，湿火又旺，腹痛右半较甚，延今一月，并不寒热，苔白灰干，腰折不直，此大肠痈也。进化瘀导滞法。当归、生苡仁、粉丹皮、乌药、桃仁、怀牛膝、白芥子、青皮、红花、赤芍、生草节、银花、两头尖。复诊时未见增损，腰腹之痛如前未减，再宗前方进取。生川军、生草、炙甲片、新会皮、桃仁、赤白芍、银花、通草、白芥子、当归、怀牛膝、象贝母、两头尖，服六剂效。

(出自《巢渭芳医话》)

简析：巢渭芳此案患者体本虚弱却湿火内盛，右腹疼痛月余、腰折不直，无寒热之象，苔白灰干，辨为大肠痈，乃湿火瘀滞肠络、正气亏虚无力托毒所致。初诊以当归、桃仁、红花、赤芍活血化瘀，银花清热解毒，生苡仁利湿排脓，乌药、青皮理气行滞，白芥子祛痰散结，兼顾体虚而未用峻猛之品，意在缓通瘀滞；复诊症情未减，知瘀毒壅结较深，需加强通腑排脓之力，故加生川军通腑泻热、逐瘀解毒，炙甲片破瘀散结、透脓外出，新会皮助理气行滞，象贝母清热化痰。与马培之内痈方清热解毒、活血逐瘀、通腑排脓的核心治法相同。处方中当归、生川军、炙甲片、新会皮四药共同构成两方关联的核心骨架。马培之内痈方配伍连翘、川连增强清热解毒之力，川芎、白芷活血消肿；巢渭芳此案以银花替代连翘、川连清热，桃仁、红花、赤芍替代川芎、白芷活血，功效一致，均是活血清热的配伍延伸。同时，马培之内痈方用瓜蒌仁润肠排脓，巢渭芳用生苡仁、象贝母利湿化痰排脓，是针对大肠痈湿滞特点调整，本质是源于内痈方的配伍逻辑。作为马培之的弟子，巢渭芳治疗内痈的思路承袭马氏学术思想，对大肠痈瘀热脓毒的病机把握，通腑透脓的关键用药选择，均与马培之的学术主张高度一致。

【新用阐述】

1. 现代用量 生大黄粉 15g，连翘末 10g，川黄连末 10g，白芷末 10g，川厚朴末 15g，当归末 20g，穿山甲片末 10g，川芎末 10g，瓜蒌仁末 20g，广陈皮末 10g。本方剂型为散剂，将上述合和均匀。每次服用约 3~6g，用黄酒

10~15ml送服。如汗出,加乳香、没药各0.5g服之。

2. 功用主治 清热解毒,化瘀泄浊,散结消痈。主治内痈,肺、肠、肚等内痈初起及成脓阶段。

3. 辨证要点 ①咳吐脓痰,胸膺牵痛;②腹满,胀痛拒按;③大便燥结,身热;④舌质暗红,苔黄腻,脉数大或细数。

4. 拓展应用 本方可用于证属热毒瘀浊的中医内科诸痈。现代医学之肺脓肿、肺坏疽、急性阑尾炎、慢性阑尾炎、克罗恩病等,凡具有上述证候表现者,均可辨证应用本方加减。举临证案例:

蒋(左) 右肚角厥阴所部,结块漫肿,按之板木。湿热阻于脉道,势成肚角痈!为日已久,势难全散。

柴胡 延胡 赤芍 桃仁 炙甲片 防风 防己 炙乳香 炙没药 大腹皮 郁金 法半夏 车前子 泽泻

(出自《杨博良医案》)

按语:此案例以内痈方为基础,保留了原方中穿山甲片(甲片)托毒排脓、消肿溃痈之效,以及乳香、没药活血化瘀、行气止痛之功,以此延续原方针对痈肿核心病机的治疗作用。在此基础上,鉴于患者"湿热阻于脉道"的特定病机,着重加强了清热利湿之力。方中加入柴胡疏肝理气,延胡索活血行气止痛,二者协同,以疏解肝经气机、缓解疼痛;赤芍、桃仁活血化瘀,增强活血散结之力,助力消散痈肿;防风、防己祛风除湿、利水消肿,针对湿邪阻滞之象,使湿邪有出路;法半夏燥湿化痰,杜绝痰湿与湿热相互胶结;车前子、泽泻清热利水通淋,引导湿热从小便排出,前后分消,给湿热以出路。此外,还加入大腹皮,其能行气宽中、利水消肿,进一步改善因湿热阻滞导致的气机不畅、腹部胀满之症;郁金活血止痛、行气解郁,既可加强活血化瘀之效,又能疏解患者因病痛或气机不畅所致的情志郁结。

十四、温肺桂枝汤

【处方来源】费伯雄《医醇賸义》

【原方组成】桂枝五分 当归二钱 茯苓二钱 沉香五分 苏子一钱五分 橘红一钱 半夏一钱五分 瓜蒌果四钱 桑皮二钱

【剂型用法】汤剂，水煎服，加姜汁两小匙冲服。

【原义病证】肺胀。肺胀者，寒气上逆，肺气壅塞，虚满而喘咳。

【处方立意】

1. 理论依据　肺主气、司呼吸，位居上焦。寒邪侵袭人体，或直中肺系，或他脏寒气逆上犯肺，肺气首当其冲而壅塞不通。寒为阴邪，收引凝滞，易致肺气失宣，清肃失司，津液输布失常，聚痰成阻，气道不利，遂见虚满喘咳之症。诚如费伯雄所论，此病机关键在于寒气逆上、肺气壅塞。故虚满喘咳之症，宜温肺降气以解寒邪，遂创温肺桂枝汤。

2. 组方特点　方以桂枝为君药，有解表散寒、通阳化气之功，重在温肺散寒。半夏燥湿化痰，降逆止呕，能有效消除痰浊，减轻肺气壅塞；苏子降气化痰，止咳平喘，助半夏化痰止咳，加强降气平喘之力，《本经逢原》曰"诸香皆燥，惟苏子独润，为虚劳咳嗽之专药"，瓜蒌果清热化痰，宽胸散结，与半夏等配伍增强化痰之力，此三者为臣药。当归养血和血，防止温燥药物伤血，且血行则气行，可改善虚满之症，佐助君药臣药发挥作用。茯苓健脾利水渗湿，杜绝生痰之源，协助桑皮利水，使水湿之邪从小便而出，减轻肺脏负担；桑皮泻肺平喘，利水消肿，助肺气宣畅，肃降壅塞之肺气。沉香行气止痛，温中止呕，纳气平喘，协助桂枝平冲降逆，配合苏子降气平喘；《本草从新》曰"诸木皆浮而沉香独沉，故能下气而坠痰涎……能降亦能升，故能理诸气调中"，橘红理气行滞，使气行则痰行，助半夏、苏子化痰降气，共为佐药。姜汁温胃散寒，和胃降逆，助半夏、沉香降逆止呕，增强化痰止咳之力，同时调和诸药，使全方温而不燥，降而不峻，为使药。

【经典案例】

某　素有哮喘之疾，近因外邪触发，痰稀脉细。寒湿之邪，非温不解，桂枝合六安煎加减。

西桂枝三钱　中朴(姜炒)一钱　制半夏一钱半　白芍(酒炒)一钱半　当归二钱　茯苓三钱　炙草四分　炙紫菀一钱半　上沉香三分　杜苏子(炒)二钱　旋覆花(包)一钱半　浮水石三钱　生姜一片　大枣一枚　枇杷叶(去毛、蜜炙)四钱。

(出自《费伯雄医案》)

简析：本案为费伯雄在用自研温肺桂枝汤的基础上，根据疾病的具体病因病机加减化裁以治疗寒湿之邪引发的哮喘宿疾，而非仅风寒咳嗽。所以他保留原方桂枝、苏子、沉香，以发挥温肺散寒、降气平喘的核心功效；加入厚朴燥湿消痰、下气除满；旋覆花降气消痰、行水止呕；紫菀润肺下气、化痰止咳；枇杷叶清肺止咳、降逆止呕；海浮石清肺火、化老痰。诸药相合，共同增强降气宽胸、化痰止咳之力，以应对哮喘发作时痰气壅盛之象。同时配伍生姜温中散寒、大枣补脾和胃、炙甘草调和诸药。如此加减，既传承了原方温肺降气以解寒邪的立法宗旨，又根据患者寒湿哮喘的具体病情，灵活配伍药物，兼顾降气化痰、温里散寒，使方剂更能契合患者复杂的病机，发挥治疗作用。

【新用阐述】

1. 现代用量 桂枝 5g，当归 10g，茯苓 10g，沉香 5g，紫苏子 10g，橘红 10g，半夏 10g，瓜蒌 10g，桑白皮 10g。

2. 功用主治 温肺散寒，降气平喘。主治肺胀，风寒犯肺证。

3. 辨证要点 ①喘息气促，咳嗽咳痰，咳痰白稀，呈泡沫状，胸部膨满；②或伴恶寒，周身酸楚，或有口干不欲饮；③舌质暗淡，舌苔白滑，脉浮紧。

4. 拓展应用 现代医学中慢性阻塞性肺疾病、肺气肿、支气管哮喘等属风寒犯肺者，可辨证应用。举临证案例：

余某，女，52岁，工人。1991年1月24日初诊。哮喘数年，反复不愈，去冬受寒后剧发，呼吸急促，喉中哮鸣有声，胸膈满闷如塞，咳不甚，咳痰稀薄不多，色白有泡沫，咳吐不爽，面色晦滞带青，喜热饮，形寒怕冷，背部尤甚，舌苔白滑而润，脉细弦。经用多种中西药治疗无效。从寒饮伏肺，壅遏气道，肺失宣畅辨治，予温肺散寒、化痰平喘法。

处方：蜜炙麻黄 6g，桂枝 6g，细辛 3g，淡干姜 3g，法半夏 10g，白前 10g，杏仁 10g，橘皮 6g，紫菀 10g，款冬 10g，苏子 10g，炙甘草 3g。7剂，水煎服。

2月4日二诊：哮喘已平，胸膈满闷消失，形寒怕冷减轻，痰少色白稀薄，易于咳出。

治守原意，以资巩固，原方7剂。

（出自《国医大师周仲瑛辨机论治肺系病临证经验》）

按语：本案为国医大师周仲瑛论治寒饮伏肺型慢性哮喘急性发作的典型医案。患者哮喘数年，去冬受寒后，寒邪引动体内伏饮，壅塞肺气，气道不畅，故见呼吸急促、喉中哮鸣等症；寒凝气滞则面色晦滞带青，阳虚失温则形寒怕冷、喜热饮，舌苔白滑、脉细弦均为寒饮伏肺之证。处方以蜜炙麻黄配桂枝，既温散表寒，又宣通肺气，破解气道壅塞之困；细辛合淡干姜，强化温肺化饮之力，专治寒饮郁结之根。再以法半夏、橘皮燥湿化痰，苏子降气平喘；更添紫菀、款冬温润止咳，白前、杏仁宣降肺气，化痰平喘相辅相成。本案处方与费伯雄温肺桂枝汤相比，均以肺有寒邪、肺气不畅为核心病机，同样以温肺降气化痰为核心治法，核心药物桂枝、苏子、半夏、陈皮等构成温肺降气化痰的核心框架，温肺桂枝汤针对肺胀虚满特点，加茯苓、沉香等增强健脾祛湿降气之效，本案针对哮喘寒饮壅塞气道、喉中哮鸣的特性，加麻黄、细辛、干姜等强化温肺化饮、宣通气道之力，虽药味不同，但均遵循围绕核心病机适配具体病症的化裁思路，整体既体现了对温肺降气、化痰平喘核心治法的共同践行，也彰显了孟河医派和法缓治的用药特色。

十五、椒目瓜蒌汤

【处方来源】费伯雄《医醇賸义》

【原方组成】椒目五十粒　瓜蒌果(切)五钱　桑皮二钱　葶苈子二钱　橘红一钱　半夏一钱五分　茯苓二钱　苏子一钱五分　蒺藜三钱　姜三片

【剂型用法】汤剂，水煎服。

【原义病证】悬饮，水流胁下，咳唾引痛。

【处方立意】

1. 理论依据　水液的正常输布有赖于肺之通调水道，脾之运化水湿，肾之蒸化开阖，若三脏功能亏损，影响阳气运化，而致水饮内停。费氏认为，“悬饮者，水流胁下，咳吐引痛”“胁乃肝胆之位，水气在胁，则肝气拂逆，而肺金清肃之令不能下行，故咳而引痛也”。悬饮总属阳虚阴盛，病位在胁下(肝肺)，与脾失健运、肺失通调、肾失气化相关，但以肝肺气机阻滞为标。饮为阴邪，得温则行，遇寒则凝，《金匮要略》提出“病痰饮者，当以温药和之”的治疗原则。费氏治疗悬饮即遵此原则，强调温阳健脾治其本，泻水逐饮不伤正，由此制椒目瓜蒌汤。

2. 组方特点　方中椒目利水消肿、祛痰平喘，治水肿胀满、痰饮喘逆；

瓜蒌清润化痰、利气宽胸。二者合为君药，一温一润，共奏逐水化饮、理气宽胸之功。桑白皮、葶苈子泻肺平喘，利水消肿，通利二便而使邪有出路，共为臣药。佐以陈皮、半夏、茯苓健脾化痰，利水消肿；紫苏子开郁下气，定喘消痰；白蒺藜入肝经，疏肝和络而疗肝逆，咳唾引痛。生姜为使药，顾护脾胃，又解椒目、半夏诸药之毒。本方配伍严谨，标本同治，共奏逐水化饮，理气通络之功。

【经典仿学】

1. 镇江王登瀛，患胸脘偏左作痛，脘右弹之有声，胁肋气觉流窜，从二便不利而起。余诊其脉，左沉弦，右滑。肝气挟湿痰阻胃，气失下降。

肉桂二分　吴茱萸二分　橘红一钱　半夏一钱五分　厚朴一钱　茯苓二钱　杏仁三钱　冬瓜子四钱　川楝肉一钱五分　山栀一钱五分　当归二钱　薤白一钱五分　瓜蒌三钱　椒目二十粒

进两剂，溲利便通，脘痛大减。接服八剂，其病若失。

（出自《费绳甫医案医话》）

简析：此案为肝气挟湿痰阻胃，气失下降之证。在椒目瓜蒌汤基础上增加了肉桂、吴茱萸以温中散寒，加强温通之效，厚朴理气宽中，杏仁、冬瓜子宣肺化痰，川楝肉、山栀清肝泻火、当归养血和血，薤白通阳散结等药物，使方剂作用更全面，使气机通畅，湿痰得化，同时防止温燥药物伤阴。

2. 阮（左）　酒湿伤脾，脾失健运，水谷入胃，不生津液，化为痰饮。饮射于肺则咳嗽泛吐，饮流胁下，则胁肋引痛。胁乃肝胆之位，饮气在胁，则肝气怫郁，此悬饮也，仿仲圣治饮不治咳之例。

炙苏子五钱　葶苈子（炒，研）一钱　水炙桑皮二钱　全瓜蒌（切）四钱　姜半夏二钱　橘红一钱　茯苓一钱　白蒺藜三钱　川郁金一钱五分　枳椇子三钱　椒目二十粒　生姜二片

（出自《丁甘仁医案》）

简析：此案与椒目瓜蒌汤均以椒目、瓜蒌、桑白皮、葶苈子泻肺平喘、利水消肿，针对“水流胁下，咳吐引痛”，使邪有出路，新增苏子降气化痰，郁金疏肝理气，枳椇子解酒毒，注重疏肝理气，使痰饮得化，气机通畅，更适用于酒湿伤脾，脾失健运之悬饮。

【新用阐述】

1. 现代用量　椒目 10g，瓜蒌 15g，桑白皮 10g，葶苈子 10g，橘红 10g，半夏 10g，茯苓 10g，紫苏子 10g，蒺藜 10g，生姜 3 片。

2. 功用主治　逐水化饮，理气通络。主治悬饮，饮停胸胁证。

3. 辨证要点　①胸胁疼痛，咳唾引痛，转侧时疼痛加剧；②咳嗽，痰白稀或黄黏，胸闷气短，喘息难以平卧，患侧肋间胀满；③舌淡红，苔白，脉沉弦或弦滑。

4. 拓展应用　现代医学中结核性渗出性胸膜炎、恶性肿瘤胸腔积液、外伤后液气胸、肝性胸腔积液、冠心病心力衰竭等属饮停胸胁、肝肺气逆者，可辨证应用。举临证案例：

王某，男，28岁。患者入院时发热（体温39℃），以午后为甚，困倦乏力，左侧胸痛，咳吐白色泡沫状痰，时时汗出，纳谷不振，小便色黄，渴喜冷饮，舌质暗红，苔白厚腻，脉弦数。理化检查：B超背部探查：左侧第7~8肋间可见进3cm，出6cm液平。诊为悬饮（渗出性胸膜炎）证属饮停于肺，肺失肃降。治拟宣肺止咳，还水消饮。

处方：川椒目9g，全瓜蒌30g，桑白皮15g，葶苈子10g，茯苓15g，猪苓6g，泽泻10g，桔梗3g，薏苡仁15g，车前子15g，杏仁12g，枳壳10g，炙麻黄6g，冬瓜皮15g。

服药8剂，体温逐渐降至正常，但仍精神不振，咳痰量少，左胸疼痛较前减轻，舌质红，苔白腻，脉沉弦。效不更方，继服10剂，咳止痛消，病无所苦，食纳渐增，精神转佳，舌暗红苔白腻，脉沉弦，胸片示，左侧胸腔积液明显吸收。血沉5mm/h。治愈出院。随访二年，其病未发。

〖出自：陈红，王安康．椒目瓜蒌汤化裁治疗胸腔积液二例［J］．湖北中医杂志，1988(6)：32.〗

按语：本案水饮结于胸胁是为悬饮无疑。选用《医醇賸义》椒目瓜蒌汤加减，方以川椒目、全瓜蒌、葶苈子、桑白皮逐水消饮；杏仁、枳壳顺气降逆；茯苓、冬瓜皮、薏苡仁健脾利湿；泽泻、猪苓、车前子导水下行自小便而出，加桔梗与枳壳配合一升一降，使肺气通畅，加炙麻黄宣肺平喘利水。诸药合用，使脾气健运，痰饮得温药而化，肺气升降正常，则水饮自消，诸恙皆愈。

第二节 活用经典方

一、加减葛花汤

【处方来源】费伯雄《医醇賸义》

【原方组成】葛花二钱 枳椇子三钱 花粉二钱 石斛三钱 沙参四钱 麦冬一钱五分 茯苓二钱 苡仁四钱 橘红一钱 贝母二钱 杏仁三钱 橄榄二枚(打碎,陈者亦可用)

【剂型用法】汤剂,水煎服。

【原义病证】酒咳。酒毒伤肺者,症见嗜饮太过,伤肺而咳。

【处方立意】

1. 理论依据 平日过饮药酒及厚味,以致脏腑蕴积热毒,痰火内生,伤肺而咳。酒毒留于肺者,缘肺为清虚之脏,酒多则损其清虚之体。由是稠痰浊火,熏灼其间,肺叶受伤,发为咳嗽、潮热、失血之症。本方化裁自明代李杲所著《内外伤辨惑论》之葛花解酲汤,原方可分消湿热,解酒毒,治疗饮酒太过,呕吐痰逆,心神烦乱,胸膈痞满,手足战摇。加减葛花汤为费伯雄在上方的基础上将解酒毒之品与理气化痰、润肺止咳之品并用,治疗酒毒伤肺。

2. 组方特点 方中葛花、枳椇子为君药解酒毒,醒脾和胃,通利二便,使酒毒从二便出;麦冬、沙参、石斛、天花粉为臣药,养阴润肺、生津止渴,清除肺中燥热,恢复肺阴;佐以化橘红理气化痰;贝母润肺消痰;杏仁降气止咳;茯苓、薏苡仁导酒湿、痰湿自小便而去;橄榄可清热解毒、利咽化痰;姜汁和胃止呕,兼引药入肺经。全方标本兼治,既解酒毒以治其本,又养阴化痰以治其标,使酒毒得清、肺阴得养、痰浊得化。

【经典仿学】

向来嗜饮,酒湿郁蒸成黄,此酒疸也。治宜利湿。

枳椇子三钱 葛花二钱 绵茵陈三钱 车前子三钱 陈广皮一钱 黑山栀一钱半 六神曲四钱 大砂仁一钱 茯苓皮三钱 白茅根一钱半

(出自《费绳甫医话医案》)

简析:费绳甫在费伯雄加减葛花汤的基础上,用方中葛花以解酒毒之意，和枳椇子解酒护肝、利水渗湿、清热解毒；加茵陈清热利湿。且茵陈和黑山栀共用具有清热解毒、利湿退黄的功效。与茯苓皮、车前子等药配伍使用，可利尿消肿，使湿热之邪有路可去。砂仁温中化湿，健胃消食，和陈皮相互可防前药苦寒伤胃；用白茅根凉血止血，清热利尿，可防酒毒伤络。由此可见费绳甫组方之严谨。

【新用阐述】

1. 现代用量 葛花15g，枳椇子10g，天花粉10g，石斛15g，沙参15g，麦冬15g，茯苓10g，薏苡仁15g，橘红10g，贝母10g，杏仁10g，橄榄10g（打碎，陈者亦可用）。

2. 功用主治 清解酒毒，化痰止咳。主治咳嗽，酒毒伤肺所致者。

3. 辨证要点 ①平素多饮酒；②咳嗽频作，饮酒后加重，痰多色黄或黏；③口咽干燥，喉痒，胸闷气短，动则喘息；④舌红，苔黄腻，脉洪大或弦数。

4. 拓展应用 现代医学中慢性支气管炎、肺结核等因饮酒而加重，或急性支气管炎等因饮酒而诱发，属肺阴受损、痰热蕴阻、清肃失职者，均可辨证应用此方。举临证案例：

马某，男，45岁。1943年初诊。连日酬酢，饮酒较多，咳嗽频发，入夜尤甚。昨日至今咳则胸痛，咳痰不利。诊脉滑数，苔厚腻。

膏粱厚味，热蓄内脏，暴饮醇酒，湿蕴脾肺，湿从热化而痰凝，痰热伏肺故咳嗽，呼吸受阻，卧则咳甚。脉滑数为痰热，苔厚腻为湿聚。治宜化湿清热，养阴祛痰，用《咳嗽自疗法》葛花汤加味治之。处方：葛花15g，枳椇子15g，天花粉12g，沙参15g，麦冬12g，浙贝母9g，杏仁9g，薏苡仁15g，青果6g，化橘红6g，茯苓9g，鸡内金9g。

二诊：服药二剂，诸症有好转，脉数，苔腻。原方加黄芩9克，增强清热之力。服药二剂，病愈。

（出自《中医医案医话集锦》）

按语：本案患者平素喜食膏粱厚味，热蓄内脏，加之暴饮醇酒，湿蕴脾肺，湿从热化而痰凝，痰热伏肺出现诸症。故治宜清热化湿，祛痰止咳。本方与费伯雄加减葛花汤组方思路一致，均以解酒毒、清湿热为核心，针对膏粱厚味酿生痰热的病机，兼顾养阴润燥，体现“清中寓补”的配伍思路。方中均用葛花、枳椇子解酒化湿；天花粉、沙参、麦冬滋阴润燥；杏仁、贝母、橘红化痰利气止咳；茯苓、苡仁祛湿健脾。但本案中侧重“急则治标”，增量橘红、青果，增强清热化痰之力；配伍鸡内金消食导滞，针对暴饮伤胃；葛花、枳椇子重用，强调解酒毒，更适于热邪伤肺、食积明显者。

二、华盖汤

【处方来源】丁甘仁《诊方辑要》

【原方组成】蜜炙麻黄一钱五分　云苓三钱　炙桑皮五钱　光杏仁三钱　制半夏三钱　炙白苏子三钱　清炙草一钱　广橘红一钱　款冬花一钱五分

【剂型用法】汤剂，水煎服。

【原义病证】哮喘。痰饮哮喘。

【处方立意】

1. 理论依据　哮喘一症，多由伏痰宿饮，复加诱因引动，痰阻气道，气道壅塞，肺气上逆而发。治外寒痰饮伏肺之证，丁氏亦崇仲景“病痰饮者，当以温药和之”的治疗大法。《博济方》有华盖散，方用麻黄、苦杏仁、紫苏子、茯苓、橘红、桑白皮、甘草。治肺感寒气，有痰咳嗽，久疗不瘥。丁氏此处将其改散为汤，麻黄改为蜜炙，减其发散之性，增平喘之效；以茯苓易赤茯苓，减其凉性而用其健脾功能，再加半夏、款冬花，倍增止咳化痰之力，转为痰饮内伏，肺气上逆而设。

2. 组方特点　方中麻黄配苦杏仁、甘草是为三拗汤，更入燥湿化痰、下气消痰、健脾化湿、泻肺平喘、理气化痰之品。诸味配合，有化痰顺气平喘及健脾化湿之功，故可治痰饮而致之哮喘者。徐大椿称华盖散“此发散之剂，为邪遏喘促之专方”（《医略六书》）。方中麻黄辛温，蜜炙后发汗之力减弱而长于宣肺平喘，“盖哮喘为顽痰闭塞，非麻黄不足以开其窍”（《幼幼集成》）。杏仁、白苏子，降利肺气，祛痰止咳，与麻黄配伍宣降相宜。橘红利气化痰，朱丹溪谓“善治痰者，不治痰而治气”（《丹溪心法》）。茯苓健脾渗湿，绝生痰之源，寓培土生金之义。桑白皮性甘寒，炙用以缓和寒凉之性，用于诸温药中以去性增效，泻肺平喘。炙甘草止咳化痰，调和诸药。丁氏加用制半夏，配以橘红，仿“二陈汤”之义，以加强燥湿化痰之力；款冬花辛温，可“降逆破壅，宁嗽止喘，疏利咽喉”（《长沙药解》）。诸药配伍，共奏解表散寒、降气化痰、止咳平喘之效。全方解表药与祛痰平喘药并用，以除外寒痰饮；宣肺药与降气药同施，以复肺之宣降。

【经典案例】

麦（左）　风邪引动痰饮，渍之于肺，咳嗽气逆，屡次举发。姑拟华盖汤加减。

蜜炙麻黄三分　光杏仁三钱　炙远志一钱　仙半夏二钱　炙款冬钱半　旋覆花包钱半　水炙桑皮钱半　海浮石三钱　炙白苏子钱半　银杏（去皮壳）七粒　鹅管石（煅）一钱　象贝母三钱　云茯苓三钱　清炙草六分

（出自《丁甘仁医案续编》）

简析：此案为丁甘仁在自拟华盖汤中再加入鹅管石、银杏、象贝母，使平喘化痰更强。鹅管石温肺平喘，银杏敛肺定喘，象贝母清热化痰，三者与原方诸药相伍，进一步增强了化痰平喘之效，使全方在祛痰、降气、平喘方面作用更为突出，针对痰饮哮喘之证，疗效更佳。

【新用阐述】

1. 现代用量　蜜炙麻黄 10g，茯苓 10g，炙桑白皮 15g，苦杏仁 10g，制半夏 10g，炙白苏子 10g，炙甘草 3g，橘红 10g，款冬花 10g。

2. 功用主治　宣肺解表，祛痰止咳。主治哮喘，痰饮伏肺证。

3. 辨证要点　①咳嗽气喘，喉中痰鸣有声，咯痰色白，气粗喘促；②胸膈烦满，项背拘急，声重鼻塞；③舌淡红，苔白润，脉弦滑。

4. 拓展应用　现代医学之感冒、流行性感冒、急性支气管炎、支气管哮喘等属痰饮阻肺者可辨证使用本方。

第三节　医案经验方

一、妊娠止嗽方

【处方来源】丁甘仁《丁甘仁晚年出诊医案》

【原方组成】净蝉衣八分　嫩射干八分　嫩前胡一钱五分　冬瓜子三

钱　炙远志一钱　熟大力子二钱　光杏仁三钱　炒竹茹一钱五分　象贝母二钱　福橘络一钱　霜桑叶二钱　苦桔梗一钱　胖大海三枚

【剂型用法】汤剂，水煎服。

【原义病证】妊娠咳嗽。时邪犯肺，风寒包热于肺，清肃之令不行，症见咳嗽痰不爽，音声欠扬，胸膺牵痛，脉象浮滑。

【处方立意】

1. 理论依据　妊娠咳嗽是指妊娠期间，咳嗽或久咳不已，又称为子咳(子嗽)。丁甘仁先生治疗外感咳嗽，常在疏散外邪的同时，注重兼夹证候的治疗。时邪犯肺，风寒包热于肺，肺气不宣，此肺气壅塞，气道受遏，以致肺实不鸣，引起咳痰不爽，音声欠扬。丁氏认为，患者失音由肺受风寒所引起，病仍在表，故以疏散风寒，宣通肺气为治。然丁氏在治外感咳嗽时注重兼夹症的辨证处理，痰邪犯肺，肺络气机不和时，见胸膺牵痛，脉象浮滑，丁氏予疏散外邪的同时，加入竹茹、远志、橘红镇咳化痰；因患者怀麟三个月余，仍处于妊娠反应期，丁氏不忘投以降逆止咳化痰之品，以达安胎之用。

2. 组方特点　丁氏认为，肺位最高，治上焦如羽非轻不举，宜轻清以宣扬之。方用蝉蜕、射干疏风清热利咽；前胡疏风清肺，降气化痰；冬瓜子甘寒滑利，清润肺脏，化痰浊，利水道，使痰热从小便而去；象贝母、竹茹清肺化痰，竹茹兼有止呕除烦之效；大力子，又名牛蒡子，疏风宣肺、散结利咽；桔梗宣肺化痰，杏仁降气止咳，二药升降相应，宣肃肺气；桑叶散风清热；胖大海清肺化痰利咽扬音；橘络化痰理气通络止痛；远志辛散苦泄，祛痰开窍，辅助止咳，同时宁心安神。全方疏风清热、化痰宣肺、和胃安胎。

【经典案例】

风寒包热于肺，咳嗽音声不扬。仿金实不鸣议治，拟祛风轻开。

净蝉衣一钱五分　抱茯神三钱　冬瓜子三钱　凤凰衣一钱五分　嫩射干一钱五分　光杏仁三钱　炙兜铃一钱五分　冬桑叶三钱　象贝母三钱　金果榄三钱　嫩前胡二钱　轻马勃五分

（出自《丁甘仁医案》）

简析：风寒外邪侵袭肌表，致腠理闭塞，卫阳被遏，肺气失于宣发，气机逆乱，则见咳嗽，外寒束表、内热壅肺，热灼咽喉则声音嘶哑，咳嗽音声不扬，金实不鸣。本案虽非妊娠咳嗽，但丁甘仁仍用妊娠止嗽方中核心药物蝉蜕、射干疏风清热利咽，又用前胡、冬瓜子、桑叶、杏仁等药清肺镇咳、降气化痰。另外加入茯神、凤凰衣润肺安神，兼顾肺阴与心神，防痰热耗伤正气。马勃、金果榄合射干同用，集中清解咽喉热毒，效仿《温病条辨》银翘马勃散法。马兜铃清肺化痰、止咳平喘，兼清肠中积热，合冬瓜子渗湿排痰，使痰热从上下二焦分消而去。

【新用阐述】

1. 现代用量　蝉蜕 10g，射干 5g，前胡 10g，冬瓜子 10g，炙远志 10g，炒牛蒡子 10g，苦杏仁 10g，炒竹茹 10g，浙贝母 15g，橘络 10g，霜桑叶 10g，桔梗 5g，胖大海 10g。

2. 功用主治　疏邪化痰，宣肺和胃。主治妊娠咳嗽，外感风邪犯肺，肺胃失和证。

3. 辨证要点　①妊娠期咳嗽阵作，音声不扬；②咳痰不爽，痰色或白或黄或夹泡沫；③咽喉不舒，声音嘶哑；④胸部牵拉性疼痛；⑤舌边尖红，舌苔薄黄或黄腻，脉浮滑。

4. 拓展应用　现代医学之妊娠期上呼吸道感染、急性支气管炎、肺炎、扁桃体炎等属外寒内热、痰热蕴肺者皆可辨证加减应用此方。举临证案例：

金夫人，9 月 22 日咳嗽频繁，咳痰不爽，头痛，口干，季肋小腹牵引掣痛，脉浮滑数，舌苔白腻，怀孕 8 月，风痰聚于上焦，肺失宣化，治以轻疏邪客而安胎元。冬桑叶 8g，净蝉衣 1.5g，炒牛蒡 6g，薄橘红 8g，炒竹茹 8g，海浮石 10g，炙款冬 8g，光杏仁 10g，浙贝母 10g，杭菊花 8g，胖大海 10g。

（出自《秦伯未医案讲习录》）

按语：本案患者为妊娠 8 个月的孕妇，感受时邪，肺失宣肃，痰湿内聚，风邪挟痰犯肺则咳嗽频繁、咳痰不爽，风痰上扰清阳则头痛，津液无以上承则口干，络气不和故季肋小腹掣痛。脉浮滑数、舌苔白腻，俱为风邪夹痰之象。治拟轻清宣肺、疏风化痰、和胃安胎。选丁氏妊娠止嗽方，加杭菊花以疏风清热止头痛，咳嗽频繁而无音声不扬，故去原方射干、前胡、远志、冬瓜子、桔梗，加海浮石、款冬以增化痰止咳之力。诸药合用，共收疏风化痰、宣肺安胎之功。

二、参茜汤

【处方来源】费伯雄《费伯雄医案》

【原方组成】南沙参四钱　北沙参三钱　茜草根二钱　明天冬二钱　丹

皮二钱 茯苓二钱 归身二钱 炒怀山药三钱 刘寄奴二钱 鲜毛姜三钱 怀牛膝二钱 肥玉竹三钱 甜川贝(研)三钱 杏仁三钱 梨三片 藕节三枚

【剂型用法】汤剂,水煎服。

【原文病证】咯血。肝阳上僭,巨口咯红,不时呛咳。

【处方立意】

1. 理论依据 《灵枢·经脉》记载,“肝足厥阴之脉……上贯膈,布胁肋,循喉咙之后,上入颃颡,连目系……其支者,复从肝别贯膈,上注肺”,明析肝经与肺脏经气互通之路径,为肝火、肝阳循经上逆犯肺、灼伤肺络之病机确立经络理论根基。若肝失疏泄,肝郁化火或肝阳上亢,必致肝不藏血,血随气火逆乱,上冲于肺,损及肺络出现咯血之候。针对“肝肾阴虚、肝阳上僭、木火刑金”之核心病机,费伯雄宗“治血先治气,治气先降火”之旨,融“镇肝潜阳、清肺泄热、凉血止血、滋养肺肾”四法于一体,循“虚则补其母,实则泻其子”之则,施以肝肺肾同治之法:滋水涵木以治其本,使水旺而木涵;以凉血化瘀治其标,令肺络宁而血止,使阴液得充、肝阳得降、肺络得宁,以解阴虚阳亢、血溢络损之重症。

2. 组方特点 本方以南北沙参、茜草共为君药,其中南北沙参甘寒质润,入肺胃经,北沙参侧重滋肺阴、清燥热,南沙参兼能祛痰益气,二药相须为用,大补肺阴、清降虚火,针对“木火刑金”之本,使肺金得润则制木有权;茜草苦寒入肝经血分,凉血止血、活血化瘀,直折“血随火逆”之标,二者一润一清、一补一散,共成“滋阴制火以治其本,凉血化瘀以治其标”之格局。臣以天冬、玉竹,甘寒润降,助南北沙参滋养肺肾之阴,强化“壮水涵木”之功;佐以杏仁、川贝母宣肺降逆、化痰止咳,缓解肺失清肃之呛咳;丹皮清泻肝经虚火,当归身养血和血,防凉涩留瘀;骨碎补(鲜毛姜)、刘寄奴化瘀止血,怀牛膝引血下行;茯苓、山药健脾培土。使以梨、藕节生津润肺、凉血散瘀,药食同用辅助增效。全方以“润肺阴、清肝热、止血瘀”为纲,肝肺肾同治,补通并用、清养结合,既澄其源而使阳亢得制,又洁其流而使血络得宁,体现“虚则补其母,实则泻其子”的整体治疗思想。全方药性平和,无大寒大燥之品,清养结合,对阴虚阳亢、反复咯血者更为适宜。

【经典仿学】

丹阳周某,肺肾阴亏,肝阳独旺,呛咳胁痛,甚则咯红。治宜壮水涵木以保肺。

南沙参三钱　川石斛二钱　女贞子二钱　黑料豆三钱　潼沙苑三钱　生石决六钱　牡丹皮二钱　大丹参三钱　茜草根二钱　参三七五分　怀牛膝二钱　瓜蒌皮三钱　甜川贝二钱　甜杏仁二钱　毛燕三钱　藕一两

（出自《费绳甫经典医案赏析》）

简析：本案在参茜汤基础上，针对“肺肾阴亏、肝阳独旺”病机，增川石斛、女贞子、黑料豆滋肾平肝，强化“壮水涵木”之力；以丹参易当归身，加参三七，增强活血止血之效；用瓜蒌皮润肺化痰、理气止咳，燕窝（毛燕）润肺止血、养阴润燥。舍去原方温燥之品，更侧重下焦滋阴与化瘀止血，治法随病机偏重肝肾阴虚而调整。

【新用阐述】

1. 现代用量　明天冬 10g，南沙参 15g，北沙参 15g，牡丹皮 10g，茯苓 10g，当归身 10g，炒怀山药 10g，刘寄奴 10g，骨碎补 10g，茜草根 15g，怀牛膝 10g，肥玉竹 10g，川贝母（研）10g，杏仁 10g，梨 3 片，藕节 10g。

2. 功用主治　滋阴清火，凉血止血。主治咯血，用于肝阳上越、肺络损伤之血证。

3. 辨证要点　①咯血，血色鲜红，量大；②性情急躁；③口干，便秘；④舌质红，苔黄或少苔，脉弦滑。

4. 拓展应用　凡肝火犯肺，或肺热阴伤之咯血、肺痨，皆可以此方为主加减化裁。现代医学之支气管扩张、肺结核、肺癌等疾病出现上症可辨证应用此方。举临证案例：

咳嗽已延数月，甚则痰色带红，形色不充，脉象尺弱寸关濡数，肾水亏涸，不能涵养肝木，肝火犯肺，势将入肺痨一门，宜壮水柔肝，清养肺气。

天、麦冬各二钱　川贝母二钱　熟女贞二钱　枇杷叶二钱　南、北沙参各三钱　瓜蒌皮二钱　旱莲草二钱　抱茯神二钱　甜光杏三钱　茜草根二钱　怀山药二钱　潼蒺藜三钱

（出自《丁济万医案》）

按语：此案患者肾水亏涸、肝火犯肺，故保留参茜汤原方中南北沙参滋养肺阴、茜草根凉血止血之核心药物；去丹皮之辛凉（或因脉象濡数，阴伤更甚），增麦冬及天冬量（与原方天冬呼应）加强滋阴润燥；以川贝母、瓜蒌皮、甜光杏清润肺燥、降逆止咳（同原方杏仁、川贝肃肺之旨）；

因“尺弱”示肾虚更著，加熟女贞、旱莲草（二至丸）、沙苑子（潼蒺藜）壮水涵木、补肾固冲，替代原方骨碎补、刘寄奴之化瘀，侧重滋阴柔肝；以抱茯神易茯苓，增强宁心安神之功；枇杷叶降肺逆，怀山药固肾益精，均与原方山药补脾固肾、牛膝引血下行之思路一脉相承。全方紧扣“阴虚阳亢、肺络受损”病机，虽药物略有调整，但仍以滋阴清火、凉血止血为核心，体现了原方“肝肺肾同调”“标本兼顾”的治疗思想，且针对具体证候（如尺弱、神疲）强化了滋肾柔肝之力，是对参茜汤的灵活变通与精准应用。

第五章　脾胃系病证方

第一节　自研自制方

一、悦脾汤

【处方来源】费伯雄《医醇賸义》

【原方组成】白术一钱　茅术一钱　茯苓二钱　附子八分　砂仁一钱　木香五分　乌药一钱　苡仁四钱　青皮一钱　神曲(炒)三钱　姜三片

【剂型用法】汤剂,水煎服。

【原义病证】脾湿胀痛。脾本湿土,寒邪乘之,寒与湿凝,是为重阴。脘下至当脐胀满作痛。

【处方立意】

1. 理论依据　"悦脾"之谓,蕴含顺应脾性、投其所好之意。脾者,主运化,性喜燥而恶湿,与胃同居中焦,共司气机之升降。寒邪乘虚侵袭中焦,与湿邪相互凝滞,形成重阴之象,导致脘下至当脐胀满作痛。寒湿困脾,必将影响气机升降,而致痛致痞。费伯雄先生针对寒湿犯脾所致之腹痛,以温中化湿、行气健脾为法,创制悦脾汤,意在顺应脾之特性,助其恢复运化之功。

2. 组方特点　本方以健脾运中为主,辅以温里化湿。方中白术甘苦温和,以甘味健脾,脾气振而除内湿,诚如《本草通玄》所赞誉:"白术,补脾胃之药,更无出其右者。"苍术芳香燥烈,能燥湿除水,水湿去则脾气健旺,《玉楸药解》谓其"走而不守,善行",与白术之"守而不走,善补"相互补充,共奏健脾燥湿之功。附子温中除寒,走中宫而温脾,入下焦而暖肾,为温里散寒之要药,助脾阳以驱寒邪。茯苓、薏苡仁淡渗利湿,健脾运中,助脾土恢复运化之力,使湿浊得以排出。砂仁、木香、青皮、乌药行气化滞,散寒温中,使气机通畅无阻,疼痛痞满自消。神曲消食和胃,生姜温中止痛,以助主药之功。诸药合用,共奏温中散寒、化湿运中之功,使脾土得以恢复其运化之职,寒湿得除,气机畅达,诸症自愈。

【经典案例】

某 苔白腻,脉弦细,腹痛泄泻,寒湿相搏。宜扶土利湿。

茯苓二钱 泽泻二钱 藿香二钱 车前子三钱 白术一钱 山栀三钱 川朴一钱 木香五分 神曲三钱 甘松五分 生姜一片

(出自《费伯雄经典医案赏析》)

简析:本案乃因脾虚气滞,寒湿相搏所致,其治宜健脾驱寒,行气利水。针对脾虚气滞、寒湿相搏之泄泻,去悦脾汤附子、薏苡仁、砂仁等温里燥湿力峻之品,化裁藿香正气散思路,保留茯苓、白术、厚朴、神曲、生姜健脾悦脾、和中化湿,加入泽泻、车前子淡渗利湿、分利水道,木香、甘松温中理气、醒脾止痛,栀子清热利湿以防湿郁化热。全方侧重健脾驱寒、行气利水,以解寒热、畅气机、和脾胃、止泄泻,更契合寒湿壅滞、气机不畅兼有郁热之泄泻病机。

【新用阐述】

1. 现代用量 白术 10g,苍术 10g,茯苓 10g,附子 5g,砂仁 3g,木香 5g,乌药 10g,薏苡仁 15g,青皮 10g,神曲 10g,生姜 3 片。

2. 功用主治 温里化湿,行气止痛。主治腹痛,寒湿气滞证。

3. 辨证要点 ①腹胀痛,遇寒加重,得温痛减;②畏寒,口和不渴,不欲饮食,肢体沉重,大便溏;③舌苔白腻而厚,脉沉缓。

4. 拓展应用 现代医学之急慢性胃肠炎、胃及十二指肠溃疡、胃扩张、胃下垂、慢性结肠炎等属寒湿气滞者,可辨证应用本方加减。举临证案例:

素有湿痰,加之今秋患水,不无身受水湿,至冬大发,腹中梗痛,起立则否,口渴喜热饮而不多,多饮则作呕,大便闭,小便短赤,连进苍朴姜桂等剂。淡附片 1.5g,白术(土炒)6g,云茯苓 9g,粉猪苓 9g,福泽泻 9g,青木香 1.5g,姜半夏 6g,枳实(麸炒)4.5g,台乌药 2.4g,炒青皮 3g,洗腹绒 9g。

(出自《秦伯未医案》)

按语:秦伯未作为孟河医派传人,师承丁甘仁,临床辨证精当且用药轻灵。此案针对患者素有湿痰、复感水湿致寒湿痰热互结之病机,以悦脾汤化裁组方,保留原方附子温阳、白术健脾、茯苓利湿、木香与乌药行气之核心配伍,去除茅术、砂仁等辛温燥烈之品及薏苡仁的甘淡渗利,避免过燥伤津;新增猪苓、泽泻淡渗利湿,导水湿从膀胱分消,配姜半夏化痰和胃以治湿痰,用枳实破气消痞、大腹皮活血止痛兼顾腹中梗痛与大便闭结，全方紧扣“湿、痰、气、热”病机，既承原方温化寒湿之旨，又增化痰导滞、分消湿热之效，使温阳与利湿并行、行气与化痰同施，终达气机畅达、脾胃复运之效。

二、养胃汤

【处方来源】费伯雄《医醇賸义》

【原方组成】白芍一钱　茯苓二钱　白术一钱　甘草四分　山药三钱　黄芪二钱　党参四钱　木香五分　砂仁一钱　广皮一钱　大枣二枚　姜三片

【剂型用法】汤剂，水煎服。

【原义病证】胃虚作痛。胃气虚弱，脘中作痛。

【处方立意】

1. 理论依据　胃痛之治，需明辨虚实。实者，如结胸症所论，其实而痛，当消当攻；虚者，则以补为要。费氏治痛，深谙“不通则痛”之旨，认为气滞乃痛证首要病理因素，胃脘痛无论虚实，常与气机郁滞相关，故行气化滞之法当贯穿治疗始终。且胃为腑，秉“以通为补”之性，纯补则易致气机壅滞。基于此，费氏治疗虚证胃痛，不拘泥于单纯大队补药，而是调、通、补并施，于补气健脾之品中配伍行气和胃之药，使补而不滞，气血调畅，胃痛自愈，创养胃汤。

2. 组方特点　本方由香砂六君子汤加减而成。方中党参、白术、茯苓、甘草、木香、砂仁、陈皮即《古今名医方论》香砂六君子汤去半夏。参、术、苓、草以甘缓为主，呈君子中和之气，健脾益气，是治疗气分病的基本方，为君药。黄芪配党参，补气力更增；山药性味甘平，功擅补脾养胃，补而不腻；陈皮、砂仁、木香均是理气之品，擅长调理中焦气滞，与四君子相合，补而不滞，共为臣药。佐以白芍伍甘草即芍药甘草汤，缓挛急而止痛；枣、姜顾护脾胃，化气生津，益营助卫，为使药。养胃汤与香砂六君子汤相比，补脾益气、缓急止痛力增，燥湿化痰力减。

【经典仿学】

疟疾止后，脾胃不和，神疲纳少，肢节酸楚。拟六君子煎加味。

广陈皮一钱半　砂仁壳一钱半　生姜三片　炒潞党三钱　云茯苓三钱

法半夏三钱 炒谷芽三钱 红枣六枚 炒白术三钱 煨木香一钱 省头草三钱 炙甘草一钱

（出自丁甘仁《诊方辑要》）

简析：此案为疟疾止后脾胃不和之证，疟疾经治虽止，但遗留脾气虚弱、脾胃不和及气血两亏之象。神疲乏力为气虚之征，纳少反映脾胃受纳运化功能减退，肢节酸楚则是气血亏虚、筋肉失养所致。基于“脾胃乃后天之本，为气血生化之源”理论，治疗未直接补养气血，而是着重健脾和胃，以增强脾胃功能、鼓舞胃气，此乃补虚之根本。在养胃汤基础上，去黄芪、白芍、甘草、山药，加法半夏、炒谷芽、省头草，并调整红枣用量，体现了从健脾益气为主向健脾化湿、理气和中的转变。这种变化针对疟疾后脾胃气虚兼有痰湿、运化失司的病理特点，使方药更贴合临床实际。

【新用阐述】

1. 现代用量 白芍10g，茯苓10g，白术10g，甘草3g，山药10g，黄芪10g，党参12g，木香10g，砂仁3g，广陈皮10g，大枣2枚，生姜3片。

2. 功用主治 健脾益气，和胃止痛。主治胃痛，脾胃气虚证。

3. 辨证要点 ①胃脘隐痛或者胀痛，按之痛减；②纳差乏力，嗳气痞胀，便溏，面色萎黄，短气懒言；③舌质淡，苔薄白，脉弱。

4. 拓展应用 现代医学之胃溃疡、十二指肠溃疡、慢性胃炎、胃下垂、胃肠功能紊乱、慢性萎缩性胃炎、自主神经功能紊乱性肠病等，属脾虚气滞者，可辨证使用本方加减。举临证案例：

许某，男，54岁，1993年11月23日初诊。患者胃痛反复发作，迄今5年，屡经治疗，然疗效甚微，同年10月29日胃镜检查示：十二指肠球部霜斑样溃疡，慢性浅表性胃炎。胃脘隐痛，饥时痛甚，得食稍缓，多食脘胀，伴嘈杂泛酸，胃纳不馨，神疲乏力，大便间日一行，先结后溏，脉象细弦，舌质淡红有紫气、苔薄白。证属中虚气滞，拟建中和胃理气止痛：炒党参10g，炒白术10g，云苓10g，白及10g，炙内金10g，炒白芍15g，煅乌贼骨15g，炒陈皮6g，广木香6g，淡干姜6g，佛手片6g，参三七末3g，川连3g 炙甘草3g。水煎服，7剂后，胃痛大减，泛酸已止，然仍感嘈杂，舌苔薄白，脉象细弦，气胀已消，中虚未复，遂于原方中加山药10g治之。前后调治8周，临床诸症全部消失。胃镜复查：十二指肠球部溃疡愈合，轻度慢性浅表性胃炎，子香砂六君丸善后。

〖出自：诸静芬. 朱世楷教授辨治胃病的经验[J]. 陕西中医，1998（3）：124.〗

按语：在养胃汤基础上沿用炒党参、炒白术等核心药物健脾益气以治本；针对患者十二指肠溃疡、嘈杂泛酸的症状，加入白及、煅乌贼骨护膜制酸；重用炒白芍配伍炙甘草，增广木香、佛手片，强化缓急止痛、理气和中之效；针对舌质紫气反映的血瘀病机，加参三七末行瘀定痛；配伍淡干姜与川连，辛开苦降调节脾胃升降。待患者症状缓解后，加山药进一步巩固脾胃功能，既继承原方补气健脾核心，又通过药物加减兼顾标实，实现标本兼治。

三、桂朴汤

【处方来源】费伯雄《医醇賸义》

【原方组成】肉桂四分　厚朴一钱　当归二钱　茯苓二钱　白术一钱　丁香五分　砂仁一钱　白芍(酒炒)一钱　广皮一钱　郁金二钱　枣二枚　姜三片

【剂型用法】汤剂，水煎服。

【原义病证】胃寒作痛。胃气虚寒证，症见不能纳谷，呕吐作痛。

【处方立意】

1. 理论依据　胃主受纳腐熟水谷，以通降为顺。若胃气虚寒，则受纳腐熟无权，寒邪凝滞，气机逆乱，故见纳谷不香、呕吐作痛，且疼痛多呈绵绵隐痛、喜温喜按之态，甚则泛吐清水。清代叶天士在《临证指南医案》中进一步提出“胃阳虚，浊阴上逆”之论，主张以温通之剂恢复胃腑通降。费伯雄则在《医醇賸义》中创立桂朴汤，以温胃理气、止痛降逆立法。

2. 组方特点　方中肉桂辛甘性热，味辛能散，味甘能补，性热温中，《本草汇》赞其能“散寒邪而利气”，兼可降胃之逆气；厚朴苦辛而温，温中下气。两药相伍，温中散寒、降逆止痛，共为君药。臣以当归，《名医别录》谓其“温中止痛”，既能养血和血，又可疗虚冷诸疾。佐以砂仁温中醒脾以助运化，陈皮、白术、茯苓健脾祛湿，生姜、丁香温中降逆止呕，白芍缓急止痛，郁金行气止痛。诸药配伍，脾胃同治，补运兼施，散中有补，共奏温中散寒、降逆止痛之效。

3. 炮制特色　白芍酒炒。孟河医派之酒制白芍功效有二：一是酒甘辛，气味芳香，能升能散，白芍酒制后宣行药势；二是酒性大热，能散寒，能缓和白芍寒性，可免伤脾胃阳气。

【经典案例】

某 脾为湿土，胃为燥土，其性本喜燥而恶寒，寒气入胃，饮食难化，不时呕吐。宜健脾温胃，以止呕吐。

当归 茯苓 生熟苡仁 新会皮 姜半夏 川朴 干姜 肉蔻 茅术 怀牛膝 木香 肉桂

（出自《费伯雄经典医案赏析》）

简析：本案为寒气入胃、脾胃虚寒且湿邪困脾之证。治疗上以桂朴汤温胃健脾为本，融苓桂术甘汤（茯苓、白术）温中化湿、二陈汤（半夏、陈皮）理气和胃之意，通过温中、燥湿、行气，恢复脾胃“燥湿相济”的生理状态。方中着重增加生熟苡仁、姜半夏、肉豆蔻、苍术等化湿药物，旨在针对湿邪困脾这一关键病机，使方剂在温胃健脾的同时，更加强化化湿止呕之功。费氏用药精当，尤其注重湿邪与寒气的交互影响，体现了“治胃必调脾，祛寒须化湿”的辨证思维。

【新用阐述】

1. 现代用量 肉桂 5g，厚朴 10g，当归 10g，茯苓 10g，白术 10g，丁香 3g，砂仁 3g，白芍（酒炒）10g，陈皮 10g，郁金 10g，大枣 2 枚，生姜 3 片。

2. 功用主治 温胃理气，止痛降逆。主治胃痛，胃气虚寒证。

3. 辨证要点 ①胃痛绵绵，或呕吐清稀；②恶寒喜暖，遇寒痛甚，得温痛减，或喜热饮；③舌质淡，舌苔薄，脉弦紧。

4. 拓展应用 凡属于胃中虚寒或寒邪客胃之胃痛、呕吐均可以本方为基础加减运用。现代医学之急性胃炎、慢性胃炎、胃溃疡、十二指肠溃疡、胃痉挛等，属胃气虚寒者，可辨证应用此方。举临证案例：

刘某某，男，38 岁，农民。1970 年 3 月 14 日就诊。昨日在山中劳动，汗出口渴，恣饮泉水，当晚脘腹胀闷，至今晨猝然胃脘绞痛，上冲胸部，呻吟不安，呕吐清水，面色苍白，四肢厥冷，舌苔白滑，脉沉细迟。证属饮冷伤胃，寒凝气滞。治宜温中逐寒，降逆止痛。用桂朴汤去郁金、大枣、白术、砂仁，加熟附片 9g，广木香 3g，沉香 3g（后下）。服 1 剂痛减，服 2 剂仅有微痛，四肢已温，舌苔白，脉细缓。原方去附片，续进 2 剂，胃脘痛止。

（出自《杂病论治精要》）

按语：患者因饮冷伤胃，寒凝气滞，呈现胃脘绞痛、呕吐清水、四肢厥冷等典型胃中虚寒、寒邪客胃之证。治疗遵循温中逐寒、降逆止痛原则，在桂朴汤基础上进行灵活加减。去性味相对平和或偏温但作用较缓的郁金、大枣、白术、砂仁等药，加入附片以增强温阳散寒之力，广木香、沉香加强理气止痛、降逆止呕之功。二诊寒邪渐散，及时去附片以防温燥太过，体现了对药物寒热温凉属性的精准把握与对病情变化的动态调整，为临床治疗胃中虚寒、寒邪客胃之证提供了宝贵的经验。

四、抑木和中汤

【处方来源】费伯雄《医醇賸义》

【原方组成】蒺藜四钱　郁金二钱　青皮一钱　广皮一钱　茅术(炒)一钱　厚朴一钱　当归二钱　茯苓二钱　白术一钱　木香五分　砂仁一钱　佛手五分　白檀香五分

【剂型用法】汤剂，水煎服。

【原义病证】胃脘不舒。肝气太强，脾胃受制之证。症见中脘不舒，饮食减少，左关脉弦，右脉沉细。

【处方立意】

1. 理论依据　肝气横犯脾胃，则脾胃不和；虽有木旺乘土，但未成胃实之重病。病在脾胃，而与肝脏关系密切，正如《临证指南医案》所云，“厥阴之气上干，阳明之气失降，肝气条达，则胃肠气机和畅，人体脏腑百骸、五官九窍和利。肝失疏泄，横逆乘脾犯胃，则脾胃运化、升降失常”。治当疏肝理气，健脾和胃，肝胃和则病去，故拟方名“抑木和中汤”。

2. 组方特点　方中诸药配伍精当，层次分明，以疏肝理气与健脾和胃两组药物队列为主。方中刺蒺藜疏肝平肝、行瘀去滞，调肝气、行肝血，为君药；郁金行气解郁、当归养血柔肝，寓通于补，二药共助蒺藜疏肝柔肝养肝，为臣药；佐以青皮、陈皮理气和胃，散积化滞，木香、白檀香、佛手疏利郁滞、行气宽中，苍术、白术健脾燥湿，茯苓利湿运中，使滞气得畅、水湿得去，脾胃得运，砂仁温中醒脾、厚朴行气燥湿，散寒止痛，并能引药入肝脾二经。诸药合用，以疏为主，补泄兼施。

【经典案例】

某 肝风上升，头目不爽，肝气犯胃，中脘不舒。宜柔肝息风，兼调胃气。

当归身 杭白芍 香抚芎 白蒺藜 川郁金 明天麻 甘菊花 细青皮 石决明 广木香 春砂仁 佩兰叶 陈广皮 佛手片 降香

（出自《费伯雄医案》）

简析：该医案针对“肝风上升兼肝气犯胃”之证，在“抑木和中”核心思想指导下，以抑木（疏肝息风）与和中（健脾调胃）为治疗主线：一方面保留白蒺藜、川郁金、青皮、木香等原方药物，通过疏肝理气直接落实“抑木”之法，以治肝气犯胃所致中脘不舒；另一方面，针对肝风上扰加明天麻、石决明、甘菊花平肝息风，以当归身、杭白芍、川芎养血柔肝，从“息风”“柔肝”层面强化抑木之效，契合“肝宜柔不宜伐”的抑木内涵；同时，以佩兰叶芳香化湿、降香理气活血引气下行，配砂仁、茯苓等调和脾胃，通过化湿醒脾、降逆和中实现“和中”目标。全方以抑木治标、和中固本，融息风、养血、化湿于一体，使肝木条达、脾胃健运，体现“抑木和中”思想的临证拓展。

【新用阐述】

1. 药物组成 刺蒺藜 12g，郁金 10g，当归 10g，茯苓 10g，青皮 10g，陈皮 10g，苍术 10g，厚朴 10g，白术 10g，砂仁 6g，木香 5g，佛手 5g，白檀香 5g。

2. 功用主治 疏肝理气，健脾和中。主治胃痞或胃痛，肝气犯胃，脾胃不和证。

3. 辨证要点 ①胃脘胀满或疼痛，伴或不伴两胁胀满；②每因情志不畅而发作或加重，心烦，嗳气频作，善叹息；③舌淡红，苔薄白；左关脉弦，右脉略沉细。

4. 拓展应用 现代医学之急慢性胃炎、消化性溃疡、功能性消化不良、胃食管反流病等属肝胃不和者，可辨证应用本方。举临证案例：

孔大兄，5 月 25 日一诊：腹痛时作，胸闷，小溲短黄，脉象细弦，肝气内郁，肠欠舒畅，得之已久，拟调气和中，佐以辛酸甘苦复方。炒蒺藜 8g，青皮 8g，陈皮 8g，广木香 3g，枳壳 8g，黄郁金 8g，炒竹茹 8g，川楝子 8g，白蔻衣 3g（后），茯苓 10g，沉香曲 10g，乌梅丸（包煎）10g。

5 月 27 日二诊：腹痛已止，时有肠鸣，胸闷，口干，大便不实，小溲短黄，气火湿热交郁，肝胃不和，脉象细弦，再宗效方出入。炒蒺藜 10g，炒枳壳

8g，新会皮 8g，黄郁金 8g，炒竹茹 8g，赤茯苓 10g，焦蒌皮 10g，梗通草 3g，香谷芽 10g，白蔻衣（后）3g，乌梅丸（包煎）8g。

5 月 30 日三诊：腹痛时作即便如厕，痛处偏于右腹部，口干，饮少，食呆，溲短，脉象细弦。肝胃不和，气机内郁，治以调肝和胃。安桂心 3g，当归 8g，大腹皮 10g，广木香 3g，白蒺藜 10g，新会皮 8g，枳壳 8g，云茯苓 10g，生谷芽 10g，熟谷芽 10g，炒小茴香 3g。

6 月 1 四诊：腹痛较前轻减，大便不爽，小溲短赤，脉象细弦，左脉尤动劲，肝木偏旺，脾受克贼，再予调肝为主，和中佐之。安桂心 3g，全当归 8g，金铃子 8g，白蒺藜 10g，枳壳 8g，橘叶 8g，橘络 8g，路路通 10g，丝瓜络 8g，赤茯苓 12g，玫瑰花 3 朵，煅石决明（先煎）15g。

（出自《秦伯未医案讲习录》）

按语：该患者之腹痛为肝胃不和所致，费氏抑木和中汤主治病机为肝气横逆犯脾胃，方证切合。一诊时见患者“腹痛时作”“胸闷”此皆为肝气内郁之征，而患者得之日久，且兼见“小溲短黄”提示已有热象，恐辛温药味过多助热，故去二术、厚朴、砂仁、佛手、檀香。加白蔻衣配炒竹茹行脾胃之气滞而无助热之弊，此“和中”之意；加川楝子行肝气之滞，泄肝郁之火，此“抑木”之意。病患“肠欠舒畅”故加枳壳、沉香曲以行气消积导滞。“脉细弦”为虚实兼见之脉故合用辛酸甘苦之乌梅丸，即唐荣川《血证论》所谓“温肝敛木”之功。

二诊时前症腹痛好转，但胸闷、小便黄仍作，又增肠鸣、大便不实之症，辨其病机为气火湿热交郁，肝胃不和。二诊方易茯苓为赤茯苓，取赤茯苓利湿热之功，更加瓜蒌皮、梗通草增强祛除湿热之力的同时亦有理气的效果。加香谷芽以消积和中。

三诊时，热象已消，见痛则欲便，为气机内郁，肝木乘土所致，故用大腹皮行气宽中。口干、饮少、食呆、溲短为中焦不和，运化无权，故加桂心、炒小茴香以温中，生熟谷芽以和胃，共奏“和中”之效，加一味当归，《本草备要》谓其“血中气药”，补肝血以敛肝气，为“抑木”之意。

四诊时，肝木偏旺为主要病机，方中加橘叶、橘络、玫瑰花、川楝子以理肝气，赤茯苓取其破结气之功（《本草崇原》），丝瓜络、路路通和全当归理肝血，以利肝气疏泄，煅石决明配合白蒺藜增强平肝之力，煅用以护中气。整个治疗过程，医者紧扣病机变化，在抑木和中汤基础上灵活加减，使方药与病情丝丝入扣，体现了中医“观其脉证，知犯何逆，随证治之”的治疗原则。

五、玉液煎

【处方来源】费伯雄《医醇賸义》

【原方组成】石膏五钱　生地五钱　石斛三钱　麦冬二钱　玉竹四钱　葛根二钱　桔梗一钱　薄荷一钱　白茅根八钱　甘蔗汁半杯

【剂型用法】汤剂，水煎去渣，兑入半杯甘蔗汁后服用。

【原义病证】胃火。胃火炽盛，症见烦渴引饮，牙龈腐烂或牙宣出血，面赤发热。

【处方立意】

1. 理论依据　费氏认为，牙龈齿缝出血乃胃热炽盛所致，其《医醇賸义》中言“凡吐血、衄血、牙龈齿缝出血，皆散在经络之血，涌而上决者也。近人谓巨口吐红，及牙龈齿缝出血者，谓之胃血，此说大谬。盖胃为外腑，职司出纳，为水谷蓄泄之区，其中并无一丝一点之血。即牙宣出血一症，不过胃火炽盛，肉不附骨，故血热而上涌”。胃乃戊土属阳，传化物而不藏，其性燥而主降，足阳明胃经多气多血。火盛津亏则烦渴；热盛肉腐，故牙龈腐烂；气血两燔，则牙宣出血，面赤发热。胃热炽盛则阴液受损，胃阴是胃所司之阴津，乃水液之属，功在滋润。玉液煎遵清养原则，选用甘寒、甘凉之品组方，方中诸药配伍，如琼浆润胃，降胃火、复胃阴，助机体重归阴平阳秘。

2. 组方特点　本方用石膏、葛根、薄荷、桔梗清散胃火。方中石膏清热泻火，《药性歌诀》曰“辛甘而淡，重着而沉，降火于胃经”；葛根散热生津，《本草正》言“用此者，用其凉散，虽善达诸阳经，而阳明为最，以其气轻，故善解表发汗。凡解散之药多辛热，此独凉而甘”；薄荷消散风热，《本草纲目》云“薄荷辛能发散，凉能清利，专于消风散热。故头痛、头风、口齿诸病为要药”；桔梗载药上行，《本草正》载“桔梗，味苦微辛，气微凉，气轻于味，其性浮。用此者，用其载药上升，故有舟楫之号”。白茅根、生地黄凉血清热。《神农本草经疏》言茅根“血热则瘀，瘀则闭，闭则寒热作矣。寒凉血，甘益血，热去则血和，和则瘀消而闭通，通则寒热自止也”。石斛、麦冬、玉竹、甘蔗汁，甘寒滋养肺胃，以救阴液。石斛清胃生津，徐究仁谓“石斛功能清胃生津，胃肾虚热者最宜”；麦冬益胃生津，《医学衷中参西录》云“麦冬，津液浓厚，能入胃以养胃液，开胃进食”；玉竹滋阴生津，张山雷《脏腑药式补正》言“玉竹，甘寒润泽，谓能滋养脾胃，正以甘能滋阴，润能养液耳”；方中以甘蔗汁半杯冲服，清热泻火，《本草纲目》言“蔗，脾之果也，其浆甘寒，能泻火热”，其中石膏、麦冬配伍，受张仲景“存津液”所影响。全方清中有润、降中寓升，既针对胃火炽盛之标，又顾护津液亏损之本，滋阴凉血之中，兼顾透散郁热、引热下行。

【经典案例】

某　牙关属胃，胃火炽盛，齿中流血。宜滋养胃阴，兼以清降。

南沙参四钱　西洋参一钱　麦冬二钱　川斛三钱　茯苓二钱　淮山药三钱　丹皮参各二钱　鲜生地三钱　牛膝二钱　花粉四钱　甘蔗二两(劈，同煎)

(出自《费伯雄医案》)

简析：本案在玉液煎基础上灵活加减用药。重用鲜生地三钱，充分发挥其凉血清热、滋阴养血之功，直折血分之热，一定程度上替代石膏清泻血分伏热。加入南沙参、西洋参、麦冬、川斛等甘寒之品，相较于原方中石斛、麦冬、玉竹滋养肺胃阴液的配伍，形成多层次滋阴体系，显著增强滋阴润燥之力。以甘蔗二两劈碎同煎，替代原方甘蔗汁，取其甘寒之性，延续清热泻火、生津止渴之效；茯苓、山药健脾渗湿，培补后天之本，助脾胃运化以滋化源；花粉甘、微苦，微寒，归肺、胃经，既能清热泻火，又可生津止渴，与方中其他清热滋阴药物协同，增强清解胃热、滋养胃阴之效，有效缓解胃火炽盛导致的烦渴引饮症状；丹皮、丹参二者相伍，丹皮凉血散瘀，清透血中伏热，丹参活血养血，凉血消痈，共同针对胃火炽盛、血热妄行之齿中流血，凉血而不留瘀，活血而不动血；牛膝引热下行，导热从下而出。全方紧扣玉液煎清养原则，以清胃热为核心，通过强化滋阴药物的运用，既保持对胃火炽盛主证的治疗力度，又着重改善胃阴亏虚的病理状态，使清泻胃火与滋养胃阴并行，标本兼顾，共奏良效。

【新用阐述】

1. 现代用量　石膏 15g，生地黄 15g，石斛 10g，麦冬 10g，玉竹 15g，葛根 10g，桔梗 5g，薄荷 6g，白茅根 25g，甘蔗汁 100ml 冲服。

2. 功用主治　清胃散火，清热凉血，滋阴益胃。主治牙龈腐烂或牙宣出血,胃热炽盛证。

3. 辨证要点 ①牙龈腐烂,牙宣出血;②心烦,恶热,口渴欲饮冷;③小便短赤;④面色红赤,舌红,苔黄,脉数。

4. 拓展应用 本方适用于牙龈腐烂或牙宣出血、鼻衄、齿衄、吐血等属胃热上冲者。即现代医学之牙周炎、牙龈炎、复发性口腔溃疡、糖尿病性口渴及急性上消化道出血等属胃热炽盛者,可辨证应用此方。举临证案例:

扬州赵氏牙疳案:痧后内热不清,舌光起刺,脉象细数,上下牙龈腐烂,门牙脱落,腮颊浮肿,势成牙疳。宜养阴清胃泄热。京玄参 4.5g,地骨皮 3g,天花粉 6g,川石斛 6g,象贝母 6g,淡竹叶 6g,肥知母 3g,白扁豆 6g,甘蔗皮 9g,生甘草 1.5g,茯苓 6g。

甲按:痧后牙疳,由于内热不清,阴伤火旺。用药恰当。牙疳处可用中白散吹入。

稼按:痧后内热余邪未清,体质虚弱,口腔不洁,常伴发牙疳。本例已见伤阴,故以养阴清泄胃热为治。此症与牙根痈不同。

(出自《邓星伯临证医集》)

按语:上为孟河医派马氏传人邓星伯治疗牙疳医案一则。案中症见内热不清,舌光起刺,脉象细数,上下牙龈腐烂,门牙脱落,腮颊浮肿,证属胃热炽盛,热盛伤阴。所用方药沿费伯雄玉液煎立方之意,二者均以清胃散火,清热凉血,滋阴益胃为主要治法。方中玄参、地骨皮、天花粉、二母、竹叶清热凉血,原方甘蔗汁改用蔗皮,配石斛以顾护胃阴,扁豆、甘草、茯苓健脾益胃。

六、橘饼扶脾丸

【处方来源】丁甘仁《家传珍方选》

【原方组成】陈皮一两　焦白术一两　怀山药一两　芡实一两　焦山楂五钱

【剂型用法】研末,如饼样,陈米汤送下。

【原义病证】用于治疗伤食,脾胃虚弱证。

【处方立意】

1. 理论依据 脾胃虚弱,运化失司,常致不思饮食、困倦乏力等症。

“脾气通于口，脾和则能知五谷矣”，点明脾胃与饮食感知的紧密联系；《幼科发挥·脾经兼证》提出“诸困睡，不嗜食……皆脾脏之本病也”，明确此类症状的病位在脾胃。脾主运化、胃主受纳，二者同居中焦，互为表里，燥湿相济，是人体的“后天之本”。正如《小儿药证直诀》所述“脾胃不和，不能食乳”，《杂病广要》所言“脾不和则食不化，胃不和则不思饮食”，脾失健运、胃失和降，正是不思饮食、食后难消的基本病机。脾失健运，还会导致气机郁滞、津液运化失常，引发腹胀、便溏等症。

正如费伯雄所言，“补中用消之法，正其善于用补也”，基于此，治疗当以补脾为主，兼用理气化滞等消法。橘饼扶脾丸采用药食两用思路，将药物研末制饼，以陈米汤送服。药借食力，食助药威，补中兼消，使脾胃滞浊得清，补益之剂得以吸收，契合脾胃“喜温恶寒、喜燥恶湿、喜补恶攻”的生理特性，“寓医于食”，调和后天之本。

2. 组方特点　丁甘仁《药性辑要》言，“脾胃健则转输，新谷善进，宿谷善消，土旺自能胜湿，痰水易化，急满易解”，橘饼扶脾丸以健脾益胃、理气消滞为核心。健脾益胃之品中，焦白术由白术武火炒制而成，燥性减弱，专事健脾补气，《本草汇言》赞其为“扶植脾胃、散湿除痹、消食除痞之要药”；山药味甘性平，《神农本草经》称其“补中”，《本草纲目》记有“健脾胃”之效；芡实甘淡渗湿，质黏涩润，《神农本草经百种录》言其“不伤于湿”“不伤于燥”，可脾肾双补。辅以陈米煎汤送服，借《本草纲目》所述其“调肠胃、利小便、去湿热”之能，增强健脾之力。理气消滞方面，陈皮辛温理气，丁甘仁称其“清痰理气，无峻烈之嫌”，倪朱谟誉之为“脾胃之圣药”；山楂经武火炒至外表焦黑、内部焦褐，而成焦山楂，酸味减而涩味增，专攻食积，正如丁甘仁所言“消肉食之积，行乳食之停”。二药配伍，补而不滞，暗合钱乙异功散组方精髓，使全方补泻兼施，共调脾胃。

【经典案例】

匡孩　泄泻黄水，已延旬余，口舌糜腐，妨于吮乳。指纹色紫，已到气关，此脾土已虚，湿热内蕴，热蒸于上，湿注于下，湿多成五泄也。生甫数月，小舟重载，勿轻视之。

生白术一钱五分　炒怀药二钱　赤茯苓三钱　炒扁豆衣三钱　薄荷叶六分　川雅连四分　生甘草四分　焦楂炭二钱　车前子一钱五分　干荷叶一角　陈仓米一合（煎水煎药）。

（出自《丁甘仁医案》）

简析：本案为丁甘仁治疗儿童脾虚湿热泄泻的临床医案，方中体现了橘饼扶脾丸的临床化裁运用。与橘饼扶脾丸相比，两方均含白术、山药等健脾药，体现"泄泻之本在脾"的调治原则；均用焦山楂消导食滞，兼顾小儿"脾常不足"易夹食的特点；陈仓米煎水与陈米汤送服均能增强健脾止泻作用。但是橘饼扶脾丸药性温和，治疗脾虚食积泄泻，适合慢性调养。而本方去芡实，加川黄连、薄荷叶、干荷叶清湿热、透郁热；赤茯苓、车前子、炒扁豆衣分利湿热，在健脾的同时，更以清利湿热为要，适合湿热泄泻，尤宜急性湿热证。两者虽用药有类似，但病机与治则有所不同，需严格辨证选用。

【新用阐述】

1. 现代用量 陈皮30g，焦白术30g，怀山药30g，芡实30g，焦山楂15g。研末，如饼样，陈米汤送下。

2. 功用主治 健脾消滞，理气和胃。主治伤食病，脾虚食滞证。

3. 辨证要点 ①不思饮食或食欲不振，饮食不消，或嗳腐吞酸，脘腹胀满；②四肢困倦，乏力；③或见大便溏薄；④面色淡白，舌淡苔薄白，脉细缓。

4. 拓展应用 现代医学之功能性腹胀等消化不良类疾病、慢性胃肠炎、小儿疳积及病后体虚调理等属脾虚食滞者，可辨证应用此方。举临证案例：

患者某，女，56岁。2009年11月20日初诊。患者腹痛腹泻2年余，伴有脓血及黏液，里急后重。经西药治疗及中药锡类散灌肠，症情可缓解，近1周来再次发作。症见大便每日3~5次，伴有赤白黏冻，白多赤少，便时腹痛，肛门下坠，肛周灼热。舌胖，质暗，苔黄腻，脉细弦。辅助检查：2009年3月于西医院检查肠镜提示：溃疡性结肠炎。西医诊断：溃疡性结肠炎。中医诊断：痢疾。辨证：脾虚湿热下注大肠。治法：健脾清肠。处方：太子参10g，苍术15g，白术15g，黄芩10g，葛根15g，黄连3g，枳实15g，凤尾草15g，椿根皮15g，木香6g，桔梗6g，秦皮12g，延胡索15g，广郁金10g，炒防风10g，焦山楂15g，焦神曲15g。7剂，每日1剂，水煎服。

2009年11月27日二诊：大便每日2~3次，黏冻减少，里急后重，小腹作胀。舌胖，苔薄黄，脉小弦。守方，加马齿苋15g，服14剂。

2009年12月4日三诊：大便黏冻消失，每日2次，时有便意。舌胖，苔薄，脉小弦。守上方，加升麻6g，14剂。

患者前后经初诊方加减治疗两月余，2010年1月22日复诊，大便已成形，每日1~2次，无腹痛，无赤白黏冻。

〖陈明显，蔡淦．蔡淦教授运用“补脾胃、泻阴火”治疗胃肠病经验［J］．中华中医药杂志，2013，28(1)：128-130.〗

按语：本案患者病程迁延，溃疡性结肠炎反复发作，其核心病机以脾虚为本，湿热下注为标。蔡淦以健脾清肠为治法，方中太子参、苍术、白术筑牢健脾益气之本，杜绝湿邪再生；黄芩、黄连等苦寒之品直击湿热，搭配凤尾草、椿根皮增强清热燥湿止痢之力；木香、郁金等理气药疏畅肠道气机，缓解腹痛气滞；葛根、桔梗等升举清阳，改善肛门下坠；焦山楂、焦神曲消食导滞，避免食积助湿。二诊黏冻未消，加马齿苋强化清热止痢之力；三诊湿热渐退但仍有便意，添升麻进一步升举清阳。与丁甘仁橘饼扶脾丸相比，两者虽适用病症轻重不同，但核心均围绕脾胃调理，在学术思路与用药逻辑上联系紧密。橘饼扶脾丸以健脾消食为核心，针对脾胃虚弱兼伤食证，通过补消结合的方式顾护脾胃正气。蔡淦医案中，溃疡性结肠炎的核心病机之一是脾虚，治疗始终以健脾为基础，与橘饼扶脾丸健脾为要的核心思路一脉相承。橘饼扶脾丸含陈皮、焦白术、山药等健脾药，搭配焦山楂消食化积，形成补而不滞的配伍逻辑。蔡淦处方中同样选用焦山楂，与焦神曲搭配承担消食导滞作用，避免脾胃虚弱时食积停滞；同时用白术健脾，与橘饼扶脾丸中焦白术的健脾核心功效一致。二者区别仅在于病症轻重，橘饼扶脾丸针对轻症日常调理，药性平和；蔡淦医案因脾虚伴严重湿热下注，在健脾消食基础上增清热、理气、升阳等药材，是对健脾核心思路在重症中的延伸与拓展。

七、泽下汤

【处方来源】费伯雄《医醇賸义》

【原方组成】人参一钱　当归二钱　白芍一钱　生地六钱　白苏子三钱　大麻仁三钱　石斛三钱　山药三钱　料豆三钱　红枣十枚

【剂型用法】汤剂，水煎服。

【原义病证】脾燥。脾阴亏虚，燥热太过。脾虚复受燥邪，症见体疲便硬，反不思食。

【处方立意】

1. 理论依据 本方创方理论基于脾气亏虚与秋燥之邪结合、耗伤脾阴的病机。脾主运化水谷精微，脾阴为濡润功能的物质基础。如《素问·平人气象论》云："藏真濡于脾。"脾虽喜燥恶湿，但燥热太过，反伤脾阴，致使水谷精微化生不足，肠中津液匮乏，濡润无权，引发大便秘结。脾阴和胃阳对立统一，脾阴虚则胃阳偏亢，可见多食善饥、口干便秘；脾阴不足则运化失职，故食后腹胀；脾合肌肉主四肢，脾阴亏虚，失于濡养，则见肌肉消瘦、皮肤干燥等；甚则气血不足，出现面黄、心悸及月经不调等。针对此病机，费伯雄创泽下汤，以润泽脾脏、滋养生机为治则，重在用人参、白芍、生地、石斛等补气养阴生津，辅以少量止咳药，如白苏子降气化痰、止咳平喘，以达标本兼治。方中以石斛、当归等润燥药物为基础，脾燥选用人参、山药、大枣等，使脾阴得养，诸脏腑得润，体现脏腑分经用药与辨证施治思想。

2. 组方特点 方中以人参、当归、白芍、生地为君药，气血双补，益气养阴润燥。马培之《药性歌诀》载"人参，补药之首，补脾土以生金"，丁甘仁《药性辑要》描述人参"气壮而胃自开，气和而食自化"；当归补血活血，润肠通便；白芍，《名医别录》称"主通顺血脉……利膀胱、大小肠"，以芍药破结通便，可与大黄相提并论，配火麻仁增强了泻下作用；生地滋阴润燥，清热生津。四药合用，既能增强补血养阴之效，又能增强润肠通便之功，为全方核心。苏子、火麻仁为臣药，润燥健脾，体现了费氏药食两用的思想。火麻仁质润多脂，润肠通便而不伤正；苏子降气润肠，二者合用，既能润燥通便，又能健脾和胃。《医方论》记载麻仁苏子粥，"火麻仁、紫苏子等分，洗净，合研，再用水研取汁，煮粥啜。气血亏虚，不可通利，惟此润导之法最宜"，正是气血亏虚者润导之法的典范，体现了费氏对润燥通便的独特见解。石斛、山药、黑料豆为佐药，滋阴润燥生津，助君药加强养阴润燥之功。石斛养阴清热，生津润燥；山药滋脾阴，补脾肺肾之气。此处料豆即黑料豆，为孟河医家常用之品，培补肝肾，脾肾同治，体现了费氏注重整体调理的用药特点。红枣为使药，养血和胃，调和药性，补而不滞，润而不腻。全方以甘平、脾经用药为主，注重质润多脂之品的运用，如火麻仁、白芍等，润下与养阴并行；少量人参补气生阴，体现"脾阴为本，润燥为用"的治疗思路。

【经典案例】

某 交春患病失调，延至长夏，正气大亏，津竭肠枯，大便燥结，欲解不解，内热腹痛，形瘦，六脉虚数无神，势极危险。且拟养阴润燥，以冀天造。

西洋参二钱　青蒿一钱五分　陈皮一钱　郁李仁三钱　麦冬二钱　炒白芍一钱五分　法半夏一钱五分　神曲三钱　炒川楝三钱　生熟谷芽各三钱　荸荠三枚　海蜇（漂清）五钱

（出自《费伯雄医案》）

简析：本案宗泽下汤“甘寒生津，润燥健脾”之治则，以西洋参易人参，取其气阴双补而兼清虚热；麦冬易生地，侧重润肺养胃以增津液；炒白芍易白芍，增强养血柔肝、缓急止痛之功，三药相伍，既承原方益气养阴之根本，又避温燥伤津之弊。臣以郁李仁润燥滑肠，合荸荠、海蜇（雪羹汤）清热化痰、生津润下，较原方大麻仁、白苏子更增甘寒濡润之力。佐青蒿清透血分虚热，针对“内热腹痛”；陈皮、法半夏理气和中，醒脾化湿，防补药壅滞；神曲、谷芽消食和胃，助脾运化；炒川楝子疏肝泄热、行气止痛，寓佐金平木之意。去原方当归之温燥、料豆之壅补，使全方甘寒而不滋腻，清润而不碍脾，将原方“润燥补脾”之法拓展为“养阴清热、调畅气机”，恰合“津竭肠枯兼内热”之候。

【新用阐述】

1. 现代用量　人参 10g，当归 10g，白芍 10g，生地黄 15g，白苏子 10g，火麻仁 15g，石斛 15g，山药 10g，黑料豆 10g，红枣 10 枚。

2. 功用主治　益气养阴，润燥健脾。主治脾受燥热之便秘、胃痞，脾阴不足兼燥热内结证。

3. 辨证要点　①大便干结，纳呆食少，食后腹胀；②口干口渴，咽燥少津，或伴咳嗽；③体倦乏力，消瘦，肌肉松弛，面色萎黄；④舌质淡红少津，苔薄白而干或剥，脉细数。

4. 拓展应用　本方可用于久病伤阴或热病后期及老年津亏肠燥所致纳差、便秘者。现代医学之消化系统疾病（功能性便秘、药物性便秘）、内分泌代谢性便秘等可辨证使用本方。举临证案例：

华　梅村　高年精血亏损，便解燥结，少腹胀滞，恙由昔年生育频多，荣血受损所致。治宜养血润肠。

当归身 6g，大白芍 9g，大生地 9g，鲜首乌 12g，淡苁蓉 9g，火麻仁 9g，大麦冬 9g，柏子仁 9g，桃仁泥 6g，黑芝麻（包）12g，天花粉 9g，霜桑叶 6g，大腹皮（洗）6g，炼白蜜一调羹。

（出自《邓星伯临证医集》）

按语：本案保留泽下汤原方当归、白芍、生地三味养血润燥之要药，高龄患者在养血的基础上加强补肾填精如何首乌、苁蓉、黑芝麻、白蜜，增强润下力量而不伤正，桃仁泥润肠兼以活血，兼顾久病夹瘀可能，且润肠同时配以大腹皮行气，防止润下致气机壅滞，少佐轻清润燥之品如桑叶、天花粉，避免苦寒伤阴。

八、玉石清胃汤

【处方来源】费伯雄《医醇賸义》

【原方组成】玉竹三钱　石膏四钱　花粉二钱　石斛三钱　生地五钱　人参一钱　麦冬二钱　蛤粉四钱　山药三钱　茯苓二钱　甘蔗汁半杯（冲服）

【剂型用法】汤剂，水煎服。

【原义病证】秋燥。胃受燥热，津液干枯，渴饮杀谷。

【处方立意】

1. 理论依据　胃属阳明燥土，为多气多血之腑，其性喜润恶燥，易化热化燥。若燥热伤阴、胃火亢盛，必致胃液干枯、口渴善饥。治法当标本兼施，以清胃热为标、养胃阴为本，同时佐用人参、山药、茯苓健脾防燥，使清润之剂不碍脾运，充分体现“燥者润之”“脾胃同治”之治则。费伯雄所创“玉石清胃汤”即为此而设。方名取君药玉竹、石膏首字：“玉”喻指玉竹如“玉液”般滋养胃阴之润，“石”指石膏清泻胃热之力，二药刚柔相济，共奏清胃泻火、养阴润燥之效。方名与治法紧密契合“清热养阴、调和脾胃”之核心，彰显出费伯雄“辨证精准、清润不腻”的学术思想。

2. 组方特点　玉石清胃汤遵“胃喜甘药”之性，以甘凉（寒）药物为主组方。君药玉竹甘微寒，功擅养阴润燥、生津止渴，其性“补而不腻”，正如《本草便读》所言“养阴之药，又易碍邪，唯玉竹甘平滋润，虽补而不碍邪”；石膏辛甘大寒，可清泻肺胃实热、除烦止渴，马培之《药性歌诀》称其“降火于胃经，除邪于肺部……有壮火则可用之，慎大寒以伤胃”，二药一滋阴、一清热，共为君药，立清润之基。臣药天花粉甘而和胃、酸能生津，微苦微寒以清热泻火；石斛甘淡微寒，入胃肺肾经，善生津益胃、清热养阴，《本草纲目拾遗》载其“清胃，除虚热，生津……开胃健脾”；生地黄甘寒质润，既清热生津，又滋阴养血，三药助君药增强清热养阴之效。佐药人参补脾益肺、生津止渴，针对热燥耗气伤阴之病机，与麦冬相伍益气养阴，为竹叶石膏汤经典配伍；蛤粉清热利湿，防滋腻留湿；山药、茯苓健脾渗湿，既制寒药伤脾之弊，又调脾胃燥湿，体现“脾胃同治”之妙。使药甘蔗汁调和诸药，增强润燥之力。全方清润结合、标本兼顾，气阴双补，脾胃同调，尽显费伯雄“清润不腻”之用药特色，为治疗胃燥津伤证提供了清润兼顾的组方思路。

【经典仿学】

北门曹松高次子德炳，患湿温，时值五月初旬，先曾延诊之，进分清化热，虽有转机，彼家似觉迟滞不速，两候来更衣者数。以桂枝、白术等味，殊伤阴液，汗流不止，目红、苔晦白而干刺，谵语肢冷，乃尊谓：我与渭芳有桑梓之谊，或重邀一诊，谅勿见推耶！舍亲起宗兄趋之，即偕往焉。虽见险象种种，幸年事未高，素质强，尚可挽回。以生石膏、知母、麦冬、天花粉、川贝、丹皮、连翘、鲜石斛、杏仁、块滑石、生牡蛎等进退，两诊而愈。

（出自《巢渭芳医话》）

简析：北门曹松高次子德炳患湿温，初用分清化热之法虽有转机但未愈，他医误用桂枝、白术等温燥药，致湿热化燥、阴液耗伤，症见汗多、目红、苔白干刺、谵语肢冷等，病机为湿邪未净、热盛阴伤、虚阳浮越。巢渭芳治以清热养阴、利湿化痰、潜阳安神，方中石膏、知母清泻肺胃实热，麦冬、天花粉、鲜石斛润肺胃之阴，杏仁、滑石、川贝宣肺利气、清热利湿，丹皮、连翘清血分热以防传变，生牡蛎重镇潜阳、收敛虚汗，西洋参、甘草补气健脾防苦寒伤中。此案既继承玉石清胃汤“清胃热、养胃阴”之核心，以石膏、石斛、麦冬清润护胃，又因湿温误治病机复杂，加用知母、丹皮、连翘增强清热透营之力，杏仁、滑石兼顾利湿，牡蛎针对虚阳浮越敛汗固涩，体现“师法原方而灵活加减”的临证思维，彰显清润不腻、脾胃同治且兼顾邪正动态的治疗特色。

【新用阐述】

1. 现代用量　玉竹 10g，生石膏 15g，天花粉 10g，石斛 10g，生地黄 15g，人参 10g，麦冬 15g，蛤粉 10g，山药 10g，茯苓 10g，甘蔗汁 50ml。

2. 功用主治　清胃泻火，养阴润燥。主治胃痛、胃痞，燥热互结，内伤于胃，胃燥津伤者。

3. 辨证要点　①胃脘灼痛，吐酸嘈杂，嗳腐气秽，多食善饥；②咽喉干痛，鼻唇干燥，心烦，口渴欲饮，大便干燥；③舌红少津，或光剥无苔，苔黄，脉数或浮数等。

4. 拓展应用 凡胃阴不足之胃痛、吐酸、痞满等脾胃病证；燥热互结之咽痛、便秘；消渴之中消者等，均可选用此方辨证加减。现代医学之急慢性胃炎、功能性消化不良、胃痉挛、胃溃疡、糖尿病、口腔溃疡、牙龈肿痛、干燥综合征等属胃燥津伤者，可辨证应用本方。举临证案例：

高某，女，45岁，1991年9月2日初诊。

病史：患者口渴引饮数月，西医检查血糖、尿糖均正常，诊为干燥综合征。现症见口干舌燥，饮水不解，面部烘热，咽红干痛，大便秘结，三日一行，小便正常，动则气短乏力，舌红少苔而干，脉虚细而数。

辨证：肺胃燥热，虚火灼甚。

治法：滋阴清热，生津润燥。

处方：石斛汤加味。生黄芪15g，麦冬12g，五味子10g，玉竹12g，石斛15g，生地黄15g，玄参15g，天花粉30g，知母10g，葛根30g，生甘草10g，白芍10g，沙参15g。5剂，水煎服。

1991年9月8日二诊：患者药后口渴稍轻，大便已通，仍咽红干痛，气短乏力，舌脉同前，宗上法加减：石斛15g，生地黄30g，玄参15g，沙参15g，麦冬10g，天花粉30g，知母10g，葛根10g，芦根30g，黄芪15g，党参10g，五味子10g，青蒿12g，山豆根15g。5剂，水煎服。

1991年9月14日三诊：患者口渴、面部烘热症状明显减轻，咽干不痛，二便正常，仍感气短乏力，舌淡少苔而润，脉虚细无力。上方去山豆根；加生甘草10g、桔梗10g。水煎服5剂。

效不更方，连服20剂，即告病愈。

（出自《印会河抓主症验案汇解》）

按语：本案辨证为“肺胃燥热，虚火灼甚”，在玉石清胃汤基础上，紧扣“胃燥津伤”病机本质，将燥热伤阴从单纯胃腑拓展至肺胃同病，以口干咽燥、大便秘结、舌红少苔等症印证阴液耗伤与内热亢盛的复合病机。用药上，既承原方清润护胃核心配伍，重用玉竹、麦冬、石斛、天花粉，强化养阴润燥生津之力；又借鉴原方人参补气思路，以黄芪、党参益气生津应对热盛耗气之变；加入知母、葛根、玄参等增强清热泻火之功，类比原方石膏清胃之力；同时根据兼症灵活配伍，如咽红痛加山豆根、芦根利咽，气短乏力加黄芪、党参补气，恪守原方“清胃热、养胃阴”之旨，实现清润结合、气阴双补，体现“守正创新”的经方活用智慧。

九、滋阴润燥汤

【处方来源】费伯雄《医醇賸义》

【原方组成】天冬一钱五分　麦冬一钱五分　琥珀一钱　丹参二钱　玄参一钱五分　生地五钱　阿胶一钱五分(炒蛤粉)　丹皮一钱五分　泽泻一钱五分　牛膝一钱五分　灯心三尺

【剂型用法】汤剂,水煎服。

【原义病证】小肠燥。小肠受燥热,水谷之精,不能灌输,溲溺涩痛。

【处方立意】

1. 理论依据　小肠燥热多因心火下移,灼伤小肠之津液,致其泌别清浊功能失司,热浊之邪下注膀胱,故见小便涩痛、短赤等症。心主血脉,热盛则煎熬阴血,既可成瘀,又可迫血妄行,与湿热交阻于下焦,形成血热夹瘀之血淋,日久则阴血亏虚。费伯雄治疗此证,遵循《医方论》"生津、养血本润燥之正法",以滋阴润燥、清热凉血为原则,选用天冬、麦冬、生地、玄参等滋养阴液之品,并针对小肠燥热配伍灯心草、泽泻、牛膝等药物,创制滋阴润燥汤,紧扣心火移热于小肠、阴亏血瘀之病机。

2. 组方特点　天冬、麦冬为君药,养阴生津,清心润燥,清肺胃燥热,尤擅滋养小肠阴液,缓解"水谷之精不能灌输"之燥热伤津。琥珀、丹参为一组臣药,琥珀入心经,镇心安神;丹参凉血活血,清心除烦,二者共奏清心火、化瘀滞之功,针对心热下移、血热成瘀之标。玄参、生地为另一组臣药,玄参滋阴降火,解毒散结;生地清热凉血,养阴生津。二者与麦冬相合,寓"增液汤"之意,增强滋阴增液、润燥通便之力。阿胶为佐药,养血滋阴,润燥止血,直补阴血之亏,为润燥之本;泽泻、丹皮、牛膝为另一组佐药,泽泻淡渗利水,导湿热从小便出;丹皮凉血散瘀,清血分伏热;牛膝活血通经,引火下行,兼利水通淋。三药共祛湿热瘀浊,标本兼顾。灯心为使,此处即灯心草,清心利尿,引心火及湿热之邪从小便而解,体现"心与小肠相表里"之治,使全方药力直达病所。全方以养阴润燥为体,清热利水、活血化瘀为用,既滋心肾之阴以固本,又清小肠之热以治标,体现了费氏"脏腑同治、润燥并行"的组方思路。

【经典仿学】

苏州黄麟生,尿血月余,遍治罔效。余诊脉左寸弦数,心与小肠之火销灼血分。方用犀角尖五分(磨冲)、丹皮二钱、大生地三钱、赤芍一钱、玄参一钱、麦冬三钱、竹叶心三钱。三剂霍然。

（出自《费绳甫医话医案》）

简析：心与小肠相表里，诊脉左寸弦数，说明有心之热，心火下移小肠，热毒深入血分，迫血妄行，故治疗重点以凉血止血为先，清心泻火为要。故撤去滋阴润燥汤方中偏于通利的泽泻、牛膝及重镇安神的琥珀，保留丹皮、玄参、麦冬、生地等清热凉血、滋阴之品；同时加入犀角尖（现多用水牛角替代）增强清热凉血解毒之力，赤芍加强活血散瘀之力，竹叶心引心火从小便而出，使全方更聚焦于凉血止血、清心泻火，精准针对血分有热、迫血妄行的病机，从而取得良好疗效。

【新用阐述】

1. 现代用量 天冬 15g，麦冬 15g，琥珀 10g，丹参 10g，玄参 10g，生地黄 15g，阿胶（蛤粉炒）10g，牡丹皮 10g，泽泻 10g，牛膝 15g，灯心草 10g。

2. 功用主治 滋阴润燥。主治小肠燥、淋证，燥热伤阴证。

3. 辨证要点 ①小便频数、短赤、疼痛或尿血；②口干咽燥，渴欲饮水，夜间尤甚；③心烦失眠，大便干燥，口腔溃疡反复发作，疼痛灼热；④舌红少津、苔少、脉细数。

4. 拓展应用 现代医学之泌尿系统感染如膀胱炎、尿道炎，心律不齐，复发性口腔溃疡，口腔黏膜白斑或口腔癌放疗后等属阴伤燥热者，可辨证应用此方。举临证案例：

王某某，女，46 岁，2010 年 3 月 26 日初诊。主诉口唇干裂，需频频饮水，两目干涩，皮肤干燥，胃脘隐痛不舒，心烦，小便短少，大便秘结，舌暗红少苔，脉沉细。曾经现代医学检查确诊为干燥综合征。中医诊为肺胃阴伤型燥痹，治以润肺益胃，养阴生津润燥。处方：玄参 25g，葛根 25g，肉苁蓉 20g，玉竹 10g，生地黄、麦门冬、沙参、天花粉、知母、石斛各 15g，7 剂，水煎服。二诊：患者口干较前略有好转，仍觉目干，舌红、脉细。原方加枸杞子 20g、五味子 10g，7 剂。三诊：患者仅晨起略感口干，两目干涩缓解，大便通，但觉眠差，舌淡，苔薄，脉沉细。上方加炒酸枣仁 20g、远志 10g。随症加减治疗 2 月后，患者口干明显缓解、无需频频饮水，眼干及皮肤干燥均得以明显缓解，遂改为丸剂以调理预后。

〖出自孙丽英，秦鹏飞，梁雪，等．段富津教授运用养阴润燥法治疗干燥综合征验案举隅［J］．中医药信息，2014（2）：2.〗

按语：方中玄参滋阴润燥，壮水制火；生地黄、麦门冬、沙参益肺养阴，壮水生金，与玄参配伍加强滋阴润燥之力；葛根、天花粉、玉竹清热润燥生津止渴，肉苁蓉滑肠润燥，因肺和大肠相表里，润肠则有利于润肺；石斛、知母具有养阴清热、益胃生津之功。段教授以养阴润燥为根本大法，这与《医醇賸义》中滋阴润燥汤的组方思想（如重用生地，配伍天冬、麦冬、玄参）一脉相承。

十、清燥润肠汤

【处方来源】费伯雄《医醇賸义》

【原方组成】生地三钱 熟地三钱 当归二钱 麻仁三钱 蒌仁四钱 郁李仁二钱 石斛三钱 枳壳（蜜水炒）一钱 青皮（蜜水炒）一钱五分 金橘饼一枚

【剂型用法】汤剂，水煎服。

【原义病证】大肠燥。大肠受燥热，则脏阴枯槁，肠胃不通，大便秘结。

【处方立意】

1. 理论依据 费伯雄认为，燥淫、火淫皆为便秘病因。《医醇賸义·火》言“肺火自本经而发者，缘燥气相逼，清肃之令不能下行”“肺经之火，移于大肠，大便硬秘，或肛门肿痛”。燥气相逼，肺经火邪下移大肠，致肺气失于清肃，大肠阴液枯槁；燥邪化火灼伤肠津，可兼见肛门肿痛。燥、火之邪耗伤大肠津液，致传导失司，发为便秘。治当滋阴润燥以复肠津，清泻郁火以除燥热，兼以行气通腑，使津复燥去、腑气自通。主张清润并施，润即应用火麻仁、瓜蒌仁、郁李仁、柏子仁、松子仁、皂角仁等润肠通便，专除肠中燥结；“清”即清燥、清热，如石斛、玉竹等。大肠受燥热，脏阴亏虚，肠胃不通，大便秘结，故费氏创清燥润肠汤，以“滋阴润燥、行气通便”为核心，组方兼顾滋阴与行气，避免单纯润肠导致气机壅滞。

2. 组方特点 生地黄、熟地黄、当归三药共为君。生熟地滋阴养血、填补肾阴，当归养血活血、润肠通便（《本草纲目》称其“润燥滑肠”），三药合用，滋肾水、充血液、润肠道，针对大肠阴血亏虚之本。石斛滋肾阴、清虚热，助生熟地充养阴液；麻仁、瓜蒌仁、郁李仁质润多脂，润燥滑肠，针对肠燥便秘之标，四药共奏“滋阴增液、润肠通便”之效。《药性辑要》描述郁李仁

“酸平之味，入脾、大肠，性专降下，善导大肠燥结，利周身水气，然下后令人津液亏损，燥结愈甚”，故配伍石斛、生熟地黄以养阴护津，防燥热伤津。君臣配伍润肠通便与养阴清热并行，既通腑气又固护阴液，体现“润下”而非“攻下”之妙。佐药为枳壳和青皮，有行气导滞的作用。行气药与滋阴药相配，使补而不滞，亦符合“六腑以通为用”之理。金橘饼为使药，理气化痰，调和药味，辅助疏通气滞，缓解腹胀。全方滋肾养血，清热养阴，润肠通便，体现费氏肺肠同调，润中寓通，攻补兼施的治疗思路。

3. 炮制特色 因生枳壳、青皮辛燥作用较强，费伯雄在自制方清燥润肠汤中将其用蜜水炒制，可以缓和其峻烈之性，从而增强疗效，如此便更加适宜于年老体弱而便秘者。

【经典仿学】

刘（右） 阴分不足，宿滞郁于曲肠，腑行燥结，欲解不得，宜养营导滞，增水行舟之意。

全当归三钱 光杏仁三钱 全瓜蒌（切）四钱 蜜炙枳壳一钱 苦桔梗一钱 火麻仁四钱 郁李仁三钱 川贝母二钱 冬瓜子三钱 松子肉三十粒 橘络一钱。

（出自《丁甘仁经典医案赏析》）

简析：丁甘仁此案以“阴分不足、宿滞郁肠”为病机，在原方滋阴润肠核心基础上，强化“肺肠同治”理念。用药保留当归、麻仁、郁李仁等原方润下之品，新增杏仁、桔梗、川贝母宣降肺气，借“提壶揭盖”之法推动大肠传导，较原方更突出肺与大肠相表里的整体观；以橘络、冬瓜子化痰行气，配合蜜炙枳壳导滞，既承原方“润中寓通”之旨，又通过宣肺肃降拓展治便秘之思路。

【新用阐述】

1. 现代用量 生地黄 10g，熟地黄 10g，当归 15g，火麻仁 20g，瓜蒌仁 10g，郁李仁 10g，石斛 20g，枳壳（蜜水炒）10g，青皮 10g，金橘饼 1 枚。

2. 功用主治 清热养阴，润燥通便。主治大肠燥、便秘，燥热阴伤证。

3. 辨证要点 ①大便秘结，干如羊屎，或伴有身热，腹胀，纳呆食少；②胃脘痞满，腹痛不适；③口咽干燥，皮肤干燥，④舌红，苔黄，脉细数。

4. 拓展应用 现代医学之甲亢便秘、糖尿病肠病、抗抑郁药药物性便秘（伴口干心烦）、肿瘤靶向治疗相关性便秘（皮肤皲裂）、便秘型肠易激综合征、慢传输型便秘（兼腹胀纳呆）、化疗后骨髓抑制便秘、溃疡性结肠炎缓解期(便干难排)等属于燥热阴伤者,可辨证应用此方。

十一、槐子汤

【处方来源】费伯雄《医醇賸义》

【原方组成】槐米三钱 蒌仁三钱 枳壳(蜜水炒)一钱 天冬一钱五分 麦冬一钱五分 玉竹三钱 麻仁三钱 苏子三钱 杏仁三钱 甘草四分 金橘饼一枚 白芝麻三钱

【剂型用法】汤剂,水煎服。

【原义病证】大肠火。肺经之火,移于大肠,大便硬秘,或肛门肿痛。

【处方立意】

1. 理论依据 费伯雄于《医醇賸义》中言:"肺气肃而大肠润,金不销也。肺经之火移于大肠,症见大便硬秘,或肛门肿痛,槐子汤主之。"其创制槐子汤,基于中医"肺与大肠相表里"理论,针对肺火下移大肠所致诸症。肺与大肠经通过经脉相互络属,肺气以肃降为顺,可通调津液,使大肠润而不燥,利于传导糟粕。若肺火炽盛,或肺失清肃,热邪随经下传,津液难以输布至大肠,大肠失于濡润滋养,传导功能失常,便会出现大便硬秘、肛门肿痛等表现。诸如《症因脉治》所云"肺气不能下达,则大肠不得传导之令,而大便亦结矣",以及吴鞠通《温病条辨·中焦篇》提到的"痰涎壅滞,右寸实大,肺气不降者,宣白承气汤主之",均强调了肺气对大肠传导功能的关键影响。费氏在继承前人从肺论治便秘经验,如"提壶揭盖法"开肺气以通传导的基础上,结合临床实践,拟定槐子汤,以清肺润燥降火、滋阴通便润肠、降气导滞消肿为治疗思路,致力于恢复肺与大肠的正常生理联系与功能。

2. 组方特点 槐子汤组方紧扣"肺火移肠"病机,尽显费氏"调气润燥"的用药智慧。方中以槐米为君药,正如《本草易读》记载:"槐米苦,平,无毒。治五种痔疮,解一切血症。肠风泻血,吐衄崩漏。疗失音而除喉痹,止心痛而去目赤。退皮肤之风热,杀腹脏之虫蛊",其清热泻火、凉血止血之力,直击大肠火盛之要害。费氏运用"肺与大肠相表里"理论,选用瓜蒌仁、紫苏子、杏仁肃降肺气,此三药在降肺气的同时,兼备润肠通便之功,达成肺肠同治之效。《长沙药解》论及杏仁"流利开通,破壅降逆,调理气分之郁,无以易此。其润大肠,通小便,种种功效,皆其降浊消郁之能事也";紫苏子可降气消痰,平喘润肠,能调中、益五脏、下气、利大小便;瓜蒌仁归肺、胃、大肠经,能润肺燥、降火、治咳嗽、利大便。同时,辅以火麻仁、白芝麻润肠,二者配伍，润肠而不滋腻，助气机顺畅，使大便自然通行。方中另加天冬、麦冬、玉竹滋阴润燥，生津止渴，滋养肺阴以清虚火，恰如《医醇賸义》中重视滋养肺阴以保肺金之水的理念。枳壳理气宽中，行气导滞，助力大肠传导；金橘饼、甘草顾护脾胃之气。全方将滋阴、清热、润肠、理气之法有机融合，既清泻肺肠之火，又滋养阴津、调畅气机，标本兼治，充分体现费氏“治燥不忘调气，滋阴兼顾通降”的学术思想。

3. 炮制特色 关于金橘饼的较早记载见于王孟英《随息居饮食谱》，制作方法为将金橘洗净，去核压扁，用白糖腌渍24小时，放入锅内，煨熬至汁液耗干，装盘待冷，再拌入白糖，风干数日，收贮备用。其具有开胃理气、消食止渴、润肺化痰的作用，为孟河医家化痰理气的常用药。

【经典仿学】

阴血久虚，肝阳上升，销烁肺胃阴液，气机肃降无权，呛咳内热，口干脘闷，喉际作梗，头眩神倦，痰味热腥，痔疮下血，湿热内蕴已著，脉来细数。治宜清肝和胃，肃肺化湿。

冬青子三钱　鲜生地八钱　南沙参四钱　炒槐米四钱　地榆炭一钱　甜川贝三钱　瓜蒌皮三钱　川石斛三钱　鲜竹茹一钱　冬瓜子四钱　生谷芽四钱　甜杏仁三钱

扬州张勤甫，痔疮肿痛，下血淋漓，内热口渴。诊脉细数。湿热销灼营阴，血多下溢。治必清化湿热。

炒槐米三钱　地榆炭二钱　牡丹皮二钱　鲜生地八钱　赤芍一钱半　麦门冬三钱　川石斛三钱　天花粉三钱　冬桑叶一钱半　冬瓜子四钱　鲜竹茹一钱半

连进五剂，下血即止，痔疮肿痛皆消，内热口渴亦退。惟精神未振，纳谷未旺，此湿热清而胃阴虚也。照前方去槐米、地榆、生地、赤芍、桑叶，加西洋参一钱、杭白芍一钱半、白茯苓二钱、川贝母三钱、广陈皮一钱。又服五剂，即康复如初。

（出自《费绳甫医话医案》）

简析：费绳甫治疗咳、喘、痔疮等病，总体上是继承其祖父费伯雄肺肠同治的思路进行加减，并根据疾病的具体情况，在用药上各有所侧重。

具体到实际案例中，上述第一案为阴血虚弱日久，肝阳上亢又销烁肺胃之阴，肺失肃降则呛咳、脘闷、喉梗、头眩、神倦、痔疮下血。故治以清肝和胃，肃肺化湿，以槐子汤化裁，槐米、冬青子专治痔疮下血，又加地榆炭以增止血之功。川贝、瓜蒌皮、甜杏仁、冬瓜子从肺论治。石斛、生地、南沙参以养阴。竹茹、谷芽兼顾脾胃，化其痰涎。

费绳甫诊治张勤甫一案，考虑其为湿热销灼营阴所致阴血下溢，故治以清热化湿为主。方中槐米、地榆炭凉血止血，丹皮、生地、赤芍、麦冬、石斛、天花粉均为养阴清热之品，桑叶、冬瓜子润肺清热，竹茹清化痰热。此方用药虽仅涉及槐子汤中槐米、麦冬两味，然其处方思路却与槐子汤有异曲同工之妙，费绳甫对其祖父费伯雄以及前贤医家学术思想的承继，由此可见一斑。

【新用阐述】

1. 现代用量　槐米 10g，瓜蒌仁 10g，蜜炒枳壳 10g，天冬 10g，麦冬 10g，玉竹 10g，火麻仁 10g，紫苏子 10g，杏仁 10g，甘草 3g，金橘饼 1 枚，白芝麻 10g。

2. 功用主治　清肺养阴，润肠通便。主治便秘或肛门肿痛，肺热移肠证。

3. 辨证要点　①大便干结如羊屎，排便困难，或伴肛门灼热肿痛；②干咳少痰，咽干口燥，或手足心热；③舌红少津，或有裂纹，苔薄黄或剥脱，脉细数。

4. 拓展应用　本方适用于肺阴不足、肠燥气滞所致的咳嗽、哮喘、痔疮等病。现代医学功能性便秘、痔疮急性发作、肛裂出血以及慢性支气管炎合并便秘等属阴虚肠燥者，皆可辨证应用此方。举临证案例：

高，肺与大肠相表里，子咳而且便血，秋燥伤金。宜清肺润肠为治。瓜蒌皮、桑皮、槐米、川贝、黛蛤散、前胡、归身、杏仁、阿胶、秦艽、枇杷叶。

（出自《倚云轩医案医话医论》）

按语：本证属秋燥之邪侵犯肺金，肺脏失清润之性，发为干咳；同时燥热之邪循经下传大肠，使大肠腑失其顺降之性，发为便秘，甚至便血。本证属肺病及肠而形成的肺肠同病之证，故治疗时不仅要解上焦之燥热，恢复肺脏肃降之权，更要顾及下焦大肠，润肠通腑，使其恢复传导之司。本案组方思路与槐子汤类似，用槐米清肺凉血，针对肺火移肠；瓜蒌轻清宣肺，润肠通便；杏仁宣降肺气，通利大肠。但本方更侧重燥热伤阴、咳血便血，故加阿胶、归身滋阴养血，止血润燥，针对便血阴伤；黛蛤散、桑皮、枇杷叶清肝肺郁热，止咳平喘；川贝、前胡润燥化痰；秦艽凉血通络，防血热瘀滞。

十二、粉米汤

【处方来源】费伯雄《医醇賸义》

【原方组成】花粉三钱　苡米一两　藿香一钱　薄荷一钱　黄连(酒炒)五分　黄芩(酒炒)一钱　木香五分　木通(酒炒)一钱　当归一钱五分　赤芍(酒炒)一钱　荷叶一角　绿豆一撮

【剂型用法】汤剂,水煎服。

【原义病证】下利。外感暑湿,症见烦渴腹痛,下利脓血。

【处方立意】

1. 理论依据　下利证泛指大便次数增多,粪质清稀或便下赤白,里急后重的一种病证,在中医临床中属于"泄泻""痢疾""霍乱"等范畴。仲景所言"下利",包括"自下利""协热利""便脓血"等,涵盖了"泄泻"和"痢疾"两种疾病。《伤寒论》中对下利证的论述极为丰富,下利证作为主症或兼症的条文较多,后世医家在此基础上,辨外感内伤、虚实阴阳。

费氏认为,"虚者补之,实者泻之,寒者温之,热者清之"为既定之法,不能体现辨治下利的特色。他在研读经典基础之上,更是结合临床经验,提出"外感各有主病,内伤各有主经"的区别,如外感为主者,风邪入肠胃,清气不升、肝郁脾虚,发为飧泄,此时外感之邪为风,而内伤之脏为肝;同样,寒气内犯于肾,暑湿内犯于脾,燥气内犯于肺,火热内犯于心,这是外感淫邪与五脏相呼应。而五脏内伤为主者,各脏所见下利又不尽相同,如伤肝者,胁痛腹痛,作哕下利,此乃肝气失疏,气机不畅发为痛症,气机上逆,故作哕,清浊不分,故下利。因而,费氏总结下利的治法,首辨外感、内伤,外感者随所主之病进行施治,如"感于风者表解之";内伤者当随所主之经加以施治,伤肝者解郁等。

外感者有风、寒、暑、湿、燥、火,内伤者有肝郁、肾(阳)虚、脾(气)虚、肺热、心火。粉米汤即是外感暑湿下利的特色方,外感暑湿之下利,因湿邪黏腻,阻碍气机,影响脾的运化功能,同时气机升降失常,可见腹痛、下利;湿热郁蒸,气血与之搏结于肠之脂膜,化为脓血,故"兼有赤白"。脾为阴脏,主运化,性喜燥而恶湿,因而外感暑湿之下利,主病在脾。

2. 组方特点　从方名以及药物组成上,可以看出天花粉、薏苡仁作为君药,清利结合,也是本方的特色所在。天花粉清热泻火,生津止渴,消肿排脓;薏苡仁利水渗湿,健脾止泻,解毒排脓。前者重在清热不伤津,因"烦渴”者津液已伤；后者则偏于化湿，亦应费氏所言“感湿热者清利之”。藿香芳香化湿解暑，薄荷清轻凉散，兼能化湿和中，二者可用治夏令感受暑湿秽浊之气而腹痛、泄泻等。黄连、黄芩苦寒，清泄燥热，解毒止利；赤芍清热凉血；木香行气导滞，并可理气止痛；当归行血和血；木通可清利湿热，使湿热之邪下行。此方源自治疗湿热痢疾、腹痛的芍药汤，再配以荷叶、绿豆清解暑湿，升清降浊，助湿热从二便分消。

不同于传统的湿热痢，重清热解毒，费氏选用性味平和的天花粉、薏苡仁为引领，奠定了整方清轻灵动的基调。

【经典仿学】

常州顾某，泻后成痢，下痢脓血，痛而不止。治宜清热和荣，兼以化浊。

藿香梗一钱　京赤芍一钱　赤茯苓二钱　生苡仁三钱　江枳壳一钱五分　台乌药一钱　大丹参三钱　牡丹皮一钱五分　薄荷炭一钱五分　细木通一钱　淡黄芩一钱五分　建猪苓一钱五分　六神曲三钱　广木香五分　车前子二钱　金橘饼三枚　鲜荷梗二尺

（出自《费绳甫医话医案》）

简析：本案患者泻后成痢，下痢脓血，属湿热痢，痛而不止应是病情较前加重。费绳甫治用清热和荣，兼以化浊。方中重用苡仁为君药，但去性微寒之天花粉，改赤芍、丹参治血分，枳壳、乌药、木香等行气分，藿香、薄荷化湿解暑，车前、茯苓等利湿，鲜荷梗解表化湿、行气止痛。整方较粉米汤清热活血之力更强。《医学入门·泄泻》曾指出：“凡泻皆兼湿，初直分理中焦，渗利下焦，又则升提，必滑脱不禁，然后用药涩之。其间有风胜兼以解表，寒胜兼以温中，滑脱涩住，虚弱补益，食积消导，湿则淡渗，陷则升举，随证变用，又不拘于次序，与痢大同。且补虚不可纯用甘温，太甘则生湿，清热亦不太苦，苦则伤脾。每兼淡剂利窍为妙。”从此病例中可知费绳甫深谙治泄之法，且在临证时善于传承中加减变通。本案中重用苡仁渗湿、薄荷炭清利、荷梗升清，正是对“湿则淡渗、陷则升举”治则的践行。

【新用阐述】

1. 现代用量　天花粉 10g，薏苡仁 30g，藿香 15g，薄荷（后下）5g，酒炒黄连 10g，酒炒黄芩 10g，木香 10g，酒炒木通 10g，当归 10g，酒炒赤芍 10g，荷叶 10g，绿豆 10g。

2. 功用主治　清暑利湿，行气调血。主治痢疾，外感暑湿、脾失健运之证。

3. 辨证要点 ①心中烦热，口渴欲饮，腹痛腹胀，痢下赤白；②不欲饮食，嗳腐吞酸，大便黏滞不爽，肛门灼热，小便不畅，下肢浮肿；③舌红，苔黄，脉弦滑等。

4. 拓展应用 本方可用于暑湿夹热、肠道气血瘀滞之泄泻、痢疾等。现代医学常见的以腹泻为主要表现的胃肠疾患，如肠易激综合征、溃疡性结肠炎、克罗恩病、急性细菌性痢疾、胃肠型中暑等，可参照此方辨证论治。举临证案例：

刘某，男，35岁，1988年9月4日初诊。

病史：患者泻下不规律、大便不成形5年，便中经常带有大量黏垢或少量脓血。后经结肠镜检查，发现结肠部位水肿充血，远端有溃疡，诊为溃疡性结肠炎。现症：右下腹隐痛，频发便垢不爽，里急后重，肛门有下坠感，便中有白黏冻样物，舌苔白腻而厚，脉弦。辨证：湿热壅滞大肠。治法：清利肠道。处方：清理肠道方加味。桃仁10g，杏仁10g，生薏苡仁30g，冬瓜子30g(打)，黄芩15g，黄连6g，赤芍30g，马齿苋30g，败酱草30g，广木香10g，槟榔15g，牡丹皮12g。5剂，水煎服。

（出自《印会河抓主症验案汇解》）

按语：印会河是中国著名中医学家、中医内科及基础理论专家，其父印秉忠为孟河医派费伯雄第三代传人。他幼承家学，14岁随父习医，1940年独立行医，因疗效显著被誉为“江南小名医”。本案患者便垢不爽，出现脓血便及腹痛，此乃湿热停蓄于大肠的表现。印教授选用粉米汤中生薏苡仁、黄芩、黄连入肺与大肠经而燥湿清热，去薄荷、藿香之辛散，加马齿苋、败酱草清大肠之热而解毒，丹皮凉血散瘀，助赤芍行血消肿，契合“行血则便脓自愈”之旨。

十三、回风外解汤

【处方来源】费伯雄《医醇賸义》

【原方组成】柴胡一钱 薄荷一钱 前胡一钱 桔梗一钱 枳壳一钱 葛根二钱 豆豉三钱 广皮一钱 茯苓二钱 白术一钱 姜皮六分 荷叶一角

【剂型用法】汤剂，水煎服。

【原义病证】下利。感风下利，身热脉微弦。

【处方立意】

1. 理论依据 费氏所言“感风下利”，涵盖外感风邪所致的腹泻及痢疾（以肠道传导异常为核心，可伴黏液便）。历代医家对痢疾的病因多从时疫、饮食立论，而费伯雄创新性地将其分为外感（风、寒、暑、湿、燥、火）与内伤（五脏亏虚）两类，拓宽了辨证视野。本方专治感风下利，费伯雄于《医醇賸义·下利》记载，感风下利者以“身热，脉微弦”为主要症状，病机为风邪外袭，侵袭肠胃，兼夹湿浊，致肠道气机紊乱，传导失司。风为肝之主气，风邪内犯可引动肝木，克伐脾土，形成“肝脾不和、风湿交阻”之证，故见腹痛、里急后重（痢疾）或腹泻（飧泄）。治当疏风解表以散风邪，化湿健脾以祛浊滞，疏肝理气以调肝脾，故以回风外解汤主之。风为百病之首，其性轻扬善变，入肠胃扰乱气机，脾气不升，肝气不舒，内郁生热。故感风而致的痢疾以风邪束表和肝气郁滞为病机关键。加之外感痢疾好发于夏秋之际，故应考虑清暑化湿。治疗外感痢疾，古人有逆流挽舟之“败毒散”，费伯雄取其中“柴胡、前胡、桔梗、枳壳”大意，合以茯苓、白术，再加清暑解表的淡豆豉、荷叶，共构回风外解汤，可谓匠心独具。

2. 组方特点 回风外解汤基本组方可分为疏风解表、化湿健脾、疏肝理气 3 个部分。方中葛根为君药，解肌退热、透邪外出，升清阳而止泻痢（《本草正义》称其“能升胃中清阳之气”）；淡豆豉、荷叶为臣药，淡豆豉解表宣郁、和中消食，荷叶清暑化湿、升清降浊，助葛根疏解风邪、清利头目。柴胡、前胡、薄荷共奏疏风清热之功，柴胡伍薄荷又能疏肝气宣郁火，为佐药；桔梗开宣肺气，枳壳宽中下气，二者一升一降调畅肺脾气机，体现“肺与大肠相表里”，助祛邪外出；广陈皮理气健脾兼燥湿，茯苓伍白术化湿健脾兼补中，姜皮利水消肿，使湿气从小便而解，共为使药。孟河医家遣方用药醇正和缓，重视脾胃，喜以食代药。淡豆豉、荷叶两药皆为食源，虽药性平稳，却稳中发力。在调养脾胃之余，辅以理气之品调畅中焦气机升降。痢疾病在肠胃，津液吸收不利，常伴湿滞。同时风入肠胃，又犯肝气，肝气不舒，上犯胃经，下克脾土。对此，费伯雄喜用茯苓配伍白术、广陈皮，一方面起化湿健脾、理气行滞之效，另一方面三药皆入肝经，行疏肝理气之功。三药配伍，能柔肝和中化浊。此外，费伯雄考虑到肝气久郁易化火，故又以柴胡配伍薄荷，在加强疏肝之时，兼能散伏火、泻积热。

本方用药轻灵，药物配伍相辅相成，兼顾病机各个阶段，体现了“逆流挽舟”法，通过解表宣肺使内陷之邪外透。解表不伤正气，化湿又能健脾，疏肝气，解郁火，对感风下利、身热脉弦者尤为适宜。

【经典病案】

感风挟食滞痢疾案：某，外感风邪，挟食滞混乱清浊，升降失常，大便泄泻，少腹作痛，头眩且胀，口干苔白，脉来弦细。虚体受邪，必以祛邪为先，外解风寒，内消食滞，清浊自分，邪退正安，河间治法不外乎此。治宜泄邪消食，升清降浊。

老苏梗一钱五分　嫩桔梗一钱　粉葛根二钱　六神曲四钱　江枳壳一钱　生甘草五分　赤茯苓二钱　冬瓜子四钱　川通草五分　车前子二钱　川石斛三钱　香连丸一钱　生熟谷芽各四钱　荷叶一角

二诊：进泄邪消食，升清降浊法，发热已退，邪从外泄，惟内陷肠胃之邪，因体虚气弱难于外透，挟食滞耗气灼营，泄泻转为痢疾，红白俱下，少腹作痛，舌苔白腻，口不作干，脉来弦细。脉症相参，正虚邪陷，非养正透邪，下痢安有止期，症势非可轻视。治宜补散兼行，佐以消导。

嫩桔梗一钱　粉葛根二钱　生甘草五分　荆芥穗一钱　赤茯苓二钱　生白术一钱　吉林参须一钱　焦山楂三钱　六神曲三钱　江枳壳一钱　大腹皮二钱　陈广皮一钱　青防风一钱　荷叶一角　茅苍术一钱

三诊：湿热已化，清升浊降，下痢已止，大便虽溏颇畅，前日恶寒发热，风邪乘虚而入，遏抑荣卫，内热口干，余邪未清，胃失降令，脉来弦滑。治宜清余邪，甘润和胃。

淡豆豉三钱　黑山栀二钱　川石斛三钱　赤茯苓三钱　冬瓜子四钱　生甘草五分　大贝母三钱　广皮白八分　鲜荷梗五寸　生熟谷芽各四钱

（出自《费绳甫医话医案》）

简析：上为费绳甫治某患者感风挟食滞一案，一共三诊。一诊患者外感风寒，内夹食滞，泄泻不止，二诊已发为痢疾。二诊时费绳甫以回风外解汤为主方加减，去柴胡、薄荷、前胡、豆豉、姜皮，加甘草、芥穗、参须、山楂、神曲、大腹皮、防风、苍术。诊治思路以防风、苍术、芥穗解表散寒，以茯苓、白术、陈皮健脾化湿，以山楂、神曲消积导滞，以桔梗、枳壳调畅脾胃气机，利于湿邪外散。考虑患者久泻久痢正气虚损，又以参须补虚。风寒去，积滞除，湿热化，脾胃康健，清升浊降，下痢即止。

【新用阐述】

1. 现代用量　柴胡 10g，薄荷 6g，前胡 10g，桔梗 5g，枳壳 10g，葛根

10g,淡豆豉 15g,广陈皮 10g,茯苓 10g,白术 10g,姜皮 3g,荷叶 5g。

2. 功用主治　疏风解表,化湿健脾,疏肝理气。主治痢疾,外感风邪夹湿证。

3. 辨证要点　①腹痛发热;②下痢赤白,里急后重;③舌红,苔黄,脉浮弦。

4. 拓展应用　现代医学之胃肠型感冒、急性胃肠炎、细菌性痢疾、阿米巴痢疾,以及非特异性溃疡性结肠炎等属风邪挟湿者,均可应用此方。举临证案例:

殳某某,女,45 岁。初诊:1958 年 8 月 18 日。痢下赤白,腹痛,里急后重。法当疏邪化滞,通因通用。

银花炭三钱　炒黑荆芥一钱半　炒黑防风一钱半　苦桔梗一钱　炒赤白芍各一钱半　炒枳壳一钱　青陈皮各一钱　春砂壳八分　全瓜蒌四钱(切)　枳实导滞丸四钱(包煎)

二剂。

(出自《程门雪医案》)

按语:痢疾初起,多由表邪与肠胃湿热食滞相引而发,故常见形寒发热之症象。用药须先解其表邪,如本例医案仿回风外解汤的组方思路,表里同治,调畅气机。两方均含桔梗、枳壳,一升一降调畅气机,用陈皮理气化湿。但本方侧重清热导滞,治湿热痢兼又表邪者,故炒黑荆芥、防风替换柴胡、薄荷轻解表邪,又祛肠中风气,可舒急迫;因初痢脾不亏虚,故去白术、茯苓等;复用白芍、青皮和肝止痛;枳实导滞丸、全瓜蒌消食导滞,通因通用;迭用赤白芍凉营清热,银花炒炭清肠止血。

十四、温中化浊汤

【处方来源】费伯雄《医醇賸义》

【原方组成】炮姜五分　小茴香一钱　乌药一钱　木香五分　广皮一钱　厚朴一钱　当归一钱五分　茯苓二钱　白术一钱　佛手柑五分

(甚者加附子)

【剂型用法】汤剂,水煎服。

【原义病证】下利。感寒下利,腹痛,手足冷,舌白,口不渴,脉沉细。

【处方立意】

1. 理论依据 费伯雄对痢疾的辨治首分外感与内伤，本方针对外感寒邪所致寒湿痢而设。《医醇賸义》中记载寒湿痢的主要症状有“腹痛，手足冷，舌白，口不渴，脉沉细”等，病机为“寒气中人，腹痛下利，内犯于肾”，治疗遵循“感于寒者温通之”的原则，以温中化浊汤温中散寒、健脾化湿、理气止痛。其理论核心在于：寒邪收引凝滞，易伤脾肾之阳，治当温阳以祛寒、化湿以通滞，同时兼顾气机调畅，避免寒凝气滞。方中不取辛甘大热之品，而以平和温阳药为主，体现“和法缓治”的学术思想，亦与寒湿痢“非沉寒痼冷，不需峻猛燥烈”的病机特点相符。

2. 组方特点 温中化浊汤组方紧扣寒湿痢“寒伤脾肾、湿阻气滞”的病机，以温和之法达温阳化浊之效。方中炮姜温脾阳、止虚寒下利，小茴香、乌药温肾暖肝、行气止痛，三药共奏温中散寒之功，针对脾肾阳气不足之本；茯苓、白术健脾渗湿，恢复脾胃运化，广陈皮、厚朴燥湿行气，木香、佛手柑疏肝理气，缓解腹痛痞闷，此组药对化解寒湿之邪、调畅中焦气机，针对湿滞气滞之标；当归活血养血，防温燥伤阴，兼合“行血则便脓自愈”之意。全方用药平和，温阳药多取药食同源之品（如炮姜、小茴香），剂量轻灵（1.5~3g），体现“和法缓治”特点，若寒甚则酌加附子，既避免辛热伤正，又达温通寒凝之效，共成温中散寒、健脾化湿、理气止痛之剂，彰显费氏“平淡和缓、顾护脾胃”的配伍智慧。

【经典案例】

某　下痢胸痞，脉沉迟，胸腹痞闷，此乃寒邪内伏，阳气不升所由来也，宜扶土。

广皮一钱　枳壳一钱　炮姜炭八分　木香五分　焦茅术一钱　炒神曲三钱　乌药一钱半　青皮一钱　焦山楂三钱　川朴一钱　桔梗一钱　姜二片

（出自《费伯雄经典医案赏析》）

简析：上为费伯雄治疗某病患下痢阳气大伤，寒湿中阻一案。费氏以温中化浊汤为基本方加减，去小茴香、当归、茯苓、白术、佛手柑，加枳壳、苍术、神曲、青皮、山楂、桔梗。此方具备温中化浊汤的核心药物，组方思路相似。患者寒湿中阻，下痢胸痞，宜温阳扶土散寒，故以焦茅术、广皮、炮姜炭、生姜、炒神曲、焦山楂等温中补气，其中炒神曲、焦山楂兼能健运脾胃，消食和中。又以枳壳、木香、乌药、青皮、川朴等散寒除湿、行气消胀，川朴善除胸腹痞闷，配伍枳壳效力更佳。此方桔梗并不在宣肺利咽，而重在与枳壳配合调节气机升降，既能除胸中痞满，又调畅脾胃气机，还利于湿邪外散。

【新用阐述】

1. 现代用量　炮姜 5g，小茴香 5g，乌药 10g，木香 10g，广陈皮 10g，厚朴 10g，当归 10g，茯苓 10g，白术 10g，佛手 5g，甚者加附子 5g。

2. 功用主治　温中散寒，健脾化湿，理气止痛。主治痢疾，寒湿证。

3. 辨证要点　①下痢赤白，或白多赤少；②腹部隐痛，里急后重；③形寒肢冷；④口不渴，舌苔白滑，脉沉细。

4. 拓展应用　现代医学之细菌性痢疾、阿米巴痢疾、非特异性溃疡性结肠炎、局限性肠炎缓解期、慢性胃肠功能紊乱、结直肠恶性肿瘤等属寒湿困脾、气机壅滞者，均可辨证应用此方。举临证案例：

杨某某，男，30 岁，农民。1958 年 8 月 15 日就诊。患者因恣食瓜果，腹中绞痛，大便泻而不畅，转为下痢，日 4~5 次，里急后重，服芍药汤、白头翁汤未减，病越 2 旬，日下 10 余次，白多赤少，舌质淡，苔白滑，脉沉细缓。证属寒湿留滞，损伤肠络。治宜温中祛寒，健脾化湿。用温中化浊汤去乌药、小茴，加砂仁、佩兰各 6g，煨葛根 12g。服 7 剂，大便日 3 次，带有少量白冻，后重不爽，脘闷纳呆，体倦乏力，舌淡苔白，脉细缓。为脾虚湿滞。治宜补脾健胃，化湿畅中。用香砂六君子汤加煨葛根、佩兰、麦芽各 9g。进 6 剂而愈。

（出自《杂病论治精要》）

按语：患者饮食生冷，感受寒湿，内积于肠，损伤肠胃，中阳不运，寒凝不化，传导失司，而致痢疾。彭述宪用费伯雄先生温中化浊汤加减，以温中祛寒，健脾化湿。因患者病程日久，腹痛较前减轻，脾胃功能损伤未复，故去散寒止痛的小茴香、乌药，加砂仁、佩兰、葛根以增强醒脾化湿，健脾止泻之力。药后诸症悉减，脘闷纳呆，体倦乏力明显，为脾虚湿滞之象，更以香砂六君子汤健脾化湿，顾护脾胃，巩固疗效。

十五、金玉保和汤

【处方来源】费伯雄《医醇賸义》

【原方组成】金石斛四钱　玉竹三钱　蒌皮三钱　黄芩（酒炒）一钱　当归一钱五分　茯苓二钱　山药三钱　广皮一钱　枳壳一钱　苡仁四钱　荷叶一角　陈粳米一撮

【剂型用法】汤剂，粳米煎汤代水。

【原义病证】下利。感燥下利，咽干作渴，腹痛，下利白滞。

【处方立意】

1. 理论依据 在痢疾诊治上，费伯雄从外感、内伤两方面出发，针对感燥而发的痢疾，创制金玉保和汤。他认为“燥气中人，口渴心烦，下利白滞，内犯于肺”，治疗原则是“感于燥者清润之”，以清热润燥、健脾养胃、行气化湿为治疗方向。“金”“玉”分别指金石斛、玉竹，二者清润之性可清肺胃热、养胃阴，彰显润燥核心；“保和”寓意健脾和胃，与全方滋阴润燥、健脾祛湿的思路契合，充分体现费伯雄“清润治燥”“健脾祛湿”并用的组方思路。

2. 组方特点 本方清润通达，药性和缓，药量轻灵，诸多药材如石斛、玉竹、山药、薏苡仁皆为药食两用之品。方中以石斛配伍玉竹为君药，清润肺胃、养阴生津，奠定全方润燥之基；臣以瓜蒌皮、黄芩清泻肺胃之热，酒炒黄芩入血分增强燥湿之力。费氏强调“生津、养血本润燥之正法”，故加入当归养血润燥，与君药相协，共奏滋阴清热之效。佐药中，茯苓、山药健脾固本；薏苡仁利湿止泻；陈皮、枳壳行气消胀，恢复中焦气机升降。使药荷叶升发清阳，陈粳米煎汤代水，顾护胃气，以防寒凉药物伤中，正如《食鉴本草》所言，粳米“最能补胃”。全方诸药配伍严谨，共奏健脾益胃、养阴润肺之功，同时注重调畅肺胃气机，以通为润，兼具清热润燥、健脾养胃、行气化湿之效，各药相辅相成，对感燥下痢之症尤为契合。

【经典仿学】

某 经曰：夏伤于暑，秋必成疟。又曰：夏伤暑湿，秋必成痢。可见疟痢之症，为夏令时症。今则仲春，何痢之有？盖温邪上受，必先犯肺，下陷必走肠中。大肠与肺，属庚辛金也，为表里也，有痔疡湿热之可知，是以二症互相而来。刻下所虑者，上则口糜舌绛，白腐满布；下则肛门碎痛，痢不自知。腹中仍觉攻痛，纳食惟粥而已，脉大而弦，暮夜神迷，即此数端，已犯喻、李二氏门户不藏，中气欲撤，胃败起腐，阴涸咽痛，脉大，阴伤木克等败症。当此年逾花甲，烟久元伤，病已久延，忌款叠见。草木之功，势难见长；血肉有情，亦恐无能。勉为搜索枯肠，以尽心力而已。

大西洋参 於术 云茯苓 木瓜 银花 土炒白术 泽泻 金石斛 鲜石斛 坎炁 甘草二分(泡汤)

(出自马培之《务存精要》)

简析：本案为马培之医案，虽属湿热内陷危候，然核心病机与金玉保和汤“燥邪伤阴、肠道湿热”同源，故以原方清润健脾为基础灵活化裁：温邪化火更甚，以双石斛替玉竹强化清热生津；气阴两竭，加西洋参、坎炁补气填精；热毒炽盛，以金银花、泽泻代蒌皮、黄芩解毒利湿；中焦衰败，用土炒白术、於术替山药、薏苡仁峻补脾胃。全方承原方“清润治燥”之本，以“扶正托邪”拓展治则，实现原方在危重症中的活用。

【新用阐述】

1. 现代用量　金石斛 15g，玉竹 10g，瓜蒌皮 10g，黄芩（酒炒）10g，当归 10g，茯苓 10g，山药 10g，广陈皮 10g，枳壳 10g，薏苡仁 15g，荷叶 5g，陈粳米（煎汤代水）40g。

2. 功用主治　清热润燥，健脾养胃，行气化湿。主治痢疾，燥热内结，脾胃阴伤者。

3. 辨证要点　①痢下白色黏液，大便次数增加；②腹痛时作，里急后重；③口咽干燥，口干欲饮，烦热；④舌质偏红少津，舌苔黄腻或薄黄微燥，脉细滑数或濡数。

4. 拓展应用　现代医学之细菌性痢疾、阿米巴痢疾，以及似痢非痢的疾病，如非特异性溃疡性结肠炎、局限性肠炎、慢性结肠炎，肠易激综合征，结肠、直肠恶性肿瘤等属感受燥邪所致者，均可辨证应用此方。举临证案例：

吴某，无锡新安。肠覃由肛门而出，刻虽用药线结之，恐有宣血不止之虞。生地黄、石斛、白芍、黑山栀、黑料豆、生苡仁、茯苓神各 9g，炒槐角、广郁金、广陈皮各 4.5g，生甘草 1.5g，藕节炭 4 枚。二诊：血痢之后，患成肠覃，刻虽烙之，还宜养阴扶土，分化肠胃湿热。忍冬藤 12g，南沙参、白芍、黑料豆、怀山药、石斛、生苡仁、茯苓神各 9g，粉丹皮 4g，槐角炭各 4.5g，藕节炭 4 枚。

（出自《邓星伯临证医集》）

按语：本案病机为湿热毒邪蕴结肠道，灼伤血络，气滞血瘀，兼有阴伤。初诊以清热解毒、凉血止血为主，兼顾养阴利湿。方中黑山栀、炒槐角、黑料豆清肠道湿热毒邪；仿金玉保和汤之意，以生地黄易玉竹，增强清热养阴之力，与石斛、白芍共同养阴护津，防热毒伤阴，茯苓、生苡仁健脾利湿，导邪下行，广郁金、陈皮行气解滞，缓解腹胀；再加藕节炭止血化瘀，甘草调和诸药。二诊时热毒渐退，阴伤未复，脾胃虚弱，湿热余邪未尽，故调整方向为养阴扶脾为主，减少苦寒清热药（去黑山栀、生地黄），增加健脾药山药和轻清养阴药南沙参；再加忍冬藤清热解毒、通络散结，针对肠覃肿物；粉丹皮凉血散瘀，防止湿热瘀毒复结；槐角炭、藕节炭继续止血，兼顾化瘀。本案二诊时养阴健脾为主，辅以清余热、利湿，组方特色与金玉保和汤有异曲同工之妙，也体现了“清热不伤阴，养阴不助湿”的配伍用药智慧。

十六、大顺汤

【处方来源】费伯雄《医醇賸义》

【原方组成】蒺藜四钱　郁金二钱　乌药一钱　木香五分　广皮一钱　厚朴一钱　枳壳一钱　青皮一钱　茯苓二钱　白术一钱　橘饼四钱　煨姜三片

【剂型用法】汤剂，水煎服。

【原义病证】下利。肝郁下利，胁痛腹痛，噫气食少。

【处方立意】

1. 理论依据　费伯雄针对内伤肝郁所致痢疾创制大顺汤。他认为该病病机为肝气郁结，横逆犯脾，导致气滞湿阻、脾胃升降失司，临床以胁痛腹痛、噫气食少为特征。治疗遵循“伤肝者解其郁”之原则，确立疏肝解郁、健脾化湿、行气止痛之法。方名“大顺”，取意于使肝气疏泄顺畅、脾胃气机升降复常，紧扣“肝郁脾虚、气滞湿阻”的核心病机，体现肝脾同治、治病求本的中医思辨。

2. 组方特点　费伯雄调肝有方，擅用平肝、柔肝、疏肝、补肝、和肝等多种方法。本方调肝药 7 味，功效各不相同。木郁达之，故以蒺藜、郁金、青皮疏肝解郁，直入肝经，疏泄郁滞，针对胁痛、气郁核心病机。肝郁气滞，故以乌药、木香、厚朴、枳壳、陈皮行气导滞，理气宽中，消胀止痛，恢复脾胃升降。“火旺则克金，木旺则克土，波及他脏，理固宜然”，肝气郁结易横犯脾胃，本方在疏解肝郁之余，兼顾脾胃，用茯苓、白术健脾渗湿化浊，治本以止泻，防肝木乘脾。配合费氏喜用的特色食药“橘饼”，甘缓制燥，《食鉴本草》中言其能解“一切气逆恼怒，郁结，胸膈不开”；煨姜温中护胃，防行气药耗气伤阴。全方诸药合和，有肝脾同调之功，气滞湿阻并治之效。

【经典案例】

某 脾为湿土，以升为健；胃为燥土，以降为和，肝木横亘于中，上犯胃经，下克脾土，以致胸腹不舒，甚则做呕作泻。宜柔肝、和中、化浊。

当归身 白蒺藜 陈橘皮 川厚朴 焦白术 春砂仁 台乌药 云茯苓 佩兰叶 广木香 白檀香 广郁金 细青皮 金橘饼

（出自《费伯雄经典医案赏析》）

简析：上为费伯雄治疗某患者肝木横克脾胃、痰浊中阻吐泻一案。费氏以大顺汤为基本方加减，去枳壳、煨姜，加当归身、砂仁、佩兰、檀香。患者痰湿中阻，胸腹不舒，作呕作泻。治宜疏肝解郁，健脾化湿，和中。故以当归、蒺藜、郁金、乌药、青皮养血柔肝，行气解郁；用陈皮、厚朴、白术、茯苓、砂仁、佩兰、檀香、橘饼健脾和胃，燥湿化浊，顺气调中。

【新用阐述】

1. 现代用量 蒺藜 12g，郁金 10g，乌药 10g，木香 10g，广陈皮 10g，厚朴 10g，枳壳 5g，青皮 5g，茯苓 10g，白术 10g，橘饼 12g，煨姜 3 片。

2. 功用主治 疏肝解郁，健脾化湿，行气止痛。主治痢疾或泄泻，肝郁气滞兼湿阻证。

3. 辨证要点 ①下利赤白；②胁肋胀痛、腹痛肠鸣、泄泻不爽；③嗳气、呃逆、纳呆食少；④舌淡红苔白腻，脉弦或弦滑。

4. 拓展应用 现代医学之细菌性痢疾、阿米巴痢疾、非特异性溃疡性结肠炎、局限性肠炎、肠易激综合征（腹泻型）、慢性胆囊炎伴功能性消化不良、更年期综合征伴胃肠功能紊乱等属肝郁气滞兼湿阻者，均可辨证应用此方。举临证案例：

王某，南京。纳食运迟，大便溏泄，头晕，两腿软弱无力。治宜运脾化湿。

炒冬术 5g，焦山楂 9g，广木香 3g，台乌药 5g，杜苏梗 5g，沉香曲（包）9g，大白芍 6g，白蒺藜 9g，鸡内金（炙）9g，陈皮 5g，大腹皮（洗）5g，法半夏 6g，生、熟谷芽各 9g。

甲按：此症以脾虚为主，故用培土、化湿、理气、消导之剂。佐以白芍养肝，蒺藜息风，平稳调治之方也。

复一：大便滴泄已止，头昏未痊，腰楚力乏。再宗前方加味治之。

（出自《邓星伯临证医集》）

按语：本案用白蒺藜，疏肝解郁；木香、乌药、陈皮行气调中，缓解腹胀腹痛；白术健脾燥湿，固护中焦。但本方侧重脾虚湿盛，兼气滞食积，故加焦山楂、鸡内金、生熟谷芽等消食导滞；沉香曲、大腹皮降气除胀；法半夏燥湿化痰。全方消补兼施，共奏运脾化湿，消食导滞之效。

十七、立命开阳汤

【处方来源】费伯雄《医醇賸义》

【原方组成】干河车（切）二钱　破故纸（核桃肉拌炒）一钱五分　益智仁一钱五分　附子片八分　当归一钱五分　茯苓二钱　白术一钱　小茴香一钱　木香六分　乌药一钱　煨姜三片

【剂型用法】汤剂，水煎服。

【原义病证】下利。肾气虚寒，腹痛下利，完谷不化，手足俱冷。

【处方立意】

1. 理论依据　费伯雄针对内伤所致的肾气虚寒型痢疾创制立命开阳汤。他认为该病病机核心为肾阳虚衰，累及脾阳不足，致运化失司，故见腹痛下利、完谷不化；阳气不能温煦四肢，则手足厥冷；寒凝气滞，不通则痛，加重腹痛。基于“伤肾者保其阳”的治疗原则，确立补肾温阳、健脾止泻、行气止痛之法，以温补肾命之火、恢复脾胃运化功能为目标，方名“立命开阳”即蕴含固肾扶阳、振奋阳气以复生机之意。

2. 组方特点　本方博采众长、化裁有道。紧扣“肾气虚寒”之病机，以河车、补骨脂、益智仁等温肾助阳止泻；又针对腹痛身痛、下利完谷、身冷、手足俱冷等症状，参照当归四逆汤、附子汤、天台乌药散等经典名方的配伍思路，抽取核心药组，对症下药。如以当归配附子温经活血，以附子伍茯苓、白术温经助阳、祛寒除湿，小茴香联合木香、乌药、煨姜温肾散寒、行气止痛。费伯雄认为，“水为天之一元，气之根在肾；土为万物之母，血之统在脾。气血旺盛，二脏健康，他脏纵有不足，气血足供挹注，全体相生，诸病自已”。在补肾的同时配合健脾，且补脾药和补肾药之间又能相互助益，比如温肾的附子配伍健脾的茯苓、白术，进一步加强了温经散寒除湿的功效；温脾的干姜配伍附子，又能加强其温补肾与命门之火的作用。“补肾不碍脾，补脾不伤肾”，是其道也。

3. 炮制特色 破故纸核桃肉拌炒。孟河医家炮制药物常将药食两用之品与药物拌炒。此处破故纸即补骨脂,以核桃肉拌炒。费氏《食鉴本草》云核桃仁“助肾火”。将补骨脂以核桃肉拌炒,一能增强温补肾阳之功,二能调和苦辛之味,三能润养因久泻久痢而损伤的肠脂膜。费伯雄用炒制之法,补骨脂属火,能使心包与命门之火相通。核桃属木,主润血养血,佐补骨脂,有木火相生之妙。故古有云“破故纸无胡桃,犹水母之无虾也”。

【经典案例】

某 肾为胃关,关门不利,聚水生湿,清浊不分,大便溏泻,经久不愈,纳谷不贪,胃气不和。今宗温肾一法。

破故纸 小茴香 炒苡仁 焦冬白术 茯苓 川朴 陈皮 六神曲 木瓜 川椒目

(出自《费伯雄经典医案赏析》)

简析:上为费伯雄治疗某患者肾阳虚衰,脾胃虚弱之泄泻一案。费氏以立命开阳汤为基本方加减,此方具备立命开阳汤核心药物,以及相似的组方思路。患者久泄不愈,脾胃虚弱,关门不固,久及下宫,终致肾阳虚衰。治宜温阳补肾,健脾利湿。故以补骨脂、小茴、川椒温补肾阳,散寒止痛;以白术、茯苓、薏仁化湿健脾;厚朴、陈皮、神曲理气和胃,行气导滞;木瓜舒筋柔肝、和胃化湿。

【新用阐述】

1. 现代用量 干河车(切)10g,破故纸(核桃肉拌炒)10g,益智仁 10g,附子片 5g,当归 10g,茯苓 10g,白术 10g,小茴香 5g,木香 10g,乌药 10g,煨姜 3 片。

2. 功用主治 补肾温阳,健脾止泻,行气止痛。主治痢疾,脾肾阳虚,寒凝气滞证。

3. 辨证要点 ①腹痛绵绵,喜温喜按,完谷不化,下利清谷;②手足厥冷,畏寒肢凉,腰膝酸软,夜尿频多;③舌淡胖苔白滑,脉沉迟无力。

4. 拓展应用 现代医学之慢性腹泻、慢性肠炎、肠易激综合征(腹泻型)、细菌性痢疾、阿米巴痢疾、非特异性溃疡性结肠炎、局限性肠炎等属脾肾虚寒者,均可辨证应用此方。举临证案例:

马,男。病历 4 个月,大便溏色黄,医院诊断为慢性肠炎。脉弱苔白,脾肾两补。炮附块 9g,潞党参 9g,焦白术 9g,云苓 12g,绿升麻 2.4g,煨益智 9g,怀山药 9g,谷、麦芽各 9g,炮姜炭 3g,清炙草 3g,四神丸 9g(分 2 次吞)。

二诊：药后大便次数减少，质亦稍厚。再予理中汤合四神丸复方，腹痛加木香之属。米炒党参12g，生白术9g，淡吴萸6g，广木香3g，怀山药15g，补骨脂9g，清炙草3g，白茯苓12g，肉豆蔻4.5g。

（出自《章次公经典医案赏析》）

按语：本案患者病程日久，西医诊为慢性肠炎，中医辨证属脾肾阳虚之泄泻，故治宜温脾暖肾止泻。处方与立命开阳汤核心药组类似，均以补骨脂、附片、益智仁温脾暖肾；以白术、茯苓健脾利湿。但本案寒象、气滞不显，以脾肾阳虚为主，故加党参、山药、谷麦芽等健运脾胃，助消化吸收；升麻升提中气止泄；炮姜较煨姜则温中止痛、止泻之力更强。二诊患者大便次数减少，粪质亦无之前稀薄。治宜温脾暖肾，涩肠止泻。方中再加吴茱萸、肉豆蔻等增强温脾暖肾，涩肠止泻之力。若腹痛明显，则与立命开阳汤类似加广木香等理气止痛。

十八、大中汤

【处方来源】费伯雄《医醇賸义》

【原方组成】党参四钱　附子七分　茯苓三钱　白术一钱五分　当归二钱　广皮一钱　厚朴一钱　枳壳一钱　乌药一钱　木香五分　大枣二枚　姜三片

【剂型用法】汤剂，水煎服。

【原义病证】下利。脾虚下利，食少神疲，胸腹时痛。

【处方立意】

1. 理论依据　费伯雄针对内伤所致的脾虚痢疾创制大中汤。他认为该病病机核心为脾气虚弱，运化失司，湿浊内生，阻滞气机，故见食少神疲、胸腹时痛、下利等症。遵循“伤于脾者运其中”的治疗原则，确立健脾益气、温中理气、化湿止泻之法，旨在通过调理脾胃气机、恢复运化功能以治其本。方名“大中”，取“大补中州（脾胃）”之意，体现以脾胃为核心的治疗理念，紧扣“脾虚湿阻、气机不畅”的病机本质。

2. 组方特点　本方以平和之法缓治脾虚痢疾，组方体现费氏“调中不偏”的用药特色：以党参、茯苓、白术仿四君子汤意，益气健脾化湿，其中党参甘平代人参，温补不燥；白术配干姜（姜三片）温脾止泻，契合理中丸法。

辅以枳壳、厚朴宽胸除满，乌药、木香行气止痛，恢复脾胃升降；附子温阳祛寒，当归养血和血，防温燥伤阴。费氏喜用陈皮配伍生姜来调畅中焦，认为生姜“专开胃，止呕吐，行药滞”，如《食鉴本草》所言“治胸满闷结，饮食不下”，大枣补脾调和。全方融健脾、温中、理气、养血于一体。多数医家治脾虚下利会加升麻、柴胡等升阳药，但费伯雄认为升、柴之品应当慎用，因升麻药性太过，易致气机升降出偏，非中虚气陷，概不用之，以运脾为主，体现“补而不滞、温而不燥”的精准配伍。

【经典仿学】

常州余熙臣亲家，向有烟癖。患痢半年，饮食少进，肌肉消瘦，精神委顿，卧床难起。余诊其脉来沉弱，脾虚已极，中气砥柱无权，积湿无从宣化，非补脾燥湿，不能挽回。

吉林人参须一钱五分　赤苓三钱　大白术一钱　炙甘草三分　炒白芍一钱五分　陈皮一钱　焦茅术一钱　大枣三枚

嘱服三十剂，当可痊愈。一月后果如所言。

（出自《费绳甫医话医案》）

简析：上为费伯雄之孙费绳甫治疗常州余熙臣亲家泻痢日久，脾虚气衰之案。费氏以大中汤为基本方加减。患者素有烟瘾，又久痢不愈，饮食难进，生化无源，脾虚气衰。治宜健脾益气，燥湿止泻。故以人参须补益元气，以赤苓、白术、茅术、陈皮健脾燥湿止泻，以白芍养血调经，以甘草、大枣甘温补脾、调和诸药。

【新用阐述】

1. 现代用量　党参 15g，附子 5g，茯苓 10g，白术 10g，当归 10g，广陈皮 10g，厚朴 10g，枳壳 10g，乌药 10g，木香 10g，大枣 2 枚，生姜 3 片。

2. 功用主治　健脾益气，温中理气，化湿止泻。主治痢疾，脾虚气滞证。

3. 辨证要点　①食少纳呆，神疲乏力，大便溏泄或下利清谷；②胸腹时痛，痛处喜温，得按或嗳气后稍缓；③舌淡胖有齿痕，苔白滑或白腻，脉沉细弱或弦紧。

4. 拓展应用　现代医学之慢性肠炎、肠易激综合征（腹泻型）、胃肠痉挛、慢性胃炎、功能性消化不良以及细菌性痢疾、阿米巴痢疾，非特异性溃疡性结肠炎、局限性肠炎，结肠、直肠恶性肿瘤等属脾虚湿阻、气滞不运者，均可辨证应用此方。此外小儿厌食症、小儿腹泻等由脾虚不运导致者也可加减使用。举临证案例：

诸葛，男。舌苔腐腻已渐化，下痢之浊垢未清，肛坠不爽，腹痛里急，脘闷，胃呆不甘，脉虚滑。脾阳初运，余温未清耳。

炒茅术一钱五分　炒白术二钱　大砂仁八分　煨木香八分　炮姜炭五分　焦楂炭三钱　炙甘草七分　大白芍二钱（吴茱萸三分拌炒）　炒枳壳一钱五分　云苓三钱　上川朴八分　干荷叶一角　红枣三个

二诊：下痢之浊垢未清，里急，腹痛作胀，两足肿，舌苔又复白腻，脉虚滑。中阳为湿浊所困，非温不化，姑以附子理中汤加味。

熟附片一钱五分　焦楂炭四钱　炒茅术一钱五分　炒白术二钱　炙甘草七分　炮姜炭五分　云苓三钱　大白芍二钱（吴茱萸三分拌炒）　淮牛膝一钱五分　煨木香八分　上川朴一钱　陈橘皮一钱五分　生姜两片　红枣三个

三诊：进附子理中汤加减，颇能安受，舌苔白腻已薄，惟胸腹右胁又复胀痛。盖感触动肝，以原方更增疏肝理气可也。

（出自《贺季衡医案》）

按语：本案患者是下痢之后，浊垢未清，而舌苔以白腻为主，乃为脾虚湿滞兼积热未清，故初诊时先治以燥湿运脾为主，兼消积导滞。与大中汤组方类似，均针对脾虚气滞证，以健脾化湿为核心，白术、茯苓健脾渗湿；厚朴、枳壳、木香行气宽中；姜、枣调和脾胃，固护中焦。但本案患者初诊时未考虑“健脾不离温运”的组方原则，未用附子、党参等，而以焦楂炭消食导滞，化肠道瘀积；吴茱萸拌白芍柔肝缓急止痛，调和肝脾；荷叶升清止泻，兼清余热。二诊时患者出现里急，腹痛作胀，两足肿，舌苔又复白腻等症状，方考虑中阳为湿浊所困，非温不化，故再仿大中汤组方思路，加附子温补脾肾阳气，振奋脾阳。

十九、育金煎

【处方来源】费伯雄《医醇賸义》

【原方组成】沙参三钱　石斛三钱　茯苓三钱　白术一钱五分　山药三钱　料豆三钱　当归二钱　橘红一钱　莲子（打碎，去心）二十粒

【剂型用法】汤剂，水煎服。

【原义病证】下利,肺热移于大肠,口燥微咳,下利白滞。

【处方立意】

1. 理论依据 本方专为内伤之肺热肠燥型痢疾创制。费伯雄《医醇賸义》有载,肺热肠燥型痢疾以“口燥咽干,微咳”“下利白滞”为主要症状。病机归纳为“伤于肺”“肺热移于大肠”,治疗原则为“伤于肺者存其津”,应予以清肺养阴,健脾止泻之剂,旨在通过滋养肺胃阴津、恢复脾胃运化,使肺热清、肠燥润、大肠传导功能复常。方名“育金煎”以“金”代肺,寓意滋养肺阴、生津润燥,紧扣“肺热津伤、肺脾同病”的病机特点。

2. 组方特点 针对痢疾之肺热肠燥证,费氏并未使用润肠之品,而是从肺胃同调入手,清热养阴。费氏认为,脾为肺之母,故“清金保肺必先甘凉养胃”,本方主以沙参、石斛甘凉滋润之品滋养肺胃之阴,清虚热,润肺燥。茯苓、白术仿“四君子汤”之意,健脾益气,渗湿止泻,恢复大肠传导功能;山药、料豆:补脾益肾,固护先后天之本,增强培土生金之力。而“生津、养血本润燥之正法”,故辅以当归补血活血,既能助脾胃生化气血,又能润燥滑肠,缓解大肠燥热,防燥药伤阴,平衡“下利”与“肠燥”矛盾;莲子固涩大肠,止利而不敛邪,兼清心除烦;再加橘红理气化痰,宣肺止咳,调畅肺与大肠气机。诸药配伍既使气血生化有源,又能通畅气机,让津液布散有路,肠腑自然得以润养。全方养阴、健脾、调气三法协同,清上不伤中,固下不碍邪。

本方药性和缓,选药大多为药食两用之品,如石斛、山药、料豆、莲子等。费氏认为,若非火热已极,不用大苦大寒之剂,以免伤胃。

3. 炮制特色 莲子去心。本方中莲子打碎去心,是因莲心性味苦寒,易伤脾胃。费伯雄《食鉴本草·莲子》云:“熟食佳,宜去心。”去心后的莲子,既保留了补脾止泻、宁心安神的作用,又消除了苦寒伤胃的副作用,有助于本方的功效发挥。

【经典案例】

某 发热气喘,下痢不止,更兼脉促。此乃是热邪灼肺,肺与大肠相表里,肺热移于大肠,肠既受热,下痢亦固所宜,加以脉促,阳盛阴衰之至,姑宜养阴肃肺,兼以清化之治。

川黄连(酒炒)四分 生地炭三钱 炒丹皮二钱 酒黄芩一钱 酒白芍一钱 南沙参四钱 桔梗一钱 炒枳壳一钱 茯苓三钱 冬术(土炒)一

钱 益智仁一钱 木香四分 石莲子(去心、皮)三钱 罂粟壳三钱 杏仁三钱

(出自《费伯雄经典医案赏析》)

简析:上为费伯雄治疗某患者肺热移于大肠一案。此方以育金煎的思路进行了加减,去石斛、山药、料豆、当归、橘红,加川黄连、生地炭、炒丹皮、酒黄芩、酒白芍、桔梗、炒枳壳、益智仁、木香、罂粟壳、杏仁。患者下痢不止,发热气喘,并见脉促,为肺热移于大肠,且邪热内盛,阳损及阴。治宜清热养阴,健脾化湿,涩肠止泻。故以沙参清热润肺,配合杏仁、桔梗,一升一降,调理肺气,共行平喘之功;以黄芩清肺热,黄连清肠热;以茯苓、冬术健脾化湿,益智仁收敛精气,木香、枳壳通行腑气,五药合和,脾胃自和;热极易动血,况下痢日久,恐伤及肠络,故以生地炭、丹皮、白芍清热凉血;最后辅以石莲子、罂粟壳清热涩肠止泻。

【新用阐述】

1. 现代用量 沙参10g,石斛10g,茯苓10g,白术10g,山药10g,黑料豆10g,当归10g,橘红10g,莲子(打碎,去心)20g。

2. 功用主治 清肺养阴,健脾止泻。主治痢疾,肺热肠燥证。

3. 辨证要点 ①口燥咽干、微咳少痰,或痰黏难咳;②腹泻(下痢)伴白色黏液,或大便溏黏,肛门灼热或坠胀;③伴有腹胀、食欲不振、神疲乏力等症状;④舌红少津、苔薄黄或腻,脉细数或滑数。

4. 拓展应用 现代医学之细菌性痢疾、阿米巴痢疾、慢性肠炎、非特异性溃疡性结肠炎、肠易激综合征(腹泻型)等伴呼吸道干燥症状者,或放射性肠炎、慢性支气管炎合并肠功能紊乱等属肺热肠燥者,可辨证应用本方。举临证案例:

王某,男性,3岁,患者于1998年4月5日初诊。症见腹泻如注,小便短赤,身热烦渴喜饮,鼻扇气促,腹胀拒食,舌苔黄焦燥、芒刺满布,脉沉细疾,经输液及抗生素治疗2天无效,病情危笃。余诊为肺热壅塞,热迫大肠,挟食滞而泄。此时病者因泻下而液枯,因肺热而阴伤,火烁金而上燥,肠液受伤,肺亦燥矣,宜急予润肺润肠之剂,微佐导滞之药。处方:沙参15g,石斛10g,玄参15g,麦冬24g,乌梅18g,山楂炭9g,黄芩10g,制大黄9g,甘草3g,禹余粮15g,焦粳米15g。水煎服。服药1剂,症状锐减,3剂而大便复常,诸症获愈。

(出自编者临床诊疗医案,尚未发表)

按语：本案以“肺热移于大肠”为理论基础，仿育金煎思路，重用沙参、石斛为君药，滋养肺胃之阴，清泻肺热。但育金煎为针对脾虚湿盛、肺热移肠之轻证，故治法以“补养调和”为主，兼顾健脾祛湿；而本案患者为肺热壅盛、阴伤液枯之重证，故再加玄参、麦冬加强滋阴，制大黄通腑泻热，乌梅、禹余粮涩肠止泻，山楂炭消食化滞。全方共奏润肺兼润肠止泻之功。

二十、蒲虎汤

【处方来源】费伯雄《医醇賸义》

【原方组成】生、熟蒲黄各六分　琥珀一钱　丹参三钱　茯神二钱　当归二钱　赤芍一钱　黄连六分　木香五分　灯心三尺

【剂型用法】汤剂，水煎服。

【原义病证】下利。心火下陷，烦扰不安，下利脓血。

【处方立意】

1. 理论依据　本方专为内伤之心火下陷型痢疾创制。费伯雄认为该病由心火亢盛、下迫大肠所致，热邪灼伤血络则下利脓血，扰动心神则烦扰不安，核心病机为“伤于心”而致“心火下陷”。治疗遵循“伤于心者，泄其亢”原则，以清心除烦、化瘀止血、宁心安神为法，通过清泻心火、凉血散瘀、调和肠腑，使上焦之热得清、下焦之血得宁、心神之扰得安。方名“蒲虎汤”以主药蒲黄配伍琥珀(取“虎”喻其镇惊之力)，既突出蒲黄化瘀止血之效，又彰显琥珀清心安肠、镇惊降火之功，紧扣“心火动血、上扰下迫”的病理本质。

2. 组方特点　本方针对心火下陷、热伤血络所致的下利脓血，组方秉持“上下同调、心肠并治”思路，兼具清心除烦、化瘀止血之功。蒲黄生熟并用，生品活血消瘀、熟品收敛止血，通涩兼施应对主症；琥珀化瘀止血、通淋安神，助蒲黄清心安肠、引热下行；黄连、灯心草清心降火，导热从小便出以截断病势；茯神宁心安神，缓解心火扰神之烦扰；丹参、当归、赤芍凉血活血，散瘀消痈以防血热成脓；木香行气化滞，缓解里急后重。全方用药精简而巧妙，如丹参兼清心与祛瘀，黄连寓止泻于清热，琥珀安神与化瘀并施，蒲黄通涩兼顾，使火热得清、血痢得止、心神得安，体现“火邪宜清宜泄、血痢

宜通宜涩”之配伍智慧，于平淡中见效宏之奇。

【经典仿学】

钮（右） 经行忽阻，少腹痛拒按，痛引腰胯，腰腹屈而难伸，小溲不利，苔薄腻，脉弦涩，良由蓄瘀积于下焦，肝脾气滞，不通则痛。急拟疏气通瘀，可望通则不痛。

紫丹参二钱 全当归二钱 茺蔚子三钱 抚芎八分 川楝子二钱 延胡索一钱 制香附一钱五分 大砂仁（研）八分 生蒲黄（包）三钱 五灵脂一钱五分 两头尖（酒浸，包）一钱五分 琥珀屑（冲服）八分

（出自《丁甘仁经典医案赏析》）

简析：本案患者病机为蓄瘀积于下焦，肝脾气滞，以气滞血瘀为核心，病位涉及肝脾及下焦，故治疗上应疏肝理气，活血通瘀，兼以化湿利水。组方思路上丁甘仁先生仿照费伯雄先生蒲虎汤的用药经验，以“通”为要，融活血、行气、利湿于一体，方用蒲黄化瘀散结，琥珀活血利尿，通淋散瘀；丹参、当归养血活血，调经通络；再去蒲虎汤清心火之品，加入香附、砂仁行气醒脾，体现“气行则血行”；川芎、川楝子、延胡索增强丹参、当归活血行气通络之力；五灵脂配合蒲黄活血化瘀；茺蔚子专入血分，活血调经，尤擅化瘀止痛；两头尖辛温走窜，活血通络，引诸药入下焦。全方气血同治，攻补兼施。

【新用阐述】

1. 现代用量 生蒲黄 10g，熟蒲黄 10g，琥珀 9g，丹参 15g，茯神 10g，当归 10g，赤芍 10g，黄连 3g，木香 10g，灯心草 5g。

2. 功用主治 清心除烦，化瘀止血，燥湿行气。主治痢疾，心火下移小肠所致的热毒血瘀证。

3. 辨证要点 ①下利赤白脓血，里急后重，肛门灼热或坠胀；②烦扰不安，失眠多梦，口苦，咽干；③舌红绛或舌尖红赤，苔黄腻，脉滑数或弦数。

4. 拓展应用 现代医学之溃疡性结肠炎、慢性肠炎、膀胱炎、急性细菌性痢疾、尿道炎伴血尿等下焦热毒疾病，以及口腔溃疡、失眠属心火上炎所致者，可辨证应用本方。举临证案例：

周某，女，24 岁，工人。病史：1964 年因咳嗽日久不愈，作 X 线检查，发现右中肺结核空洞，二年来经抗痨药物治疗，空洞已关闭。

初诊，1966 年 4 月 23 日。近数月来经常咳血，量虽少而缠绵不止，有时血色粉红，有时呈咖啡色，有时为血丝，面萎少华，近日咳嗽不多，经临腰酸，胃纳尚好。舌质淡青，苔腻，脉细，为阴血不足，络有宿瘀之象。治以养

血化瘀，佐以止血之法。

当归三钱 赤芍三钱 丹参三钱 生甘草一钱 天门冬三钱 侧柏炭三钱 茜草根三钱 炒蒲黄一钱半（包）藕节五枚，四剂。

二诊，5月7日。服药后咳血已减，续服前方八剂。近一周来咳血已止，再服原方五剂以巩固疗效。

（出自《黄文东医案》）

按语：本案为阴血不足、络有宿瘀引起的咳血之症。由于肺热引起者，一般用清肺治咳、凉血止血之剂，可以见效。但络有宿瘀者，往往缠绵难愈，瘀血不去则新血不能归经，故仿蒲虎汤组方思路，以活血化瘀为主，滋阴止血为佐。方中以蒲黄化瘀止血，丹参、当归、赤芍凉血止血，化瘀生新；再加天门冬养阴生津，侧柏炭、茜草根、藕节凉血止血。

二十一、吴萸附桂汤

【处方来源】费伯雄《医醇賸义》

【原方组成】茱萸七分 附子二钱 肉桂八分 当归三钱 白芍一钱五分 白术一钱 木香六分 乌药一钱 姜三片 枣二枚

【剂型用法】汤剂，水煎服。

【原义病证】中寒，直中厥阴。肝气厥逆，胁下及腹中绞痛，下利，手足厥冷，指爪皆青。

【处方立意】

1. 理论依据 费伯雄先生在《医醇賸义》中提出，“寒”为阴气、肃杀之气，中寒乃寒从内发，多因人体真阳先亏，肾中阳气渐为阴寒所抑，且脏腑伏有沉寒痼冷，遇寒邪则积病突发，病情凶险。若寒邪直中厥阴，会导致肝气厥逆，出现胁下及腹中绞痛、下利、手足厥冷、指爪皆青等症状。其病机在于平素肝血亏虚、阳气不足，气逆则寒邪入里，气血津液凝滞形成瘀血水饮，阻滞四肢，致使阴阳之气不相顺接。肝气厥逆引发胁腹绞痛，寒邪内盛致血行瘀滞出现指爪青黑，寒伤脾胃则运化失常导致下利清谷，故治宜温肝散寒，针对直中厥阴之肝气寒厥而立吴萸附桂汤。

2. 组方特点 吴萸附桂汤与《伤寒论》中当归四逆加吴茱萸生姜汤皆为温经散寒的经典方剂，功效上有相似之处。当归四逆加吴茱萸生姜汤以养血通脉之品为主，重在调和营卫，改善血虚寒凝证；而吴萸附桂汤则更侧重温阳行气，专攻直中厥阴的肝气厥逆重症。其组方特色鲜明，孟河丁甘仁曾评价吴茱萸“燥肠胃而止久滑之泻，散阴寒而攻心腹之痛。祛冷胀为独得，疏肝气有偏长”“辛散燥热，独入厥阴，有功脾胃”，方中以其为君药，专司温煦厥阴。配伍附子，正如孟河马培之所言，附子“回阳引火之君，其味辛甘大热。能追散失之元阳，操拨乱反正之力”，功兼通补，可温补阳气、散寒通阳；肉桂则补元阳、暖脾胃、除积冷，三者协同，极大增强了温肝散寒的功效。此外，当归、芍药调肝补血，体现阴中求阳之意；木香、乌药疏肝行气止痛；白术健脾止泻；姜、枣和胃扶中。吴茱萸辛烈善降，与生姜的温通之性相辅相成，有效破除阴气壅滞。诸药合用，通补并进，肝脾胃同治，阴阳气血同调，共奏温肝散寒、行气健脾之功。

【经典仿学】

患胸脘偏左作痛，脘右弹之有声，胁肋气觉流窜，从二便不利而起。余诊其脉，左沉弦，右滑。肝气挟湿痰阻胃，气失下降。

肉桂二分　吴茱萸二分　橘红一钱　半夏一钱五分　厚朴一钱　茯苓二钱　杏仁三钱　冬瓜子四钱　川楝肉一钱五分　山栀一钱五分　当归二钱　薤白一钱五分　瓜蒌三钱　椒目二十粒

进两剂，溲利便通，脘痛大减。接服八剂，其病若失。

（出自《费绳甫医话医案》）

简析：费绳甫治疗肝气厥逆相关疾病，多承其祖父费伯雄之思路，并有所发挥。具体而言，如上案，患者胸脘偏左作痛，脘右弹之有声，二便不利，且自觉胁肋之气流窜。费绳甫诊其脉象为左沉弦而右滑，沉在里，弦为气滞，滑为痰湿。其病机为肝气挟痰湿阻碍胃脘，气失下降。肝气郁滞则见胁肋之气流窜及胸脘左侧作痛。痰湿内蕴于胃脘则痰饮积聚，弹之有声。肝气郁滞，痰湿阻胃，肺失肃降则二便不利。故治当疏肝和胃，降肺化痰。费绳甫拟方取吴萸附桂汤意，以小剂量肉桂、吴茱萸理气止痛。因本案患者未见阴寒痼冷之象，故去原方之附子，更以川楝子疏泻肝气。以橘红、半夏、厚朴、茯苓、椒目健脾和胃，化痰利水。肺主通调水道，故以杏仁、瓜蒌、薤白、冬瓜子润肺行气，利水通便。另以栀子、当归清热润燥。诸药合用，以期疏肝止痛、润肺下气、和胃化痰。

【新用阐述】

1. 现代用量　吴茱萸 3g，附子 6g，肉桂 5g，当归 10g，白芍 10g，白术

10g，木香 10g，乌药 10g，姜 3 片，枣 2 枚。

2. 功用主治　温通厥阴，散寒养营，理气止痛。主治胁痛、腹痛，尤其下腹疼痛，寒邪直中厥阴之肝气厥逆证。

3. 辨证要点　①胁下及腹中绞痛，痛势急迫；②下利清谷或完谷不化；③四肢厥冷，指爪青紫；④或伴干呕、吐涎沫、头痛；⑤舌淡苔白滑，脉沉细或弦紧。

4. 拓展应用　现代医学的急性胃肠痉挛、寒疝腹痛、胆道蛔虫症等属肝寒者，或慢性胃炎、肠易激综合征、痛经，以及神经性头痛、青光眼头痛等属阳气不足、肝气厥逆者，皆可辨证应用此方。举临证案例：

某中阳式微，肝胃失和。腹痛气上冲心，纳食运迟，形寒怕风，四肢常冷。治以疏肝温中理气止痛。

熟附片五分　上桂心（后下）三分　小茴香（炒）五分　沉香曲（包）三钱　大白芍（吴萸五分同炒）三钱　砂仁壳（后下）五分　杜苏梗一钱五分　制香附一钱五分　白蔻仁（研，后下）五分　荜茇三分　制半夏一钱五分　焦楂肉三钱　香橼皮八分　玫瑰花二朵

二诊：心腹阵痛已减，四肢寒冷已暖，均是佳象。再宗前方进治。

杜苏梗一钱五分　大白芍（吴萸五分同炒）三钱　大腹皮（洗）一钱五分　金铃子一钱五分　广郁金一钱五分　制半夏一钱五分　荜茇四分　缩砂仁（研，后下）五分　焦楂肉三钱　醋炒青皮一钱　煅瓦楞子三钱　台乌药一钱五分　劈降香（后下）五分　香橼皮八分

（出自《邓星伯临证医集》）

按语：本案患者因中阳虚衰、肝胃气滞出现腹痛、纳呆、形寒等症，故治以温阳散寒、疏肝理气、和胃降逆，使用了吴萸附桂汤中的附片散寒止痛，以桂心替肉桂增强温通散寒之力，吴萸炒白芍养血柔肝，缓急止痛，吴萸增强散寒止痛之力；此外再加小茴香、荜茇温中散寒，理气止痛；制香附、沉香曲、香橼皮、玫瑰花疏肝解郁，行气止痛；砂仁、白蔻仁、半夏、苏梗和胃降逆；焦楂肉消食化积，行气散瘀。

二十二、开阳汤

【处方来源】费伯雄《医醇賸义》

【原方组成】附子八分　故纸一钱五分　益智一钱　当归二钱　杜仲二钱　乌药一钱　木香五分　广皮一钱　青皮一钱　茯苓二钱　姜三片

【剂型用法】汤剂，水煎服。

【原义病证】肾气厥痛。肾为水脏，寒邪相犯，水寒成冰，少腹厥痛。

【处方立意】

1. 理论依据　费伯雄在《医醇賸义》中指出，"肾为水脏，寒邪相犯，水寒成冰，少腹厥痛"。肾足少阴之脉循行经过少腹，寒邪侵袭肾脏后沿此经脉阻滞，引发少腹疼痛。从《医醇賸义·胀》可知，费氏认为"肾本属水，寒气乘之，水寒则成冰，气益坚凝，坎中之真阳不能外达，故腹满引背，时形困苦"，即寒邪遏制真阳，致阳气无法外达。以"开阳"之名，呼应"开宣真阳、驱散寒邪"的治疗核心，直指寒邪闭阻、真阳不宣的病机。

2. 组方特点　开阳汤以附子为君，直取温补下元之效。方中"故纸"即补骨脂，依《医醇賸义》中温泉汤以核桃肉拌炒之法炮制，效法"唐郑相国方"温肾纳气之妙，配伍杜仲，融入青蛾丸补虚之意，从多维度固护肾脏本元。方中生姜虽未明言品种，然参考费氏立命开阳汤中煨姜的运用，此处或亦取煨姜，借其温中散寒之效。丁甘仁谓益智仁"功专补火"，刘完素言其"开发郁结，使气宣通"，故其对冷气腹痛疗效显著；乌药、木香、青皮、陈皮相伍，共奏温里疏通、行气止痛之功。当归和血，茯苓行水，二者紧扣肾为水脏、水寒成冰的病机，通过温化推动气血流通，实现"通则不痛"。全方以温肾为核心，辅以开郁行气、淡渗和血之法，兼顾健脾利湿，助力阳气升发，诸药配伍精当，层次分明，堪称治疗肾气厥痛的精妙良方。

【经典仿学】

吕(左)　脾弱欠运，湿滞未楚，肝气横逆，胸闷不舒，腹鸣便泄，脉象左弦右濡。宜温运太阴而化湿滞。

生白术二钱　炮姜炭四分　熟附片六分　云茯苓三钱　陈广皮一钱　炒补骨脂钱半　大腹皮二钱　炒怀药三钱　六神曲三钱　煨木香八分　带壳砂仁八分　煨益智钱半　灶心黄土(干荷叶包)三钱

(出自《丁甘仁医案续编》)

简析：本案核心病机为脾虚湿滞，肝郁乘脾，肾寒挛痛，治以温运太阴(脾)以化湿，疏泄厥阴(肝)以行气，温煦少阴(肾)以散寒。丁甘仁先生仿费伯雄先生开阳汤组方思路，以附子温补脾肾，体现"扶阳抑阴"原则；木香、陈皮共用，疏解肝郁以恢复气机；同时以补骨脂、益智仁温补脾肾之阳，固涩止泻；茯苓淡渗利湿，健脾宁心。此外，开阳汤为寒邪直中少阴而设，组方重肝肾，散寒痛，而本案脾阳虚衰、湿滞内停为主，更重脾肾，化湿滞，故方中又加了炮姜炭温中散寒，止血止泻；生白术健脾燥湿，恢复脾运化之职；大腹皮、山药、六神曲、砂仁健脾化湿，行气调中，使得全方补而不滞；灶心黄土温中涩肠止泻，荷叶包裹取其升清降浊之效，助脾复运。

【新用阐述】

1. 现代用量　附子 5g，补骨脂 10g，益智仁 10g，当归 10g，杜仲 10g，乌药 10g，木香 10g，广陈皮 10g，青皮 10g，茯苓 10g，生姜 3 片。

2. 功用主治　温肾散寒，行气止痛。主治少腹痛或行房茎痛，肾虚寒凝证。

3. 辨证要点　①当脐下少腹冷痛，痛势剧烈，遇寒加重，得温则缓，行房排精之际疼痛不适；②畏寒肢冷，阴部冷而潮湿；③腰膝酸软，小便清长；④舌苔白，脉沉紧或弦细等。

4. 拓展应用　现代医学之男科疾病如房事疼痛、缩阳症，妇科疾病如痛经、盆腔炎，以及消化系统疾病如急性胃肠炎等属肾虚寒凝者，可辨证应用此方。举临证案例：

王，男。两旬以来，腹痛阵作，自诉得之于感寒之后，痛时即欲大便，其便先硬而后溏；其痛得温暖则舒，得矢气亦舒。口唇干燥，不欲食，时感怯冷。当温脾肾之阳。附子 6g，炮姜 9g，薤白头 9g，青皮 9g，白术 12g，桂心 1.8g，益智仁 12g，云苓 18g。

二诊：服药期间，腹痛瘥可；停药 3 天，其痛复作。昨日工作较忙，其痛更剧，且于清晨五时泄泻 2 次，坚持前法勿失。附块 6g，白术 9g，炮姜 9g，薤白头 12g，乌药 9g，云苓 18g，紫桂 3g，木瓜 12g，艾叶 9g。另，附子理中丸 72g，每服 6g，日 2 次。

三诊：腹泄腹痛已基本上好转，体力尚未恢复。附块 6g，白术 9g，紫桂 3g，党参 9g，艾叶 9g，云苓 12g，炮姜 6g，薤白头 9g，木瓜 9g，扁豆衣 12g。

（出自《章次公经典医案赏析》）

按语：患者二十余天来，腹痛阵阵发作，起因源自受寒，寒性凝滞收引，不通则痛，阴寒凝聚，气机不畅，则痛即欲便，得矢气则舒。故仿开阳汤组方思路，以方中附子、炮姜、桂心、益智仁温脾暖肾，散寒止痛；但与开阳汤相比，开阳汤主病病位主在肾、肝，以少腹厥痛为主，而本案为寒邪中伤脾阳，脾失健运所致，故再加薤白、青皮通阳理气；白术、茯苓健脾利湿。二诊，前方奏效，坚持前法继续治疗，再加薤白、乌药增强温中行气止痛之力；木瓜平肝舒筋，和脾化湿。加服附子理中丸温中健脾。三诊患者腹泻腹痛基本好转，继遵上法以善其后。方以附子理中汤化裁。

第二节　活用经典方

一、温中平胃散

【处方来源】费伯雄《医醇賸义》

【原方组成】炮姜五分　砂仁一钱　木香五分　谷芽(炒)三钱　神曲(炒)三钱　广皮一钱　茅术一钱　厚朴一钱　枳壳一钱　青皮一钱　陈香橼皮八分

【剂型用法】汤剂，水煎服。

【原义病证】胃胀痛。阴寒之气上逆，水谷不能运行，症见胃胀，腹满，胃脘痛，鼻闻焦臭，妨于饮食，大便难。

【处方立意】

1. 理论依据　《内经》指出，“厥气在下，营卫留止，寒气逆上，真邪相攻，两气相搏，乃合为胀也”，为胃胀的病机奠定理论基础。费伯雄结合江南地域气候湿热、水湿弥漫，以及当地人饮食偏好生冷甜腻的特点，认为此环境、饮食习惯易损伤脾阳，致使寒湿内生、气机壅滞。寒邪凝滞中焦，胃气失于和降，脾气不得运化，故而出现胃脘腹部胀满疼痛、嗳腐吞酸等症状；湿浊郁久化热，上蒸则鼻闻焦臭，下注肠道则传导失常，引发大便困难。基于此，费伯雄秉持治病求本的理念，针对江南人群的体质与病症特点，确立温中化滞、和胃运中的治疗原则，创立温中平胃散。

2. 组方特点　温中平胃散由《简要济众方》平胃散去甘草之甘缓，融入温里散寒、理气化滞之品而成，化湿理气功效更胜平胃散，契合“温中平胃”之效。苍术、厚朴均系辛苦温之品，二者相伍，运脾燥湿，行气除满，共为君药，既祛已成之湿浊，又复脾胃健运之职。臣药砂仁、木香辛温走窜，砂仁温脾暖胃、行气化湿，木香行气止痛、调中导滞，二药增强君药温中行气之力，使气机通畅，疼痛自止。佐以炮姜温中散寒，理气止痛，即《神农本草经疏》所谓“辛可散郁理结，温可除寒通气”；陈皮理气健脾、燥湿化痰，辅君药苍、朴之行气燥湿；谷芽、神曲消食和中，健脾开胃；枳壳、青皮、香橼皮理气疏肝，宽中行滞，以防土虚木乘。全方温、运、消、疏并用，寒散则气机畅，湿化则脾胃和，共奏温中燥湿，理气和中之效，充分体现费伯雄“醇正和缓，以平为期”的用药特点。

【经典仿学】

大肠胀者，肠鸣而痛濯濯，冬日重感于寒，则飧泄不化。大肠为传导之官，变化糟粕而出焉，寒客大肠，变化无权，清浊混淆，则生飧泄；虚寒气滞，则肠鸣而痛濯濯也。宜温中化浊，分利阴阳。

广木香八分 炮姜炭六分 生白术二钱 熟附块八分 猪茯苓三钱 大砂仁一钱 制川朴八分 广陈皮一钱 大腹皮二钱 六神曲三钱

（出自《丁甘仁医案》）

简析：此案以温中平胃散为基础，针对大肠胀病机，于原方温中理气化滞思路下，去香橼皮，增熟附块加强温中散寒，并合用猪茯苓淡渗利湿，更侧重温中化浊、分利阴阳以恢复大肠传导之职，突出对寒湿困阻大肠、清浊混淆病机的针对性治疗。

【新用阐述】

1. 现代用量 炮姜 5g，砂仁 6g，木香 10g，谷芽 15g，神曲 10g，陈皮 10g，苍术 10g，厚朴 10g，枳壳 10g，青皮 10g，香橼皮 10g。

2. 功用主治 温中行气，健脾和胃。主治胃胀、胃痛，脾胃虚弱、寒湿气滞证。

3. 辨证要点 ①胃脘胀满，时轻时重，遇寒加重；②嗳气吞酸，不思饮食，肢体沉重，大便难下；③舌苔白腻而厚，脉缓。

4. 拓展应用 现代医学之急慢性胃炎、胃及十二指肠球部溃疡、胃扩张、胃下垂、慢性结肠炎等属脾虚兼寒湿气滞者，可辨证应用本方。举临证案例：

患者因连喝 2 罐冷饮后，随即出现腹胀、气窜。平日有犯困、痰多、便溏等虚寒表现。辨证：素体虚寒，饮冷伤中，湿阻气滞。治法：行气祛湿，温扶阳气。方药：苍术、川朴、陈皮、附子、干姜、炙甘草、茯苓、桂枝、半夏。

（出自《黄煌经方医案》）

简析：此医案在平胃散基础上加入了温阳的附子、干姜，其“温中”之力更强，与“温中平胃散”的立方精神高度吻合。

二、心脾气痛方

【处方来源】马培之《青囊秘传》

【原方组成】草果三钱　五灵脂三钱　延胡索三钱　没药三钱

【剂型用法】散剂。研末，陈酒调服三钱。痛时服下。

【原义病证】气滞血瘀之心痛、脘腹疼痛、胁痛等诸痛症。

【处方立意】

1. 理论依据　本方药物组成与《是斋百一选方》中手拈散一致，原书载曰“治脾痛手拈散，此药极奇，孟公实传。草果、玄胡索、五灵脂、没药，上等分为细末，每服三钱，温酒调下。叶石林游山至一小寺，颇整洁，学徒亦众，问僧所以仰给者，答云：素无田产，亦不苦求于人，只货数药以赡，其间脾疼药最流布。有诗云：草果玄胡索，灵脂并没药，酒调三二钱，一似手拈却”。孟河医派马培之《青囊秘传》收录时用“心脾气痛方”之名，又名“游仙散”，补充了四味药物的剂量，并更突出其止痛速效特点，用治心、脾气痛。

本方专治每因情志不遂、外感寒邪、跌仆损伤而气机阻滞所致的心痛、脘腹疼痛等诸痛症，“盖气者，血之帅也，气行则血行，气止则血止，气温则血滑，气寒则血凝，气有一息之不运，则血有一息之不行”（《寿世保元》），气滞、血瘀互为因果，气滞导致血瘀，血瘀又加重气滞，不论心、腹、胁肋等，均属“不通则痛”之因，故治当行其气滞，通其瘀血，待气行血畅，则痛可速解。

2. 组方特点　方中延胡索味辛性温，活血散瘀，理气止痛，可配伍用于诸般疼痛，《本草纲目》载延胡索“能行血中气滞，气中血滞，故专治一身上下诸痛，用之中的，妙不可言”。五灵脂通利血脉，散瘀止痛，《本草衍义补遗》称其“治心腹冷气，妇人心痛，血气刺痛”。没药常用于跌打肿痛，擅能“破血止痛”，通滞血，以推陈致新。草果入脾胃经，味辛性温，温脾胃，利膈开郁，而解心腹、胃脘冷痛。此外，用陈酒调服，行气和血，以助药力，《本草纲目》曰“老酒，和血养气，暖胃辟寒”。全方药简力专，为治心胸、脘腹、胁肋疼痛的专方。然本方多用味辛性温之品，故寒凝气滞血瘀之疼痛尤宜，若兼虚损、郁热、痰浊则须配伍化裁。

【经典仿学】

陈(右)　产后五朝，腹痛阵作，拒按，甚则犯恶，脉弦细而紧。新产营血已伤，宿瘀交阻，上冲于胃，胃失和降，凝滞于中，气机窒塞，所谓不通则痛也。产后以祛瘀为第一要义，当宜和营去瘀，盖瘀血去则新血可生，不治痛而痛自止。

全当归二钱　五灵脂三钱　延胡索一钱　杜红花八分　大川芎八分　陈广皮一钱　台乌药八分　桃仁泥(包)一钱五分　益母草三钱　紫丹参二钱　炙没药一钱　制香附一钱五分　炮姜炭四分

(出自《丁甘仁医案》)

简析：本案患者乃新产之后，营血骤伤，气血亏虚，加之宿瘀内阻，上逆犯胃，胃失和降，气机壅滞，不通则痛，其核心病机在于产后宿瘀交阻、胃气失和。心脾气痛方本以行气活血、化瘀止痛见长，然产后之体，气血俱虚，且宿瘀与胃气不和之象尤为突出。故在方中保留延胡索、没药、五灵脂等核心活血行气止痛之药的基础上，着重增加当归、红花、川芎、桃仁、益母草、丹参等大量活血化瘀药物，以增强破血逐瘀之力，针对宿瘀交阻这一主要矛盾。同时，因胃气失和，不通则痛，故舍弃原方中温中行气之草果，加入陈皮、乌药、香附、炮姜等药物，以行气和胃止痛，调和胃气。

【新用阐述】

1. 现代用量　草果 9g，五灵脂 9g，延胡索 9g，没药 9g。

2. 功用主治　行气活血，化瘀止痛。主治心痛、脘腹疼痛、胁痛等诸痛，气滞血瘀证。

3. 辨证要点　①心胸、胃脘、胁肋胀痛或刺痛，痛处不移；②疼痛入夜加重，面色黧黑；③舌质紫暗，舌体瘀斑，脉弦涩。

4. 拓展应用　现代医学之心绞痛、急性胃炎、功能性消化不良、急性肠炎、肋神经炎、跌打损伤的后遗症等属气滞血瘀者，可辨证选用本方加减。

第六章　肝胆系病证方

自研自制方

一、疏肝流气饮

【处方来源】马培之《医略存真》

【原方组成】当归二钱　丹参二钱　橘络八分　白蒺藜三钱　乌药八分　白芍一钱五分　桂枝四分　秦艽一钱五分　茯苓二钱　续断一钱　红花五分　生姜一片

【剂型用法】汤剂，水煎服。

【原义病证】鸡胸、龟背。治风冷着于肝俞，五、六椎两旁作痛，牵引胁肋。

【处方立意】

1. 理论依据　疏肝流气饮出自马培之《医略存真》"鸡胸、龟背"篇。马培之指出，当风冷侵袭五椎以下部位，实则是厥阴肝经受病。盖足厥阴肝经"贯膈，布胁肋"，风寒袭络，经气痹阻，故见脊背强痛，引及胁肋，治当疏肝行气，条达经隧。针对龟背一症，马培之强调其多为本虚之证，病情发展隐匿渐进，而当时医家常不辨病因、不分经络，盲目温补，致使邪留体内，最终形成痼疾。他认为龟背的病机在于先天肾亏、脏腑不足，风邪乘虚而入，导致气血凝滞、经络不通，属于虚实夹杂之证。疏肝流气饮以"温肾培本、祛邪治标"之法，通过疏肝理气以复肝用、温经散寒以驱外邪、活血通络以通瘀滞，实现标本同治。

2. 组方特点　本方遵"治风先治血，血行风自灭"之古训，组方严谨，配伍精当。以当归、丹参为君药，二药养血活血，补中有行，既滋养肝血，又能疏通血脉，柔肝缓急止痛；臣以橘络、白蒺藜、乌药，三药皆入肝经，橘络善走经络，白蒺藜疏肝解郁，乌药行气散结，共奏疏肝行气、通络散结之效；白芍味酸入肝，养血柔肝，兼能引药归经。佐药中，桂枝辛温，温通经脉、散寒止痛；生姜助桂枝发散风寒，又可调和脾胃；秦艽祛风湿、舒筋络，兼能养血退热；红花活血化瘀、通利血脉；续断补肝肾、强筋骨、理脉络；茯苓健脾渗湿，防内湿滋生。全方药物性味平和，通补兼施，共奏疏肝、散寒、活血、健脾之功，体现"通则不痛"的治疗原则。

《青囊秘传》言橘络具行经络之功，《马培之医案·胁痛》亦载"肝木布于两胁……乃痰、气、血凝滞肝胃之络"，马培之善于使用橘络治疗络病，龟背之连带胁痛者，常积日已久，病多在络，故用橘络以通之，殊为精妙。

【经典案例】

某　背之中行属于督脉，旁开两行属足太阳，肝肾不足，太阴阳明积有饮邪。向有呃逆吞酸之患，饮邪入于太阳，流于脊之募俞，督脉乏运行之气，脊背痠痛，有如负重。脉象双弦，双弦曰饮。拟和营卫，兼开太阳，以逐饮邪。

当归　半夏　白芍　橘络　枸杞　川断　丹参　桂枝　天麻　蒺藜　秦艽　姜竹茹

（出自《马培之医案》）

简析：本案患者以肝肾不足为本，饮邪内停于太阴、阳明，流注太阳经俞，督脉气机失运，导致脊背酸重。与疏肝流气饮核心组方思路类似，均是涉及足太阳膀胱经与督脉病变，以调和营卫、通络止痛为基础，方中当归、白芍、丹参调和气血，桂枝、秦艽温通经络，橘络、白蒺藜通络止痛，续断强筋骨。但疏肝流气饮更侧重活血祛瘀和行气散寒，而本案患者有饮邪内停，故再加半夏、竹茹化痰降逆天麻，息风止眩，枸杞滋补肝肾。

【新用阐述】

1. 现代用量　当归 10g，丹参 10g，橘络 10g，白蒺藜 10g，乌药 10g，白芍 10g，桂枝 5g，秦艽 10g，茯苓 10g，续断 10g，红花 5g，生姜 1 片。

2. 功用主治　疏肝理气、温经散寒、活血通络。主治龟背或背部肝俞穴牵引胁肋疼痛，风寒侵袭肝经、气滞血瘀证。

3. 辨证要点　①驼背且痛，或背部肝俞穴疼痛，牵引胁肋，遇寒加重，得温稍减；②或伴胁肋胀满、活动受限，情志抑郁，善太息；③舌质淡暗或边有瘀点，苔薄白，脉弦紧或涩。

4. 拓展应用　现代医学之佝偻病、骨质疏松症、强直性脊柱炎、背部软组织损伤、肩背综合征、肋间神经痛、慢性肝炎或胆囊炎伴胁肋冷痛等属风寒侵袭肝经、气滞血瘀者，可辨证应用本方加减。举临证案例：

黄,常州。营卫周流失度,外风从风门而入,项背、肩臂、筋脉不利,头晕,耳鸣,目花,胸痞作哕,血虚气滞。拟养血祛风,兼理气滞。紫丹参 6g,制半夏 6g,川续断 4.5g,全当归 6g,真滁菊 4.5g,大白芍 9g,白蒺藜 9g,广橘络 3g,西秦艽 4.5g,夜交藤 9g,炒枳壳 4.5g,广陈皮 4.5g,酒炒桑枝 12g,红枣 4 枚。

甲按:用药泾渭分明,看似平淡,实则达轻清流动之妙用。

复一:养血祛风,兼理气滞,耳鸣胸闷得减,惟头目未清,肩臂经络不利,骨散作响,得汗稍松,此邪湿汗解之义也。仍从原方进治。全当归 6g,川续断 9g,蔓荆子 4.5g,西秦艽 6g,大白芍 9g,川桂枝 4.5g,紫丹参 6g,明天麻 4.5g,晚蚕砂(包)12g,红花炒生地 9g,白蒺藜 9g,夜交藤 12g。

另熨洗方:艾 15g,羌活 9g,川桂枝 9g,威灵仙 9g,川、草乌各 9g,陈酒 2 两。上药煎汤,以布浸汤熨筋络不利处,日多次。

甲按:加入桂枝,行太阳之阳,以循外风从风门而入之义,且肩背系属阳位故也。加用熨洗方,内外配合,增强疗效。

(出自《邓星伯临证医集》)

按语:本案为血虚气滞,兼夹外风侵袭经络,方从调和气血、通络祛风为法进治。组方思路与疏肝流气饮有异曲同工之妙,均以丹参、当归、白芍养血柔肝,体现"治风先治血"的用药特色;以秦艽、白蒺藜通络止痛,橘络行气化痰,续断强筋骨。但疏肝流气饮主治冷风直中肝俞、气血凝滞之局部实证,治疗上更侧重行气散寒、活血化瘀。而本案患者有头晕、耳鸣、目花等上焦症状,有营卫失调、血虚风动之上焦风证,故治疗上侧重养血祛风、清利头目,方中再加滁菊清利头目,夜交藤安神养血,化半夏痰降逆,桑枝通络利节,红枣健脾和胃。复诊时又结合疏肝流气饮用药特色,加入桂枝等药物通阳散寒,通利关节,并合用熨洗方,内外同治,增强疗效。

二、导黄汤

【处方来源】费伯雄《医醇賸义》

【原方组成】葛根二钱　花粉二钱　山栀一钱五分　连翘一钱五分　木通二钱　茵陈三钱　萆薢二钱　茯苓二钱　泽泻一钱五分　车前二钱　苡

仁一两

【剂型用法】汤剂，薏苡仁煎汤代水。

【原义病证】黄疸。胃火炽盛，湿热熏蒸所致阳黄，症见面目发黄，口燥而渴，小溲赤涩。

【处方立意】

1. 理论依据 费伯雄治黄疸颇有特色，上宗《金匮要略》《卫生宝鉴》，将黄疸分五类，分别为阳黄、阴黄、酒疸、谷疸、女劳疸。其中阴阳以色泽言，酒疸、谷疸以病因言，女劳疸主要结合清代蓄血发黄的理论，以辨瘀血之有无而言。

本方专为治阳黄而立。费伯雄于《医醇賸义》记述阳黄主要症见"面目发黄，口燥而渴，小溲赤涩""黄色鲜明"，论述其病因病机为"胃火炽盛，湿热熏蒸""脾有积湿，故倦怠嗜卧；胃有积热，故发黄溺赤"。治疗上，费氏云"阳明内蕴之热，发汗则劫阴，而内热更甚，只宜清胃热、利脾湿，而汗、吐、下之法均不可用矣。"故以清胃热，运脾湿治法为主，导黄汤方主之。孟河费氏及其传人治阳黄常用导黄汤原方或加减方，每能起效。

2. 组方特点 黄疸之阳黄多由湿热起病，孟河医家治湿热阳黄的初诊组方通常以茵陈蒿汤、栀子柏皮汤、茵陈四苓散、茵陈五苓散、茵陈平胃散、化疸汤等为基础合方加减，少有单用。费伯雄之导黄汤亦不例外，其茵陈配栀子、茯苓配泽泻等药对，为茵陈蒿汤、栀子柏皮汤、茵陈四苓散这些黄疸经典方的核心，亦为本方最核心的配伍药组。

导黄汤以"清胃火、利湿热"为核心，清利并行，标本兼治。方中茵陈清热利湿退黄，为君药；山栀、连翘泻肝清胃，直折胃火；萆薢、木通利湿通淋，导湿热从小便出，共为臣药，助茵陈利湿退黄；葛根、天花粉清热生津，共为佐使，既增加清解热毒之效，又能顾护津液，以防邪热及苦寒药伤津；茯苓、泽泻、车前子也为佐使药，助臣药利水渗湿。薏苡仁煎汤代水，健脾渗湿，调和诸药。

与其他治阳黄方相比，本方特点有二：一是健脾以除湿，且在薏苡仁的使用上，不仅药量加重，而且煎汤代水，这亦是当时孟河医家在处方中擅于使用药食两宜温和之品，如粳米、薏苡仁、赤小豆等，煎汤代水，以顾护脾胃；二是注重对阳黄病人津液的顾护，盖因阳黄本由湿热，湿阻水液，热耗阴津，常见口燥干渴、尿涩黄赤之症，且湿热停聚，久必阴伤，故以葛根、天花粉两味清热止渴，生津养阴。

总之，本方药味兼具清热、利湿、解毒、健脾、生津之功，几组药物功效上相互相助，关系上相抑相承，使清热而能固阴，利湿而能健脾，故对阳黄病人症见口燥而渴、小溲赤涩者尤为适宜。

【经典仿学】

1. 湖州张仲明黄疸案 面目发黄，脘闷溺赤。余诊脉弦细，湿郁发黄，势将成胀。

茵陈三钱 葛根三钱 瞿麦三钱 山栀一钱半 车前子三钱 萆薢三钱 六神曲四钱 陈皮一钱 砂仁一钱 赤茯苓二钱 茅术一钱半

服十剂，黄退溺清而愈。

（出自《费绳甫医话医案》）

简析：此案中，症见面目发黄，脘闷溺赤，费绳甫判断为湿热阳黄，用其祖父费伯雄之导黄汤为基础方，去天花粉、连翘、木通、泽泻、薏苡仁，加瞿麦、神曲、陈皮、砂仁、茅苍术。方中茵陈、山栀、茅苍术，清热利湿，运脾芳化兼备，为当时孟河医派治黄疸者所习用。患者脘闷而胀满，治当消滞和中理气，故予神曲、陈皮、砂仁。又湿郁热迫，已见尿赤，势将成胀，急需清热利水，故将茯苓改为赤茯苓。又以瞿麦易泽泻、薏苡仁，以苦寒之味易甘寒之品；瞿麦长于清湿热、利小便，专主小便不通，功同原方木通。赤茯苓、瞿麦兼能活血，与尿赤、胀满将成之状颇合。

2. 溧阳潘文林黄疸案 病黄疸，面目发黄，胸腹作胀，纳谷无多，小溲色赤，脉来细弦。脾虚不运，湿热蕴结于中，胃气流行失职。

绵茵陈一钱半 川萆薢一钱半 瞿麦穗二钱 车前子三钱 六神曲四钱 茅苍术一钱半 川黄柏一钱 黑山栀一钱半 葛根（煨）二钱 陈广皮一钱 全当归二钱 大砂仁一钱 通天草三钱

连服三十剂而愈。

（出自《费绳甫医话医案》）

简析：此案之治与前案思路相类，方用导黄汤加味。腹胀、小便涩赤为湿热蕴结较重，故加黄柏、苍术，以增清利湿热之效；脉来细弦，脾虚不运，故加当归，以添补益扶正之功，助祛除湿邪之效。方中加通天草一味，甚为巧妙。通天草又名荸荠梗、地栗梗、荸荠苗，即荸荠的地上部分。其味苦性凉，功能清热解毒，利尿降逆。现常以通天草鲜品与鲜芦根同煎，用于治疗全身浮肿，小便不利；与茯苓、木通同煎用于治疗尿道炎。费绳甫用治黄疸，意在令湿热从小便而去，故治黄疸伴小溲色赤尤为适宜。通天草采收季节在

7~8 月，正值夏季，以此推测本案或为夏季湿热黄疸，通天草鲜品可为应季之用，亦因时制宜。

【新用阐述】

1. 现代用量　葛根 10g，天花粉 10g，栀子 10g，连翘 10g，木通 5g，茵陈 10g，萆薢 10g，茯苓 10g，泽泻 5g，车前子 10g，薏苡仁 30g（煎汤代水）。

2. 功用主治　清热生津，利胆退黄。主治黄疸之阳黄，胃火炽盛、湿热熏蒸证。

3. 辨证要点　①面目遍身俱黄，黄色鲜明；②口中燥渴，心烦脘闷，食少厌油；③小便赤涩；④舌红，苔黄，脉滑数或弦。

4. 拓展应用　现代医学之病毒性急性黄疸性肝炎、慢性乙型肝炎活动期、梗阻性黄疸、原发性胆汁性肝硬化、部分钩端螺旋体病等属湿热内蕴者可应用此方。

三、茵陈玉露饮

【处方来源】费伯雄《医醇賸义》

【原方组成】茵陈三钱　玉竹三钱　石斛三钱　花粉二钱　葛根二钱　山栀一钱五分　广皮一钱　半夏一钱　茯苓二钱　萆薢二钱　苡仁一两

【剂型用法】汤剂，薏苡仁煎汤代水。

【原义病证】黄疸。酒疸者，平日嗜饮，湿火熏蒸，面目发黄，黄甚则黑，心中嘈杂，虽食甘芳，如啖酸辣，小便赤涩。

【处方立意】

1. 理论依据　酒疸见于《金匮要略》，其曰“心中懊侬而热，不能食，时欲吐，名曰酒疸”。清胃热、运脾湿为阳黄基本治法，方以导黄汤为主，而茵陈玉露饮一方，亦含导黄汤之意。费氏黄疸理论将黄疸分为五类，酒疸为其一，主由酒食不节，以致脾胃受伤，运化失常，湿郁生热，相互交蒸。症见面目发黄，黄甚则黑，心中嘈杂等。虽似阳黄，但湿热久羁，暗耗肝胃之阴，已有伤阴之象，故立茵陈玉露饮，取导黄汤清胃热、运脾湿之意，舍其利水之品，增玉竹、石斛养阴之辈，并合二陈汤，以加强全方健运之功。

2. 处方立意　此方取导黄汤清胃热、运脾湿之意。茵陈、栀子及葛根、天花粉配伍，清热而不伤脾阳，祛湿而不伤阴，为费氏治疗热性黄疸的经典用法，酒疸一症，面目发黑，已是脾伤及肾，为阴虚之象，故舍导黄汤中木通、泽泻、车前子等品，只留茯苓、萆薢、薏苡仁。茯苓淡渗之中兼有运脾生津之功；萆薢味苦而甘，性平而润，利湿去浊；薏苡仁味淡祛脾湿，甘寒补胃阴。此三药药性平和，均于祛湿中兼顾脾胃之阴，更符合酒疸阴伤之病象。又增玉竹、石斛之辈，玉竹滋益阴精，与地黄同功，润而不滑；石斛入胃清湿热，入肾强阴，二药皆滋而不腻，是清补佳品，酒疸虽为伤阴，但亦具湿热之本，故用是药，于清湿热中存阴。酒为湿物，久聚生痰，故有心中嘈杂，虽食甘芳，如啖酸辣之症，此痰浊碍脾，脾气痞塞之象，二陈汤为治痰之主药，以其有化痰理气，运脾和胃之功也，故合二陈汤，以助运化痰湿，同时防滋阴药壅滞脾胃。诸药合用，滋补肝胃之阴，通利肝脾之湿，疏肝理脾，滋阴而不碍邪，利湿而不伤阴，邪去阴复而诸症愈。

【经典仿学】

麦(左) 嗜酒生湿，湿郁生热，热在阳明，湿在太阴，熏蒸郁遏，如盦酱然，面目发黄，黄甚则黑，心中嘈杂，虽食甘香，如啖酸辣，小溲短赤，口干而渴，此酒疸也。姑拟清解阳明之郁热，宣化太阴之蕴湿，使热邪从肌表而解，湿邪从小便而出也。

粉葛根二钱 肥知母一钱五分 赤茯苓三钱 西茵陈三钱 黑山栀二钱 陈皮一钱 车前子(包煎)三钱 天花粉三钱 枳椇子三钱 生苡仁(煎汤代水)一两

(出自《丁甘仁经典医案赏析》)

简析：丁甘仁先生在治疗酒疸时，继承了费伯雄先生的思想，认为酒疸乃嗜酒过度、湿热内积而成，湿热不能由小便而出，因而成黄疸。湿热之邪熏蒸于上而心中嘈杂，口干而渴；湿热下注，膀胱气化不利则小便短赤；酒疸经久不愈则面目黄甚则黑。治法上同样用清热利湿之法，使热邪从肌表而解，湿邪从小便而出，均以导黄汤为基础方加减，方中用清茵陈、山栀、葛根阳明郁热，茯苓、苡仁、车前子或萆薢化太阴蕴湿；陈皮、苡仁调和脾胃，健脾利湿。但茵陈玉露饮主要适用于慢性酒疸或湿热反复发作，兼见阴液耗伤，或素体阴虚者；而急性酒疸，热象显著，伴酒毒内滞，故丁甘仁先生临证灵活辨证加减，去原方中滋阴润燥之品，加枳椇子一药，入脾经，能解酒、止渴、利小便。

【新用阐述】

1. 现代用量 茵陈 10g，玉竹 10g，石斛 10g，天花粉 10g，葛根 10g，栀子 10g，广陈皮 10g，半夏 10g，茯苓 10g，萆薢 10g，薏苡仁 30g(煎汤代水)。

2. 功用主治　清热养阴，运脾祛湿。主治黄疸之酒疸，湿热内蕴兼阴液不足证。

3. 辨证要点　①有饮酒史；②面目发黄，黄色鲜明或晦暗，甚则黑色；③心胃嘈杂，饮食甘味犹如酸辣，口干不欲饮；④小便赤涩，大便溏滞或秘结；⑤舌质红或淡胖，苔黄腻或薄白，脉弦滑或弦细。

4. 拓展应用　现代医学之酒精性肝病，如酒精性脂肪肝、酒精性肝炎、酒精性肝硬化等，黄疸类疾病，包括病毒性肝炎、胆汁淤积性黄疸，代谢性疾病如糖尿病合并黄疸，以及皮肤病如痤疮、湿疹等属湿热内蕴兼阴液不足者，均可辨证应用本方。举临证案例：

患者女性，47 岁，初诊日期：2017 年 11 月 23 日。患者 3 月前无明显诱因下出现右胁不适，未予系统治疗，自服保健品后未见明显好转，近两月患者右胁不适持续时间增长，并伴有晨起口苦，口唇干燥，大便质黏难解，于当地医院查肝功示：ALT 31μmol/L，AST 43μmol/L，TBIL 35.7μmol/L，DBIL 17.3μmol/L，ALP 196U/L，γ-GT 124U/L，AMA 阳性，抗核抗体（ANA）阴性，抗平滑肌抗体（SMA）阴性，B 超示肝脏回声增粗，胆囊壁毛糙，诊断为“原发性胆汁性胆管炎”，予熊去氧胆酸胶囊及水飞蓟素片口服，症状虽稍有缓解，但仍反复发作，服药 2 月后患者自行停服。1 周前患者进食海鲜后出现右胁隐痛时作，进食油腻及劳累后加重。现患者右胁隐痛时作，偶有刺痛，晨起口苦，口唇干燥，夜寐欠安，纳少厌油，大便质黏难解，1~2 日 1 行，小便偏黄，脉弦滑，舌尖边红，苔腻微黄，中有小裂纹。辅助检查：肝功能：ALT 63μmol/L，AST 47μmol/L，TBIL 40.3μmol/L，DBIL25.9μmol/L，ALP 214U/L，γ-GT 138U/L。中医诊断：胁痛病（湿热蕴结，肝阴亏损证），西医诊断：原发性胆汁性胆管炎。治疗上继服熊去氧胆酸胶囊 250mg，口服每日两次，另予中药，治拟养阴清利，健脾益胃。拟方如下：

茵陈蒿（后下）30g，玉竹 10g，麦门冬 10g，垂盆草 30g，赤芍 15g，柴胡 6g，黄芩 10g，佛手 10g，皂角刺 10g，苏梗 10g，王不留行 5g，茯苓 15g，延胡索 10g，三棱 10g，郁金 6g，炒薏苡仁 30g，六一散 12g。14 剂，常法煎服，每日 2 剂。嘱患者清淡饮食，忌海鲜油腻食物，适当运动。

2017 年 11 月 27 日二诊：患者服上药后，右胁疼痛、口苦及大便黏腻难解有所好转，食纳转佳，小便偏黄，结合脉弦小滑，舌尖边红，苔微腻，中有小裂纹，复查肝功能：ALT 32μmol/L，AST 27μmol/L，TBIL 31.4μmol/L，DBIL 20.6μmol/L，ALP 152U/L，γ-GT 67U/L，遂调方如下：去赤芍，茵陈蒿减为

20g,垂盆草减为15g,加石斛15g,继服14剂,熊去氧胆酸胶囊口服剂量改为隔日减1粒。

2017年12月11日三诊:患者右胁疼痛程度及频次减轻,口干好转,复查肝功:ALT 39μmol/L,AST 37μmol/L,TBIL 27.5μmol/L,DBIL 11.3μmol/L,ALP 115U/L,γ-GT 59U/L,药已中的,效不更方,上方14剂续服以巩固善后,熊去氧胆酸胶囊口服剂量改为每日1粒维持。嘱患者合理饮食,多饮水,禁海鲜肥甘厚味,平素多锻炼身体,调畅情志,定期复查。

〖出自:蔡朝辉,邵铭.邵铭教授运用茵陈玉露饮治疗肝病经验[J].天津中医药大学学报,2019,38(3):215-218.〗

按语:患者湿热症状明显,故发病病机为湿热蕴结,肝胆失疏,经络阻滞,不通则痛,治疗拟清热利湿,疏肝理脾止痛。根据中医"治病必求于本"的指导思想,故用茵陈玉露饮合四逆散清利湿热以治其本。方中茵陈蒿、垂盆草清热利湿,柴胡与黄芩合用,和解少阳,疏肝理气,兼清利湿热,赤芍、延胡索活血疏肝止痛,苏梗、佛手合用疏理中焦之气,皂角刺、王不留行合用通利胆腑,茯苓、薏苡仁合用健脾清热利湿,湿热易损伤肝阴,但滋阴易助湿,故少佐玉竹麦门冬配以六一散滋阴而不恋邪。二诊时,患者病情向愈,湿热较前有所减退,阴伤明显,故减茵陈蒿、垂盆草用量,加入石斛滋阴固本。

四、桃花化浊汤

【处方来源】费伯雄《医醇賸义》

【原方组成】桃仁二钱　红花五分　牛膝二钱　延胡索一钱　归尾一钱五分　赤芍一钱　丹参二钱　茵陈三钱　泽泻一钱五分　车前二钱　降香五分　血余炭一撮

【剂型用法】汤剂,水煎服。

【原义病证】黄疸。女劳疸者,膀胱急,小腹满,身尽黄,额上黑,足下热,大便黑而时溏。此因血瘀不行,积于膀胱少腹。

【处方立意】

1. 理论依据 《金匮要略》认为女劳疸得之房劳醉饱,临床所见多出现在黄疸病的后期。费氏认为,此因血瘀不行,积于膀胱少腹,仲景用硝石矾石散，峻攻其瘀，自极精当。但时人体质，或未必逮及古人，若复峻攻，更伤元气，故拟通利下焦，兼去瘀之法，仿仲景硝石矾石散意而不用其药，融合桃红四物汤、茵陈四苓散、猪膏发煎等方义，立桃花化浊汤。

2. 组方特点　女劳疸以血瘀湿浊互结下焦为核心病机。桃仁苦能破血，泻血室之瘀热；红花辛苦之流、甘温之物，破瘀润燥；茵陈作为黄疸专药，无论寒热虚实皆可配伍，三者是为君药。女劳之因，必有肝肾不足之果，且有瘀血，不宜妄补而闭门留寇，臣以牛膝，散血破癥，疏理经瘀，亦强筋壮骨而滋肝肾，并引药下行，助活血之功，使药力集中于下焦膀胱少腹，增强通利效果；再加当归尾、赤芍、丹参，以助君力，四药皆为活血不伤正之品，尤其丹参，破血以生新。佐以泽泻、车前子助茵陈清利湿热，引湿热从小便而出，二者亦淡渗而不峻利，颇为平和，平和中兼带补意。延胡索、降香行气止痛，解少腹急胀；血余炭止血化瘀，防活血药动血，体现"通中寓涩"之妙。诸药合用，既针对血瘀，又兼顾湿热，体现"化瘀不助湿，利湿不伤血"的治黄疸思路，同时避免峻攻伤正，更贴合后世体质。

【经典仿学】

任(右)　经闭三月，膀胱急，少腹满，身尽黄，额上黑，足下热，大便色黑，时结时溏，纳少神疲，脉象细涩。良由寒客血室，宿瘀不行，积于膀胱少腹之间也。女劳疸之重症，非易速痊。古方用硝石矾石散，今仿其意，而不用其药。

当归尾二钱　云茯苓三钱　藏红花八分　带壳砂仁(研、后下)八分　京赤芍二钱　桃仁泥(包)一钱五分　肉桂心三分　西茵陈一钱五分　紫丹参二钱　青宁丸(包煎)二钱五分　延胡索一钱　血余炭(包)一钱　泽泻一钱五分

(出自《丁甘仁经典医案赏析》)

简析：本案女劳疸为肾虚夹有瘀血之重症，丁甘仁先生同样继承了费伯雄先生治疗女劳疸的诊疗思路，仿仲景硝石矾石散消瘀逐湿之意，但均避用硝石矾石散峻攻之药，以缓消瘀血为主。方中桃仁、红花、赤芍、丹参、归尾、血余炭活血化瘀，祛瘀生新；茵陈、泽泻利湿退黄，兼顾通利下焦；延胡索行气活血止痛。但桃花化浊汤针对瘀热湿结，侧重下焦气滞血瘀，而本方针对寒瘀夹湿，兼有中焦气滞，故再加肉桂心温经散寒，助血行；茯苓、砂仁健脾利湿，防活血药伤胃；青宁丸通腑泻瘀热。诸药合用，攻补兼施，避免峻攻伤正，体现"寓通于补"思路。

【新用阐述】

1. 现代用量 桃仁 10g，红花 10g，牛膝 10g，延胡索 10g，当归尾 10g，赤芍 10g，丹参 10g，茵陈 10g，泽泻 5g，车前子 10g，降香 5g，血余炭 10g。

2. 功用主治 活血祛瘀，利湿退黄。主治黄疸后期，女劳疸，血瘀湿热互结证。

3. 辨证要点 ①黄疸病重或日久，一身尽黄，甚则额上黑色，小腹肿满，膀胱拘急，足心发热，大便黑而时溏；②少腹、膀胱等处刺痛，肌肤甲错，舌紫黯或有瘀斑，脉弦涩或沉滑；③或见五心烦热、盗汗。

4. 拓展应用 现代医学之黄疸类疾病，如酒精性肝病、胆汁淤积性黄疸等，妇科癥瘕性疾病，如卵巢囊肿、附件炎性包块等，以及泌尿系统疾病，如慢性膀胱炎、前列腺增生伴瘀阻等，肝硬化腹水等属血瘀湿浊者，均可参照使用本方辨证加减。

五、青阳汤

【处方来源】费伯雄《医醇賸义》

【原方组成】青皮（醋炒）一钱五分 柴胡（醋炒）一钱 蒺藜四钱 乌药一钱 炮姜五分 广皮一钱 延胡（酒炒）一钱 木香五分 郁金二钱 花椒子（打碎）二十四粒

【剂型用法】汤剂，水煎服。

【原义病证】胀病，肝胀。木喜条达，寒气上逆，两气相积，而肝木怒张，症见胁下满而痛引小腹。治当疏肝化浊。

【处方立意】

1. 理论依据 费氏以《内经》“肝主疏泄”及“寒则气滞”理论为纲，提出“肝为将军之官，气血皆盛，但木喜条达，寒气上逆，则两气相积，而肝木怒张。”同时，《灵枢·胀论》言，“肝胀者，胁下满而痛引小腹”，指出了肝胀的主症。费氏认为，“胁下乃肝之本位”，若寒邪侵袭，将军之官受邪，令其气血不通，则本位胀满疼痛，“壅极而决”则痛引小腹。基于“木喜条达”，肝主疏泄的生理特点，费氏将肝胀的治疗概括为“疏肝化浊”，立青阳汤，方中融合疏肝、温散、行气三法，旨在恢复肝气疏泄之职，化解寒浊郁结。

2. 组方特点 本方所用青皮、柴胡、白蒺藜、乌药、广陈皮、延胡索、郁金、木香均为肝家之药，疏肝解郁，行气活血。此方特色更在于取炮姜、花椒子温通之品，散寒去滞，以增强前列诸药之效能。此方重温通，偏重气分。

方中青皮、柴胡为君，醋制增强入肝经之力，疏泄肝郁，调达气机。蒺藜平肝解郁，活血祛风；乌药行气止痛，温肾散寒；炮姜温中散寒，回阳通脉；花椒子温中散寒止痛；四药合用为臣，可增强温中散寒之力，以祛除肝经寒邪。陈皮为佐使，理气健脾，燥湿化痰，肝病易传脾，故用广皮以健脾益气，防止肝病传脾。延胡索、木香、郁金三药理气活血，解胁腹之痛。全方寒温并用、气血同调，升降相因，以"疏肝化浊"为法，融疏、温、行三效于一方。

和缓为治是费氏一贯主张，治肝更务和缓。制方执简驭繁，遣药戒偏戒杂，非起废不用峻猛。此方中，用理气而不香燥之蒺藜、郁金疏肝。理气药用量很轻，如广陈皮、乌药、延胡索每用一钱，木香则仅五分，轻药联用，既避辛燥劫阴之嫌，又可达"轻药重投"之效。

3. 炮制特色　青皮乃肝胆二经药，胁痛必用青皮醋炒。延胡索酒炒增强行气止痛之功。

【经典仿学】

肝胀者，胁下满而痛引少腹。胁乃肝之分野，少腹乃厥阴之界，寒客厥阴，木失条达，厥气横逆鸱张，故胁满而少腹痛也。宜疏泄厥气，而散寒邪。

软柴胡一钱　炒赤、白芍各一钱五分　金铃子二钱　延胡索一钱　细青皮一钱　春砂壳八分　川郁金一钱五分　广木香六分　青橘叶一钱五分　小茴香八分　台乌药一钱　江枳壳一钱

（出自《丁甘仁医案》）

简析：在肝胀的治疗上丁甘仁先生继承了费伯雄先生的学术思想和用药特色，同样认为本病病机为寒邪客于厥阴肝经，导致肝气失于条达，厥阴经气横逆，壅滞于胁下及少腹。治疗上以疏肝理气为核心，共用柴胡、青皮、木香、郁金、延胡索、乌药，体现"木郁达之"之原则。但青阳汤以"温肝化浊"为要，针对寒邪壅盛，气逆夹浊，痛势急迫者；而本方主要适用于寒凝气滞初起，痛势较缓者，以"疏肝行气"为主，故去蒺藜、炮姜、花椒子等，加金铃子疏肝泄热，活血止痛，虽性寒但与小茴香、乌药配伍，寒性得制；赤芍活血，白芍柔肝，调和肝之"体用"，防行气药耗阴；青橘叶轻清走上，疏肝气而解郁结。

【新用阐述】

1. 现代用量　青皮（醋炒）10g，柴胡（醋炒）10g，白蒺藜 12g，乌药 10g，炮姜 3g，广陈皮 10g，延胡索（酒炒）10g，木香 10g，郁金 10g，花椒子（打碎）10g。

2. 功用主治 疏肝行气，温中散寒。主治肝胀，肝寒气滞证。

3. 辨证要点 ①胁下胀满，疼痛牵引小腹，遇寒加重，得温稍缓；②可伴神疲乏力，胸闷嗳气，食欲不佳，大便稀溏，肠鸣，四更易醒难寐，口苦发热；③皮色苍黄，脉络暴露，早期可触及胁下肝大，按之不坚，晚期可腹大如鼓，四肢消瘦等；④舌质淡或暗，苔白腻，脉弦紧或沉弦。

4. 拓展应用 现代医学之慢性胆囊炎、功能性胃肠功能紊乱、脂肪性肝病、酒精性肝病、病毒性肝炎、血吸虫病、原发性胆汁性肝硬化、肝硬化、肝癌早期等属肝寒气滞者可应用此方。

六、祛寒建中汤

【处方来源】费伯雄《医醇賸义》

【原方组成】当归二钱　白芍(酒炒)一钱　茯苓二钱　白术一钱　附子八分　广皮一钱　厚朴一钱　枳壳(麸炒)一钱　白蔻六分　木香五分　枣二枚　姜三片

【剂型用法】汤剂，水煎服。

【原义病证】胀病，水胀之肤胀者。寒气客于皮肤之间，鼞鼞然不坚，腹大，身尽肿，皮厚，按其腹，窅而不起，腹色不变。

【处方立意】

1. 理论依据 宗气行呼吸，行气血，参与视、听、音、动等。费伯雄认为，在内宗气失守，虚气无归，在外寒气客于皮肤，遍身流窜，故导致腹大身肿而皮厚。但气为无形之邪，虽肿而不坚，按之则气散，而不能骤起，此脾土衰败之象，当扶正祛寒，理气化浊。故立祛寒建中汤方，调气以宽中，健脾以消胀。

2. 组方特点 本方紧扣脾肾虚寒，宗气失守的病机组方用药。本方以“祛寒”为核心，方中附子大辛大热，能驱散内外之寒邪，振奋脾肾阳气，为全方温阳散寒的主药。茯苓、白术为臣，协同健脾益气，利水渗湿，针对“宗气失守、水湿内停”之病机，辅助附子扶正祛邪。佐以当归、白芍养血和营，柔肝缓急，既防温燥药耗伤阴血，同时调和肝脾，避免土虚木乘。厚朴、枳壳、陈皮、木香、白豆蔻一组药则行气宽中，消胀除满，化湿降浊，气行则水行，此组药物疏通三焦气机，助茯苓、白术利水，兼解“腹大身肿”之标症。使以生姜、大枣调和脾胃，引药归经，生姜又助附子散寒，和胃止呕；大枣又能补中益气，与生姜配伍调和营卫，增强全方温补之力。全方无明显峻烈之品，注重缓攻慢补；温阳健脾治本，理气化浊治标；行气与养血兼顾，行气不耗血，养血不碍气。

【经典医案】

某　脾湿成胀，脐突筋起，背平腰满，腹大如鼓，症极沉重。姑拟温运脾阳，和中化浊。

全当归　广木香　云茯苓　降香片　炮附子　佛手片　小厚朴　怀牛膝　新会皮　大丹参　车前子　细青皮　苡仁　冬瓜子　冬瓜皮　川通草

（出自《费伯雄医案》）

简析：本案乃因脾阳不足，水湿不化，聚而成浊所致，其治宜温运脾阳，祛湿化浊，方以祛寒建中汤加减。方中用附子温肾补脾，茯苓健脾利水，厚朴、陈皮、木香等理气行滞，当归补血和血。但本案患者脾阳虚衰，水湿泛滥肌肤，兼有瘀滞，而祛寒建中汤主治寒凝气滞、中焦虚损之浮肿，注重调和肝脾与温中散寒，故本方去白芍、白术、枳壳、白豆蔻等，加车前子、薏苡仁、冬瓜子、冬瓜皮、通草利水消肿，佛手、青皮顺气解郁、燥湿化浊，降香、丹参活血祛瘀。全方温阳利水渗湿，兼顾活血化瘀。

【新用阐述】

1. 现代用量　当归10g，白芍（酒炒）10g，茯苓10g，白术10g，附子5g，广皮10g，厚朴10g，枳壳（麸炒）10g，白豆蔻6g，木香10g，大枣2枚，生姜3片。

2. 功用主治　扶正祛寒，理气化浊。主治鼓胀病之肤胀，内虚外寒证。

3. 辨证要点　①全身浮肿，腹大按之凹陷不起，皮厚但触之不坚硬，肤色无改变；②畏寒肢冷，气短乏力，脘腹胀满，小便不利，大便溏薄；③面色苍白舌质淡胖、苔白滑或白腻，脉沉迟或濡缓。

4. 拓展应用　本方适用于鼓胀病之肤胀、水肿、溢饮等。慢性水肿，如心源性水肿、肾病综合征、胃肠功能紊乱、肠易激综合征、肝硬化腹水早期、慢性疲劳综合征等属内虚外寒或寒湿阻滞证者，均可参照本方辨证论治。举临证案例：

刘某，男，26岁。患者于三月前行阑尾切除术，术前进行尿常规检查，发现有蛋白。术后不久，全身浮肿，有腹水（曾放过腹水）。诊时一身尽肿，按之凹陷不易恢复，腹部膨隆，尿量甚少，大便溏薄，肢冷畏寒，苔白，质淡。尿检见尿蛋白（+++），血压120/90mmHg，腹围85.5cm，体重54kg。阳虚阴盛之证，用温阳利水法治之。制附子45g，云茯苓45g，川椒目5g，川桂枝

5g，巴戟天5g，砂仁8g（后下），蔻仁3g，生姜9g，薏苡仁9g，陈广皮9g，绵黄芪30g，商陆9g，制茅术4g，肉桂粉2.4g（吞）。附子因大剂量运用，需久煎150分钟，去其毒性而存其温阳之效。药后尿量逐渐增多，以上方加减，服用月余而浮肿（包括腹水）渐消，肿退后，以上方为基础，制成温肾运脾，调养气血之成药，先后调治而愈。

（出自《邹云翔医案》）

简析：本案为邹老治疗隐匿性肾炎医案，患者一派阳虚阴盛之象。本方在祛寒建中汤的基础上更添峻下逐水之力。

七、扶抑归化汤

【处方来源】费伯雄《医醇賸义》

【原方组成】党参三钱 茯苓三钱 白术一钱五分 当归二钱 附子八分 木瓜（酒炒）一钱 青皮一钱 蒺藜三钱 广皮一钱 厚朴一钱 木香五分 砂仁一钱 牛膝二钱 车前二钱 姜三大片

【剂型用法】汤剂，水煎服。

【原义病证】鼓胀病，水胀。症见腹胀，身皆大，大与肤胀等，色苍黄，腹筋起。治当扶土抑木，兼化阴邪。

【处方立意】

1. 理论依据 此方主治鼓胀，皮色苍黄。费氏认为，黄为脾之本色，苍则木气胜而见于脾，腹起青筋，则肝邪炽盛。此证肝脾同病，具肝木克脾之势，以致脾土败坏，土者，制水者焉，脾土既败，水则泛滥，至于水停腹中，无从化解，症势甚危。水为阴邪，当为阳药所化，但此证责之于肝脾，故不能一味温阳，仍当以扶土抑木为主，兼化阴邪，以求脾安，故立扶抑归化汤，取香砂四君子汤为基本方，增疏肝破气之品，又取金匮肾气丸意，合得此方，通过健脾温阳以复脾土运化之权，疏肝平肝以制肝木之亢，佐以利水行气以消阴邪，全方补中寓疏、温中寓通。

2. 组方特点 四君子汤有中和之义，佐香砂则运脾之功大增。脾土不安，水无从治，党参补中益气，茯苓健脾渗湿，白术燥湿健脾，共奏健脾益气、恢复脾运之功，三药合用，仿四君子汤意，奠定“扶土”基础，针对脾虚之本。臣以疏肝理气等品，其中木瓜酸涩性温，敛肺和胃，理脾伐肝；青皮破滞气，削坚积；蒺藜平肝解郁，三药配伍抑肝木之亢盛。佐以广皮、厚朴、木香、砂仁行气消胀，化湿和中，助脾运恢复气机升降，又能辛香行气破滞，防止补益药滋腻。又借金匮肾气丸之意，佐入附子温肾助阳，增强脾肾气化功能，以利水湿消散；牛膝、车前子、生姜为使，牛膝引药下行，活血利水，兼补肝肾；车前子利水通淋，导湿邪从小便而出；生姜温中和胃，调和诸药，增强全方温通之力。诸药同用，共奏抑木扶土，温阳利水之功。

【经典仿学】

姚家桥赵某，肝木乘脾，胸腹作胀，积湿流窜节络，两腿及踝际难于行步。治宜和荣舒筋，兼之分利。

全当归二钱　连皮苓三钱　生苡仁四钱　陈广皮一钱　焦白茅术各一钱五分　川厚朴一钱　甜瓜子三钱　金毛脊二钱　川独活一钱　西秦艽一钱　川牛膝二钱　大腹皮二钱　车前子三钱　连壳蔻一钱五分　广木香五分　荞饼四钱　桑枝二尺

（出自《费绳甫医话医案》）

简析：患者症见胸腹作胀，积湿流窜节络，两腿及踝际难于行步。费绳甫以其祖父费伯雄所制扶抑归化汤、立极汤、温经养荣汤三方组合进行加减。立极汤乃费氏为湿痹自创之主方，“着痹者，病在肌肉当补土燥湿，立极汤主之”“湿气胜者为着痹，去湿必先崇土”。方以苍术、茯苓、白术、苡仁扶土祛湿，大腹皮、车前子助茯苓行水祛湿，当归和营养肝血，牛膝活血祛瘀，引血下行；独活、秦艽、桑枝、甜瓜子搜风通络，取自“温经养荣汤”；厚朴、木香、陈皮，理气化浊，取自“扶抑归化汤”，配伍金毛狗脊、桑枝、白蔻仁祛湿舒筋。

【新用阐述】

1. 现代用量　党参10g，茯苓10g，白术10g，当归10g，附子5g，木瓜（酒炒）10g，青皮10g，蒺藜10g，广陈皮10g，厚朴10g，木香10g，砂仁6g，牛膝10g，车前子10g，生姜3片。

2. 功用主治　健脾疏肝，温阳利水。主治鼓胀，肝郁脾虚、水湿内停证。

3. 辨证要点　①腹大如鼓，皮色苍黄，腹壁青筋暴露；②面色晦暗，胁腹胀痛，神疲乏力，纳呆便溏，情绪抑郁或烦躁；③舌淡胖或有齿痕，苔白腻，脉沉弦或细涩。

4. 拓展应用　现代医学之肝硬化腹水、腹腔内恶性肿瘤、慢性充血性心衰伴腹水、肾病综合征、慢性肾炎水肿、功能性消化不良伴严重腹胀及丝虫病等属肝郁脾虚、水湿内停证者，可辨证应用本方。举临证案例：

钱(右) 大腹渐胀,食入更甚,舌苔薄腻,脉弦小而滑。肝旺脾弱,气滞湿阻,虑其成鼓,宜健运分消。

生白术二钱 金铃子三钱 采芸曲三钱 连皮苓四钱 春砂壳二钱 谷麦芽三钱 陈广皮一钱 制香附三钱 生熟苡仁三钱 大腹皮三钱 陈葫芦瓢四钱 青橘叶三钱

(出自《丁济万医案》)

按语:本案患者为鼓胀早期阶段,病机为肝旺脾弱,气滞湿阻。脾虚水湿停聚,则腹大胀满;脾虚不能运化水谷,则食入更甚,治宜健运分消,抑木扶土。故本方使用了扶抑归化汤的核心药物白术、茯苓健脾化湿,陈皮、砂仁理气健脾化浊,以药性更温和的香附、金铃子、橘叶替换青皮、蒺藜、厚朴、木香等以疏肝行气;但本案患者为鼓胀初期,以气滞湿阻为主,脾虚尚未至败坏阶段,阳气未损,故去温阳利水药,加入薏苡仁、谷芽、采芸曲以增强健脾开胃、渗湿之力;再加大腹皮、葫芦瓢行气利水消胀。全方标本兼治,脾健湿化则胀满自除。

八、后辛汤

【处方来源】费伯雄《医醇賸义》

【原方组成】柴胡一钱 郁金二钱 广皮一钱 当归二钱 茯苓二钱 栀子皮(姜汁炒)一钱 蒺藜四钱 枳壳一钱 合欢花二钱 佛手五分

【剂型用法】汤剂,水煎服。

【原义病证】胀病,胆胀。症见胁下痛胀,口中苦,善太息。

【处方立意】

1. 理论依据 《内经》云:“肝者,将军之官,谋虑出焉。”又云:“胆者,中正之官,决断出焉。”费氏认为,肝虽强,非胆不能断,但气血皆少,为清静之府,寒气干之,故胁痛口苦;气郁不舒,故善太息也。肝胆宜柔不宜攻,治宜轻扬和解。后辛汤一方,宗疏解大义,用药皆为轻灵之品,其用意在于胆为清静之府,不宜用厚重之品,故立此方,以清扬和解为旨。以“辛”明示疏肝利胆的核心治法,以“后”暗含调和气血的善后思路,整体体现“急则开郁、缓则固本”的层次性。

2. 组方特点 针对肝气郁结所致的胁下不舒、善太息等症,费氏用柴胡、郁金、合欢花、佛手、蒺藜进行疏肝、平肝，尤其合欢花一味，用花而不用皮者，是取其轻灵之象。兼用枳壳、广陈皮理气宽中，以协理一身气机。而栀子皮偏达表而去肌肤之热，同时可清泄肝胆郁热，防止肝郁化火，且姜汁炒又可减其苦寒之性，避免伤胃；当归活血补血，柔肝止痛，防理气药过燥伤阴，茯苓健脾渗湿，宁心安神，二者相配可肝脾兼顾。众药合用，共奏疏肝利胆、理气解郁之功，消胁下痛胀之苦，全方疏肝不耗血，理气不伤阴。

【经典仿学】

胆胀者，胁下痛胀，口中苦，善太息。胆为中正之官，决断出焉，惟其气血皆少，为清净之府，而内寄相火。寒客于胆，胆与肝为表里，胆病而肝亦病，胆汁上溢，故口苦；肝气怫郁，故胁痛胀善太息也。宜和解枢机，而泄厥阴。

柴胡一钱　当归二钱　白芍一钱五分　栀子皮一钱五分　白蒺藜三钱　云苓三钱　陈皮一钱　枳壳一钱　合欢皮二钱　川郁金一钱五分　佛手八分

（出自《丁甘仁医案》）

简析：在胆胀治疗上，丁甘仁继承了费伯雄的治疗思路，以后辛汤原方疏肝利胆、理气解郁，再加一味白芍养血柔肝以制肝郁化火，改合欢花为合欢皮，更长于解郁安神。后辛汤主要以“轻扬和解”为法，重用蒺藜、郁金疏肝解郁，茯苓利湿，适合气滞湿阻、热象明显者，而本方更强调“养肝血以柔木”，通过白芍、当归调和肝体，合欢皮安神，适合木郁克土、血虚生热。

【新用阐述】

1. 现代用量　柴胡 10g，郁金 10g，广陈皮 10g，当归 10g，茯苓 10g，栀子皮（姜汁炒）10g，蒺藜 10g，枳壳 10g，合欢花 10g，佛手 6g。

2. 功用主治　疏肝利胆、理气止痛、清热利湿。主治胆胀，胆腑气滞、湿热内蕴证。

3. 辨证要点　①胁下胀痛，痛无定处，遇怒加重，口苦，善太息；②脘腹胀满，烦躁易怒，失眠多梦，小便黄赤；③舌红苔黄腻，脉弦或弦紧。

4. 拓展应用　现代医学之急慢性胆囊炎、慢性胆管炎、胆石症、功能性消化不良及焦虑症、植物神经功能紊乱和更年期综合征等属肝胆气郁、湿热内蕴者，可参照辨证应用。举临证案例：

某女，49 岁。2011 年 12 月 8 日初诊。上腹饱胀反复半年有余。曾在当地医院多次就诊，胃镜检查示慢性浅表性胃炎伴胆汁反流。服药治疗时胀痛略轻，停药后症状反见加重。现胃脘胀痛，引及胸胁，纳食欠香，口苦咽干，嗳气，泛酸，甚于夜半，舌淡红，苔薄黄，脉细弦。证属肝郁化火，乘侮中土，胃失和降。治宜清肝安胃，辛开苦降。方选后辛汤加味，柴胡、郁金、陈皮、炒白芍、枳壳、茯苓、白蒺藜各10g，栀子皮（姜汁炒）、当归、佛手各6g，煅海螵蛸、蒲公英各15g，川黄连3g，吴茱萸1g，生姜3片。7剂。2011年11月15日二诊。服上方后，胃脘胀痛大减，夜半泛酸未作，仍口苦、咽干、纳差，且感乏力。效不更法，原方加牡丹皮、六神曲、麦冬各10g，续进7剂，症状消失。嘱其饮食清淡，少进辛辣厚味。

〖出自苏英，刘斌，张志坚．张志坚后辛汤和法缓治内科杂病[J]．实用中医内科杂志，2013，27(12)：4-5.〗

按语：本案患者患慢性浅表性胃炎伴胆汁反流，胃脘胀痛，引及胸胁，纳食欠香，口苦咽干，嗳气泛酸，甚于夜半。夜半肝胆当令，嗳气泛酸加重，乃木横侮土。本案以"肝郁化火，乘侮中土，胃失和降"为辨证核心，于后辛汤基础上灵活化裁。方中保留柴胡、郁金等原方疏肝利胆之品，加川黄连、吴茱萸（左金丸）清肝泻火、降逆制酸；煅海螵蛸、炒白芍柔肝缓急止痛；蒲公英清泻肝胃郁热；枳壳增强理气消胀之力，生姜调和胃气。二诊时，鉴于患者口苦、纳差、乏力等症未消，续加牡丹皮凉血散瘀、清透余热，六神曲消食和胃，麦冬滋养胃阴，强化原方疏肝利胆、调和肝脾之效，实现标本兼顾，终使症状悉除。

九、三灵汤

【处方来源】费伯雄《医醇賸义》

【原方组成】当归二钱　白芍一钱　羚羊角一钱五分　龙齿二钱　石决六钱　半夏曲三钱　柴胡一钱　葛根二钱　茯神二钱　白术一钱　青皮一钱　东瓜子三钱

【剂型用法】汤剂，冬瓜子（东瓜子）煎汤代水。

【原义病证】肝痹。症见夜卧则惊，多饮，数小便，上为引者，渴而引饮，如怀者，腹大如怀物。

【处方立意】

1. 理论依据　肝为多血之脏，《内经》云"肝藏魂"，肝受邪则魂不安，而夜卧惊悸。木郁生火，积而成热，故多饮而小便数也。上为引者，渴而引饮。如怀者，腹大如怀物。此由肝火上升犯胃，故胃热而渴；肝气下行克脾，故脾弱而胀也。费伯雄先生认为，肝痹为肝经主病，而波及脾胃者也。“木郁达之”，故治宜养血疏肝，兼调脾胃，立三灵汤主之。

2. 组方特点　本方以羚羊角、龙齿、石决明为主药，三者合用，针对肝痹的核心病机——肝风内动、魂不安舍、肝阳上亢，形成重镇安神、平肝息风的核心组合，故称“三灵”。木郁生火，积而成热，故用肝家之血药当归活血、白芍柔肝，肝家之气药柴胡、青皮疏肝理气。“肝非心不灵，肝病先实脾”，故而以茯神、白术祛脾湿，顾心脾；升阳之葛根、宽中之半夏曲和胃，胃和而肝不能犯，肝病除而脾胃安矣。冬瓜子煎汤代水，清热利湿，兼以顾护脾胃，是为孟河医家常用之法。全方以平肝潜阳为标，养血柔肝为本，兼调脾胃，标本兼顾，体现肝体阴用阳之理论。

【经典仿学】

徐州王某，荣血久亏，肝木郁结犯胃，久坐意烦不爽，夜不宁。治宜和荣调畅。

白归身二钱　大白芍一钱五分　云茯苓二钱　柏子仁二钱　酸枣仁一钱五分　夜合花二钱　潼、白蒺藜各三钱　川郁金二钱　细青皮一钱五分　白仁一钱五分　陈广皮一钱　制半夏一钱五分　佛手五分　白檀香五分

（出自《费绳甫医话医案》）

简析：本案例为肝郁血虚，肝胃不和之心烦不寐症。肝为藏血之脏，主疏泄，喜条达而恶抑郁，即所谓“肝体阴而用阳”。患者素体荣血亏虚，则血不养神，则出现夜寐不宁，血虚肝体失养，更易致肝气横逆，而出现久坐意烦不爽，肝气郁结，失于疏泄，木不疏土，湿浊内生，胃失和降。在治疗上，费绳甫继承了费伯雄在三灵汤中的养血疏肝、化湿和胃的治疗法则，均用当归、白芍以滋养肝血、柔肝缓急；青皮、半夏疏肝理气、和胃降逆；茯苓、白术健脾宁心；但三灵汤病机更侧重肝火亢盛，魂不守舍，兼脾虚湿困，而本案患者肝郁血虚、胃失和降为主，故去平肝潜阳之羚羊角、石决明，镇惊安神之龙齿神，健脾利水之冬瓜子，升散郁热之柴胡、葛根，反而加入沙苑子（潼蒺藜）补益肝肾；白蒺藜、郁金、青皮、佛手、檀香、夜合花增强疏肝解郁，行气止痛之力，陈皮燥湿化痰，降逆止呕，顾护脾胃，白蔻仁化湿行气，温中止呕；柏子仁、酸枣仁养心安神。本案用方偏补血调气，三灵汤偏泻肝实脾，反映了同病异治的灵活思路。

【新用阐述】

1. 现代用量　当归 10g，白芍 10g，羚羊角粉（吞服）3g，龙齿 10g，石决

明 20g，半夏曲 10g，柴胡 10g，葛根 10g，茯神 10g，白术 10g，青皮 10g，冬瓜子 10g（煎汤代水）。

2. 功用主治 养血柔肝，平肝潜阳，健脾和胃。主治肝痹，肝郁血虚、肝火犯胃、脾虚气滞之证。

3. 辨证要点 ①夜卧惊悸，失眠多梦，口干口苦，多饮，小便频数，腹大如鼓；②胸胁胀满，食欲不振，神疲乏力，面色苍黄；③舌红少津或苔薄黄、脉弦细或数。

4. 拓展应用 现代医学之神经、消化、内分泌、泌尿等多系统疾病，如焦虑症、失眠、更年期综合征、神经症，功能性消化不良、胃食管反流病、肝硬化腹水，糖尿病前期、甲状腺功能亢进等，属肝郁血虚、肝火犯胃、脾虚气滞者，均可辨证应用本方。举临证案例：

患者女，52 岁。患者胃脘部胀痛 3 年，反复发作，伴见嗳气频作、纳呆便溏。曾做胃镜提示：胃黏膜萎缩伴肠化。刻下：胃脘部胀痛，嗳气时作，纳食欠香，夜寐欠安，难以入睡，大便溏软不成形，日行 2~3 次，平素心烦焦虑，面色萎黄无华，舌淡苔白腻，脉弦细。辨证：脾虚肝郁，胃络失养。处方：党参 15g，白术 12g，茯苓 12g，当归 10g，白芍 15g，柴胡 10g，煅龙齿 20g，石决明 20g，半夏 10g，陈皮 6g，葛根 10g，青皮 6g。7 剂，水煎服。复诊：患者药后胃脘痛较前减轻，嗳气频次减少，夜寐较前安，前方出入巩固疗效。

（出自编者临床诊疗医案，尚未发表）

按语：本案患者为慢性萎缩性胃炎，肝郁脾虚证，故治以健脾和胃，疏肝解郁，重镇安神，以四君子汤合三灵汤加减，方中重用健脾药固本，白术、党参、茯苓健脾益气，陈皮、半夏化痰和胃；佐以龙齿、石决明平肝潜阳，柴胡、当归、白芍疏肝和血，体现“见肝之病，知肝传脾”的治未病思想。

十、肝痛方

【处方来源】马培之《青囊秘传》

【原方组成】桃仁三钱　延胡三钱　杏仁三钱　参三七五分　苏子、梗各三钱　瓜子肉四钱　泽泻三钱　五灵脂三钱　藕节五钱

【剂型用法】汤剂，水煎服。

【原义病证】肝痈、胁痈初起。症见胁肋间痛,或见呼吸不利,转侧不能,手不可按,或见胁肋间皮现红紫之色。

【处方立意】

1. 理论依据　肝痈、胁痈两症均发胁肋之间,病者每谓气痛,医者亦以肝气目之,不知生痈也,每多误治,迨至外溃,内膜通而不起。马氏在前人的治法基础上提出,肝痈初起,清肝通气之中,必兼消瘀化痰,通脉络之壅滞。此乃气血并调之意,盖肝主血,调气之中,当兼理血,故立此方。

2. 组方特点　本方以“清肝通气,消瘀化痰”为宗旨,以桃仁、延胡索为君药,桃仁破血逐瘀,延胡索行气止痛,二者协同针对肝络血瘀核心病机;臣以参三七、五灵脂,增强活血止血、化瘀定痛之效,辅以苏子、苏梗、杏仁降气化痰、调畅气机,瓜子肉散结消痈、润肠导滞,泽泻利水泻热,使痰瘀痈毒从二便排出;佐使藕节,既能散血消瘀,又可顾护脾胃,缓解活血药之峻猛,费伯雄《食鉴本草》言藕节“煎浓汤食,最能散血,吐血虚劳人宜多食”。诸药合用,共奏活血通络、调气化痰、消痈散结之功,体现气血并调、攻补兼施之妙,含“清肝通气之中,必兼消瘀化痰,通脉络之壅滞”之意。

【经典案例】

某　肝痈咳嗽,胁痛胀硬。

苏梗　橘络、叶　延胡　桃仁泥　刘寄奴　蒌皮　三七　苡仁　炒丝瓜络　红花粒子

(出自马培之《外科集腋》)

简析:上为孟河医派马培之治某肝痈咳嗽一案,症见肝痈咳嗽、胁痛胀硬。以肝痈方为基础进行加减,去杏仁、苏子、瓜子肉、泽泻、五灵脂、藕节,加橘络、橘叶、刘寄奴、蒌皮、苡仁、炒丝瓜络、红花粒子。刘寄奴、红花粒子活血止痛;薏苡仁、炒丝瓜络清热排脓;蒌皮润肺化痰,理气宽胸;橘络、橘叶入足少阴经,通经络滞气脉胀,驱皮里膜外积痰,刘寄奴、丝瓜络亦有通经活络之功,“消瘀化痰,通脉络之壅滞”之意跃然于方。

【新用阐述】

1. 现代用量　桃仁 10g,延胡 10g,杏仁 10g,三七 10g,紫苏子 10g,紫苏梗 10g,甜瓜子 12g,泽泻 10g,五灵脂 10g,藕节 15g。

2. 功用主治　活血化瘀,行气利湿。主治肝痈、胁痈初起,气滞血瘀、湿热蕴结证。

3. 辨证要点　①左胁或右胁持续性疼痛,按之加剧,呼吸不利,不得转

侧，伴局部皮肤红肿或灼热感；②发热，口苦，情绪抑郁或烦躁，小便黄赤，大便秘结；③舌质暗红或紫，苔黄腻，脉弦数或涩。

4. 拓展应用 现代医学之肝脓肿，或多囊肝继发感染，或肝包虫囊肿病，或化脓性胆囊炎、胆管炎，或慢性肝病并发感染、腹腔内恶性肿瘤、丝虫病及外伤跌仆所致属气滞血瘀、湿热蕴结者，亦可参照论治。

第七章　肾系病证方

第一节　自研自制方

一、消阴利导煎

【处方来源】费伯雄《医醇賸义》

【原方组成】当归二钱　茯苓三钱　白术一钱五分　广皮一钱　厚朴一钱　肉桂五分　附子八分　木通一钱五分　大腹皮一钱五分　牛膝一钱五分　泽泻一钱五分　车前二钱　鲜姜皮一钱　苡仁一两

【剂型用法】汤剂，薏苡仁煎汤代水。

【原义病证】胀病，水胀。症见上既目肿，下又胫肿，中则腹大，水气已遍行周身。其颈脉动而时咳，犯胃射肺。

【处方立意】

1. 理论依据　土能制水，费氏认为，水胀目肿，下有胫肿，中又腹大，此水气已遍行周身矣，责之中州脾胃，脾胃先败，土不制水则然。观其症，脉动而时咳，乃水气横流溢出，犯胃射肺。此证病势危急，但又不宜采用峻猛之舟车、疏凿法，诚恐水气虽去，元气随亡，殊为棘手，故立此方，宗培土以制水意。消阴利导煎之“消阴”意指消除阴寒水湿之邪；“利导”为通过利水渗湿、通调水道，引导水湿从小便排出，恢复水液代谢平衡；“煎”，强调煎煮之法，以薏苡仁煎汤代水，使药效缓缓发挥，持续作用。体现了“温阳化气以消阴，利水疏导以治标”的核心治法。

2. 组方特点　费氏认为，水胀若见目肿、胫肿、腹大且水气遍行周身，已病势危急，宜补中兼利水，温阳并散寒。本方以温阳健脾、利水渗湿为核心，以附子、肉桂为君，附子辛热温肾助阳，肉桂温通经脉，二者直补命门之火以化气行水，紧扣阴水病本。遵循《临证指南医案》“上下交损，当治其中”之旨，以白术、茯苓为臣，白术甘温燥脾湿、补脾虚，茯苓甘平渗水利湿、益脾助阳，二药培土制水，使中焦健运而水湿得化，恰合“诸湿肿满，皆属于脾”之理。佐以当归养血活血，既防利水伤阴，又合“血不利则为水”之论；广陈皮、厚朴理气行滞以疏通气机，木通、大腹皮、泽泻、车前子通利三焦导水湿从小便出，牛膝引药下行兼活血通络。使以鲜姜皮温中散寒、行水消肿，与君药协同增强温通之力；更以薏苡仁煎汤代水，取其健脾渗湿之功，令药效缓缓发挥。全方君臣相协、佐使合宜，既以温阳健脾治其本，又以利水渗湿治其标，兼理气活血之能，使阳复、气行、湿化、瘀消，共成消阴利导之效。

【经典案例】

某　脾湿成胀，脐突筋起，背平腰满，腹大如鼓，症极沉厚，姑拟温运脾阳，和中化浊。

全当归　广木香　云茯苓　降香片　炮附子　佛手片　小厚朴　怀牛膝　新会皮　大丹参　车前子　细青皮　苡仁　冬瓜子　冬瓜皮　川通草

（出自《费伯雄医案》）

简析：本案之病乃因脾阳不足、水温不化、聚而成浊所致，从而症见腹水及全身水肿。病机与消阴利导煎类似，均强调“中州脾胃先败”，土不制水，水湿犯肺射胃，属虚实夹杂之证。故治疗上均以温运脾阳、祛湿化浊为主，用消阴利导煎加减，当归养血活血，附子温脾肾之阳，茯苓、薏苡仁健脾利湿；车前子、牛膝导水下行；厚朴、陈皮理气和中、行气化浊。体现了温阳利水、行气活血的共同思路。再加冬瓜子、冬瓜皮、通草利水消肿，佛手、青皮、木香顺气解郁、燥湿化浊，降香、丹参活血祛瘀。相比而言，本案在继承消阴利导煎温阳利水基础上，稍减温阳健脾之力，增加了活血、利水药。

【新用阐述】

1. 现代用量　当归 10g，茯苓 10g，白术 10g，广陈皮 10g，厚朴 10g，肉桂 5g，附子 5g，木通 5g，大腹皮 10g，牛膝 10g，泽泻 10g，车前子 10g，鲜姜皮 6g，薏苡仁 30g（煎汤代水）。

2. 功用主治　温阳健脾，利水渗湿。主治水胀、水肿，脾肾阳虚、水湿泛滥证。

3. 辨证要点　①眼部、腹部、腿部等全身水肿，腹部尤甚，腹大如鼓，按之凹陷不起，如裹水之状；②颈脉动搏动，颈静脉怒张，时咳；③脘腹胀满，畏寒肢冷，阴部、大腿寒冷尤甚，小便不利，纳呆，便溏；④面色苍白或苍黄，舌淡胖，有齿印，苔白滑，脉沉细或迟弱。

4. 拓展应用　本方适用于脾肾阳虚、水湿泛滥之水肿、水胀、痰饮等较重者。现代医学之肝硬化腹水、肾病综合征、急慢性肾小球肾炎、心源性水肿等，凡属于脾肾阳虚、水湿停聚者，均可辨证参考使用。

二、温泉汤

【处方来源】费伯雄《医醇賸义》

【原方组成】当归二钱　附子八分　小茴香一钱　补骨脂(核桃肉拌炒)一钱五分　乌药一钱　杜仲三钱　牛膝二钱　木香五分　广皮一钱　青皮一钱　姜三片

【剂型用法】汤剂，水煎服。

【原义病证】胀病，肾胀者。症见腹满引背，时形困苦，央央然腰髀痛。

【处方立意】

1. 理论依据　费伯雄言："肾本属水，寒气乘之，水寒则成冰，气益坚凝，坎中之真阳不能外达，故腹满引背，时形困苦。腰髀痛则下元虚寒，营血不能流灌也。"足少阴肾经与足太阳膀胱经相表里，两者循行过腰髀、腰背。肾为脾胃之关，寒气积于肾，气滞而为胀，不通则痛；真阳被遏不能温煦，下元虚寒，营血不能流灌则腰髀痛，甚则疼痛引背。治疗当温肾祛寒，立温泉汤主之。"温泉"即"温煦如泉"之意，喻指本方通过温补肾阳、散寒通络，使肾中阳气如温泉般流动，驱散阴寒凝滞，恢复气血畅行。

2. 组方特点　本方以温阳散寒为核心，化解肾经寒凝，通利气血，缓解肾胀之苦。方中附子大辛大热，温肾阳以散寒；小茴香暖肾散寒，理气止痛；补骨脂补肾助阳，纳气平喘，核桃肉拌炒增强温肾固精之功，共奏"补水中之火"之效，三药同用，温肾助阳，补火散寒。乌药行气散寒，木香、广皮、青皮疏肝理气，四药共同疏利气机，理气止痛。当归养血活血，调经止痛，防温燥伤血，兼通血脉以缓腰髀痛；牛膝活血通经、引药下行；杜仲补肝肾、强腰膝，三药合用，针对寒凝血瘀所致的腰髀疼痛。生姜温中散寒，走而不守，助附子温阳之力，并调和诸药。全方温通并行，上下兼顾，补泻兼施，使肾阳复、寒凝散、气血通。

【经典仿学】

徽州汪某，单腹胀大，其形如鼓，坚硬不舒。急宜温通化浊。

连皮苓三钱　江枳实一钱半　陈广皮一钱　全当归一钱半　制附子三分　上肉桂四分　焦白术一钱半　川厚朴一钱　半夏曲二钱　补骨脂一钱　小茴香一钱　毕澄茄一钱半　广木香五分　白蔻壳一钱半　统车前二

钱 冬瓜皮四钱 生苡仁一两

（出自《费绳甫医话医案》）

简析：本案患者单腹胀大，坚硬不舒，病机为中焦虚寒，脾阳不足，失于运化，痰饮内停，日久气血运行不畅，气滞则胀大如鼓，血停则坚硬不适。治当温通脾阳，化浊祛湿，费绳甫先生继承祖父费伯雄的组方思路，仿温泉汤用药特色，以当归、附子、小茴香回阳救逆、补火助阳、散寒止痛，补骨脂补肾壮阳、纳气平喘，陈皮、木香理气健脾、调畅气机。但因本患者重在中焦运化失司，故再加茯苓、枳实利水渗湿健脾，白术、厚朴、半夏燥湿化痰、理气健脾，荜澄茄、白蔻壳温暖脾胃、健胃消食，车前子清热利尿通淋、渗湿止泻，冬瓜皮、薏苡仁利水健脾，肉桂则更助附子温补命门之火。全方以温阳行气为主，利湿泻浊为辅。

【新用阐述】

1. 现代用量 当归 10g，附子 5g，小茴香 6g，补骨脂（核桃肉拌炒）10g，乌药 10g，杜仲 10g，牛膝 10g，木香 10g，广陈皮 10g，青皮 10g，生姜 3 片。

2. 功用主治 温肾散寒，行气止痛。主治肾胀、腰痛，肾阳不足、寒凝气滞证。

3. 辨证要点 ①腹部胀满牵引腰背部疼痛，活动不利，腰部及大腿根部冷痛，遇寒加重，得温痛减；②畏寒肢冷，神疲乏力，小便清长，夜尿频多，大便溏薄或泄泻；③舌淡苔白滑，脉沉迟或弦。

4. 拓展应用 现代医学之泌尿系统疾病，如慢性肾小球肾炎、肾盂肾炎、肾病综合征等；妇科疾病，如痛经、子宫内膜异位症、慢性盆腔炎；骨科疾病，如腰椎间盘突出症、慢性腰肌劳损、骨质疏松症；消化系统疾病，如肠易激综合征、慢性结肠炎等，属脾肾阳虚、寒凝气滞者，可辨证使用本方。举临证案例：

尹某某，男，37 岁，干部。1973 年 8 月 30 日就诊。患者腰部悠悠作痛，时历半载，天冷增剧，阳痿胫酸，小便清长，舌淡而胖、苔白润，脉沉细无力。证属肾阳衰弱、腰失温养。治宜温肾扶阳、益精壮腰。处方如下：熟地黄 15g、山药 15g、枸杞子 15g、杜仲 15g、桑寄生 15g、菟丝子 15g、补骨脂 9g、当归 9g、仙灵脾 12g、续断 12g、附片 6g、肉桂 4.5g、炙甘草 4.5g。服 15 剂，病渐趋愈。

（出自《杂病论治精要》）

按语：腰为肾外候，赖肾精以充养。本案患者肾阳衰弱，腰失温养而致腰痛。彭述宪治以温肾扶阳，益精壮腰，组方与温泉汤有相似之处，方中均用当归养血活血，促进肾精生化；附子温补命门之火，驱散下焦寒邪；杜仲、补骨脂补肝肾、强筋骨，壮腰膝。此外，因患者肾阳亏虚，腰酸阳痿明显，故再加肉桂助附子补火助阳；淫羊藿、桑寄生、续断、菟丝子补肾强腰；熟地黄、枸杞子、山药滋补肾阴，阴中求阳，缓解腰膝酸软；炙甘草健脾和中，缓附片之峻烈。

三、通皮饮

【处方来源】费伯雄《医醇賸义》

【原方组成】广皮一钱　青皮一钱　冬瓜皮二钱　茯苓皮四钱　当归二钱　厚朴一钱　枳壳一钱　砂仁一钱　泽泻一钱五分　车前子二钱　鲜姜皮一钱

【剂型用法】汤剂，水煎服。

【原义病证】胀病，三焦胀者。气满于皮肤中，虽胀而轻轻然不坚。

【处方立意】

1. 理论依据　三焦为气机升降出入之通道，主司水液代谢，有运行水谷、通行元气、通调水道的生理功能。饮食入胃，中焦脾胃运化为水谷精微，化生气血，通过脾的升清作用，由上焦心肺宣发输布，濡养全身。而食物残渣及体内代谢后形成的废液则经下焦由二便排出。费氏《医醇賸义》载患者“受寒气逆”，三焦气机不畅，水道通调失司，水液不能从膀胱而泄。气本无形，水质不坚，故“气满于皮肤中，轻轻然而不坚”。此状亦类《金匮要略》皮水病，“其脉亦浮，外证胕肿，按之没指，不恶风，其腹如鼓，不渴”。丁甘仁言“三焦胀者……与肤胀等耳”，治疗当调和气血、疏通行水。通，有贯通、畅达之意。是方多用皮类药材，取以皮治皮之意，以调畅气机，疏通行水为要，以通为用，故名“通皮”。全方以“通调皮膜、行气利水”为核心，旨在化解三焦气滞水停导致的皮肤胀满之症。

2. 组方特点　本方由费氏自创，用广陈皮、茯苓皮、生姜皮，盖取五皮饮行气化湿利水之意加减而得。方以陈皮、青皮为君，理气宽中，破气散结，一理脾胃之气，一疏肝胆之气，上下气机共调，气机畅达则水道自通；冬瓜皮、茯苓皮、车前子、泽泻共奏利水渗湿泻热之功，为臣，其中冬瓜皮、茯苓皮二者轻清走表，专祛皮肤水气，契合“上焦如雾”宣发不利之病机，车前子、泽泻通利下焦水道，引水湿从小便出，解决“下焦如渎”失司；枳壳、厚朴、砂仁行气化湿，共为佐药，三药合用，增强中焦理气消胀之力，治“中焦如沤”之壅滞；当归补血活血，防利水伤阴，使利水而不伤正；姜皮为使，辛温发散，走表行水，既助皮类药透达腠理，又温中防寒药伤胃，兼引诸药达皮膜病所。是方多用皮类药材，遵前人五皮饮“以皮治皮”之意，以调畅气机、疏通行水为要，全方辛温行散，纳行气于利水之中，佐补益于行散之内，有行气利水，调畅气血之功，用以治疗“无实在形质”之三焦胀每有成效。

【经典仿学】

三焦胀者，气满于皮肤中，轻轻然而不坚。三焦即募原，为决渎之官，水道出焉。寒气逆于三焦，决渎失职，气与水逆走腠理，其水不得从膀胱而泄。气本无形，水质不坚，故气满于皮肤中，轻轻然而不坚，与肤胀等耳。当行气利水，五苓五皮加减。

川桂枝五分　生白术一钱五分　桑白皮二钱　鲜姜皮一钱　陈广皮一钱　赤、猪苓各三钱　江枳壳一钱　福泽泻一钱五分　大腹皮二钱　广木香六分　冬瓜皮一两（煎汤代水）

（出自《丁甘仁医案》）

简析：上为孟河医家丁甘仁辨治之案，丁氏论述三焦胀病机与费氏相近，其言患者受寒气逆，三焦决渎之官失职，水道通调失司，故“气满于皮肤中，轻轻然而不坚”。此状亦类《金匮》皮水病，所谓“其脉亦浮，外证胕肿，按之没指，不恶风，其腹如鼓，不渴”。丁氏以五皮饮合五苓散为底，在通皮饮基础上去原方青皮、当归，减枳壳、厚朴理气之燥，增猪苓、赤茯苓强化利水清热，因“水液失调日久恐化热”；加川桂枝温阳化气，与赤苓、白术相伍成苓桂术甘汤之意，较通皮饮更重温化三焦气化；增桑白皮宣降肺气以提壶揭盖，补原方未及宣肺之阙；用大腹皮、广木香替换砂仁，增强行气消胀、疏利肠腑之力；以冬瓜皮煎汤代水，较原方常规煎法更彰以皮行皮之效。全方于通皮饮行气利水基础上，融温阳、健脾、宣肺于一体，既承原方调畅三焦之机，又显“寓渗利于温化、佐宣降于通调”之巧。丁氏辨证之精细、用药之机变由此可见一斑。

【新用阐述】

1. 现代用量　广陈皮 10g，青皮 10g，冬瓜皮 10g，茯苓皮 15g，当归

10g，厚朴 10g，枳壳 10g，砂仁 6g，泽泻 10g，车前子 10g，鲜姜皮 6g。

2. 功用主治　行气利水，调畅气血。主治水肿之皮水或溢饮，三焦气滞、水湿壅塞证。

3. 辨证要点　①皮肤胀满，按之轻微凹陷，皮肤绷紧，但无硬结；②伴胸闷，腹胀，肢体困重，气短乏力；③脘腹胀满，食欲不振，恶心呕吐；④小便不利，下肢浮肿；⑤舌淡红，苔白腻或滑，脉弦滑或濡缓。

4. 拓展应用　现代医学中的肝源性水肿、肾源性水肿、特发性水肿、更年期综合征水肿、慢性荨麻疹等属气滞水停者，可辨证应用此方。举临证案例：

张某，男，时年 60 岁，2010 年 6 月 30 日初诊。患者半年多前无明显诱因出现双下肢浮肿，渐及全身。刻下：全身浮肿，双下肢按之重度凹陷，腹部胀大，纳可，尿少，大便日行 2 次，夜能平卧，无胸闷气喘，舌质红，苔黄，脉细。病机：气阴不足，肝脾肾亏，水湿泛滥。治法：补气养阴、淡渗利水法。处方：生黄芪 50g，太子参 40g，生薏苡仁 30g，茯苓皮 50g，猪苓 40g，茅芦根各 30g，车前子（包）30g，生地 10g，南、北沙参各 20g，川石斛 20g，制僵蚕 15g，蝉衣 8g，牛蒡子 15g，石韦 20g，泽兰泻各 20g，川断 15g，桑寄生 15g，杜仲 20g，怀牛膝 15g，桃红各 10g，陈皮 10g，大腹皮 15g。7 剂。常法煎服，每日 1 剂。另服院内制剂。二诊：药后尿量大增，全身浮肿大减，腹部明显缩小。苔黄，舌质红，脉细。肝肾气阴两虚，治疗有效，踵武前治。原方去南沙参、北沙参、桑寄生，加山萸肉 10g、女贞子 20g、桑白皮 15g，以补肝肾之阴而助宣肺利水。7 剂。（三诊、四诊略）

〖出自：周恩超，孙伟．国医大师邹燕勤：重用补气渗利之品治水肿［N］．中国中医药报，2025-2-2（4）〗

按语：患者年届六旬，脏腑功能渐衰，气阴亏虚则脾失健运、肾失气化、肝失疏泄，三焦水道壅塞，水湿内停泛溢肌肤，发为全身水肿；气阴不足无力推动血行，瘀血内停又进一步阻滞水湿代谢，形成虚、湿、瘀互为因果的复杂病机，舌质红、苔黄、脉细则为气阴亏虚兼湿郁之象。邹燕勤以补气养阴、淡渗利水为核心治法，调治层层递进。初诊方中重用生黄芪、太子参补气，南沙参、北沙参、川石斛、生地养阴，筑牢气阴双补之本；茯苓皮、猪苓、车前子、泽泻等大量淡渗利水药，直驱体内水湿；辅以陈皮、大腹皮理气行滞，助气行则水行；桃红、泽兰活血通络，破瘀以利水；川断、桑寄生等益肾固本，兼顾肝脾肾同调；更以制僵蚕、蝉蜕、牛蒡子等轻清之品，祛风解毒以减少蛋白尿。二诊水肿大减，仍守气阴双补核心，加山萸肉、女贞子滋补肾阴，桑白皮宣肺利水。用药既抓核心病机，又随证灵活加减。费伯雄通皮饮以青皮、广皮、厚朴等理气药为先导，搭配冬瓜皮、茯苓皮等利水药，遵循气行则水行的理论，通过疏畅三焦气机推动水湿代谢。邹燕勤本案中，同样以陈皮、大腹皮理气行滞，与通皮饮理气为利水前提的核心思想完全一致。通皮饮含广皮、茯苓皮、冬瓜皮、生姜皮等皮类药及泽泻、车前子等利水药，邹燕勤处方中直接选用茯苓皮、陈皮、大腹皮、车前子、泽泻，均以利水而不伤正为特点。二者虽病症轻重有别，但利水、理气的核心用药组合完全相通。邹燕勤本案患者为气阴亏虚、水湿壅盛、瘀血内阻的重症水肿，在继承通皮饮理气利水核心逻辑的基础上，增补气养阴、活血益肾、祛风解毒等药材，既保留了通皮饮的核心配伍框架，又根据复杂病机进行拓展，是对孟河医派调气利水思路在重症肾系疾病中的创新应用。

四、既济汤

【处方来源】费伯雄《医醇賸义》

【原方组成】当归二钱　肉桂五分　沉香五分　广皮一钱　泽泻一钱五分　牛膝二钱　瞿麦二钱　车前二钱　苡仁四钱　葵花子（炒，研，同煎）四钱

【剂型用法】汤剂，水煎服。

【原义病证】胀病，膀胱胀。症见少腹满而小便癃。当理气行水，寒水得真阳而通利。

【处方立意】

1. 理论依据　费氏所制“既济汤”，方名有水火既济之意。其核心是制衡水火、平衡阴阳。费氏此方为“膀胱胀”而设，旨在疏通水气，恢复膀胱气化之功。既济，最早出于《周易》，其言“水在火上，既济。君子以思患而预防之”，有以水济火之意。水不在上则火势成灾，火不在下则水势泛滥。“既济”的状态，是既有水流自上而下压制火势，又不使火熄灭；火焰升腾自下

向上，而不使水蒸干。此时即处于水火相济、阴阳平衡的一个状态。费氏取此“水火既济”之意以调和肾中阴阳。盖水气循下焦而渗入膀胱，津液之藏，皆由气化渗入，然后能出，寒气上逆，则水气窒塞不通，故少腹满而小便癃也。费氏认为，当理气行水，俾寒水得真阳而通利。故据此立既济汤，活血行气，温助肾阳，以通营卫郁遏之气，纠下焦肾气阴阳之偏。

2. 组方特点　本方以温阳化气、行水通闭为主要治法。方中肉桂温肾阳以化寒水，沉香降气通滞，二者共为君药复膀胱气化。当归养血活血，防利水伤阴；牛膝引药下行兼通经；陈皮理气和中，燥湿醒脾，助沉香疏通气机，防利水药伤胃。三者共为臣药，助气血水液运行。佐以泽泻、车前子利水渗湿，瞿麦、葵花子通淋止痛，薏苡仁健脾利湿，培土制水，防止水湿困脾，四药协同增强利水之力，导寒湿从小便而出。全方以温阳化气为主，兼以利水通淋、行气活血，标本兼顾。

葵花子甘平滑利，入膀胱经，功专利水通淋，炒研后增强通窍之力。费伯雄及其后学善用冬葵子以治关格、诸淋等所致小便不利。如《丁甘仁医集》所载，冬葵子入膀胱经，能疏便闭诸淋，解脏腑寒热，通营卫与关格。血能载气，气能行血。当归、牛膝、瞿麦三药活血以使气通，沉香、陈皮二药理气以使血行。泽泻、生薏苡仁、冬葵子三药利水道以渗湿邪。膀胱为州都之官，寒水之腑。仅气血流行或可减轻其胀满之感，而水盛火衰不能恢复其气化之功。故而以肉桂温阳化气，制水火，平衡阴阳。故营卫之留滞得以通达，膀胱之寒闭得以温开。正若此时，以泽泻、生薏苡仁、冬葵子三药疏浚停水，则自任流水来去矣。

【经典案例】

某，湿浊壅于洲都，气不宣化，小溲难涩。宜和营理气，兼化湿浊。

当归身　上肉桂　小青皮　川郁金　赤茯苓　瞿麦穗　怀牛膝　车前子　陈广皮　冬瓜子　佛手片　大丹参　川通草　降香　苡仁（煎汤代水）

（出自《费伯雄医案》）

简析：此案中费伯雄先生以既济汤去泽泻、沉香、葵花子，加上川郁金、冬瓜子、佛手片、大丹参、川通草、降香、青皮、赤茯苓。既济汤以理气活血、温阳利水为主要治法，此方中加郁金、佛手片、青皮增其理气行气之功，加丹参、降香增其理血活血之力，加通草、冬瓜子、赤茯苓以利水下气。

【新用阐述】

1. 现代用量　当归 10g，肉桂 5g，沉香 5g，广陈皮 10g，泽泻 10g，牛膝

10g，瞿麦10g，车前子10g，薏苡仁15g，冬葵子（炒，研，同煎）12g。

2. 功用主治 温阳利水，理气活血。主治膀胱胀、癃闭，肾阳不足，寒凝气滞证。

3. 辨证要点 ①少腹胀满疼痛，小便量少、点滴而出甚至闭塞不通，或尿后余沥不尽；②伴畏寒肢冷，腰膝酸软，神疲乏力，或伴下肢浮肿，大便溏泄；③舌质暗，苔白腻，脉沉迟或弦紧。

4. 拓展应用 现代医学之前列腺增生、神经性尿闭、尿潴留、慢性尿路感染、慢性盆腔炎等病所导致的排尿不畅，以及肾功能不全所引起的少尿或无尿症等属肾阳不足、寒凝气滞者，可辨证应用此方。举临证案例：

患者女性，52岁，反复尿频、尿急、尿痛5年，伴腰腹冷痛，小便清长，舌淡苔白腻，脉沉迟。西医诊断为慢性肾盂肾炎，辨证为肾阳不足、寒湿瘀阻。予既济汤加减：制附子9g，肉桂6g，沉香6g，陈皮10g，泽泻15g，牛膝12g，瞿麦15g，车前子15g，薏苡仁30g，炒冬葵子15g。服药2周后症状明显改善，4周后尿常规恢复正常。

（出自编者临床诊疗医案，尚未发表）

按语：本案病机为肾阳不足，寒湿瘀阻下焦，膀胱气化失司，故用既济汤加减，温阳化气，化瘀利水，因寒湿较甚，故去当归，加附子，增强温肾助阳之力。

五、秘制白浊丸

【处方来源】丁甘仁《丁甘仁家传珍方选》

【原方组成】海金沙一两　飞滑石一两　生甘草一两　生大黄一两　车前子一两　黄柏一两　琥珀一钱　牛膝梢五钱

【剂型用法】丸剂，鸡蛋清五枚和捣为丸，口服。

【原义病证】专治赤、白浊或淋症。赤、白二浊，久患不愈，或成淋症，为气淋、血淋、劳淋、石淋、热淋五淋；或有湿毒热毒积滞膀胱，以及小便不通，积患而成；因花柳传染致病者。症见小便短少，尿管红肿、痛如针刺，膀胱疝气，白浊浊流不止，疳疔初发等。

【处方立意】

1. 理论依据 本方出丁氏《家传珍方选》，原文载其病患症见“小便短少，尿管红肿，痛如针刺”，或兼“膀胱疝气，白浊浊流不止，疳疔初发”等，究其因或为“赤、白二浊，久患不愈”，演化为气、血、劳、石、热五淋；或由“湿毒热毒积滞膀胱”，小便不畅，积患所致；或“因花柳传染致病”。白浊者，亦称便浊、尿浊，指尿孔常流白色浊物而小便自清的疾患，可伴有小便涩痛。治疗上当以清热除湿、通淋化浊为法。丁氏所制本方即取此意而来。

2. 组方特点　《药性辑要》中言海金沙除湿热，消肿满，清血分，利水道，通五淋，疗茎痛。方中以海金沙、飞滑石、车前子为君，其药性滑利窍，药势趋下，共奏清热利湿、通淋止痛之功，为治诸淋涩痛要药。大黄通腑泻热，活血解毒，导湿热从二便分消；黄柏泻下焦火毒，燥湿止浊。二者为臣共清下焦湿热，除热淋涩痛。琥珀活血散瘀、利尿通淋、安神止痛，牛膝梢有引热血下行之意，二药为佐共治血淋，其牛膝取“梢”有“梢尖直达病所”之意，引药下行至下焦。生甘草调味和中，防苦寒伤胃，鸡蛋清滋阴润燥，防利水伤阴，共为佐使药。全方清利相合，药简效专，有通淋化浊，除湿化热之功，体现了“通利泄浊而不伤正，清热解毒而兼活血”的配伍特色。

【经典案例】

余小，溲血渐止，膏淋溺时管痛，阴虚湿热，宿瘀留恋下焦，膀胱宣化失司，再宜祛瘀化湿、滋肾通关。

怀山药三钱　生白术钱半　黑山栀二钱　小生地三钱　生草梢八分　飞滑石(包)三钱　梗通草八分　海金沙(包)三钱　紫丹参二钱　冬葵子三钱　光杏仁三钱　象贝母三钱　荸荠梗钱半　滋肾通关丸(包)二钱

(出自《丁甘仁经典医案赏析》)

简析：本案患者为湿热蕴结下焦，以致气化不利，清浊相混，脂液失约，而成膏淋。治宜清化湿热、分清泄浊。故丁甘仁先生用自制的秘制白浊丸中核心药对海金沙、滑石清热利湿、通淋止痛。再加滋肾通关丸(知母、黄柏、肉桂)滋肾阴、清湿热，助膀胱气化；通草、冬葵子、生草梢增强通利水道之力，导湿热从小便而出；生地滋阴凉血，怀山药健脾益肾、固护阴液，二者共补阴虚之本；白术健脾燥湿，防利水伤脾；黑山栀清热凉血、解毒利湿、活血祛瘀、通络止痛；杏仁宣肺利水、提壶揭盖，贝母清热散结，荸荠梗生津化痰，三者宣通上焦，助下焦气化。诸药共用滋肾阴、清湿热、化瘀滞，攻补兼施，通而不伤。

【新用阐述】

1. 现代用量　海金沙30g，飞滑石30g，生甘草30g，生大黄30g，车前子 30g，黄柏 30g，琥珀 10g，牛膝梢 15g，鸡蛋清 150g（备注：鸡蛋清制丸可改用水泛丸或蜂蜜为丸，便于服用；若作汤剂，可去鸡蛋清，其余药物剂量酌减）。

2. 功用主治 清热泻火，利尿通淋。主治尿浊、淋证、花柳毒淋、梅毒等病，湿热毒邪壅滞下焦证。

3. 辨证要点 ①小便赤浊或白浊，小便淋漓不畅，排尿困难，尿道灼热刺痛，或夹血尿、砂石；②少腹拘急胀痛，甚至膀胱疝气，或有梅毒接触史，阴部红肿溃烂，疳疔初发，尿道口溢脓；③或伴发热，口干口苦，大便秘结；④舌红苔黄腻，脉滑数或弦数。

4. 拓展应用 凡为湿热毒邪蕴结膀胱、三焦气化失司所致的气淋、血淋、劳淋、石淋、热淋五淋，赤白浊，或有花柳病、阴茎部所生疳疔初发等。现代医学之急性或慢性尿路感染、泌尿系感染伴血尿、泌尿系统结石、慢性前列腺炎、尿道综合征，以及淋病、非淋菌性尿道炎、早期梅毒等病属下焦湿热者，均可辨证参考使用本方。举临证案例：

张某，男性，56 岁，患者于 1962 年 7 月间，因患不典型阑尾炎，在手术前作 X 线摄片，发现相当于左肾区有 0.6cm × 0.4cm 边缘整齐、界线清晰的椭圆形结石阴影。经静脉肾盂造影，确诊为左肾结石。阑尾手术后约 1 个月，又患肾盂炎，治疗后肾盂炎症基本消失，但显微镜检查血尿阳性持续达 8 个月之久。不过患者从无绞痛、尿急、尿频或尿闭等临床表现。于 1963 年 5 月 3 日开始服用中药治疗结石。同年 10 月 8 日晚 12 时，首次发生典型肾绞痛。经 X 线摄片检查，发现结石裂解为 3 块，并先后下降；在 1964 年 2 月 9 日全部排出体外。自服中药到结石排出，历时 9 个月零 6 天。治疗经过如下：

1963 年 5 月 3 日：溲黄且混浊，尿道偶有刺痛，左侧腰酸并有牵痛感，呈持续性，右手尺脉浮大，舌净无苔。予通淋利水，强肾止痛。金钱草 30g，冬葵子 12g，滑石粉 12g（包），车前子 12g（包），川牛膝 9g，云茯苓 9g，甘草梢 3g，阿胶 12g（烊，冲），川杜仲 9g，川断肉 9g，枸杞子 9g，桑寄生 9g。

11 月 3 日：上方每天服 1 剂，腰酸、疼痛等症状有所减轻；于 10 月 8 日晚 12 时首次发生左腰阵发性绞痛，持续 1 小时自止；9 日，绞痛又作，并逐渐加剧，出现血尿（肉眼可见），每次绞痛持续 1~30 分钟；至 14 日，症状始逐渐减退。于 10 月 10 日 X 线摄片，发现结石裂解成 3 块。加大通淋渗湿之剂，以图利导。

金钱草 60g，海金沙 12g，乳香 9g，石韦 12 g，滑石粉 24g（包），防已 9g，冬葵子 12g，王不留行 12g（炒，打），牛膝 12g。

12 月 12 日：上方服后，结石位置无变化。再予加重通淋利水药的用量。金钱草 90g，滑石粉 24g（包），冬葵子 12g，海金沙 12g，防已 9g，紫贝齿 15g（打），石韦 12g，王不留行 12 g（炒，打），乳香 9g，牛膝 12g，川杜仲 9g，肉苁蓉 12g。

继续服药至 1964 年 2 月 9 日，结石排出体外，共 3 块，褐色，各呈楔形，拼合恰成一体。

（出自《岳美中医学文集》）

按语：本案为中老年男性左肾结石合并慢性血尿案，病程迁延 9 月余，无典型绞痛而以持续性腰酸、镜下血尿为主要表现，岳美中治疗以通淋利水、强肾止痛为核心，随病程演进动态调整方药，最终实现结石裂解排出。患者结石久踞肾府，既见溲黄混浊、尿道刺痛等湿浊下注之象，又有腰酸牵痛、尺脉浮大等肾虚不固之征，故首诊确立攻邪不伤正原则，以金钱草、冬葵子等通淋排石，配伍杜仲、桑寄生等益肾强腰，阿胶养血止血，标本兼顾。初期以平和之剂缓图，结石裂解引发绞痛后，及时加大金钱草用量，增入海金沙、王不留行等破瘀通利之品，强化排石之力；后期兼顾肾虚本质，以杜仲、肉苁蓉等补肾，避免因通淋太过耗伤肾气。本案之方与丁甘仁秘制白浊丸相比，均以湿浊下注、肾气亏虚为核心病机，均强调湿浊为标、肾虚为本的辨证要点。秘制白浊丸含黄柏、萆薢、车前子等清热利湿之品，本案则以金钱草、滑石、海金沙等通淋排石，二者均注重通过清利下焦湿浊，恢复膀胱气化功能；秘制白浊丸配伍菟丝子、杜仲、山药等补肾健脾之药，本案则用杜仲、川断、枸杞子、肉苁蓉等益肾强腰，均体现治病求本、标本兼顾的特点。孟河医派强调脾胃为后天之本，肾为先天之本，治疗下焦病症多兼顾脾肾。丁甘仁秘制白浊丸通过清利温补治疗淋浊，岳美中本案则继承这一思路，将通淋排石与益肾强腰结合，只是因病症不同，在药物选择上各有侧重，岳美中强化了通淋排石、活血化瘀的针对性用药，是对孟河医派学术思想在结石病症中的灵活运用与发展。

六、牡丹皮汤

【处方来源】费伯雄《医醇賸义》

【原方组成】丹皮二钱 赤芍一钱 木通一钱 萆薢二钱 花粉二钱 瞿麦二钱 泽泻一钱五分 车前二钱 甘草四分 苡仁一两

【剂型用法】汤剂,薏苡仁煎汤代水。

【原义病证】淋浊。湿热内蕴,移于下焦,症见小溲浑浊作痛。

【处方立意】

1. 理论依据 本方出费伯雄《医醇賸义》,费氏谓“小溲浑浊作痛”,是“湿热内蕴,移于下焦”所致。淋浊,指小便排便困难,尿液浑浊不清之病,如《赤水玄珠·白浊门》言“若小便频数而痛,此名淋浊”。《时方妙用》曰“浊者,小水不清也。方书皆责之肾,今则求之于脾。脾土之湿热下注,则为浊病”,指出了中焦湿热下注可致“浊病”。膀胱主尿液的贮藏与排泄,若湿热蕴结于下焦,肾气及膀胱气化功能失司,则小便难出,便时作痛;湿热作祟,小便又现浑浊。费氏自制牡丹皮汤方,有清热利湿、活血通淋之功,以恢复下焦气化功能,治“小溲浑浊作痛”每有成效。

2. 组方特点 牡丹皮性微寒,味苦辛,归心、肝、肾经,本方以君药牡丹皮命名,突出其清热凉血、化瘀通淋的核心作用,体现方剂针对湿热蕴结下焦、血分有热的核心病机。赤芍药味苦微寒,善清泻肝火,助丹皮活血凉血以泄血分之郁热;木通性通利而清降,上清心经之火,下导湿热之邪。二者共为臣药,协同增强清热利湿之效。萆薢善利湿而分清去浊,为治膏淋要药;瞿麦苦寒降泄,清利膀胱湿热,为治淋沥涩痛之要药;泽泻淡渗利湿,泄热逐水;车前子甘寒滑利,通利水道。四药相配为佐药,共奏利尿通淋、泄热去浊之功,共同引导湿热从小便排出。天花粉清泻肺胃实热,生津止渴,可除积热内蕴日久、津液不布之口燥咽干,又能防湿热伤津,其甘寒之性可制约诸利水药之温燥;薏苡仁淡渗甘补,利水消肿,以之煎汤代水,兼有健脾补益生津之功,孟河医家擅用此类药食两用温和之品以顾护脾胃。二味共为另一组佐药。甘草健运脾胃,助水湿之运化,利津液之输布,又兼调和药性之功,是为使药。全方十味,苦寒淡渗并用,清泄补益合法,凉血化瘀与利湿通淋协同,佐以生津健脾,体现了费家“祛邪不伤正”的用药特色。

【经典案例】

某 阴分久亏,湿热下注,溲溺作痛。治宜清利。

南沙参　天门冬　赤茯苓　生苡仁　粉萆薢　鲜首乌　车前子　瞿麦穗　川石斛　天花粉　甘草梢　怀牛膝　细木通　粉丹皮

（出自《费伯雄医案》）

简析：本案乃因湿热下注，兼以阴虚所致，其治宜清利湿热，养阴润燥。故费氏在临床应用时以牡丹皮汤加减，用核心药物丹皮凉血活血化瘀，木通、萆薢、瞿麦、车前子清热利湿通淋，天花粉清热生津，甘草梢利尿通淋止痛；因本案患者湿热为标，阴虚为本，故再加沙参、天冬、石斛养阴润燥，鲜首乌、怀牛膝补肾通腑。全方滋阴清热与利湿通淋并重。

【新用阐述】

1. 现代用量　牡丹皮 10g，赤芍 10g，木通 6g，萆薢 10g，天花粉 10g，瞿麦 10g，泽泻 10g，车前子 10g，甘草 3g，薏苡仁 30g（煎汤代水）。

2. 功用主治　清热凉血、利湿通淋。主治淋证，湿热下注证。

3. 辨证要点　①小便浑浊如米泔，排尿灼热涩痛，尿频尿急；②口燥咽干，下腹胀痛，腰骶酸重，或女性带下黄稠；③舌红苔黄腻，脉滑数或濡数。

4. 拓展应用　本方主要适用于湿热蕴结下焦的热淋、膏淋等。现代医学之泌尿系统感染如膀胱炎、尿道炎，前列腺炎、附睾炎，女性盆腔炎、阴道炎等，可辨证使用本方。举临证案例：

小溲频数不爽，有时淋浊，两腿酸软。治以清肝分化湿热。柴胡梢 4.5 克，瞿麦 9g，粉丹皮 4.5g，小木通 3g，萹蓄 9g，福泽泻 6g，川萆薢 9g，块滑石 12g，生草梢 2.1g，西血珀（研，冲）2.1g，猪、茯苓各 9g，生薏苡仁 12g，车前子（炒，包）12g。

甲按：八正散加减，以清热通淋为法，药病相当。

（出自《邓星伯临证医集》）

按语：患者症见小溲频数不爽、淋浊、两腿酸软，为肝经湿热下注膀胱，兼有湿浊阻滞气机所致。故治法以清肝疏郁、分化湿热为主，兼顾通淋止痛，在八正散加减的基础上，组方思路与牡丹皮汤有较多相似之处，方中均用丹皮凉血化瘀，清血分伏热；瞿麦、木通、萆薢、泽泻、车前子和甘草梢清热利湿，通淋止痛；薏苡仁淡渗利湿，分化湿浊。再加柴胡梢疏肝解郁，引药入肝经；萹蓄、西血珀增强化瘀通淋止痛之力；猪、茯苓健脾利湿，顾护脾胃。全方融合疏肝、化瘀、健脾法，更适用于湿热蕴结下焦兼肝郁气滞之证。

七、女贞汤

【处方来源】费伯雄《医醇賸义》

【原方组成】女贞子四钱 生地六钱 龟板六钱 当归二钱 茯苓二钱 石斛二钱 花粉二钱 萆薢二钱 牛膝二钱 车前子二钱 大淡菜三枚

【剂型用法】汤剂，水煎服。

【原义病证】肾燥。肾受燥热。症见淋浊尿痛、腰脚无力，久为下消。

【处方立意】

1. 理论依据 淋浊是淋病与浊病的合称。淋浊多因湿热结聚、下注膀胱致病，而费伯雄提出的“肾受燥热”，根源在于肾阴亏虚引发的内燥。房劳不节或慢性、热性病后期耗伤肾中阴精，致使肾阴不足，机体失养。费氏遵循“补肾者，必本于阴血，血主濡，主下降，虚则上升，当敛而降之”之论，以滋阴降火为治疗关键。方名“女贞汤”中的“女贞”，取自君药女贞子。其性平味甘苦，能补益肝肾、滋阴清热，如马培之《药性歌诀》所述“女贞子性平而缓，味苦而甘。安五脏以补益肝经，除百病而扶持肾脏”，点明其滋补肾阴的核心作用。该方适用于肾阴亏虚、燥热与湿浊并见的复杂病证，尤其对慢性下消证疗效显著。

2. 组方特点 女贞汤以女贞子、生地黄、龟板为君药，女贞子补益肝肾、滋阴清热，生地黄滋阴凉血、清热生津，龟板滋阴潜阳、益肾健骨，三者协同，共补肝肾之阴。当归养血润燥，牛膝补肾活血、引药下行，二者为臣，增强滋阴养血、补肾强腰之力；茯苓、萆薢、车前子健脾清热祛湿，亦为臣药，使湿热从小便而解，辅助君药发挥补肾润燥、清热祛湿之效。石斛为佐，除虚热而甘淡入脾，涩元气而咸平补肾，合天花粉养阴清热，生津润燥，助君药增强滋阴之力。大淡菜滋阴润燥、补肾益精，兼作使药调和诸药。全方以滋阴润燥、清热养血为核心，紧扣肾阴虚、燥热内生的病机，用药多取甘平滋阴之品，兼顾清热利湿，补润相宜，配伍精妙。

【经典仿学】

扬州孙某，脾肾两亏，夹有湿热下注膀胱，小溲胀坠，禁而不爽。治宜养阴分利。

大天冬一钱五分 细生地三钱 紫丹参二钱 赤茯苓三钱 瞿麦穗

二钱　川萆薢二钱　生苡仁四钱　绵茵陈二钱　统车前二钱　福泽泻二钱　牡丹皮二钱　甘草梢六分　川通草六分　广皮白一钱　鲜藕一两

（出自《费绳甫经典医案赏析》）

简析：本案证属脾肾两虚，兼湿热下注。《湿热病篇》云："太阴内伤，湿饮停聚，客邪再至，内外相引，故病湿热。"患者平素脾肾两亏，感受外邪，湿热下注膀胱气化失司，故小便不利。脾气虚损，清气不升，浊阴不降，故小溲坠胀。湿热蕴结，易化燥伤阴，故本病症见口渴不欲饮。方中天冬、生地清热养阴生津；茯苓、薏苡仁淡渗利湿；化湿不利小便，非其治也，故用瞿麦、萆薢、通草利尿通淋，车前子渗湿止泻，使邪从小便而出，湿有去路；茵陈利水渗湿；泽泻化下焦湿浊，《药性赋》言其"利水通淋而补阴不足"；湿热易化燥入血分，故用丹参、丹皮清热凉血、活血调经；鲜藕凉血散瘀、除烦止渴；陈皮燥湿健脾；甘草补脾和中。

【新用阐述】

1. 现代用量　女贞子 15g，生地黄 15g，龟板 15g，当归 10g，茯苓 10g，石斛 15g，天花粉 10g，萆薢 10g，牛膝 10g，车前子 10g，大淡菜 3 枚。

2. 功用主治　滋肾润燥，清热利湿。主治淋浊尿痛，肾阴不足兼燥热内扰证。

3. 辨证要点　①小便浑浊、短赤、疼痛；②腰膝酸软无力；③多饮多尿；④头晕耳鸣健忘，两颧潮红，五心烦热，口干欲饮，皮肤干燥、瘙痒等；⑤舌红少苔，脉象细数而涩。

4. 拓展应用　现代医学如糖尿病肾病、糖尿病性周围神经病变、慢性泌尿系感染、更年期综合征、早期老年性黄斑变性、化疗放疗后白细胞减少症、关节痛等属肾阴不足、燥热内扰者，可辨证可应用此方。举临证案例：

肃，安庆。心肾两亏，精关不固，时欲遗泄，卧不成寐，小溲淋浊，马口不洁。治以养阴固精，清泄心肝之火，分化脾胃湿热。女贞子 15g，大生、熟地各 9g，玄武版（炙）15g，茯苓、神各 9g，旱莲草 9g，枣仁炭 3g，大麦冬 9g，大白芍 9g，川黄柏 4.5g，粉丹皮 4.5g，煅牡蛎 15g，上莲须 2.1g。

（出自《邓星伯临证医集》）

按语：邓星伯老先生继承了费氏治疗肾燥热所致淋浊的思想，对于心肾不足，君相火旺，治以养阴为主，平泄君相两火为辅，佐以固涩。方中以女贞汤中核心药物女贞子、生地、龟板滋补肾阴，壮水以制阳光；再以黄柏、丹皮，分化下焦湿热，酸枣仁、茯神养心安神，莲须、牡蛎固摄精关。全方君臣佐使，配合得宜，层次分明。

八、苁蓉汤

【处方来源】费伯雄《医醇賸义》

【原方组成】肉苁蓉（漂淡）三钱 枸杞三钱 菟丝子四钱 当归二钱 杜仲三钱 料豆三钱 茯苓二钱 牛膝二钱 甘草四分 红枣十枚 姜两片

【剂型用法】汤剂，水煎服。

【原义病证】肾燥。肾受燥凉，症见腰痛足弱、溲便短涩。

【处方立意】

1. 理论依据 肾燥者，多因肾精亏损所致。肾精为肾脏的根本，肾气亦赖于肾精生化，若肾精亏损，则气亦不化，肾气不固，肾失封藏。费伯雄辨治燥症的突出之处在于以脏腑所感受的燥热和燥凉进行辨证，肾受燥凉，肾精亏损，症见腰痛足弱、溲便短涩。费氏以脏腑为纲，以温凉为目，创制苁蓉汤，以润肾燥、补肾精为治疗核心。《医方论》谓“生津、养血本润燥之正法”。肾为水脏，色玄主水，为藏精之所。肾受燥凉，以肉苁蓉为君，润肾燥而治之。

2. 组方特点 肉苁蓉、枸杞子、菟丝子为君药。马培之《药性歌诀》言苁蓉“味是咸温，性偏滑利。入肾经之血分，补真火于命门。阳绝以能兴，阴亏而可复”，故用于肾燥之肾精亏损尤为适宜。费氏强调救肾“必本于阴血”。肉苁蓉长于温养精血，枸杞子补肾阴，菟丝子善于益阴固精，三药配伍，既补肾阳又润燥，避免纯温燥药加重津伤，为全方核心。臣药为黑料豆、当归、杜仲、牛膝。料豆，即黑豆，《本草纲目》有“豆有五色，各治五脏，唯黑豆属水性寒，可以入肾”，治水、消胀、下气，治风热而活血解毒。费伯雄用药培养灵气，不喜峻药，善用黑料豆，药食两用，加强补肾之力；当归养血柔肝；杜仲、牛膝补肝肾，肝肾同调，以补肾为主，滋水涵木，肝肾阴血充足，则阳气得其敛藏之处，共助君药养血生津润燥。茯苓、大枣为佐药，茯苓健脾利湿，大枣补中益气，二者合用，健脾益气，脾肾并治。使以甘草、姜。甘草调和诸药，兼以和中；姜温中散寒，助药力运行。全方以“温肾润燥、强腰利水”为法，温润并用，标本兼顾。

【经典仿学】

常州陈康年　患腰背阴酸，牵引左胯作痛，大便燥结，胸脘不舒，口多涎沫，时常凛寒，遍治罔效。予诊其脉沉细弦弱，此脾肾虚寒，痰饮上泛也。用苁蓉三钱、枸杞三钱、高丽参一钱、当归二钱、肉桂三分、陈皮一钱、半夏钱半、杜仲三钱、茯苓二钱、甘草五分、煨姜三片、大枣三枚。连服三十剂而愈。

（出自《费绳甫医话医案》）

简析：本案因脾肾虚寒，痰饮上犯所致。阳虚则寒，肾为阴阳之根，水火之宅。肾阳为一身阳气之本，五脏之阳气非此不能发。肾中寄藏相火，肾阳不足，则脾土不温，则恶寒；腰为肾之腑，故腰背阴酸，左胯作痛，脾在液为涎，脾阳不足，水湿不化，则口多涎沫。阳虚则生内寒，脾肾阳虚，大肠失于温煦，易被寒邪所伤，阴寒阻滞大肠，大便燥结不行。费绳甫用祖师爷苁蓉汤加减治疗肾虚便秘，采苁蓉补肾助阳、润肠通便、益精血；且用肉苁蓉合杜仲，温补肾阳，配伍当归，益精养血，润肠通便；肉桂补火助阳，温经通脉，阳气温复，则腰背酸痛自除；陈皮、半夏、茯苓健脾化痰；煨姜温中健脾，高丽参补益脾肾阳气；枸杞补肝肾，益精血；大枣、甘草养胃和中。

【新用阐述】

1. 现代用量　肉苁蓉 10g，枸杞子 10g，菟丝子 15g，当归 10g，杜仲 10g，黑料豆 10g，茯苓 10g，牛膝 10g，甘草 3g，红枣 10 枚，生姜 2 片。

2. 功用主治　养阴润燥，补肾益精。主治淋证，肾受燥凉，肾精亏损证。

3. 辨证要点　①腰背酸痛，下肢酸软乏力；②少腹坠胀或胀满；③小便频数、或赤痛，尿时短涩不畅，大便干结；④舌淡红苔薄白，脉细滑。

4. 拓展应用　现代医学之代谢性疾病，如糖尿病周围神经病变、糖尿病肾病；老年综合征，如老年性尿失禁、慢性前列腺增生（夜尿频而排尿无力）、血管性痴呆（健忘伴二便失控）、老年性便秘；慢性炎性疾病，如膀胱炎、慢性肾小球功能障碍、干燥综合征；亚健康状态，如慢性疲劳综合征、早衰症等，属肾燥津亏者，可辨证应用此方。举临证案例：

孙，男。脾肾两亏，气又不固，阴津不能滋润，肠腑为之缩小，大便艰难，粪如羊屎，小溲勤短。高年患此，非可轻视。拟益气养阴，滋肾润肾燥。

淡苁蓉四钱　菟丝子四钱　覆盆子四钱　云苓三钱　黑料豆四钱　当归二钱　潞党参三钱　破故纸四钱　炒白术二钱　怀山药三钱(炒)

（出自《贺季衡医案》）

按语：贺季衡治疗便秘，常以苁蓉滋肾润燥为主药，并根据不同证候，配合其他方法。

九、利济汤

【处方来源】费伯雄《医醇賸义》

【原方组成】泽泻一钱五分　沉香五分　枳壳一钱　青皮一钱　赤苓二钱　当归二钱　赤芍一钱　广皮一钱　牛膝二钱　车前二钱　小蓟根五钱

【剂型用法】汤剂，水煎服。

【原义病证】痹证，胞痹。症见少腹膀胱按之内痛，若沃以汤，涩于小便，上为清涕。

【处方立意】

1. 理论依据　《素问·痹论》云"胞痹者，少腹膀胱按之内痛，若沃以汤，涩于小便，上为清涕"。《素问·痹论》所言之胞，实借以言脬，即膀胱也。胞痹病位即在膀胱，膀胱气闭，水液满而不出，故按之内痛；气有余则生火，内有热，故如汤之沃也；因病非关寒邪，故以热水敷犹不能解，滞涩未除故也。因膀胱气化不利，津液气机失常，从而影响肺通调水道的功能，肺气不利，则上为清涕。方名"利济"二字寓通利水道、调济气机之意，"利"指利水通淋，疏泄膀胱湿热；"济"指调和气血，疏通气机壅滞。费氏此方旨在通利膀胱以畅通水道。全方以通利水道、行气活血为核心，缓解膀胱气闭所致的"胞痹"之证。

2. 组方特点　此方由《太平惠民和剂局方》的五淋散加减变化而成，方中泽泻利水渗湿，泻肾与膀胱湿热；沉香辛温行气滞、温肾化气，疏膀胱壅塞；二者共为君药对，利水与理气并用，贴合"利济"之名。青皮疏肝破气，助膀胱气机疏泄，枳壳理气宽中、消胀除满，二者为臣，助君药行气滞、开壅闭，使"气行则水行"。赤茯苓健脾利水、宁心安神；车前子清热利尿通淋，善治小便涩痛，二者也为臣药，助君药通利膀胱水湿。佐以当归养血活血，防气滞血瘀；赤芍凉血活血，清血分郁热；牛膝活血通经，引药下行至膀胱、肾经。三药同用活血利水以助气机通畅。陈皮理气和中、调畅三焦。小蓟根清热凉血、利尿通淋，防湿热灼伤血络，兼助利水。全方气、血、水同治，行气与利水并重，活血兼顾养血，清利兼护脾胃，从而逐渐恢复下焦气化功能。

胀者偏于气分，痹者偏于血分。此方与费氏既济汤有相似之处。二者同为癃闭立方，既济汤治膀胱胀，而本方治胞痹，也即膀胱痹。费氏析理之精，用心之苦，可见一斑。本方以行气活血、利水通闭为主要治法。较既济汤而言，因其肾阳不亏，而气血凝滞尤重，费氏言“气有余则生火，内有热”，故本方去肉桂，而加大行气活血之药，并重用小蓟根凉血解热利尿。

【经典案例】

某 湿浊壅于洲都，气不宣化，小溲难涩。宜和营理气，兼化湿浊。

当归身 上肉桂 小青皮 川郁金 赤茯苓 瞿麦穗 怀牛膝 车前子 陈广皮 冬瓜子 佛手片 大丹参 川通草 降香 苡仁（煎汤代水）

（出自《费伯雄医案》）

简析：此案中费伯雄先生以自己的利济汤去泽泻、沉香、枳壳、赤芍、小蓟根，加上肉桂、川郁金、瞿麦穗、冬瓜子、佛手片、大丹参、川通草、降香、苡仁。尤怡在《金匮翼》中言胞痹者，为邪气痹于膀胱经，致使水气不行，蓄而生热。利济汤以行气活血，凉血利尿为主要治法，其用泽泻、小蓟根则实为清有余邪热而设，因气血之病为主，而邪热轻，故仅以泽泻泻热之功，小蓟根凉血之用足矣。前者病案因湿浊壅于洲都，使气不宣化，小溲难涩，而无化热之象。故而不用泽泻、小蓟根。又去沉香、枳壳，削弱行气之功。加佛手燥湿痰，降香、丹参、郁金理血活血，使气化无阻，瞿麦、通草利尿通淋。肉桂助元阳，苡仁利水湿，共化湿浊。

【新用阐述】

1. 现代用量 泽泻 10g，沉香 6g，枳壳 10g，青皮 10g，赤茯苓 10g，当归 10g，赤芍 10g，广陈皮 10g，牛膝 10g，车前子 10g，小蓟根 15g。

2. 功用主治 清热利湿，凉血利尿。主治淋证、癃闭，湿热蕴结下焦证。

3. 辨证要点 ①小便量少，点滴而出、涩滞不畅，甚至闭塞不通，小腹膀胱胀满疼痛，按之痛剧，伴血尿、清涕自流；②口干不欲饮，口苦，大便秘结,或伴心烦失眠,女性可见带下黄稠,男性或见会阴坠胀;③舌质暗,苔黄腻,脉弦滑或滑数。

4. 拓展应用 本方适用于膀胱气闭、湿热瘀阻所致胞痹、淋证、癃闭等疾病。现代医学中的膀胱炎、尿道炎、神经性尿闭、尿道狭窄、尿路肿瘤、尿路结石、膀胱括约肌痉挛,前列腺增生、前列腺炎,妇科盆腔炎、附件炎等病所导致的排尿不畅、尿潴留,以及肾功能不全所引起的少尿或无尿症等,属气滞血瘀者,可辨证应用此方。举临证案例:

盛女,室女。二便不通,少腹急胀,气从下坠,头肢麻痹,脉沉细,舌白。湿浊结于肠腑,气失通调,癃闭可虑。

当归二钱 怀牛膝一钱五分 猪茯苓各三钱 上肉桂五分去皮切 冬葵子四钱 小茴香一钱(盐水炒) 台乌药一钱 泽泻一钱五分 川楝子一钱五分 炒枳壳一钱五分 瞿麦四钱 蟋蟀七对

另,荠菜花五钱,青葱一握,紫苏五钱,煎汤熏洗(熏洗方中用紫苏,取其辛温香窜,有行气之功)。

(出自《贺季衡医案》)

按语:本案属湿浊结聚肠腑、气化受阻。湿浊滞留下焦,三焦气机壅滞,致膀胱气化失司、大肠传导失常出现癃闭、便秘等,故治以温阳化气、分消湿浊、通利二便。方中用利济汤中核心药组泽泻、牛膝、车前子、茯苓利水渗湿,枳壳破滞宽肠,青皮理气疏肝,当归养血活血、润肠通便,牛膝活血利尿、引药下行。另加肉桂、小茴香温阳化气,瞿麦、冬葵子、蟋蟀利湿通淋导浊,乌药温散寒凝,川楝子疏肝解郁。全方温通、行气、利湿并用,气血同调,终致二便通畅。

十、归桂化逆汤

【处方来源】费伯雄《医醇賸义》

【原方组成】当归二钱 白芍(酒炒)一钱五分 肉桂五分 青皮一钱 茯苓二钱 蒺藜四钱 郁金二钱 合欢花二钱 木香五分 牛膝二钱 玫瑰花五分 红枣五枚 降香五分

【剂型用法】汤剂,水煎服。

【原义病证】关格。肝气犯胃,症见食入作吐。

【处方立意】

1. 理论依据 《医醇賸义》所载“愚则以为所重者，尤在于上。苟在上之格者能通，则在下之关者亦无不通”。费氏认为，关格病证，重在上焦格拒不通，“多起于忧愁怒郁”，因情志不畅所致气机不利，喉下作梗。此由肝气不舒，横逆犯胃，致使胃气反逆，食入作吐。后乃食少吐多，痰涎上涌，日渐便尿艰难。费氏言“格与关皆为逆向，惟治之以至和，导之以大顺，使在上者能顺流而下，则在下者亦迎刃而解矣”。其治关格有三法，于调养荣卫之中，一者疏肝理气，一者和胃化痰，一者清君相火。总之，使上焦心肝相火能平，中焦胃气能降，则格拒能消，下关能除，此即方名中“化逆”之意也。

2. 组方特点 当归补血活血，肉桂温阳散寒，二者共为方中核心，共解肝郁寒凝，体现温补肝血、调和阴阳的配伍特色。白芍、青皮、郁金、木香共为臣药，疏肝解郁，和胃降逆，白芍柔肝止痛，青皮破气疏肝，郁金行气解郁，木香理气和胃，四药协同平肝胃逆气。蒺藜平肝疏肝，合欢花解郁安神，玫瑰花行气活血，降香降逆止血，兼顾情志失调。四药共为佐药，解郁安神，活血通络。茯苓健脾利湿，防肝木乘脾，牛膝引气下行，助胃气和降，二者也为佐药。红枣调和诸药，补中益气。从整体而言，白芍、青皮、白蒺藜、郁金、玫瑰花、合欢花、木香、降香八味药治中上焦肝郁胃逆以除上格，又有肉桂温元阳以利水化气，当归、牛膝养血活血，茯苓利水，使气血下行以开下关。全方养血与疏肝并用，治肝郁之本；温阳与理气同施，散寒气、行气滞；降逆与安神兼顾，针对呕吐兼情志不畅。

【经典案例】

某　反胃呕吐大症，食入作吐。宜理气畅中。

当归　白芍(桂枝炒)肉桂　延胡　木香　砂仁　川朴　陈皮　郁金　蒺藜　赭石　旋覆　藿梗　姜竹茹　佛手　檀香　炙黑草　生谷芽

(出自《费伯雄医案》)

简析：本案乃因肝郁犯胃、气机不畅所致，治宜理气畅中。费伯雄先生用归桂化逆汤中核心药物当归、白芍养血柔肝，郁金、白蒺藜、木香疏肝解郁，降逆和中，肉桂温阳散寒，与白芍配伍调和营卫；因本案患者痰气交阻为主，故再加旋覆花、代赭石下气降逆、调畅气机，佛手、檀香、延胡索疏肝解郁、降逆止呕，砂仁、厚朴、陈皮、竹茹、藿梗行气化浊、畅运中焦，选用姜竹茹是取其清化热痰之功，同时防温燥太过而产生格拒，黑草清热解毒、制约诸药温燥，谷芽消食助运。本方以理气畅中为纲，兼顾温阳、活血、化湿。

【新用阐述】

1. 现代用量 当归10g,白芍(酒炒)10g,肉桂6g,青皮10g,茯苓10g,白蒺藜10g,郁金10g,合欢花10g,木香10g,牛膝10g,玫瑰花10g,红枣5枚,降香10g。

2. 功用主治 疏肝解郁,和胃降逆。主治关格,肝郁气滞证。

3. 临床应用 关格证属肝气郁滞者,临床以小便不通,并见呕吐为主要症状。

4. 辨证要点 ①以小便不通,并见食入即吐为主要症状,呕吐物多为清水或未消化食物;②嗳气频作,胸胁胀满,胃脘冷痛,喜温按,或伴有情绪抑郁或烦躁,口苦咽干,腹胀,浮肿,纳差,便溏;③舌质暗,苔薄白或薄黄,脉弦或弦细。

5. 拓展应用 现代医学之慢性胃炎、反流性食管炎、功能性呕吐、神经性呕吐、肠梗阻,妊娠恶阻、经前呕吐,以及情志相关疾病,如癔症性呕吐、焦虑症伴胃肠功能紊乱等,属肝郁气滞者,可辨证应用此方。举临证案例:

黄某,女,40岁,教师。2012年11月10日初诊。3年来反复胃脘胀满疼痛,疼痛隐隐,按之痛剧,日轻夜重,进食油腻后加重,嗳气则舒,性情急躁易怒,纳呆,肢体倦怠,大便日行3~4次,偏溏,舌质淡、苔白腻,脉细弦。胃镜示慢性浅表性胃炎。辨证属肝郁脾虚、湿浊中阻、胃络瘀阻。治法:疏肝健脾、理气化湿、和胃通络。处方:醋柴胡6g,炒白芍12g,炒枳壳10g,香附10g,苏梗10g,炒白术10g,法半夏9g,陈皮9g,厚朴花9g,延胡索10g,丹参15g,茯苓12g,浙贝母10g,杏仁10g,紫菀5g。5剂。常法煎服。2012年11月15日二诊:服药后症状减轻,唯纳谷仍少,大便日行1次,仍溏,上方加炒麦芽30g、焦山楂15g。再进7剂,症状消失。

〖出自:缪春润,唐爱琴,汪荫华.汪荫华从肝论治脾胃病验案赏析[J].江苏中医药,2015,47(3):48-50.〗

按语:汪荫华,江苏省名中医,幼承庭训,后考入南京中医学院,师从周仲瑛深造,也曾长期侍诊孟河医派费氏传人江映青。方以醋柴胡、炒白芍、炒枳壳、香附疏肝解郁,柔肝缓急;炒白术、茯苓健脾渗湿,法半夏、陈皮、厚朴花理气化湿,共奏健脾祛湿、和胃消胀之功;延胡索、丹参活血通络,针对久病入络之瘀滞;浙贝母清热化痰、和胃止痛,杏仁、紫菀开宣肺气，助湿浊外泄，组方兼顾病机主次，配伍精妙。二诊见纳谷仍少、大便偏溏，加炒麦芽、焦山楂消食化积、健脾止泻，补脾胃运化之不足，终获全效。汪荫华此案与费伯雄归桂化逆汤虽病症表现略有差异，但核心学术思想与用药逻辑一脉相承。归桂化逆汤直指肝气犯胃，强调肝失疏泄对胃腑气机的影响；汪案虽兼夹湿浊、瘀血，但其根本病机仍为肝郁气滞，横逆犯胃，且因肝气郁结日久累及脾运，形成肝郁脾虚之态，与归桂化逆汤肝胃同病的核心病机高度契合。归桂化逆汤以当归、白芍柔肝，青皮、郁金、木香疏肝理气，茯苓健脾和胃，肉桂、降香温通降逆，全方围绕疏肝解郁，和胃降逆展开；汪案治法为疏肝健脾，理气化湿，和胃通络，虽因兼夹湿瘀增加了化湿、通络之法，但核心仍以疏肝与和胃健脾为纲。二者处方中白芍、茯苓均为疏肝不伤阴，健脾不碍湿的关键配伍。归桂化逆汤用青皮、木香疏肝理气，汪案以醋柴胡、香附、炒枳壳、苏梗替代，虽药味不同，但均属疏肝理气之品，且药性平和。归桂化逆汤用合欢花疏肝安神，汪案虽未直接使用，但其配伍的厚朴花、香附亦能兼顾疏肝与和胃，思路一致。总之，汪荫华此案虽针对慢性浅表性胃炎，且兼夹湿浊、瘀血等病机，但在核心病机把握、治法确立及用药逻辑上，均与费伯雄归桂化逆汤一脉相承，是对孟河医派学术思想的灵活发挥。

十一、和中大顺汤

【处方来源】费伯雄《医醇賸义》

【原方组成】人参二钱　麦冬二钱　丹参三钱　柏仁二钱　丹皮二钱　生地四钱　赤、白芍各一钱　潼、白蒺藜各三钱　赭石（煅，研）三钱　合欢花二钱

竹沥两大匙，姜汁两滴，同冲服。

【剂型用法】汤剂，水煎服。

【原义病证】关格。孤阳独发，阻格饮食，甚则作呃。

【处方立意】

1. 理论依据　本方治疗营卫亏损、孤阳独发造成的关格。本病由心肝火盛，营血消耗，郁蒸为痰后发展而来，五志不安，营卫亏损，孤阳独发，气火

升痰，上下不通，是危候也，有阴阳离绝之兆。《素问·脉要精微论》言“阴阳不相应，病名曰关格”，费伯雄提出治疗当于调养营卫之中，兼清君相之火。遵循其“治之以至和，导之以大顺”的治法，创制和中大顺汤。“和中”指调和中焦脾胃，恢复脾胃升降功能；“大顺”寓意气机顺畅、阴阳调和，全方以调和脾胃、顺降气机为核心，使中焦斡旋有权，上下气机贯通，故名“和中大顺汤”。

2. 组方特点 本方主要治疗关格病重症。人参大补元气、健脾益胃，麦冬滋养胃阴，二者合用，气阴双补，恢复脾胃运化功能。丹参活血祛瘀、清心除烦，防治久病入络，治阴虚血瘀；丹皮清热凉血、活血化瘀；生地清热凉血、养阴生津，主入肾经，滋肾阴以降虚火，为“壮水之主，以制阳光”之法；赤芍活血散瘀，白芍养血柔肝，二者一散一收，动静结合，调和肝脾。五味共为臣药，善走血分，清心肝之热，补肾之阴，共抚独发之孤阳。佐以柏子仁、合欢花养心安神定志；沙苑子（潼蒺藜）补肾固精，白蒺藜平肝疏肝，二者合用调和肝肾；代赭石重镇降逆、平肝和胃，与白芍配伍滋阴潜阳。竹沥、姜汁为使，豁痰利窍，通达内外；少量姜汁反佐，防竹沥、生地等寒凉药物碍胃，且增强和胃止呕之功。

本方针对“阻格饮食，甚则作呃”，仍着重治“格”，而大利于开关。降逆的同时重用滋阴生津、安神定志之品，调和营卫，以和为顺。

【经典仿学】

某 痰气交阻，食不能下，关津不利，便不能解，中州失运，升降失司，乃高年逆候也。

大生地八钱 橘皮一钱 怀山药四钱 制半夏三钱 东洋参二钱 川蜜（冲）二两 五味子一钱 麦冬三钱

（出自《马培之医案》）

简析：本案患者证属痰气交阻兼胃阴亏损。患者高年体虚，胃阴耗伤，脾虚气弱，中州失运，痰湿内生，气机升降失常。马培之先生治以开郁化痰、润燥通便。方中仿和中大顺汤核心药物，用东洋参补益中气、健运脾胃，恢复中焦升降之职；大生地、麦冬滋阴生津。再加半夏、陈皮燥湿化痰、降逆和胃，解痰气互结之标；怀山药补脾益肾，既助东洋参健运中州，又防痰湿内生；五味子与麦冬、东洋参配伍，敛气生津，固护阴液，防燥药伤阴；川蜜甘润通便，针对“关津不利”之肠燥便结。

【新用阐述】

1. 现代用量 人参 10g，麦冬 10g，丹参 15g，柏子仁 10g，牡丹皮 10g，

生地黄 12g，赤芍 6g，白芍 6g，沙苑子 10g，白蒺藜 10g，代赭石(煅，研)10g，合欢花 10g，竹沥 2 大匙，生姜汁 2 滴。

2. 功用主治 养阴生津，和中降逆，凉血安神。主治关格，中焦气机逆乱，阴虚火旺夹痰瘀证。

3. 辨证要点 ①进食哽噎、难下，或食后反胃、呕吐，呃逆频作；②纳呆食少，胸膈痞闷，嘈杂烧心，或伴口干、心烦、失眠；③舌红少苔或苔黄腻，脉弦滑或细数。

4. 拓展应用 现代医学之反流性食管炎、膈肌痉挛、功能性消化不良，以及神经症、焦虑症所致恶心、呕吐、纳呆、拒食等，属中焦气机逆乱、阴虚火旺夹痰瘀者，可辨证应用此方。举临证案例：

余(左) 高年荣液本亏，肝气易于上逆，胃失降和，昨日食后呃逆频频，逾时而止，脉弦小而滑，舌光无苔，拟以养阴柔肝为主，和胃顺气佐之。

吉林参须一钱 全福花一钱五分(包) 仙半夏一钱五分 代赭石二钱(煅) 合欢花一钱五分 潼、白疾藜各一钱五分 云茯苓三钱 柿蒂五枚 生白芍一钱五分 清枇杷叶二钱(去毛，包) 刀豆壳三钱 陈广皮一钱

(出自《丁济万医案》)

按语：本案患者年高体虚，阴液不足，肝失濡养，导致肝气上逆，横逆犯胃，胃失和降，故食后呃逆频作，加之气机壅滞中焦，兼夹痰湿，加重胸膈痞闷、呕逆。治以养阴柔肝，和胃顺气，组方思路及所选药物与和中大顺汤有较多相似，方中均用参须益气生津，养胃阴而复冲和之气；白芍酸甘敛阴、柔肝缓急，抑制肝阳上亢；沙苑子(潼蒺藜)、白蒺藜平肝疏郁，兼补肾阴，契合"肝肾同源"之理；合欢花疏肝解郁、安神定志；并用代赭石配旋覆花(全福花)辛开苦降、镇逆平冲，直折上逆之气。因患者嗳气较重，故再加茯苓、陈皮健脾化痰、理气和胃，恢复中焦运化；半夏、枇杷叶化痰降气、通利肺胃，缓解膈肌痉挛；柿蒂、刀豆壳降气止呃，针对顽固性呃逆。全方降逆与滋阴并重，兼顾痰气同治。若阴亏甚见舌绛裂纹，可加和中大顺汤中麦冬、生地以增滋阴之力。

十二、二气双调饮

【处方来源】费伯雄《医醇賸义》

【原方组成】人参二钱 茯苓二钱 山药三钱 归身二钱 枸杞三钱 苁蓉三钱 牛膝二钱 广皮一钱 半夏一钱五分 砂仁一钱 青皮(蜜水炒)一钱五分 沉香(人乳磨冲)五分

【剂型用法】汤剂,水煎服。

【原义病证】通治关格。

【处方立意】

1. 理论依据 费伯雄曰“天下无神奇之法,只有平淡之法,平淡之极,乃为神奇”,主张和缓为宗,治则以平淡为主,集百家所长,而能出新用。《内经》中言“二阳结谓之消,三阳结谓之隔”,关格乃阴阳气机不相顺接所致,故治法需调和阴阳、疏通胃肠。于关格一证,费氏反对重用硝、黄之法,本方乃其双调阴阳、平淡通治之典型。朱祖怡评价本方曰“所谓二气者,阴阳也。所谓双调者,不偏阳不偏阴也”。二气乃指阴阳,同调则阴平阳秘。关格之为病,通治之法当调和营卫,滋阴补阳,故以二气双调饮主之,其立意可以一窥。

2. 组方特点 此通治方多用甘温甘平之药,体现其“平淡”之法。全方以“调和阴阳、调理气机”为法,方中人参大补元气,茯苓健脾渗湿,山药补脾益肾,三者共奏健脾益气之功,固护中焦之本恢复脾胃运化。归身补血活血,枸杞滋补肾阴,苁蓉温补肾阳,三药阴阳双补,补肾调冲。广皮、青皮理气化痰,半夏燥湿化痰,砂仁化湿行气,四药合用,理气化痰,疏利中焦气机;沉香沉降纳气,引逆气下行,兼温肾暖脾。再加牛膝利水通淋,引血下行,与沉香降气血之逆,恢复气血升降。人乳滋阴润燥,用人乳磨沉香,可制沉香之温燥,增强降逆之效。全方以补脾肾、调气机、通水道为法,融补虚、降逆、利湿于一体,适用于脾肾两虚、浊邪壅滞之关格证。

3. 炮制特色

(1)蜜水炒青皮:青皮性猛,苦泄峻烈,蜜水炒制,可以缓和药性,减其峻烈,以免损伤正气。

(2)人乳磨冲沉香:沉香,辛、苦,微温,归脾、胃、肾经。有行气止痛,温中止呕,纳气平喘之功,《证类本草》言人乳汁“主补五脏,令人肥白悦泽”,人乳汁磨冲则借其补血润燥之性,缓沉香之温燥。

蜜水炒青皮,人乳磨冲沉香的炮制之法中,可以窥见此方平和之意。

【经典仿学】

食入即吐,喉际作梗,痰涎上泛,大、小便不通,此关格也,脉来两关俱弦。阴阳各造其偏,病终难愈。拟分理阴阳法,以尽人功。

吉林参须五分 大麦冬三钱 明天冬二钱 淡苁蓉三钱 川石斛三钱 甜川贝三钱 乌梅肉五分 荸荠(打碎)五枚

(出自《费绳甫医话医案》)

简析:在治疗关格时,费绳甫继承了费伯雄的学术思想,认为其根本病机为阴阳气不相顺接,故治以分理阴阳法。方中也用了二气双调饮中的核心药组参须补气生津,肉苁蓉温补肾阳、润肠通便,阴阳并调。此外,因本案阴阳失调为主,痰涎偏甚,气滞、血瘀不显,故再加麦冬、天冬、石斛养肺胃之阴、清热生津;乌梅敛肺生津,与麦冬、石斛协同增强滋阴之力;甜川贝润肺化痰、止咳平喘;荸荠清热化痰、生津止渴。全方本方以补气阴、化痰通腑为纲,契合关格标实本虚之机。

【新用阐述】

1. 现代用量 人参 10g,茯苓 10g,山药 10g,当归身 10g,枸杞子 10g,肉苁蓉 10g,牛膝 10g,广陈皮 10g,半夏 10g,砂仁 6g,青皮(蜜水炒)10g,沉香 5g。

2. 功用主治 行气和中,燥湿化痰,滋阴补阳。主治关格,虚实夹杂、阴阳两虚之证。

3. 辨证要点 ①饮食不下,大便不通;②呕吐频作,嗳气呃逆,脘腹胀满,神疲乏力,腰膝酸软,手足不温或五心烦热;③面色萎黄或黧黑,舌淡红,苔白腻,脉沉细。

4. 拓展应用 现代医学中消化系统疾病,如慢性肠梗阻、幽门梗阻、胃食管反流病属虚实夹杂者;泌尿系统疾病,如慢性肾功能不全、尿潴留见阴阳两虚、气机阻滞者;或神经症,如神经性呕吐伴气血阴阳不足表现等,均可参考本方加减运用。举临证案例:

某男性患者,65 岁,诊断为慢性肾衰(血肌酐 250μmol/L),症见食欲不振、食入即吐、小便量少、下肢浮肿,伴腰酸乏力,舌淡胖、苔白腻,脉沉细。治疗以二气双调饮为基础方,加黄芪 30g、白术 15g 以增强补气健脾之力,配合大黄 10g(后下)通腑泄浊。连服 3 个月后,血肌酐降至 180μmol/L,呕吐缓解,尿量增加。

(出自编者临床诊疗医案,尚未发表)

按语：本案为慢性肾衰，病机为脾肾两虚，脾失健运，气化不利，痰饮水湿停聚，故以二气双调饮加减，脾肾双补、通降浊邪的病机。

十三、清热胃关煎

【处方来源】费伯雄《医醇賸义》

【原方组成】生地六钱 龟板八钱 花粉三钱 石斛三钱 薄荷一钱 葛根二钱 连翘一钱五分 桔梗一钱 甘蔗三两

【剂型用法】汤剂，水煎服，甘蔗同煎。

【原文病证】齿痛。齿痛虚证，肾亏而夹有胃火。

【处方立意】

1. 理论依据 足阳明胃经循行经过牙齿，胃火炽盛，循经上炎至牙齿，就可能引发牙疼、牙龈肿痛等症状。而中医又认为“肾为胃关”，“关”有关卡、关隘之意，意思是肾就如同胃的一道重要关卡，对胃的功能以及整个消化系统有着关键的调控作用。宋陈无择《三因极一病证方论》言“齿为关门，肾之荣，骨之余也”，费伯雄认为“齿为后天所生之骨，亦属于肾，况肾为胃关，水不制火，故浮阳作痛也”，齿之坚固又依赖肾阴充养，肾阴亏虚则骨失所养，同时累及胃阴，导致胃阴亏虚，水不制火，胃中虚火上炎，致齿痛反复发作。故费伯雄认为此类齿痛虚证的治疗，当滋补肾阴以治本，清胃泻火以治标，并配伍升清之葛根引药上行以直达病所，使肾水充则浮阳敛，胃火清则痛自止。费氏立本方，方云“清热”直指治法，针对胃火上炎；“胃关”此处借指肾为胃之根本，肾阴不足则胃热易亢，方名寓“滋肾阴以制胃热，清胃火以护肾关”之意，体现补肾与清热并行的治法核心。

2. 组方特点 方中重用生地、龟板两药大补肾阴、潜降浮阳，力宏效著，共为君药。天花粉、石斛共同滋阴生津、清热泻火，助君药养阴。壮水之主，以制阳光，并专清胃经虚浮之热。葛根解肌退热、升阳生津，引胃经郁热外散，兼缓解齿痛连及头面之症。佐以薄荷疏解郁于头面、齿龈的浮热、郁火，宣通壅滞，清利头目、咽喉，缓解牙痛，其辛散之性，使滋腻之品补而不滞。连翘清热解毒、消痈散结，助花粉、石斛清除胃经热毒，防止化火成脓；桔梗宣肺利咽，载药上行至头面口齿，兼能排脓。甘蔗同煎，清热润燥、生津止渴，为使药，增强滋阴之力，调和苦寒之性。诸药合用，共奏滋肾阴、潜虚火、生津液、止牙痛之功。

【经典仿学】

劳心耗肾，水亏火旺，丑寅牙痛，痛兼太阳。盖丑乃气血注于肝之时，寅刻亦属木旺。系水亏不能涵木，木火上升，扰犯阳明之络。法宜壮水柔肝，兼以和胃。

麦冬　龟板　石决　知母　鲜生地　鲜石斛　丹皮　花粉　生石膏　羚羊　甘菊　钩尖　芦根　灯心　青果

（出自《费绳甫医话医案》）

简析：费绳甫这则医案，主要讲述了因劳心耗肾导致的水亏火旺，进而引发丑寅时辰牙痛并牵连阳明经的病症，因此本质上与“清热胃关煎”主治的牙痛病机十分相似。首先患者因过度思虑劳心，耗伤肾阴，导致肾水不足，无法制约心火，形成阴虚火旺的状态。其次牙痛发生在丑时和寅时，丑时气血注于肝，寅时属木旺，说明肝火亢盛。同时，胃经循行于牙齿，火邪上扰阳明经，故导致牙痛。药用麦冬、鲜生地、鲜石斛、龟板，滋阴清热，填补肾阴；石决明、羚羊角、钩藤（钩尖）、甘菊（菊花），平肝潜阳，清泻肝火；知母、生石膏、丹皮、天花粉，清胃火、凉血热；芦根、灯心、青果，清热利湿，引火下行。费绳甫为费伯雄长孙，这则医案不但可以帮助我们更好地理解费伯雄的“清热胃关煎”组方思路，也证明了孟河医派内部的学术传承脉络有亦可循。

【新用阐述】

1. 现代用量　生地黄 20g，龟板（先煎）30，天花粉 10g，石斛 10g，薄荷（后下）6g，葛根 10g，连翘 10g，桔梗 10g，鲜甘蔗 90g。

2. 功用主治　滋养肾阴，清胃泻火。主治牙痛，肾阴不足、胃火上炎证。

3. 辨证要点　①牙齿隐隐作痛或微痛，反复发作，牙龈微肿或萎缩，牙齿松动，伴轻微出血或口臭；②口燥咽干，烦热口渴（但饮水不多），潮热盗汗，手足心热；③头晕耳鸣，失眠多梦，腰膝酸软；④舌质暗红、多裂纹，苔少，脉细数。

4. 拓展应用　凡肾阴亏虚所致牙痛、牙宣、齿衄、口糜、消渴均可以此为基础方加减化裁。现代医学的多种慢性口腔疾患，如牙周炎、牙本质过敏、复发性口腔溃疡等，属虚火型者；及全身性疾病，如干燥综合征、更年期综合征、糖尿病等，属阴虚火旺者，均可辨证应用此方。举临证案例：

王，男。去冬齿痛，今春渴饮无度，小水极多，大便秘结，入夜烧热，及晨甫退，多食善饥，脉沉细，重取弦疾，舌红苔浮。此肾阴大亏，热结于胃之据。徒恃清补，其热无由解化，先宜滋水凉胃，用玉女煎法主之。

大熟地五钱　肥知母一钱五分　大龟板八钱（先煎）北沙参四钱　生石膏五钱（先煎）云神四钱　川石斛四钱　大麦冬二钱　粉丹皮一钱五分　元参心四钱　东海夫人三钱

二诊：迭进玉女煎加味，口渴大减，夜热亦清，小水渐少，大腑渐调，善饥亦折，舌质渐泽，脉数渐平。可见积热大退，惟肾阴未复耳、转以滋水生阴为事。

生、熟地各五钱　北沙参四钱　大龟板八钱（先煎）　大麦冬二钱　云神四钱　玉露霜三钱　川石斛四钱　肥知母一钱五分　粉丹皮一钱五分　女贞子四钱　玄参心四钱　东海夫人三钱

（出自《贺季衡医案》）

按语：本案为肾阴大亏、热结于胃之消渴，与清热胃关煎“肾亏夹胃火”病机相符。治以滋阴清热为核心，首诊用玉女煎加味，以熟地滋肾，龟板、石斛等养胃，石膏、知母清胃热，丹皮凉血，淡菜潜阳，云神安神；二诊时，热减后去石膏，增生地、熟地、女贞子专补阴，加玉露霜、玄参增液通便，体现“滋肾为本、清胃为标、随证调方”的孟河医派临证思路。

第二节　活用经典方

一、琥珀导赤汤

【处方来源】费伯雄《医醇賸义》

【原方组成】琥珀一钱　天冬一钱五分　麦冬一钱五分　生地五钱　丹参二钱　丹皮二钱　赤芍一钱　木通一钱　甘草梢五分　淡竹叶十张　灯心三尺

【剂型用法】汤剂，水煎服。

【原义病证】小肠火。心经之火，移于小肠，小肠火盛，症见溲尿淋浊，或涩或痛。

【处方立意】

1. 理论依据　本方由宋代儿科名医钱乙《小儿药证直诀》中创制的导赤散（生地黄、木通、竹叶、甘草梢）化裁而来。原方“治小儿心热”，因心与小肠为表里，至明代《奇效良方》扩大了导赤散的应用范围，用治心热移于小肠所致的小便赤涩淋痛等症。清《医宗金鉴·删补名医方论》提及“赤色属心，导赤者，导心经热从小肠而出……故名导赤散”，并论述“心与小肠为表里也，然所见口糜舌疮、小便黄赤、茎中作痛、热淋不利等症，皆心移热于小肠之证”。费伯雄在《医方论》中评述导赤散时亦谓“心经之火，每移于小肠，表里相传也。故治小肠之火，必兼清心，此为定法”。同时费氏认为，“内因之病，火为最烈……火为之物，本无形质，不能孤立，必与一物相附丽，而始得常存”。根据条文描述症状，核心病机是心经之火下移小肠，小肠火盛，灼伤津液，导致湿热蕴结下焦。故本方在导赤散的基础上再伍养阴清热、化瘀通淋之品，清利与滋阴并重，心与小肠同治，使火气去而津液长。

2. 组方特点　方名琥珀导赤汤，可知琥珀之用不可或缺。琥珀，为君药，甘平，无毒，入心、肝、小肠经，《名医别录》谓其“主安五脏，定魂魄，杀精魅邪鬼，消瘀血，通五淋”，《历代本草药性汇解》中录琥珀“生于阳而成于阴者也，故皆主安心利水而治荣”，《珍珠囊》中则记载琥珀“利小便，清肺”。琥珀乃为淋浊症圣药，于导赤散中加入琥珀为主药，不但能清心、小肠之火与湿热，而并善活血解毒。

天冬、麦冬、生地为臣药对，滋阴凉血，兼顾清虚热。重用生地，入心、肾经，清热养阴以制心经火热，肾水足则心火自降；心火亢盛易耗伤阴液，天冬、麦冬养肺胃之阴，润燥生津，正如丁甘仁《药性辑要》中言“肺金不燥，消渴自止。气化于州都，小便自利”。丹皮、赤芍，丹参为一组佐药，凉血活血，防瘀化毒；丹皮、赤芍能清血分伏热，散瘀止痛，防血热成瘀；丹参则活血祛瘀，清心除烦，兼治心烦失眠。血热易致血瘀，凉血活血药可防湿热与瘀血互结。木通、淡竹叶、甘草梢为另一组佐药，为“导赤散”核心结构，专清心火下移小肠之证；木通上入心经以清心热，下入小肠以利小便；竹叶甘淡，清心除烦，淡渗利窍，导心火下行；甘草梢又能清热解毒，可直达茎中，缓解小便赤涩疼痛；三药养阴清心而不恋邪，利水通淋而不伤阴。此外，甘草梢、灯心草，“清心必用，利水便宜”，引诸药直达病所，并能调和诸药，还可防木通、生地黄之寒凉伤胃，为使。

全方以“清心导赤”为核心，融合滋阴、活血、凉血、安神之法，既承袭古方导赤散之精髓，又结合临证经验灵活化裁。

【经典案例】

某 心热炽盛，移于小肠，不时溲血。宜清热利湿。

丹参 细生地 怀牛膝 赤芍 女贞 山药 丹皮 甘草梢 琥珀屑 泽泻 赤苓 统车前 莲子。

（出自《费伯雄医案》）

简析：费伯雄针对心火移热于小肠的热淋，化裁导赤散后研制出琥珀导赤汤，并在临床医案中，进一步将本方加减运用于心火下移小肠所致的血淋中，拓展了本方的应用范围与适应证。方中使用琥珀导赤汤的核心药组琥珀化瘀止血，通淋安神；生地、丹皮、赤芍凉血散瘀，清解血分伏热；丹参清心活血，通络安神；甘草梢引药下行，缓急止痛。此外，尿血反复，易导致脾肾不足，故加山药、莲子、女贞子补脾固肾、养阴敛精，体现“清利不伐正”的思想；怀牛膝引血下行，导热外出，合泽泻、赤苓、车前子增强利水通淋之力。全方清热凉血，利湿通淋，佐以滋阴健脾，清利结合，攻补兼施。

【新用阐述】

1. 现代用量 琥珀 10g，生地黄 15g，天冬 10g，麦冬 10g，木通 10g，淡竹叶 10g，丹参 10g，牡丹皮 10g，赤芍 10g，灯心草 10g，甘草梢 3g。

2. 功用主治 养阴清心，消瘀通淋。主治淋证之热淋、血淋，心火炽盛、下移小肠，兼阴伤血瘀证。

3. 辨证要点 ①小便频急，滴沥不尽，尿道灼热涩痛，甚则小便热赤，小腹拘急，痛引腰腹等；②常伴心胸烦热，夜寐不安，口干欲饮，口舌生疮，或有大便秘结；③或伴有低热，腰痛，小腹坠胀，疲劳等症；④面赤，舌红少津，苔黄腻，脉滑细数。

4. 拓展应用 凡属心火上炎之心烦急躁、口腔溃疡和火热扰乱心神之心悸、惊惕、不寐、多梦等症，均可加减运用。现代医学之泌尿系统感染、泌尿道结石、神经性尿频及口腔溃疡、舌炎、口角炎、疱疹性口炎、睡眠障碍、口干症、心脏神经症、更年期综合征、白塞病等属于心火炽盛兼阴伤血瘀证者可辨证使用。举临证案例：

白某，男，35岁。尿频数痛，反复发作半年余。患者小便灼热刺痛，反复发作半年，初起尿频、尿急、尿道灼热、疼痛不适，晨起尿道口有白色浆性分泌物。诊断为非淋菌性尿道炎，阿奇霉素和左氧氟沙星静脉注射1周，尿频尿急、尿道不适明显减轻，继续阿奇霉素片和左氧氟沙星片口服9天以巩固。此后每遇长途出差乘车饮水少时或饮酒后，常感小便时涩痛刺痒、尿道不适、排尿不爽，口服八正合剂、三金片均无改善，反复发作，时轻时重，伴有抑郁不乐，烦躁失眠，舌尖红，苔薄稍黄，脉弦。尿常规检查及尿道分泌物培养均正常。中医诊断：淋证（劳淋）。西医诊断：尿道炎后综合征。治则：清热利湿，滋阴化瘀。处方：琥珀导赤汤加味。生地黄15g，赤芍20g，川木通6g，灯心草10g，竹叶15g，甘草梢5g，麦冬10g，天冬10g，牡丹皮10g，丹参20g，柴胡30g，夜交藤30g，琥珀（冲服）3g。连服1周，尿道不适明显减轻，遇反复又以上述处方服7天，此后再无复发。

〖出自：刘心亮，邓志厚.琥珀导赤汤治疗尿道炎后综合征76例[J].现代中医药，2009，29(4)：27.〗

按语：尿道炎属中医"淋证"范畴。由于目前检测和治疗手段的提高，用正规抗生素治疗已不困难，在很短的时间内就可治愈。但因尿道炎可造成尿道黏膜损坏，尿道黏膜深层结缔组织充血、水肿在短期内难以修复，均可导致尿道灼痛刺痒不适、排尿不爽等一系列症状出现。且大剂量清热解毒、利湿通淋药物久服会伤阴耗气、损伤机体。结合现代医学认识，尿道炎后易出现湿热未除、阴虚夹瘀之表现。治当清热通淋，养阴化瘀，方选琥珀导赤汤，肝郁更易化火，情志不畅易诱发或加重下焦湿热，故在原方上，再加柴胡、夜交藤增强疏肝解郁，养心安神之力。

二、加味三才汤

【处方来源】费伯雄《医醇賸义》

【原方组成】天冬二钱　生地五钱　人参二钱　龟板二钱　女贞子二钱　旱莲一钱　茯苓二钱　丹皮二钱　泽泻一钱　黄柏一钱　杜仲二钱　牛膝一钱五分　红枣五枚

【剂型用法】汤剂，水煎服。

【原文病证】阳强。邪火，酒色太过，下元伤损，症见腰膝无力、身热心烦，甚则强阳不痿。

【处方立意】

1. 理论依据 《灵枢·经筋》云“热则筋弛纵不收”，揭示了阳强病机的关键。此证多缘酒色无度，肾阴亏耗，水不制火而相火妄动；或情志失调，肝郁化热，火邪循经下扰宗筋，致阴茎异常勃起。肾阴既虚，则腰膝失养而痿软无力；虚火内炽，上扰心神则烦热不安。故治当泻实补虚：清肝泻火以折其标，滋肾填精以培其本，佐以健脾渗湿而调畅中下二焦，务使水火既济，阴阳自和。费氏创加味三才汤以治之。

2. 组方特点 本方源于元代王好古《汤液本草》三才汤，经费伯雄匠心化裁而成。所谓三才，天地人也。天门冬以补肺生津，地黄以补肾滋水，更以人参补脾建中，此三药为君，既承三才汤补肺、滋肾、健脾之要旨，更通过补后天以实先天。臣药以龟板潜阳息风，女贞子、墨旱莲（即二至丸）滋水涵木，共治肾虚之本；牡丹皮凉血散瘀，黄柏泻火坚阴，同折肝实之标，四药相合奏滋阴清热之功。茯苓、泽泻渗湿于补益之中，杜仲、牛膝强筋骨而引火下行，共为佐药。红枣为使，既缓诸药寒凉之性，又助人参健脾之力。全方融三才于滋阴泻火法中，上中下三焦并调，标本虚实兼顾，终成滋阴清火、益气培元之良方。

【经典仿学】

戴（左） 真阴不足，肝火客之，鼓其精房，乃病遗泄。内热口燥，头痛眩晕，拟育阴清肝，固涩精房。

明天冬一钱五分 黄柏炭八分 左牡蛎四钱 稆豆衣三钱 大生地三钱 春砂壳八分 青龙齿三钱 嫩钩钩（后入）三钱 南、北沙参各二钱 白莲须一钱五分

（出自《丁甘仁医案》）

简析：患者真阴不足、肝火扰精房致遗泄，伴内热口燥、头痛眩晕，病机为肾阴亏虚、水不涵木、相火妄动之本虚标实。治遵加味三才汤“泻实补虚”原则，以天冬、生地滋肾培本，稆豆衣养血调肝；用黄柏炭清肝泻火（炒炭敛阴避燥），配生地泻相火滋肾阴（仿知柏地黄丸），加牡蛎、青龙齿、钩藤清肝潜阳；佐春砂壳醒脾防滋腻，暗合调畅中下二焦之意。全方紧扣“泻实补虚、补肾清肝”，标本兼顾，使肾充火清、精关自固。

【新用阐述】

1. 现代用量 天冬 10g，生地黄 15g，太子参 10g，龟板 10g，女贞子 10g，旱莲草 10g，茯苓 10g，牡丹皮 10g，泽泻 10g，黄柏 10g，杜仲 10g，牛膝

10g，红枣 5 枚。

2. 功用主治　滋阴清火，益气培元。主治阳强（强中），肾阴亏耗、相火妄动所致的下元伤损诸症。

3. 辨证要点　①阴茎持续性勃起难倒；②性欲亢进，遗精、早泄；③腰膝酸软；④身热心烦，口干舌燥，头晕，失眠多梦；⑤舌质红、多裂纹，少苔，脉弦细或细数。

4. 拓展应用　凡属肾水不足、虚火旺盛之性欲亢进、遗精、早泄、不寐、眩晕等，可使用本方加减。现代医学之阴茎异常勃起、遗精、滑泄、慢性肾病、更年期综合征等属肾阴不足者可辨证使用本方。举临证案例：

缪某，男，29 岁，结婚 6 年，阳强易兴，行房举坚而精不泄，无快感，有时梦中遗泄。舌苔淡白，脉沉细。证属肾阴不足，孤阳独亢，乃反常之象。拟法从阴引阳。大熟地 12g，秋石（拌炒）1.5g，肥知母 5g，川黄柏 9g，炙龟板 24g，熟附片 3g，灵磁石 15g，地龙 9g。5 剂。

二诊：症状同前，脉沉细而不耐按，舌淡白，面部潮红。据其症情，乃属阴虚阳亢。再用滋水潜阳，辅以反佐法。处方：大熟地 12g，川黄柏 6g，上肉桂 1g，肥知母 6g，炙龟板 24g，炒白芍 9g，熟附片 3g。5 剂。

三诊：阳强已减，精神好转，脉沉细，舌淡白。治再阴阳并补。处方：潞党参 15g，大熟地 12g，炒白术 9g，龟板 15g，鹿角片 12g，川黄柏 6g，肥知母 5g，上肉桂 1g，熟附片 1.5g，炙甘草 3g。5 剂。

（出自《张泽生医案医话集》）

按语：本案阳强属肾阴不足、水不制火、孤阳独亢，与原方“肾阴亏耗、相火妄动”病机一致。治疗以滋水潜阳为核心，虽用熟地易生地、党参易人参，仍紧扣“滋阴清火”之本；佐以少量附片、肉桂，取“阴中求阳”之意，防止纯阴滞涩，与原方“调畅中下二焦”“水火既济”思路相通。辨证关键在于识别本虚标实，避免苦寒伤正，体现了原方“泻实补虚、标本兼顾”的治疗原则。

三、人参半夏汤

【处方来源】费伯雄《医醇賸义》

【原方组成】人参二钱　半夏三钱　广皮一钱　茯苓二钱　当归二钱

沉香五钱 郁金二钱 砂仁一钱 佩兰一钱 苡仁四钱 牛膝二钱 佛手五分 白檀香五分

【剂型用法】汤剂，水煎服。

【原义病证】关格。痰气上逆，食入呕吐。

【处方立意】

1. 理论依据 费伯雄辨治关格的理论体系，上宗《灵枢》《素问》，又精研张仲景、喻嘉言之论，认为“所重者尤在于上”，病实由于中上焦，始则气机不利，喉下作梗；继则胃气反逆，食入作吐；后乃食少吐多，痰涎上涌，日渐便溺艰难。费伯雄将关格病机分为肝气犯胃、痰气上逆、孤阳独发三类，治疗当“治之以至和，导之以大顺”，并创立了治疗三法：于调养荣卫之中，平肝理气；于调养荣卫之中，和胃化痰；于调养荣卫之中，兼清君相之火。反对滥用开透劫夺之品。

本方治疗痰气上逆造成的关格，在费氏关格辨治体系之中，属于较为后期的阶段。费伯雄于《医醇賸义》记述痰逆关格主要症见“食入呕吐”，其病机为“心肝两经之火煎熬太过，营血消耗，郁蒸为痰；饮食入胃，以类相从，谷海变为痰薮”，治疗当调和营卫、和胃化痰，故以人参半夏汤主之。

2. 组方特点 此方主要治疗由胃气上逆导致的痰涎上涌、食入即吐的关格病。人参大补元气、健脾和中，针对气虚之本；半夏燥湿化痰、降逆止呕，针对痰气上逆之标，二药合用出自《金匮要略》之大半夏汤，人参与半夏共奏补气化痰、降逆止呕之功。茯苓渗湿健脾，陈皮理气化痰，二者为臣，共助君药半夏燥湿化痰，是费伯雄治疗痰饮的常用“角药”。沉香降气调中，郁金疏肝解郁，二者为另一组臣药，化解痰气壅滞。当归养血和血，防理气药耗伤阴血；砂仁、佩兰、薏苡仁理气和中、醒脾化湿，助半夏化痰，畅达气机以止呕；檀香、佛手行气宽胸，调畅三焦气机。以上共为佐药，既能健脾化痰，又能降气止呕，化解痰气交阻之病机。牛膝为使，性善下行，味苦泄降，引气下行，导痰浊之气归降，兼能调和气血。

与其他治关格方相比，本方重在治疗中上焦之“格”，沉香、檀香、砂仁、佩兰皆善治中上焦，费伯雄认为，“使在上者能顺流而下，则在下者亦迎刃而解矣”。本方补泻兼施，气痰并治，在驱邪的同时，能固护正气，调养营卫，意在“和胃化痰”。

【经典案例】

某 味淡、呕恶、嗳气，胃虚浊逆。

旋覆花(包)三钱　代赭石三钱　法半夏二钱　姜竹茹一钱半　茯苓三钱　人参二钱　姜朴一钱　橘红八分　陈皮一钱　川郁金三钱　炙甘草五分

(出自《费伯雄医案》)

简析：本案属呕恶嗳气而非呃逆，乃因胃阳气虚，痰饮内聚，浊阴上逆，湿阻气滞所致，其治宜补虚化痰降逆，组方思路与人参半夏汤有类似之处，均用其核心药组人参、半夏、茯苓、陈皮、郁金补气健脾治其本，理气化痰治其标。再加旋覆花、代赭石降逆下气，消痰止噫；竹茹、厚朴降逆止呕，甘草调和诸药。本方峻降之力较强，而人参半夏汤补降兼施，适合长期慢性调理。

【新用阐述】

1. 现代用量　人参10g，半夏10g，陈皮10g，茯苓10g，当归10g，沉香10g，郁金10g，砂仁6g，佩兰10g，薏苡仁15g，牛膝10g，佛手10g，白檀香6g。

2. 功用主治　补气化痰，降逆和胃。主治关格，痰气上逆证。

3. 辨证要点　①食入即吐，呕吐物为痰涎或清水，脘痞胸闷，嗳气频作，不思饮食，二便不通；②口中黏腻，头晕目眩，体倦乏力，心悸气短，肢体困重，或大便溏薄；③舌淡胖，边有齿痕，苔白腻，脉弦滑或濡缓。

4. 拓展应用　现代医学之消化系统疾病，如慢性胃炎、反流性食管炎、功能性呕吐、胃下垂、术后胃肠功能紊乱等，辨证属气虚痰阻、胃气上逆者；神经系统疾病，如梅尼埃病、焦虑症等，属痰浊上扰者；妇科疾病，如妊娠呕吐、经前期综合征等，属脾虚痰阻者，均可用本方辨证加减治疗。举临证案例：

张某，男，75岁。初诊1958年8月18日。形肉消瘦，不思纳谷，大便难，口甜苦，曾有呃逆，呕吐绿水，脉细弦，苔薄。用清养气阴，化痰降逆法。

吉林参须八分(另煎冲)　金石斛三钱　竹沥半夏三钱　橘白络各一钱半　左金丸七分(包煎)　旋覆花二钱(包煎)　煅瓦楞四钱　玫瑰花四朵　姜汁炒竹茹一钱半　炒香枇杷叶三钱(去毛，包煎)　炒香谷芽五钱

五剂。

二诊：大便已通，口苦甜亦瘥，呕吐止，呃逆停，胃纳不香，形肉消瘦，腹胀足肿，脉细弦，苔薄。根本已伤，高年须防变端。前方出入治之。

吉林参须一钱(另煎冲)　金石斛三钱　竹沥半夏二钱　橘白、络各一

钱半 旋覆花二钱(包煎) 煅瓦楞四钱 左金丸七分(包煎) 炒香枇杷叶四钱(去毛,包煎) 炒香谷芽四钱 济生肾气丸四钱(包煎)

五剂。

(出自《程门雪医案》)

按语:患者形肉消瘦、不思纳谷,为气阴两虚、脾胃生化无源之象;大便难、呃逆、呕吐绿水,乃痰浊中阻、气机逆乱、清浊升降失常所致;口甜苦、脉细弦、苔薄,提示阴虚有热、痰热互结之病机特点。程门雪治以清养气阴,化痰降逆,方中吉林参须益气养阴、健脾和胃,既补脾胃之气以助运化,又滋胃阴以润肠道,避免纯补壅滞;搭配金石斛滋阴清热、益胃生津,补而不燥、滋而不腻,契合高年体虚的体质特点。竹沥半夏清热化痰、降逆止呕,其性清润,不同于普通半夏之温燥,适配痰热互结之证;橘白络兼顾理气与化痰,旋覆花降逆化痰、姜汁炒竹茹清热和胃止呕,标本同治,降逆而不耗气。左金丸(黄连、吴茱萸)清肝和胃、寒热并调;煅瓦楞制酸止痛、玫瑰花疏肝理气,炒香枇杷叶清肺和胃、炒香谷芽消食和中,既缓解兼症,又助脾胃运化。二诊时患者呕吐、呃逆等症已解,大便通、口苦甜瘥,但仍有胃纳不香、形肉消瘦、腹胀足肿,提示脾肾亏虚之本未复,兼有水湿内停之象。程门雪增人参须用量以强化益气,减半夏用量以轻化痰之力,加济生肾气丸温肾健脾、利水消肿,兼顾脾肾双补、化湿消肿。费伯雄之人参半夏汤,核心功效为补气化痰、降逆和胃,程门雪本案与该方在学术渊源、配伍逻辑、核心思路上一脉相承。人参半夏汤以脾肺气虚、痰气上逆为核心病机,立补气、化痰、降逆三位一体治法;程门雪本案虽新增气阴亏虚、痰热互结的病机特点,但仍以气虚为本、痰逆为标,治法紧扣补气、化痰、降逆,核心治法框架完全一致。人参半夏汤以人参补气、半夏化痰、广皮理气为核心;程门雪本案选用吉林参须、竹沥半夏、橘白,核心用药组合相同,仅根据痰热病机将普通半夏改为竹沥半夏,广皮改为橘白。人参半夏汤配伍茯苓健脾利湿、砂仁理气和中、当归活血通络,既助核心药补气化痰,又顾护脾胃、疏畅气机;程门雪本案搭配旋覆花、竹茹增强降逆,左金丸调和肝胃,玫瑰花疏肝理气,炒谷芽消食和中,遵循了孟河医派醇正和缓的用药风格。

第八章　气血津液病证方

第一节　自研自制方

一、解郁合欢汤

【处方来源】费伯雄《医醇賸义》

【原方组成】合欢花二钱　郁金二钱　沉香五分　当归二钱　白芍一钱　丹参二钱　柏仁二钱　山栀一钱五分　柴胡一钱　薄荷一钱　茯神二钱　红枣五枚　橘饼四钱

【剂型用法】汤剂，水煎服。

【原文病证】郁火。所欲不遂，郁极火生，心烦虑乱，身热而躁。

【处方立意】

1. 理论依据　肝主疏泄、喜条达，体阴而用阳，其经脉络胸胁、循少腹，与情志调畅密切相关。若所欲不遂、情志内伤，易致肝气郁结，气机阻滞，故见胸闷胁胀；肝郁日久化火，肝火循经上扰心神，则心烦意乱、身热不安。病机核心为肝郁化火、心神受扰、阴血暗耗，治宜疏肝解郁、清热除烦、养血柔肝、宁心安神。本方相较于丹栀逍遥散，更侧重宁心安神之效，针对肝郁火旺兼心神不宁之重症而设。

2. 组方特点　本方以郁金、合欢花为君药，前者疏肝理气活血、凉血清心，后者解郁安神定志，共针对肝郁化火、心神不宁之主病主症；臣以柴胡、薄荷增强疏肝解郁清热之力，当归、白芍、丹参养血柔肝以防阴伤；佐用栀子清泻肝火，柏子仁、茯神宁心安神，橘饼（蜜渍）理气和中，沉香降气引火归原，既防燥伤阴又调畅气机；使以红枣补脾和中、调和诸药。全方肝心同调，疏养结合，共奏疏肝解郁、清热安神之效。

【经典仿学】

李　心脾郁而不遂，气化为火，浮越于上，以致头面烘热，欠寐，心神不安，下部怯冷。拟养心脾以舒郁。

淮山药 沙参 远志 当归 法半夏 郁金 合欢皮 白芍 陈皮 秫米 柏子仁

复诊：养心脾以舒郁，郁火较平，惟疑虑不决，心脾气馁，不能自主。情志内伤之病，全在自己开畅胸怀，心君泰和，诸病自已。

北沙参 丹参 远志 当归 茯神 秫米 柏子仁 郁金 石斛 广皮 合欢皮 白芍（沉香三分炒） 鸡子黄

（出自《马培之医案》）

简析：马培之此案针对心脾郁滞化火、上热下寒之证，在解郁合欢汤核心配伍（郁金疏肝解郁，合欢皮解郁安神，当归、白芍养血柔肝，柏子仁宁心安神）基础上灵活加减：首诊去原方柴胡、薄荷、栀子之辛散清热，加怀山药、法半夏、陈皮、秫米健脾和中、化痰祛湿，针对脾虚生痰之机；以沙参易人参，养阴而不温燥，配伍远志增强安神定志之力，体现“宣补中州”之侧重。复诊时因郁火渐平，但心脾气馁，去半夏之燥，加丹参凉血活血、茯神健脾宁心；以沉香、炒白芍增强疏肝降气之功，佐石斛、鸡子黄滋阴清热，调和上下寒热。全方紧扣“情志内伤、心脾两虚”病机，减清泄、重培补，融解郁、安神、化痰、养阴于一体，既承费氏解郁安神之法，又凸显“治郁调中、随证化裁”的孟河医家学术特色。

【新用阐述】

1. 现代用量 合欢花 10g，郁金 10g，沉香 3g，当归 10g，白芍 10g，丹参 10g，柏子仁 10g，栀子 10g，醋柴胡 10g，薄荷 6g，茯神 10g，红枣 5 枚，橘饼 10g。

2. 功用主治 疏肝解郁，清热养血，宁心安神。主治郁证，肝郁化火、阴血不足。

3. 辨证要点 ①心烦意乱，性情急躁或郁郁不乐；②心慌心悸，失眠多梦；③口苦口干，咽干，痰黏难咳，胸胁胀痛；④舌质红，苔薄黄或少苔，脉弦而细数。

4. 拓展应用 凡属肝郁化火、心神不宁之郁证、不寐、心悸、胸痹等，均可以此方加减化裁。现代医学之焦虑症、忧郁症、躁狂症、心脏神经症、心律失常、失眠等，可辨证使用本方。举临证案例：

患者芮某，女，42 岁，个体，2006 年 8 月 14 日诊。胸痛反复发作 1 年余，近 10 天来因工作、家庭压力较大，症状加重入院。入院心电图检查示窦性心律。24 小时动态心电图检查示：全程基础心律为窦性，最快心率 111

次 /min，最慢心率 66 次 /min，平均心率 82 次 /min，未见长 R-R 间期及其他明显心律失常。ST-T 段未见明显改变。心脏彩超、血生化、肝功能、血脂分析、甲状腺功能检查均无异常，患者拒绝冠状动脉造影。诊断为心脏神经症。给服黛力新数天后患者出现烦躁，甚至有跳楼冲动。停用黛力新，改安定口服镇静，患者要求出院，并转来中医门诊。刻见胸痛时作或有胸闷，叹息为舒，心烦意乱，夜难入寐，舌质红苔薄微黄，脉弦细。证属肝郁不达，气郁化火，心神失宁。治法当清肝解郁，宁心安神。处方：

合欢花 10g，郁金 10g，当归 10g，白芍 10g，丹参 20g，柏子仁 10g，栀子 10g，柴胡 6g，薄荷（后下）6g，茯神 20g，橘皮、叶各 10g，制延胡索 10g，酸枣仁（打碎）20g。

服药 7 剂，心烦减，夜能眠，唯易惊，原方加珍珠母（先煎）30g 继服，前后调理月余而愈。

按语：本例中年女性，因个体经营压力过大，忧郁过度，肝失条达，肝气郁结，日久则影响气血运行，且有气郁化火之象。投解郁合欢汤以舒肝解郁清火。患者胸痛乃肝经气滞、血行不畅所致。故在原方基础上加制延胡索以行气活血止痛；易惊为郁火扰心、心神不宁所致，故加珍珠母以镇心安神。

〖出自：陈建明．解郁合欢汤临床应用举隅［J］．四川中医，2007（9）：121.〗

二、萱草忘忧汤

【处方来源】费伯雄《医醇賸义》

【原方组成】桂枝五分　白芍一钱五分　甘草五分　郁金二钱　合欢花二钱　广皮一钱　半夏一钱　贝母二钱　茯神二钱　柏仁二钱　金针菜一两

【剂型用法】汤剂，金针菜煎汤代水。

【原文病证】忧伤。忧愁太过，忽忽不乐，洒淅寒热，痰气不清。

【处方立意】

1．理论依据　费伯雄在《医醇賸义·劳伤》中言，“伤者，七情受伤也。百忧感其心，万事劳其形，有限之气血，消磨殆尽矣……忧愁太过，忽忽不乐，洒淅寒热，痰气不清，萱草忘忧汤主之”。此方根据《养生论》“合欢蠲忿，萱草忘忧”之启示而作。费伯雄先生认为，“忧伤肺，肺初不知忧也，心知其可忧，而忧之太过，肺伤则心亦伤也”。忧伤肺，思伤脾，忧愁太过，则心、肺、脾受损，肺气不能卫外，则洒淅寒热；脾虚则痰湿内生，故痰气不清；忧愁太过，气机郁结，则心神不宁。治疗需调和营卫，健脾化痰，疏肝解郁，养心安神。费伯雄巧妙地运用了药食同源的萱草祛忧消愁。萱草俗名“金针菜”，具有舒肝解郁、安神通窍功用，清代医家王世雄曾有“金针菜甘平利膈，清热养阴，解忧释忿，醒酒除黄，荤素宜之，与病无忌”的论述。金针菜为民间喜食蔬菜，费伯雄用食物代替药材，主要是取食物的良好口感及久服无毒，巧妙达到疏肝解郁、养心安神目的。

2. 组方特点 方以萱草、合欢花为君，二者相伍，疏肝解郁、安神通窍、理气活络。半夏燥湿化痰、降逆止呕、消痞散结；贝母清热化痰、散结解毒；郁金行气解郁、凉血破瘀；陈皮燥湿健脾、理气化痰，共为臣药。茯神健脾安神、淡渗利水；桂枝、白芍、甘草调和营卫，白芍并能柔肝，桂枝温经通脉，柏子仁养心安神、润肠通便，共为佐药。甘草为使，和中缓急，润肺解毒，调和诸药。全方集疏肝、化痰、安神、调和营卫于一体，君臣佐使配伍严谨，共奏疏肝解郁、化痰安神之功。

3. 炮制特色 金针菜煎汤代水煎药，一是考虑其剂量大而不方便煎煮，二是取汁后的金针菜还能进一步食用，既不浪费，也能增强疗效。

【经典仿学】

某 悲哀伤中，气火扰动，阳明胃经素有湿痰，以致神志恍惚，胸痛，卧不成寐，腿足肿而乏力。急宜开畅胸怀，怡情静养为要。

丹参 枳壳 郁金 半夏 陈皮 柏子仁 茯神 炙草 远志 秫米 黑料豆 合欢皮

（出自《马培之医案》）

简析：该方以萱草忘忧汤为基础，保留郁金、半夏、陈皮等核心药物，延续疏肝解郁、化痰安神之效。减去桂枝、白芍等调和营卫之品及贝母清热化痰之药，因无表证且以湿痰为主；以丹参易金针菜，增强养血活血、清心除烦之力。加枳壳行气、远志安神、秫米和胃、黑料豆滋肾，针对神志恍惚、胸痛、腿足乏力等症。全方紧扣原方解郁化痰的核心，通过药物加减，使治法更契合“悲哀伤中、湿痰扰神”的病机，彰显孟河医家灵活化裁的辨证思维。

【新用阐述】

1. 现代用量 桂枝 5g，白芍 10g，甘草 3g，郁金 10g，合欢花 10g，广陈皮 10g，半夏 10g，贝母 6g，茯神 10g，柏子仁 10g，金针菜 30g（煎汤代水）。

2. 功用主治　疏肝解郁，化痰安神。主治情志病，因忧愁过度所致七情内伤之郁证。

3. 辨证要点　①忧郁不乐，虚烦不安，悲伤喜哭，善太息，寒热互作；②注意力涣散，记忆力减退，夜不能寐；③咽中如有物阻，或咯痰色白量多，胸胁胀闷，纳食欠香；④舌质淡，苔薄白有齿痕，脉弦细小滑。

4. 拓展应用　凡肝郁不舒，情志不调，忧愁不乐，痰气不清等气血痰湿食诸般郁证、梅核气、不寐、心悸、胸痛等均可用此方加减。现代医学之抑郁症、慢性咽喉炎、失眠、心脏神经症等疾病可辨证使用。举临证案例：

徐某，男，42 岁，2005 年 1 月 19 日初诊。焦虑易悲，失眠 3 月。患者因工作压力大，又被领导批评，觉过分委屈，又无处可诉，渐出现精神焦虑，彻夜难眠，噩梦不断，情绪低落，悲伤欲哭，多方治疗无效，经李老学生介绍来此求治。来诊时面色憔悴，声低气怯，叙述病情时屡次泣不成声，多汗，舌红，苔白厚腻，脉弦细。辨证为忧郁伤神兼痰火扰心（虚实夹杂），治以调和气血，养心安神兼清热化痰，镇心安神。处方：桂枝、白芍、郁金、制香附、茯神、金针菜各 10g，半夏 15g，陈皮、合欢花、炙甘草各 6g，浮小麦 30g，生龙、牡各 50g（先煎），生珍珠母 60g（先煎），朱砂 3g（分冲），大枣 5 枚，3 剂，日 1 剂，水煎服。又配合思想开导。1 月 22 日复诊，即觉精神状态大转，面色红润，与前判若两人。自诉服上药后睡眠明显改善，继而情绪、食欲转佳。予上方去重镇安神类药，继服 6 剂而愈。

（出自《宁夏名老中医李遇春临床经验辑要》）

按语：案例为运用“萱草忘忧汤”为主的验案。“郁证”主由情志不畅，气机郁滞所致，日久可化火生痰，亦可耗伤心气营血，以致心神不安，脏腑阴阳失调。细析“萱草忘忧汤”，基本为桂枝汤合二陈汤化裁，桂枝、白芍、炙甘草调和气血阴阳；陈皮、半夏、贝母理气和胃化痰；郁金、萱草（金针菜）疏肝胆之郁；合欢花、柏子仁、茯神养心安神；因患者整夜不眠，眠则噩梦惊醒，多汗，故案中又加朱砂、生龙牡、生珍珠母以重镇安神，加浮小麦以敛汗凉心，合甘草、大枣，又有甘麦大枣汤之意。

三、喉痛方

【处方来源】马培之《青囊秘传》

【原方组成】生地一两 粉丹皮四钱 白芍二钱 麦冬六钱 川贝三钱 甘草三钱 玄参五钱 薄荷二钱 青果(打)五个

【剂型用法】汤剂,水煎服。

【原文病证】咽喉疼痛。

【处方立意】

1. 理论依据 咽喉为肺胃之门户,肾经亦循行于此,肺肾阴虚,虚火易上炎灼喉,导致咽喉疼痛;脾胃为后天之本,气血生化不足,咽喉失于濡养则易受邪侵。外感风热之邪,首先犯肺,循经上攻咽喉,亦可引发红肿疼痛;阴虚内热还可导致血分有热,热邪壅滞咽喉。故而马氏主张以滋阴凉血为主导,解毒透邪为辅助,贯彻"存得一分阴液则留得一分生机"的治疗理念,创制喉痛方,既清解热毒,又顾护人体阴液,截断病势传变。

2. 组方特点 本方以增液汤之生地黄、玄参、麦冬为君,三药相伍,滋阴清热、凉血生津,直滋肾水以制虚火,纠正阴虚火旺之本。臣药中,牡丹皮善入血分,清热凉血、散瘀消痈,可清透营血伏热;薄荷轻扬辛散,取"火郁发之"之理,宣散气分风热,引邪从表而解;白芍养血柔肝、缓急止痛,既防肝木乘肺加重肺热,又能酸敛护阴,三药各司其职,助君药祛邪。佐以川贝母清热化痰、散结消痈,化解咽喉痰热壅滞;青果利咽解毒、生津止渴,直达病所。使药甘草清热解毒、调和诸药,与白芍酸甘化阴,既缓和药物偏性,又着重滋补阴液耗伤。全方配伍严谨,养阴与清热并用,凉血与透邪共施,标本兼顾,共成滋阴清热、凉血解毒、利咽消肿之剂,精准诠释"养阴凉血为主,透邪解毒为用"的辨治精髓。

【经典仿学】

陈(左) 喉咽喉内关白腐,内热口燥。少阴伏热上升,燥邪外乘,急宜滋阴清肺而解燥邪。

鲜生地六钱 薄荷炭(后下)八分 甘中黄八分 通草八分 京玄参二钱 冬桑叶三钱 川雅连四分 天花粉三钱 金银花三钱 连翘壳三枚 大贝母三钱 凉膈散(包)四钱 鲜竹叶三十张 活芦根(去节)一尺

(出自《丁甘仁经典医案赏析》)

简析:本例喉疳见喉内关白腐、内热口燥,丁甘仁宗马培之"喉痛方"养阴凉血之旨，重用鲜生地清热凉血、养阴润燥为主药，芦根、天花粉助其清热养阴润燥；薄荷炒炭利咽敛疮，凉膈散清热通便使内热下行，鲜竹叶、通草清热利尿使热从小便而出，余药清热解毒利咽。全方继承马氏核心治法，又增“通腑利尿、导邪外出”之法，体现“上下分消、标本同治”的配伍智慧。

某 蕴毒内留，唇口疳碎而且痛，痛连齿舌，大便不爽，小溲短赤，脉小数，舌微赤。宜清热解毒，兼通腑气。鲜生地黄、上川连、银花、芦根、人中黄、生石膏、天花粉、淡竹叶、桔梗、连翘、黑玄参、丹皮、黑山栀、肥知母。

二诊：清热解毒兼通腑气，舌痛已松，大便尚结，唇口干燥，牙龈微痛，鼻孔燥塞，溲少，纳呆，脉小数。宜清胃泄热，佐以解毒。鲜生地黄、天花粉、粉丹皮、陈金汁、薄荷、人中黄、肥知母、芦根、玄参、金银花、连翘、淡竹叶、黑山栀、桑叶、枯芩。

三诊：余毒未清，唇口成疳，舌剥而绛，脉小数。宜清热解毒，以平胃热。川石斛、银花、天花粉、陈金汁、肥知母、玄参、连翘、芦根、丹皮、块滑石、赤芍、甘草、枯芩、象贝母。

（出自巢崇山《玉壶仙馆外科医案》）

简析：巢崇山治唇口疳碎（热毒蕴结口腔），三诊均以生地、玄参、丹皮为基础，紧扣马培之“凉血养阴”思路：首诊加石膏、知母清胃泻火，凉膈散、人中黄通腑解毒；二诊因大便仍结、唇口干燥，加薄荷、桑叶透散郁热，陈金汁增强解毒之力；三诊余毒未清、舌绛剥脱，佐石斛、赤芍养阴活血。全方始终以养阴凉血为纲，结合脏腑辨证（侧重胃热）灵活加减，既遵马氏“治毒需顾阴”之法，又凸显“清胃泄热、随证化裁”的专科特色，体现孟河医派师古不泥的学术传承。

【新用阐述】

1. 现代用量 生地黄 20g，牡丹皮 10g，白芍 10g，麦冬 15g，川贝母 10g，甘草 9g，玄参 15g，薄荷（后下）6g，青果 5g。

2. 功用主治 滋阴清热，化痰利咽，疏风解毒。主治咽喉疼痛，肺肾阴虚、风热外袭之证。

3. 辨证要点 ①咽喉疼痛，咽干口燥；②或伴有发热，微恶风寒，咳嗽等；③舌质红，苔少，脉细数。

4. 拓展应用 凡风热邪毒搏结伴阴伤之喉痈、喉疳、乳蛾、喉痹、咳嗽等均可用此方化裁。现代医学之化脓性扁桃体炎、扁桃体周围脓肿、急性会厌炎及会厌脓肿、咽喉炎、支气管炎等疾病属阴虚夹有风热之证可辨证应用此方。举临证案例：

蒋(右) 咽喉红丝满布，痰红音哑，脉形细数，左甚于右。心肝之火内炽，肾脉已被其戕，已成阴虚喉痹。当以清上实下。

玄参 生地 麦冬 桔梗 大力子 山栀 丹皮 海蛤散 茯苓 竹茹 枇杷叶

(出自《杨博良医案》)

按语：本方继承马培之喉痛方“养阴凉血”之旨；加丹皮凉血散瘀，去原方薄荷之辛散，易以牛蒡子(大力子)疏散风热、利咽解毒，更适咽喉红丝满布之症；增桔梗宣肺利咽、载药上行，山栀清泻心肝之火，海蛤散(海蛤壳研末)化痰软坚，针对“痰红音哑”加强清热化痰之力；佐茯苓健脾渗湿、竹茹加枇杷叶清肺和胃降逆，以防虚火灼津生痰，兼顾“肾脉已被其戕”之阴虚基础。体现“清上焦火、滋下焦阴、化中焦痰”的三焦分治思路，是马氏喉痛方从“急性热毒”向“慢性阴虚火旺”证型的拓展应用，彰显“随证化裁、标本兼顾”的辨证智慧。

四、豢龙汤

【处方来源】费伯雄《医醇賸义》

【原方组成】羚羊角一钱五分 牡蛎四钱 石斛三钱 南沙参四钱 麦冬(青黛少许拌)一钱五分 川贝(去心，研)二钱 夏枯草一钱五分 丹皮一钱五分 黑荆芥一钱 薄荷炭一钱 茜草根二钱 牛膝二钱 茅根五钱 藕五大片

【剂型用法】汤剂，水煎服。

【原文病证】鼻衄。肝火蕴结，骤犯肺穴，火性炎上，逼血上行，故血从鼻出。

【处方立意】

1. 理论依据 费伯雄谓：“鼻衄一症，与吐血不同。吐血者，阴分久亏，龙雷之火犯肺，日受熏灼，金气大伤，其来也由渐，其病也最深，故血从口出，而不从鼻出。鼻衄之症，其平日肺气未伤，只因一时肝火蕴结，骤犯肺穴，火性炎上，逼血上行，故血从鼻出，而不从口出。每见近来医家，因方书犀角地黄汤条下，有统治吐血、衄血之语，一遇鼻衄，即以犀角地黄汤治之，究竟百

无一效。此其弊在拘执古方，不明经络。盖犀角地黄多心肾之药，用以治肝肺，宜其格不相入矣。予自制豢龙汤一方，专治鼻衄，无不应手而效。”其意是说，鼻衄多因肝经郁火上犯肺窍所致，治当滋水清肝，清润肺金。水深方可豢龙，此方为补水、平肝、潜降龙雷虚火之剂，遂命名为豢龙汤。

2. 组方特点　方中羚羊角、牡蛎、青黛、夏枯草直折肝火，平肝降逆，以除致病之因；沙参、石斛、麦冬、川贝母滋养肺肾之阴，既润肺金以制肝木，又滋水涵木从本论治；合牛膝引虚火下行；茜草、白茅根凉血止血，为治标之要药；黑荆芥、薄荷炭辛香透散，既增强止血之效，又可疏解肝经郁热，使血止而不留瘀；藕片和中补血，顾护脾胃，践行“治肝必顾脾土”之旨。全方清肝与润肺并行，止血与散瘀兼顾，祛邪与扶正同施，共奏清肝泻火、润肺止血之功。

3. 炮制特色　用青黛拌麦冬是炮制特色，方法是将药物湿润后，加入定量的青黛细粉拌匀。青黛，性寒味咸，入肝经，《神农本草经疏》言“解毒除热，固其所长，古方多有用之于诸血证者”，长于“大泻肝经实火及散肝经火郁”，故用青黛拌麦冬，既可养阴生津，润肺止咳，又能增强其清热凉肝之功，适应本方所治之证，肝肺并治。

【经典仿学】

江堰黄某，风阳鼓动，逼血上行，不时鼻衄。治宜和荣柔息。

南沙参三钱　紫丹参三钱　怀牛膝二钱　羚羊角一钱半　薄荷炭一钱半　茜草根二钱　甘菊花二钱　净蝉衣二钱　桑叶屑一钱半　牡丹皮二钱　柏子仁一钱半　广皮白一钱　象贝母二钱　合欢花二钱　藕五片　甘蔗一两

（出自《费绳甫医话医案》）

简析：肝阴不足，肝阳过亢，风阳上冲，引动气血上逆，血溢脉外则不时鼻衄。治宜滋阴柔肝，息风止血。针对肝阳上扰、血分失和的基本病机，费绳甫与费伯雄豢龙汤的治疗思路一脉相承。采用原方中羚羊角、南沙参、丹皮、牛膝等核心药物，清肝凉血、引血下行；加入甘菊花、桑叶、蝉蜕疏散肝热祛风；丹参既补肝血以柔肝，缓解肝热伤阴，又通血脉以和血，血和则不逆，辅助丹皮凉血散瘀以防凉血药过于凝滞；投以柏子仁、合欢花解郁安神；广皮理气健脾，和中燥湿补而不滞。

【新用阐述】

1. 现代用量　水牛角 30g，牡蛎 10g，石斛 10g，南沙参 10g，麦冬（青黛少许拌）10g，川贝母 6g，夏枯草 10g，牡丹皮 10g，黑荆芥 10g，薄荷炭 5g，茜草根 10g，牛膝 10g，茅根 15g，藕 5 片。

2. 功用主治 清热泻火，凉血止血。主治鼻衄，肝火犯肺，迫血妄行者。

3. 辨证要点 ①鼻衄，血色鲜红，量多；②烦躁易怒，心烦不宁；③口干多饮；④舌红少津，苔黄，脉弦数。

4. 拓展应用 现代医学中的鼻病、高热病、血液病、肝硬化等所致鼻腔出血属肝火上犯者可辨证应用此方。举临证案例：

马某，男，60 岁，1997 年 9 月 13 日初诊。反复鼻出血 10 余年，突发 2 天，右侧鼻孔出血不止，出血点看不清，经鼻腔填塞凡士林细纱条，血从后鼻孔下流，即改用后鼻孔填塞止血，血压 21/13kPa，血、尿、大便常规检查未见明显异常，心电图 T 波低平，面赤，舌苔黄腻，脉弦细数。证属肝阳上亢致衄。治宜平肝潜阳，凉血止血。予豢龙汤 3 剂煎服。药后衄止，即除去鼻孔填塞物，又服 5 剂，血压为 17/11 kPa，舌苔薄黄，脉软不数，随访 1 年无复发。

〖出自：张宏鸣，武海．豢龙汤治疗顽固性鼻衄 100 例［J］．四川中医，1999（8）：55.〗

按语：本案患者血压高，症见面赤，舌苔黄腻，脉细弦数，故辨证为肝阳上亢致鼻衄，予方豢龙汤原方，治以滋水清肝，清润肺金，平肝潜阳，凉血止血，药后鼻衄止，疗效颇佳。

五、苍玉潜龙汤

【处方来源】费伯雄《医醇賸义》

【原方组成】生地四钱　龟板六钱　石膏三钱　龙齿二钱　石斛三钱　花粉二钱　丹皮一钱五分　羚羊角一钱五分　沙参四钱　白芍一钱五分　藕三两　茅根五钱

【剂型用法】汤剂，水煎服。先以藕、茅根共同煎汤代水，再煎他药。

【原文病证】齿、牙出血。阴虚阳亢之非牙宣出血。症见齿缝出血，牙并不宣，多则血流盈盏，昼夜十余次，面红目赤，烦扰不安。

【处方立意】

1. 理论依据 本方乃费伯雄为治非牙宣所致齿衄而自制的处方。费氏曾云“牙宣出血一症，不过胃火炽盛，肉不附骨，故血热而上涌。其牙不宣而出血者，乃阴虚阳亢，龙雷之火，冲激胃经所致”，故自制苍玉潜龙汤，以“苍玉”类清润之品滋养阴液（壮水之主），以“潜龙”之法重镇降逆、平息虚火（以制阳光），二者协同，共奏滋阴清热、潜阳止血之效，恰如其分地概括了费伯雄针对“阴虚阳亢、龙雷火动”所致齿衄的治疗思路。

2. 组方特点　方中生地、龟板、石斛、沙参等具有滋阴清热的作用，可滋养肝肾之阴，肾阴充足则虚火自降，从而减少因阴虚火旺导致的迫血妄行；丹皮、白芍等具有凉血的功效，能清血分热邪，使血凉而不妄行；羚羊角、龙齿等可平肝潜阳，肝阳得潜，则不会化火动血，有助于稳定气血运行，防止血随气逆而溢出脉外；石膏清胃火，可用于胃火上炎导致的齿衄，进一步增强止血之效。诸药合用，滋上清下，凉血止血。石膏清泻胃火，针对齿衄之标；藕、茅根煎汤代水，既凉血止血，又导热下行。全方滋阴、潜阳、凉血、泻火并用，滋上清下，使阴液得补、虚火得降、肝阳得潜、血热得清，体现“清热不伤阴，血止不留瘀”的配伍特色。

【经典仿学】

董（左）　齿属肾，龈属胃，肾阴亏耗，胃火循经上升，牙龈渗血，内热口燥。宜育阴清降。

鲜生地五钱　羚羊角片四分（另煎汁，冲服）　川石斛三钱　天花粉三钱　粉丹皮二钱　大麦冬（青黛拌）三钱　冬桑叶三钱　怀牛膝二钱　川贝母二钱　生石决（先煎）八钱　鲜竹茹三钱　鲜藕四两（去皮，切片入药）　茅、芦根各一两

（出自《丁甘仁经典医案赏析》）

简析：本例齿衄而伴口燥，从“内热”可知本案可能还有面红目赤、烦躁易怒等症。本案紧扣“肾阴亏耗，胃火循经上升”的核心病机，在苍玉潜龙汤原方基础上巧妙化裁。保留生地、石斛、天花粉滋阴生津的同时，增用麦冬加强育阴之力，青黛拌麦冬清肝凉血，标本兼顾；以生石决替换龙齿，强化平肝潜阳之效，搭配羚羊角清肝泻火、清热解毒，合力平抑上亢虚火；选用冬桑叶疏散肝热，鲜竹茹清泻胃热，二者与丹皮相伍，增强清热凉血之功，辅以川贝母化痰散结，避免热邪炼液成痰。在止血方面，原方以石膏清泻胃火，本案新增怀牛膝引血下行，配合鲜藕、茅芦根增强凉血止血之力，导虚火从下而泄。此外，减去龟板、沙参、白芍等滋腻之品，避免碍胃，共奏育阴潜阳、清热降火之功。

【新用阐述】

1. 现代用量 生地黄 10g,龟板 15g,石膏 10g,龙齿 10g,石斛 10g,天花粉 10g,牡丹皮 10g,水牛角 30g,北沙参 12g,白芍 10g,藕节 90g,白茅根 30g(同煎汤代水)。

2. 功用主治 养阴清热,凉血止血。主治齿衄,阴虚阳亢,龙雷火动,血随热溢者。

3. 辨证要点 ①牙龈出血,血色鲜红;②面目红赤,烦躁易怒;③口干多饮,大便秘结,腰膝酸软;④舌质红少苔,脉细数。

4. 拓展应用 凡属于阴虚阳亢所致齿衄、鼻衄、皮下出血、咯血、便血、尿血、崩漏,均可以此方辨证加减治疗。现代医学之牙龈炎、鼻黏膜破裂、过敏性紫癜、支气管扩张咯血、肠道出血、痔疮、慢性肾炎、功能性子宫出血等,可辨证选用此方。举临证案例:

女性,26 岁,病案号 111684。患者鼻衄、齿衄和皮下出血反复发作 10 余年。1984 年骨髓检查,诊断为血小板减少性紫癜,PLT(10~20)×10^9/L。1987 年 10 月 26 日收住我院。进一步检查,确诊为骨髓增生异常综合征。入院后月经来潮,量多、色深红,10 余天不止,伴鼻衄,量多、色淡红;头晕、乏力、心悸、气短,烦躁易怒,口干、手足心热,寐少多梦。舌质淡红,舌苔薄白,脉弦滑细。辨证属于阴虚血热,灼伤鼻络。治宜养阴清热,凉血止血。用苍玉潜龙汤加减,药用:生地 30g,白芍 15g,侧柏叶 30g,知母 10g,牛膝 15g,藕节 30g,龙齿 30g(先下),生石膏 30g(先下),龟板 30g(先下),仙鹤草 30g,女贞子 30g,旱莲草 30g,水煎服,1 日 1 剂,早晚分服。服 3 剂后衄血减少,服 7 剂血止。

〖出自:陈庆平.苍玉潜龙汤治疗鼻、齿衄[J].中日友好医院学报,1992(2):123.〗

六、芎归桂朴汤

【处方来源】费伯雄《医醇賸义》

【原方组成】川芎八分 当归二钱 桂枝八分 厚朴一钱 枳实一钱 广皮一钱 半夏一钱五分 茯苓三钱 天麻六分 菊花二钱 姜三片

【剂型用法】汤剂,水煎服。

【原文病证】痰饮。留饮者,留而不去也。心下痞满,作哕,头眩。

【处方立意】

1. 理论依据 中医遵循“病痰饮者,当以温药和之”之旨,认为留饮病机为中焦脾胃阳虚，运化失司，水液停聚成饮且留着难去。脾胃阳虚则温化无权，饮邪停滞心下（胃脘），阻滞气机，故见心下痞满、气逆作哕；饮邪久留可兼夹三方面变证：其一，饮阻气机，津聚为痰，痰饮上犯清阳，致头晕头昏；其二，饮邪阻滞血脉，血行不畅而成瘀，见头痛、口干不欲饮；其三，饮郁化热，上扰清窍，发为目干、视物模糊。留饮作为痰饮中特殊类型，因其病位固定、病程迁延，治疗需在温阳化饮（如苓桂术甘汤之意）基础上，兼以理气化痰、活血通络、清泄郁热，使阳气振奋，饮邪得化，变证得除，费氏创芎归桂朴汤以达振奋阳气、蠲除饮邪、消除变证之效。

2. 组方特点　本方以川芎、当归为君药，川芎活血行气、祛风止痛，当归养血和血，二药气血双调，针对留饮久病入络、气血瘀滞之病机；以桂枝、厚朴为臣药，桂枝辛甘温通，专入脾胃温阳化饮，厚朴苦燥辛散，理气消痞、燥湿降逆，二药协同，既复脾胃阳气以化饮邪之本，又畅气机阻滞以除心下痞满之标；佐以三组药物协同增效：其一，半夏、陈皮取法二陈汤燥湿化痰、和胃止呕，针对饮阻气机、津聚为痰之变证；其二，枳实破气消积，与厚朴相须为用，增强下气除痞之力，茯苓健脾渗湿，助桂枝温阳化饮，共成“培土制水”之功；其三，天麻平肝息风止眩，针对饮邪上犯清阳之头眩，菊花清肝明目、清热润燥，既制温药燥性，又治饮郁化热之目干。使以生姜降逆止呕、调和诸药，兼制半夏毒性。全方以温阳化饮为根基，活血通络、理气化痰、息风清热诸法并用，使阳虚得补、饮邪得化、气畅血行、痰消热清，诸症悉除。

【经典仿学】

江阴方某，荣分久亏，肝胃气板痛，肝风上扰，头目眩胀，入夜更甚。治宜养血祛风，流畅中脘。

全当归二钱　大白芍一钱五分　抚川芎八分　上肉桂三分　川桂枝一钱　明天麻六分　蔓荆子一钱　甘菊花二钱　陈广皮一钱五分　制半夏一钱五分　川厚朴一钱　连壳蔻一钱　白蒺藜三钱　台乌药一钱　细青皮一钱五分　玫瑰花三朵　白檀香六分

（出自《费绳甫医案医话》）

简析：本方遵芎归桂朴汤温化饮邪、调和气血之旨，随证化裁。川芎辛散温通，行血中之气；当归补血活血，二者气血同调。桂枝温阳化气行饮，厚朴配枳实下气消痞，共除中焦湿滞。增入大白芍酸甘化阴，与归芎相协补血；肉桂协同桂枝温补命门，助阳化饮。蔓荆子、白蒺藜清头目、平肝息风；连壳蔻、台乌药等行气和胃。全方融养血、温阳、祛风、行气于一体，使营血充、阳气复、肝风平、气机畅，切中荣亏、气痛、风扰之病机。

【新用阐述】

1. 现代用量 川芎10g，当归10g，桂枝5g，厚朴10g，枳实10g，陈皮10g，姜半夏10g，茯苓10g，天麻10g，菊花10g，生姜3片。

2. 功用主治 温阳化饮，化痰通络。主治痰饮，脾胃阳虚，水液停聚者。

3. 辨证要点 ①胸闷脘痞，呕吐清水，咳吐清稀痰涎；②头晕目眩，疲劳乏力；③大便溏烂；④舌质淡，苔薄白腻，脉滑。

4. 拓展应用 凡脾胃阳虚、水饮不化所致留饮、眩晕、鼓胀、水肿等，可以此方为基本方加减治疗。现代医学之水肿、腹水、尿潴留、高血压等由水液停聚、留饮上犯者亦可辨证应用此方。举临证案例：

蒋（右） 经停二月，切脉细涩，二尺未见动静，非为有子任。当于理气之中，参入温经一法。

当归 川芎 桂心 厚朴 制半夏 泽泻 香附 青皮 砂仁 泽、佩兰 苏梗 黄柏

（出自《杨博良医案》）

按语：本案与原方“脾胃阳虚、饮邪留滞”虽病位不同，但拓展应用中，温阳化饮、理气行滞之法相通。故沿用原方当归、川芎活血行气；桂心（代桂枝）温阳通脉（延续温药和饮之法）；厚朴、制半夏、青皮理气化痰（取二陈汤化痰之意）。去原方茯苓、天麻、菊花之健脾息风，针对“经停”加香附、砂仁、苏梗增强理气调经之力，配泽兰、佩兰活血通经、化湿行滞；加泽泻淡渗利湿，防痰饮内生；少佐黄柏苦寒反佐，制温药之燥，避免耗伤阴血。全方以原方“温阳化饮、理气行滞”为基础，侧重温经活血、调理冲任，使寒散、气行、血通，虽主治转向妇科经闭，却暗合“病痰饮者当以温药和之”之旨，体现了原方“温通兼调气血”的治法延伸。

七、逢原饮

【处方来源】费伯雄《医醇賸义》

【原方组成】天冬一钱半 麦冬一钱半 南沙参四钱 北沙参三钱 胡黄连五分 石斛三钱 玉竹三钱 蛤粉四钱 贝母二钱 茯苓三钱 广

皮一钱　半夏一钱五分　梨汁半杯（冲服）

【剂型用法】汤剂，水煎服。

【原文病证】消渴。上消者，肺病也。肺气焦满，水源已竭，咽燥烦渴，引饮不休，肺火炽盛，阴液消亡。

【处方立意】

1. 理论依据　《素问病机气宜保命集·消渴论》将上消病位定位于上焦，称“上消者上焦受病，又谓之鬲消病也”，以“多饮水而少食，大便如常或小便清利”为主要表现，核心病机为上焦燥热。费伯雄在《医醇賸义》中进一步阐释，指出上消属肺病，因“肺气焦满”致阴液耗竭，症见咽燥烦渴、引饮不休；肺阴亏耗则水源枯竭，兼见烦热多汗、大便干结。肺燥火旺易炼液成痰，形成“火盛痰燥”互结之局，痰浊阻滞气机，与燥热协同消灼阴液，故见舌干质红、苔薄黄或燥黄。治疗上遵循《素问》“燥者润之”之旨，费伯雄提出以大队清润药物滋阴润肺（澄其源），同时佐以渗湿化痰之品清热涤痰（杜其流），使肺阴得复、痰火得平，犹如寻得源头活水以润泽周身，故名“逢源饮”，蕴含“滋阴润燥以复肺津、化痰清热以绝痰火”的治法深意。

2. 组方特点　方中以天冬、麦冬、南沙参、北沙参、石斛、玉竹等大队甘寒清润之品为核心，专入肺经滋阴润肺，以补肺阴虚润肺热燥；配伍梨汁鲜品打汁冲服，取其甘凉多汁之性，增强生津止渴、润肺润燥之效，快速缓解口渴多饮之急症；佐以胡黄连清退虚热、除疳热、清湿热，加强针对“肺燥火旺”的清热之力；更用海蛤粉、川贝母清热化痰散结；二陈汤（茯苓、陈皮、半夏）健脾渗湿，理气和中，燥湿化痰，既针对“火盛痰燥互结”清热涤痰、调理气机，又防滋阴之品滋腻碍胃。全方补运结合、清润与燥化并用，滋阴而不滞腻、化痰而不伤阴，共奏滋阴润肺、清热化痰之功，与传统消渴方纯以甘润滋阴或侧重清热者有明显区别。

【经典仿学】

某　咽干舌燥，口渴引饮，目燥昏花，大便燥结，矢如羊粪，右关脉来数滑，此火炎土燥，消灼肾阴也。治宜润燥救阴法。

大生地四钱　大麦冬三钱　明天冬二钱　川石斛三钱　全瓜蒌三钱　酒炒黄连三分　京玄参二钱　黑山栀一钱半　大麻仁三钱　荸荠（打碎，同煎）五枚

（出自《费绳甫医话医案》）

简析：脾土受实热熏蒸，中焦燥热亢盛，耗伤津液；“肺与大肠相表里”，

肠燥津伤,津液不能上承于口咽,则咽干舌燥;津伤欲求补充,故口渴引饮。肝开窍于目,肝血与肾精同源。脾胃燥热耗伤津液,日久波及肾阴,肾阴不足则肝阴失养,目窍失于肾精肝血的濡润,故目燥昏花。脾胃燥热伤津,肠道失于津液濡润,传导失司,燥屎内结,"无水舟停"。费绳甫在本案中,沿用了费氏逢原饮的思路,补运结合,滋而不腻,运而不燥。以黄连、山栀、瓜蒌清热与生地、麦冬、天冬、石斛、玄参、荸荠滋阴为核心,辅以瓜蒌、火麻仁润下,针对火炎土燥,土不生金,消灼肺阴的病机,既清实热以断耗津之源,又滋肺胃之阴以复已伤之津,同时润通肠道燥结。

【新用阐述】

1. 现代用量 天冬 10g,麦冬 10g,南沙参 15g,北沙参 15g,胡黄连 5g,石斛 10g,玉竹 10g,蛤粉 10g,川贝母 6g,茯苓 10g,广陈皮 10g,法半夏 10g,生梨汁半杯(冲服)。

2. 功用主治 养阴清热,润肺化痰。主治消渴,肺胃阴伤之上消。

3. 辨证要点 ①多饮、多食、形体消瘦或尿有甜味;②口干欲饮,口舌干燥;③胸闷不畅,或咳嗽,痰少而黏;④舌红苔黄,脉浮大而弦。

4. 拓展应用 凡因肺热阴虚引起的口干多饮、目干目燥、咽干咽痛、干咳少痰等均可以此方为基础方加减,现代医学之糖尿病、干燥综合征、慢性咽喉炎、支气管炎等,可辨证使用此方;若糖尿病患者,可去生梨汁。

八、祛烦养胃汤

【处方来源】费伯雄《医醇賸义》

【原方组成】鲜石斛五钱 石膏四钱 天花粉三钱 南沙参四钱 麦冬二钱 玉竹四钱 山药三钱 茯苓三钱 广皮一钱 半夏一钱五分 甘蔗三两

【剂型用法】汤剂,甘蔗煎汤代水。

【原文病证】消渴。中消者,胃病也。胃为谷海,又属燥土。痰入胃中,与火相乘,为力更猛。食入即腐,易于消烁,经所谓除中,言常虚而不能满也。

【处方立意】

1. 理论依据 中消,病位在胃,核心病机为胃热炽盛与阴液亏虚并存,兼夹脾虚痰滞。胃属燥土,主受纳腐熟水谷,若胃火亢盛(或由肝郁化火犯胃、嗜食辛辣厚味酿热所致),则腐熟水谷之力过亢而见消谷善饥;热盛灼伤胃阴,津不上承故口渴多饮;胃热下迫虽可致小便频多,但程度不及下消;脾胃相为表里,胃热久羁必耗伤脾气,使脾失健运,水湿内停聚而成痰,形成“胃热阴虚、脾虚痰滞”互见之候,故临床可见神疲气短、大便溏烂、苔腻、脉虚数无力等症。费伯雄指出,中消乃“痰入胃中,与火相乘”,致胃热消谷之力过亢(如《内经》所言“除中”),治疗需清阳明胃热、润燥化痰,故创祛烦养胃汤。

2. 组方特点　本方以鲜石斛、麦冬、玉竹、天花粉、甘蔗等甘寒清润之品为核心,滋养胃阴、清热生津,直击胃热伤阴所致的口渴多饮、多食善饥;配伍石膏大寒清泄,速降阳明胃火,急治“火热杀谷”之标症;佐以山药、茯苓健脾益气、渗湿止泻,恢复脾虚失运的根本;陈皮、半夏理气和中、燥湿化痰,既消胃热炼液成痰之患,又防滋阴清热药物滋腻碍脾。全方清润与温燥并用,补运兼施,使胃热得清、胃阴得复、脾气得健、痰滞得化,共奏清胃养阴、健脾化痰之效。

【经典仿学】

四川布政使周敬诒之夫人,道经沪上,患疟疾,间日一作,杂药乱投,酿成危症。胸脘痞满,作恶呕吐,粒米难进。口渴引饮,口舌起泡作痛,彻夜不寐,月事淋漓八日,下紫黑血块,小溲涓滴,色赤觉热,脉来细弦而数。邪热自气入营,气血两燔,津液有立尽之势。治必气血两清,甘润生津,方能补救。

生石膏六钱　霜桑叶一钱五分　鲜生地八钱　玄参一钱　南沙参四钱　大麦冬三钱　川石斛四钱　天花粉三钱　川贝母三钱　生枳壳一钱　鲜竹茹三钱　鲜芦根二两

一剂病减,再剂霍然。

(出自《费绳甫经典医案赏析》)

简析:该患者疟疾误治伤及中焦脾胃后,又邪热伤及气阴、津液耗伤。本案保留了原方祛烦养胃汤中石膏、麦冬、石斛等药,以清泄胃热,滋养阴液,同时加入鲜生地、玄参凉血活血,改善月事淋漓、紫黑血块之症;以川贝母清热化痰、生枳壳理气消胀,兼顾化痰与理气;添入鲜竹茹、鲜芦根清热止呕生津,且芦根可导热从小便而出。诸药协同,既清气分血热,又养胃中阴津,同时化痰理气,标本兼顾,精准施治,故一剂显效,再剂病愈。

【新用阐述】

1. 现代用量　鲜石斛15g,石膏10g,天花粉10g,南沙参15g,麦冬

10g,玉竹 10g,山药 10g,茯苓 10g,陈皮 10g,法半夏 10g,鲜甘蔗 90 克(煎汤代水)。

2. 功用主治 滋阴清胃,健脾助运。主治消渴,胃阴不足、脾虚不运之中消。

3. 辨证要点 ①多饥善食,口干多饮;②脘腹发胀,口黏多痰;③神疲气短,汗出时作,或大便不实;④舌质淡,舌苔厚腻,脉细数。

4. 拓展应用 现代医学之糖尿病、干燥综合征、复发性口腔溃疡、习惯性便秘等属胃热阴伤、脾虚痰滞者可辨证使用此方,但糖尿病患者应去鲜甘蔗。举临证案例:

孙,男。善饥为中消,善饮为上消,小水淋沥如粉碱为下消。三消并见者少。是以甫经半月,即肉削神疲,入夜两足筋搐作痛,痰多白沫,舌苔滑腻,脉细滑小数。肾虚胃热,湿火煎熬津液也。延非所宜。多诊后(25 诊)三消兼患已久,经治以来,更迭多方,偶进温摄,屡屡不易受;刻下溲时溅浊如盐霜渐少,而饥渴复甚,舌本觉大,舌苔亦化,脉复细数。肾胃之火内炽,销烁真阴,煎熬不已。拟古人玉女煎出入。

大熟地五钱 生石膏五钱 大麦冬二钱 云苓三钱 肥知母一钱五分 川黄柏一钱五分 北沙参四钱 川石斛四钱 五味子五分 泽泻一钱五分 藕二两切片

(出自《贺季衡医案》)

按语:临诊案例患者上中下三消并现,病机为胃热阴虚兼湿浊内停,与祛烦养胃汤主治的中消"胃热阴虚、脾虚痰湿"病机相通,故以祛本方为基础。方中延续了祛烦养胃汤清胃热、养胃阴、化痰湿的核心配伍,即石膏清胃热、麦冬与石斛养胃阴、茯苓健脾渗湿,又借鉴玉女煎中"石膏加熟地"清胃滋肾之法,加熟地滋补肾阴以应对下消肾阴亏虚,五味子酸甘化阴、固肾涩精,弥补原方补肾之力不足;同时增黄柏清热燥湿、泽泻导湿热下行,强化下焦湿浊治理,既避免玉女煎方的养阴之滋腻,又克服祛烦养胃汤的温燥之弊。全方融合两方所长,清胃热、养胃阴、补肾精、利湿浊同时使用,使胃热得清、肾阴得补、湿浊得化,实现"上中下三焦"的全面调治,是对原方在三消并见复杂病机中的创新性拓展应用。

九、乌龙汤

【处方来源】费伯雄《医醇賸义》

【原方组成】元武版八钱　生地六钱　天冬二钱　南沙参四钱　蛤粉四钱　女贞二钱　料豆三钱　山药三钱　茯苓二钱　泽泻(盐水炒)一钱五分　车前二钱　藕三两

【剂型用法】汤剂,藕煎汤代水。

【原文病证】消渴。下消者,肾病也。坎之为象,一阳居于二阴之中。肾阴久亏,孤阳无依,不安其宅,于是饮一溲一,或饮一溲二;夹有浊淋,腿股枯瘦,而病益深矣。

【处方立意】

1. 理论依据　费伯雄以《周易》坎卦类比肾之生理,指出下消病位在肾,核心病机为肾阴久亏、孤阳浮越、封藏失司。坎卦一阳居二阴之中,恰似肾阴为基、肾阳寓内的阴阳互根之态,若肾阴耗竭,肾阳失养则成"孤阳"浮越(不安其宅),致肾失封藏,阴亏津不固摄、阳浮水不化气,故见"饮一溲一"或"饮一溲二";虚火煎熬津液成浊,则溲夹浊淋;肾主骨充腰膝,阴精亏耗故腿股枯瘦。对此,费伯雄强调治以"培养真阴为主,少佐清利",创乌龙汤治之:以"乌"喻肾阴(肾属水、色黑),"龙"喻肾阳(相火),暗合坎卦"阴含阳"之象,方中重用龟板、生地等滋阴填精以固根本(壮水制阳),佐以泽泻、蛤粉轻清渗利以防湿浊,体现扶正兼祛邪之思路,使肾阴得复、虚阳得潜。

2. 组方特点　全方以龟板、生地黄为君,龟板咸寒入肾,滋阴潜阳、补肾健骨;生地甘寒质润,滋肾水、填真阴,共奏壮水制火之功。天冬、南沙参润肺滋肾,金水相生;女贞子、黑料豆补益肝肾、滋阴养血;山药健脾固肾,补后天以充先天,合为臣药,助君药大补肾阴。茯苓渗湿健脾,泽泻、车前子淡渗利湿、导热下行,使水湿浊热从小便而出,三药为佐,以防补阴过腻致湿浊内停。蛤粉咸寒,清肾经虚热、化痰湿、软坚散结,助中焦运化,兼制虚火炼液成痰之弊;藕煎汤代水,取其甘寒多汁之性,既能快速滋阴润燥,又可凉血散瘀,防滋阴恋邪。全方补阴而不滞涩,利湿而不伤正,共成滋阴清热、利湿泄浊之效,体现"壮水制阳、补利兼施"的治疗特色。

3. 炮制特色　泽泻用盐水炒,取咸能入肾,以加强利水渗湿之用。

【经典仿学】

饮一溲二，或小溲浑浊，肾有蕴热，下消症也。治宜益肾清热。

大生地三钱 生龟版四钱 川黄柏一钱 肥知母一钱 女贞子三钱 明天冬二钱 黑料豆三钱

（出自《费绳甫医话医案》）

简析：本案仍重用原方中龟板、生地为君药；并在乌龙汤基础上去南沙参、蛤粉、山药、茯苓等养阴化痰、调理中焦之品，加黄柏、知母增强清热降火之力，专注肾经论治，以滋阴药配伍苦寒清热之品，形成“滋阴不恋邪，清热不伤阴”特点，适用于肾经蕴热较甚、阴液受损但中焦无湿滞，症见饮一溲二、小便浑浊、热象更显著的下消者。体现了“源出一辙而侧重有别”的学术脉络。

【新用阐述】

1. 现代用量 醋龟板（先煎）15g，生地黄 10g，天门冬 10g，南沙参 15g，蛤粉 10g，女贞子 10g，黑料豆 10g，山药 10g，茯苓 10g，泽泻（盐水炒）10g，车前子 10g，藕 90g（煎汤代水）。

2. 功用主治 培育真阴，清利水湿。主治消渴，肾阴久亏之下消。

3. 辨证要点 ①多饮，多食，形体消瘦；②小便清长，夹有白浊，或尿有甜味；③下肢痿软无力，腰酸腰痛；④ 脉浮大而弦，按之搏指，重按无力。

4. 拓展应用 凡肾阴亏虚所致消渴、燥证、水肿、肾劳均可以此为基础方加减。现代医学之糖尿病、糖尿病肾病、慢性肾炎、肾衰竭、尿毒症等亦可辨证应用此方。举临证案例：

消渴已止，眠食俱安。痰嗽未平，胸腹仍胀，乃木火余威，木击金鸣，火灼金伤故也。曾经产后，经前作痛，于兹七载，尚未妊育，女子八脉有亏。现在经闭二月有余，脉象细数无力，非胎候也。有虚劳之虑。宜静补其阴。

天、麦冬 生、熟地 冬术 龟版 儿参 女贞 玉竹 熬膏

（出自《王九峰医案》）

按语：本案在乌龙汤基础上灵活化裁，以“培育真阴”为核心：保留君药龟板滋阴潜阳以固肾本，将生地、天冬改为生地、熟地、天冬、麦冬，加玉竹增强滋阴养血、润肺生津之力，针对肺津灼伤之痰嗽；因无湿滞，去茯苓、泽泻、车前子等渗利药以防伤阴，加冬术健脾燥湿、理气消胀治

"胸腹仍胀"；以太子参代南沙参，益气生津而不壅滞，契合虚劳体质。同时改汤剂为膏剂，取缓图补虚之效。虽未用原方清利水湿法，却紧扣肾阴亏虚病机，通过肺肾同治、调和中焦、调补冲任，将原方拓展用于肾阴亏虚兼痰嗽、经闭等杂症，彰显中医"病机同源则治法可通""随证加减"的辨证智慧。

十、宅中汤

【处方来源】费伯雄《医醇賸义》

【原方组成】天冬二钱　紫河车（切）二钱　人参二钱　茯神二钱　黄芪二钱　当归二钱　白芍一钱　丹参二钱　柏仁二钱　远志（甘草水炒）五分　莲子（去心）二十粒

【剂型用法】汤剂，水煎服。

【原文病证】心劳。心劳者，营血日亏，心烦神倦，口燥咽干。

【处方立意】

1. 理论依据　《内经》倡导"形神合一"，强调身心共调。若五脏积劳、七情内伤，加之思虑过度，必致营血暗耗、心神失养，发为心劳，症见心烦神倦、口燥咽干等。费氏以"宅中"名方，取"安宅心神、滋养中焦"之意，立法以益气养血、调和营卫为要，旨在培补气血生化之源，使心神得养、形神复归平和。针对心脾两虚兼有虚热，与归脾汤偏重气血不足、脾不统血有所区别。

2. 组方特点　本方以人参、黄芪为君，人参大补元气、复脉固脱，黄芪补气升阳、固表止汗，二药相须为用，共补脾肺之气、充气血生化之源；臣药为丹参、当归，丹参活血祛瘀，当归补血活血，两药协同养血和营，辅助君药填补营血亏虚；另组臣药柏子仁、天冬，柏子仁养心安神，天冬滋阴润燥、清肺降火，助君药安心神；佐药包括茯神、远志、白芍、莲子、紫河车，其中茯神宁心安神、利水渗湿；远志祛痰开窍、安神益智；白芍养血敛阴、柔肝和营以助营血调和，莲子补脾益肾、交通心肾，二药清心除烦以缓解口燥咽干等虚热之症；紫河车温肾补精、益气养血。诸药相合，佐君臣宁心、祛痰、柔阴以安定神志。全方以补为核心，气血同调、心脾兼顾，补中有清，使元气充、营血足、心神安，共奏补益心脾、益气生血、滋阴清热之效，恢复机体阴平阳秘之态。

3. 炮制特色 制远志具有宁心安神、祛痰开窍、解毒消肿的功效。远志用甘草水炒是远志的特殊炮制方法，因甘草能抑制远志“戟人咽喉”的刺激之弊。《本草求原》认为远志味苦下行，故以甘草浸晒，使甘缓上发也；现代研究认为，远志以甘草炮制可增强其补脾益气、安神益智的作用；莲子去心，目的是防其苦寒败胃，而专取莲子的补益心脾作用。

【经典仿学】

心脾营虚，夜寐不甜。治宜培补心脾之营。

潞党参三钱 绵黄芪三钱 炒枣仁二钱 远志肉（甘草水炒）八分 全当归二钱 云茯神二钱 广木香五分 酒炒黄连一分 大白术一钱 龙眼肉五枚

（出自《费绳甫医话医案》）

简析：本案针对心脾营虚、夜寐不甜，以潞党参代人参缓补气之峻，去紫河车减温肾之力，新增炒枣仁强化安神、木香理气防滋腻、黄连清心除烦、白术健脾助运、龙眼肉养血安神。方中参芪延续原方补脾肺之气，当归、茯神、远志守养血安神之本，配伍调整更聚焦心脾营虚失眠，体现对原方“安宅心神、滋养中焦”治法的继承与随证变通。

【新用阐述】

1. 现代用量 天冬10g，紫河车6g，人参10g，茯神10g，黄芪15g，当归10g，白芍10g，丹参10g，柏子仁10g，炙远志5g，莲子（去心）10g。

2. 功用主治 补益心脾，益气生血。主治虚劳、心悸，气血不足、心阴失养证。

3. 辨证要点 ①心烦心悸，健忘神倦；②头晕目眩，夜寐难安，多梦不酣；③口燥咽干，性情急躁，形体消瘦，大便秘结，面黄少华；④舌质淡，苔薄白，脉细弱。

4. 拓展应用 凡气血不足兼有虚热所致心悸、不寐、眩晕、萎黄、虚劳，均可以此为基础方加减。现代医学之心律失常、失眠、贫血、眩晕综合征、疲劳综合征等属心脾两虚兼有虚热者可辨证应用此方。

十一、建极汤

【处方来源】费伯雄《医醇賸义》

【原方组成】天冬二钱 琥珀一钱 辰砂五分 五味五分 枣仁（炒，研）二钱 黄芪二钱 人参二钱 当归二钱 白芍（酒炒）一钱五分 丹参

二钱　柏仁二钱　红枣十枚　姜三片

【剂型用法】汤剂，水煎服。

【原文病证】喜伤。过喜则心气大开，阳浮于外，经脉弛纵。

【处方立意】

1. 理论依据　费伯雄《医醇賸义》指出，“夫喜、怒、忧、思、悲、恐、惊，人人共有之境。若当喜而喜，当怒而怒，当忧而忧，是即喜怒哀乐发而皆中节也，此天下之至和，尚何伤之与有？惟未事而先意将迎，既去而尚多留恋，则无时不在喜怒忧思之境中，而此心无复有坦荡之日，虽欲不伤，庸可得乎？然七情之伤，虽分五脏，而必归本于心。喜则伤心，此为本脏之病，过喜则阳气太浮，而百脉开解，故心脏受伤也”。张从正在《儒门事亲·九气感疾更相为治衍》中亦云，“喜气所至，为笑不休，为毛发焦，为内病，为阳气不收，甚则为狂”。费氏基于此理论，创立建极汤，以益气养阴、镇心安神为法，针对过喜伤心中阳气浮越、心神散越之病机，重建心神之极、收敛浮越之气，使心气得充、心阴得养、心神得安。

2. 组方特点　本方以天冬滋养心阴，人参、黄芪补益心气，当归、炒枣仁、柏子仁、大枣养血安神共为君药，气阴血同补以固根本；琥珀、辰砂重镇安神为臣药，直折浮越之心阳；五味子酸甘化阴、收敛心气，酒炒白芍柔肝缓急，丹参活血通络防滞涩共为佐药；生姜辛甘引药入心、调和药性为使药，全方补中有敛、气血同调、心肝并治，共奏补心气益心阴、镇心安神、收敛浮越心阳之功，使心神得极、阴阳自和。

【经典案例】

某　营血久亏，不能养心，以致心悸不安，入夜不寐。姑拟补养血分，以安心神。

当归　白芍　丹参　茯神　柏子仁　炒枣仁　远志　合欢皮　新会皮　真珠母　龙齿潼、白蒺藜　女贞子　莲子　夜交藤　生地露　琥珀

（出自《费伯雄医案》）

简析：此案属营血久亏、心神失养之证，与建极汤“心气阴两虚、阳浮神扰”的核心病机相合。其组方以当归、白芍、丹参、酸枣仁、柏子仁等养血安神之品为君，承袭原方补益心阴气血之法；更添真珠母、龙齿、潼白蒺藜等重镇潜阳，强化建极汤中琥珀、辰砂的镇摄浮阳之效；另佐远志、合欢皮解郁开窍，新会皮、莲子健脾和中，既守原方补敛心神之旨，又兼顾肝郁脾弱之兼证。全方较建极汤更侧重“养血镇惊”，适用于阴血亏甚、虚阳上扰之失眠

怔忡,可谓建极汤的深化拓展。

【新用阐述】

1. 现代用量 天冬 10g,琥珀粉(冲服)3g,朱砂(冲服)0.1~0.5g,五味子 10g,炒酸枣仁(打碎)15g,黄芪 10g,人参 10g,当归 10g,炒白芍 10g,丹参 10g,柏子仁 10g,红枣 5 枚,生姜 3 片。

2. 功用主治 益气养阴,镇敛心阳。主治心悸、怔忡,过喜引起的心气阴两伤证。

3. 辨证要点 ①心悸心慌,怔忡不安;②疲劳乏力,不寐多梦;③精神涣散,善悲欲哭;④舌质暗红,苔薄,脉细结代。

4. 拓展应用 凡心虚神越所致的心悸、怔忡、不寐、躁证,均可以此为基础方加减。现代医学之心动过速、心律失常、失眠、神经症、更年期综合征等属心气阴不足者可辨证应用此方。举临证案例:

汪某,女,36 岁,门诊号:510144。1964 年 1 月 10 日初诊:烦劳过度,心血暗耗。加之情志抑郁,肝经气火偏旺,神不安舍,肝不藏魂,头额昏胀作痛,两耳轰鸣,肢体酸痛,入夜少寐,喜怒无常。舌质红,脉弦滑。拟养阴潜阳,以安神魂。南沙参 12g,大麦冬 9g,珍珠母 24g,青龙齿 12g,炙远志 6g,朱茯苓 12g,夜交藤 12g,川贝母 6g,大白芍 9g,黑山栀 8g,淮小麦 15g,炙甘草 3g,红枣 5 个。另:辰砂 0.3g,琥珀粉 1g(每晚临睡前吞服)。

(出自《张泽生医案医话》)

按语:本案聚焦阴虚阳亢、心肝阴血不足,与建极汤“心气阴两虚、阳浮神扰”的病机本源相通,以滋阴潜阳、安神定志为治疗主线,在原方基础上进行了精妙的加减化裁。以少量辰砂、琥珀粉睡前吞服,既延续了建极汤镇心安神的核心用药,又通过精简用量防范药物损伤正气;南沙参、大麦冬替换天冬,养阴生津之力更甚;珍珠母、青龙齿着重针对头胀耳鸣,强化潜阳平肝之效;炙远志、朱茯苓、夜交藤传承原方养心安神思路,川贝母的加入则精准对应痰热;大白芍搭配黑山栀,在原方柔肝基础上增添清肝泻火之力;淮小麦、炙甘草、红枣借鉴甘麦大枣汤,调和心肝失调。尽管未用原方人参、黄芪补气,但全方紧扣“阴血不足、阳亢神扰”,侧重于清肝泻火、化痰安神,实现了从建极汤主治“心阴气血两虚”向“阴虚阳亢”证型的有效拓展。

十二、行健汤

【处方来源】费伯雄《医醇賸义》

【原方组成】黄芪二钱　人参二钱　茯苓二钱　白术一钱　甘草五分　当归二钱　白芍(酒炒)一钱　青蒿梗一钱五分　广皮一钱　砂仁一钱　料豆三钱　木香五分　大枣二枚　姜三片

【剂型用法】汤剂,水煎服。

【原文病证】脾劳。脾劳者,或饮食不调,或行役劳倦,积久脾败,四肢倦怠,食少身热。

【处方立意】

1. 理论依据　费伯雄认为,“劳”由五脏积劳、七情内伤所致,其中“脾劳”多因饥饱无常、行役劳倦而损伤脾胃,致脾气亏虚、运化失司。《素问·太阴阳明论》指出“四肢皆禀气于胃……必因于脾乃得禀”,若脾病不能为胃行其津液,四肢不得水谷精气充养,故见四肢倦怠、食少身热等症。治当遵循《难经》“损其脾者,调其饮食,适其寒温”之旨,以补气健脾为核心,兼顾调和气血、清退虚热,使脾气健运、气血生化有源,四肢得以充养,故名行健汤,取“脾气健旺则四肢强健”之意。

2. 组方特点　本方以黄芪、人参为君药大补元气、健脾益胃;臣以白术、茯苓、甘草(四君子汤)增强健脾助运之力;当归、酒炒白芍养血调肝,气血同补;佐以陈皮、砂仁、木香行气和胃、化湿醒脾(含异功散、香砂六君子汤之意),防补药壅滞,青蒿梗清虚热,料豆养血平肝,兼顾虚热内扰;使以大枣、生姜调和脾胃、顾护胃气。全方气血同调、补行结合、清补兼施,共奏补气养血、健脾和胃、清虚热之功。

【经典仿学】

湖南王石庵,胸腹作痛,得食则安,大便溏泄,肢冷,诊脉细弱,此脾虚也。当甘温扶中。

别直参二钱　益智仁一钱五分　大白芍一钱五分　粉甘草五分　陈广皮一钱　大枣二枚

五剂即愈。

(出自《费绳甫经典医案赏析》)

简析:患者胸腹作痛,得食则安,大便溏泄,肢冷,诊脉细弱。脉来细弱为虚候;五脏之中,脾主运化,脾虚则水液运化乏权,水湿不运,流注肠中,故大便溏薄；脾胃居于中焦，为气机升降之枢纽，脾虚则气机升降失常，故而胸腹作痛。治疗宜甘温健脾，组方时将原方中君药黄芪、人参易为药别直参补气健脾益肺、生津止渴固脱；益智仁温止泻；广陈皮理气健脾；大白芍、粉甘草缓急止痛。全方药力精专，脾气得补，运化得健，则腹痛、便溏可解。全案理法分明，环环相扣，步步为营，令人拍案叫绝也。患者五剂即愈。

【新用阐述】

1. 现代用量 炙黄芪 10g，人参 10g，茯苓 10g，炒白术 10g，炙甘草 2g，当归 10g，白芍（酒炒）10g，青蒿梗 10g，广陈皮 10g，砂仁 5g，黑料豆 10g，木香 10g，大枣 2 枚，生姜 3 片。

2. 功用主治 健脾和胃，补气养血。主治虚劳之脾劳，饥饱行役所致脾气亏虚证。

3. 辨证要点 ①四肢倦怠，行走无力；②纳食欠香，大便溏软；③低热时作，头昏；④舌质淡，苔薄白腻，脉细。

4. 拓展应用 凡脾胃虚弱、气血不足所致眩晕、失眠、心悸、胃痞、泄泻、水肿，均可以此为基础方加减。现代医学之眩晕综合征、失眠、心律失常、心功能不全、贫血、胃炎、慢性肠炎等可辨证应用此方。举临证案例：

王 外寒内热，咳嗽便溏。经云：阳虚则外寒，阴虚则内热。肺虚则咳嗽，脾虚则便溏，心虚则脉细，五虚俱见已入损门，治当损者益之，虚则补之，调养中焦，冀其便结能食为安。

炙黄芪二钱 潞党参三钱 云茯苓三钱 怀山药三钱 清炙草五分 陈皮一钱 炒诃子皮二钱 炒御米壳二钱 北秫米三钱（包） 炒於术二钱 炒川象贝三钱

（出自《丁济万医案》）

按语：本方以行健汤补气健脾为基础，保留四君子汤（党参、茯苓、白术）及黄芪益气固中，复用山药强化健脾渗湿之力，针对便溏不止，加诃子皮、罂粟壳收涩固肠，较行健汤新增固涩之法，体现“虚则补之”“损者益之”；因肺虚咳嗽，配伍川贝母化痰止咳；陈皮理气和中、秫米安神和胃，则与行健汤中广皮、砂仁的理气逻辑相通。全方以补气健脾为根本，兼收涩、化痰、安神，虽未直接使用青蒿梗清虚热，但通过固护中焦、调和气血，间接实现“补清兼施”，为行健汤在虚损重症中培土生金的拓展应用。

十三、一志汤

【处方来源】费伯雄《医醇賸义》

【原方组成】人参二钱　茯神二钱　白术一钱五分　甘草五分　黄芪二钱　益智一钱五分　远志五分　柏仁二钱　广皮一钱　木香五分　大枣二枚　姜三片

【剂型用法】汤剂，水煎服。

【原文病证】心劳，思虑太过，心烦意乱，食少神疲，四肢倦怠。

【处方立意】

1. 理论依据　《内经》言“思则心有所存，神有所归，正气留而不行，故气结矣”，指出思虑过度会导致气机郁结。心主神明，思虑过度易耗心之气阴，致心神失养而心烦意乱；脾主思，思虑过度又伤脾之气机，使脾失健运、清气不升，出现食少神疲、四肢倦怠，形成心脾同病、气血化源不足、心神失养、气机阻滞的恶性循环。一志汤紧扣“思伤”病机，以“心脾同治、气血同调”为原则，以“一”强调心脾同治、气血同调的治法，以“志”点明神志调理的核心目标，达到补调兼施的治疗目的。

2. 组方特点　一志汤以归脾汤为基础化裁，针对“思伤”致心脾气机郁结、气血失和的病机，方中人参、黄芪峻补心脾之气为君，白术、广陈皮、木香健脾理气，茯神、远志、柏子仁养心安神共为臣药，去当归、酸枣仁、龙眼肉之甘温滋腻以防壅滞气机，易以柏子仁甘润养心安神而不滋腻；广陈皮理气调中疏三焦；益智仁温脾暖中为佐，姜、枣调和脾胃为使，诸药共奏心脾同治、气血同调、补调兼施之效。与归脾汤相比，归脾汤重在益气补血、健脾养心，适用于心脾气血两虚证，而一志汤更强化理气散结之功，以应对思虑过度导致的气机阻滞，是专为“思伤”而设的方剂。

【经典仿学】

何　脉象沉弦且细，沉者郁也，弦为气滞，细为血衰，心脾郁而不遂，气亘于中，脘中迷闷不畅，不嗜米谷，只餐面食，麦为心谷，米为脾谷，子虚求助于母也，谷米不食，则形神日羸。拟养心调脾，以苏胃气。

藿梗　於术　远志　法夏　谷芽　益智　郁金　茯苓　陈皮　佩兰　参须　煨姜　红枣

复诊：养心脾以舒郁，苏胃气以生阴，脘中较畅，饮食稍增，仍不甘味。口渗清涎，脾虚不能收摄津液，前法进步。

人参 远志 当归 淮山药 佩兰 茯神 於术 陈皮 益智 炙草 白寇

（出自《马培之医集》）

简析：本案以一志汤为基础，在原方人参、黄芪、白术补气健脾，茯神、远志、柏子仁养心安神，陈皮、木香理气调中的基础上，首诊针对脘闷不食、湿阻中焦之象，以参须易人参减轻补气力度，去黄芪防其壅滞，加入藿梗、佩兰芳香化湿，法夏化痰和胃，郁金疏肝解郁，强化化湿理气之效。复诊时针对饮食未甘、脾虚津泛，加当归养血，山药健脾固摄，以白蔻代木香增强温中行气之力，更合脾胃升降之机。全方始终以"心脾同治、补调兼施"为核心，随证加减化湿、养血、固摄之品，使气畅脾健、湿去血宁，神思得宁，体现了中医"治未病"及"随证治之"的辨证智慧。

【新用阐述】

1. 现代用量 人参10g，茯神10g，白术10g，甘草3g，黄芪10g，益智仁10g，远志10g，柏子仁10g，广陈皮10g，木香10g，大枣2枚，生姜3片。

2. 功用主治 健脾益气，养心安神。主治虚劳之心劳，思伤太过，心脾两虚证。

3. 辨证要点 ①心烦意乱，思虑难止；②心慌心悸，辗转难寐；③胸脘痞满，食少神疲，四肢倦怠；④舌质淡，苔薄白，脉细。

4. 拓展应用 凡气血不足，思虑过度引起的焦虑症、神经症、胃肠神经症、月经不调等，均可以此为基础方加减。现代医学之眩晕综合征、慢性肠炎、腰肌劳损等属于脾虚夹有气滞者可辨证应用此方。举临证案例：

王某，男，34岁，工人。初诊1975年1月16日。面色萎黄，形体消瘦，头晕乏力，心悸，夜不安寐，口渴，畏寒，食少腹胀，大便溏薄。舌淡红，苔薄腻，脉细。患者于十余年前胃大部切除，其后严重贫血，常见黑粪，大便隐血试验阳性，经过中西医治疗多年并经常输血，未能恢复。由于肝脾藏统失职，气不摄血，阴络损伤，血从下渗，故便血不止，体虚难复。兼有脾不健运，血不养心，导致腹胀、便溏、心悸、失眠等症。今拟益气健脾为主，养血安神佐之。

党参三钱 炒白术三钱 当归四钱 辰麦冬三钱 炒扁豆三钱 木香一钱半桂枝一钱半 炙甘草二钱 淮小麦一两 合欢皮五钱 夜交藤五钱 黄芪片一钱（分吞）

六剂。

（出自《黄文东医案》）

按语：本案以一志汤为基础，重用党参、炒白术、炙甘草补气健脾，以黄芪片分吞服用，增强补气之力且避免壅滞；以辰麦冬、合欢皮、夜交藤、淮小麦替代原方茯神、远志、柏子仁，强化清心养血安神之功，针对血不养心的心悸失眠；用木香理气和中，加炒扁豆健脾化湿、桂枝温通经脉，缓解术后腹胀痞满并助气血运行；因便血不止、严重贫血，加当归配黄芪（当归补血汤意）益气摄血，标本兼治。全方补调兼施、心脾肝同调，既遵循一志汤补气健脾、养心安神的核心思路，又针对术后虚损兼出血、气机阻滞等特点灵活加减，体现了“补而不滞、通涩结合、轻剂调护”的临床智慧，拓展了一志汤在术后虚损等复杂病证中的应用。

十四、黄金化毒汤

【处方来源】费伯雄《医醇賸义》

【原方组成】黄连五分 金银花二钱 赤芍一钱 丹皮二钱 连翘一钱五分 大贝（土贝）二钱 花粉二钱 菊花二钱 薄荷一钱 甘草五分 淡竹叶二十张

【剂型用法】汤剂，水煎服。

【原文病证】毒火。痈疡初起，肿痛大热，烦渴引饮。

【处方立意】

1. 理论依据 痈疮疔毒，多由脏腑蕴热，火毒结聚。故治用清热解毒为主。然寒凉药物过则成遏，热毒壅聚肌肤，气血痰瘀凝滞，化腐成脓。因此，治疗痈疡初起，需在清热解毒基础上，注意消散、化痰软坚、通络药物的使用。本方主要针对热毒炽盛型痈疡初起而设，治以清热解毒、凉血活血、消肿散结为核心，兼以疏散风热、导热下行，使热毒从表里分消，气血畅行则肿痛自消。

2. 组方特点 方以黄连、金银花、连翘清热解毒为君，苦寒直折火势。赤芍、牡丹皮凉血解毒，化瘀消壅，防血热瘀阻成脓；大贝母清热化痰，开郁散结；天花粉清热生津，消肿排脓，既清疮疡热毒，又养津液以防伤阴，四者共为臣药，凉血活血，消肿散结。薄荷、菊花疏透卫表风热，助君药透邪外出。淡竹叶清热泻火，清热除烦，生津利尿，引心经热毒从小便而解，助天花粉生津止渴；甘草清热解毒，调和诸药。全方清疏并用，气血两清，攻邪不忘护正。

【经典仿学】

柳少奶　疫喉痧，痧虽布而鼻部不现，身灼热，汗泄不多，咽喉焮痛，内关白点，妨于咽饮，项外漫肿渐减，腑气亦通，口干不多饮，舌质红绛，脉濡滑而数。风温疫疠化热蕴蒸肺胃，厥少之火升腾，荣热已炽，气分之温不达，阴液暗伤，津少上承，恙势尚在重途，还虑增变。仍宜生津清温而解疫邪，尚希明正。

天花粉三钱　京玄参二钱　薄荷叶八分　甘中黄八分　荆芥穗八分　熟石膏三钱　净蝉衣八分　川雅连四分　生赤芍三钱　金银花三钱　连翘壳三钱　川、象贝各三钱　鲜竹叶三十张　鲜茅、芦根各一两

二诊：疫喉痧七天，痧子布而渐回，鼻部未透，身灼热略减，项核漫肿渐消，咽喉内关白腐，妨于咽饮，舌质红，脉濡滑而数。阴液暗伤，少阴伏热上升，风温疫疠之邪，蕴袭肺胃，一时非易清彻。再拟生津清温，而解疫毒。

天花粉三钱　京玄参二钱　薄荷叶八分　甘中黄八分　荆芥八分　熟石膏三钱　金银花四钱　连翘壳三钱　川雅连四分　生赤芍二钱　川象贝各二钱　冬桑叶三钱　鲜竹叶三十张　鲜茅、芦根各一两

（出自《丁甘仁晚年出诊医案》）

简析：本案保留黄金化毒汤中黄连、金银花、连翘、赤芍、天花粉、大贝母、薄荷、淡竹叶、甘草等药物，其中黄连、金银花、连翘清热解毒为核心；赤芍凉血化瘀，天花粉生津、贝母化痰散结的功效得以保留和发挥。同时，新增甘中黄、荆芥穗、蝉脱，强化透散疫毒之效；以熟石膏替换丹皮，侧重清泻肺胃实热；加入京玄参，增强滋阴降火、解毒散结之力；鲜茅芦根清热利尿、生津，协同淡竹叶使热邪从下而解。诸药配合，使全方在原方基础上更契合“疫喉痧”的病机特点。

【新用阐述】

1. 现代用量　黄连 6g，金银花 10g，赤芍 10g，牡丹皮 10g，连翘 10g，贝母 10g，天花粉 10g，野菊花 10g，薄荷（后下）6g，生甘草 3g，淡竹叶 10g。

2. 功用主治　清热解毒，活血散结。主治痈疡初起，热毒炽盛证。

3. 辨证要点　①发热、恶寒，肌肤局部红肿热痛，疼痛拒按，烦渴引饮者；②高热烦渴，面红目赤，口干欲饮，大便干结，小便短赤；③舌质红，苔黄，脉洪数。

4. 拓展应用　凡热毒壅结上焦所致疮、疡、疔、痈初起者，均可以此为基础方加减。现代医学之中医辨证属热毒炽盛型的多种感染性、化脓性炎症的早期，如腮腺炎、化脓性扁桃体炎、淋巴结炎、蜂窝织炎等均可应用此方加减。举临证案例：

王，女。右手疔毒肿痛，势将成脓，寒热迭作，脉弦滑，舌红。属在重身，姑为清降疏化。

当归二钱　上银花五钱　地丁草五钱　甘草节八分　京赤芍二钱　粉丹皮二钱　川黄连八分（酒炒）　酒子芩一钱五分　南花粉四钱　云苓三钱　半枝莲五钱

（出自《贺季衡医案》）

按语：本方保留黄金化毒汤中黄连、金银花直泻热毒的君药组合，延续赤芍、丹皮凉血化瘀、天花粉清热生津的臣佐配伍，紧扣黄金化毒汤清热解毒、凉血通络的核心治则；同时，根据患者妊娠及疔毒重症的特点，删减薄荷等辛散动胎之品，加入地丁草、半枝莲强化解毒散结之力，以当归养血活血兼顾孕妇气血，云苓健脾渗湿调和药性，使全方在遵循原方主药配伍逻辑的基础上，实现对特殊病情的精准应对，达成治病与安胎的双重功效。

第二节　活用经典方

一、桂枝半夏汤

【处方来源】费伯雄《医醇賸义》

【原方组成】桂枝八分　半夏一钱五分　茯苓三钱　广皮一钱　白术二钱　芥子一钱　厚朴一钱　紫苏一钱　贝母二钱　甘草四分　姜三片

【剂型用法】汤剂，水煎服。

【原文病证】伏饮。症见痰满喘咳吐，发则寒热，背腰痛，其人振振身瞤剧。

【处方立意】

1. 理论依据 伏饮之证，核心在于寒饮内伏于肺，兼及脾胃阳气，致三阳气机为阴邪遏抑。《金匮要略》言“伏饮者，当发其汗”，强调需温阳化饮、宣肺散寒。寒饮阻肺则肺失宣降，见痰满喘咳；郁遏卫阳则正邪交争，发为寒热；阻滞经络、阳虚水泛则致背腰痛、振振身瞤。此与《伤寒论》“身为振振摇”机理相通，均属阳虚饮停、筋脉失养。病涉太阳（卫阳被遏）、阳明（脾失健运）、少阳（枢机不利），故治当温通阳气以化饮、宣肃肺气以散邪、健运脾胃以绝源，契合“病在肺，治在肺脾”的整体观。

2. 组方特点 桂枝半夏汤承《伤寒论》苓桂术甘汤温阳化饮、健脾渗湿之精髓，从根本上调理阳虚饮停之病理；合二陈汤燥湿化痰、和胃降逆之效，直击寒饮伏肺之病机。方中白芥子辛温走窜，专入皮里膜外，涤荡伏痰；厚朴、紫苏下气宽中，复肺宣肃之能，速解痰喘胸满；贝母润肺化痰，调和温燥，寒温并用，制性存用。全方严守《金匮要略》“当以温药和之”之旨，温阳化饮以固其本，宣肺肃降以治其标，实现消补兼施、寒温共济、肺脾同治。与苓桂术甘汤相较，后者以温阳健脾、利水降气为要，专攻中阳不足、水饮上逆所致的心下逆满、气上冲胸；桂枝半夏汤则针对寒饮伏肺引发的痰满喘咳、寒热交作等肺系证候，凭借肺脾同治、标本兼顾之配伍，于寒饮伏肺证的辨治中更显精准、全面。

【经典仿学】

某 颈项颐颔俱肿，气喘痰鸣，咽喉闭塞，舌底淡白而滑，面色苍白无神，脉至细软，大便溏泄。此虚寒为患，与温通疏解。

紫苏二钱 半夏二钱 炙甘草五分 官桂八分 炮姜一钱 白芥子二钱 生姜二片 桔梗二钱 粉前胡一钱 云茯苓二钱 广皮一钱

（出自《马培之医集》）

简析：本案以费伯雄桂枝半夏汤为基础，针对患者虚寒痰饮壅肺、兼有表证及大便溏泄的特点，以官桂代桂枝温阳通脉；保留二陈汤并加白芥子、生姜增强化痰理气之力；加炮姜增强温中散寒以应对便溏、舌淡白滑的虚寒之象；以紫苏配伍桔梗，前胡替代厚朴、贝母，强化宣肺利咽、降气平喘之功，贴合咽喉闭塞、气喘痰鸣的肺窍壅塞病机；同时去掉白术避免滋腻，使药力更专注于温通宣散；用炙甘草调和诸药。全方既遵循原方“温通疏解”治伏饮之旨，因证施药，优化配伍，体现因病制宜的临证思维。

【新用阐述】

1. 现代用量　桂枝 5g，半夏 10g，茯苓 10g，广陈皮 10g，白术 10g，白芥子 10g，厚朴 10g，紫苏子 10g，川贝母粉（冲）6g，甘草 3g，生姜 3 片。

2. 功用主治　温阳化饮，降气祛痰。主治伏饮、咳嗽、喘证，寒饮伏肺证。

3. 辨证要点　①咳嗽痰多质稀白，胸满闷塞；②时有发热恶寒，时恶心欲吐；③背腰酸痛，其人振振身瞤剧；④舌质淡，舌苔白滑，脉沉细。

4. 拓展应用　凡阳气不足、寒饮内伏之肺胀、咳嗽、喘证、哮喘、心悸、泄泻、水肿等，均可以本方为基础加减。现代医学之慢性支气管炎、肺气肿、肺源性心脏病、腹水、慢性肾小球肾炎水肿等，可辨证应用此方。举临证案例：

张某某，女，52 岁，2000 年 1 月 7 日初诊。患者从 1998 年 11 月起，咯痰色白量多，痰质黏稠、成块，咯吐不利，伴两目时有昏花涩痛，口苦，口臭，口干，嗳气较多，胃中嘈杂，泛吐酸水，胸闷，背寒背痛，背后有紧压感，手心灼热，手麻，晨起手不能握紧，足冷，大便酸臭，不成形。舌质暗、苔腻色黄，脉沉细滑。怪病多痰，信而有征，拟从痰饮久郁化热治疗。处方：法半夏 12g，陈皮 10g，炙甘草 3g，茯苓 10g，炒莱菔子 10g，炒白芥子 9g，炒苏子 10g，杏仁 10g，乌梅 5g，炒黄芩 10g，厚朴 6g，吴茱萸 2g，煅瓦楞子 15g，竹茹 6g。

二诊，2000 年 1 月 14 日：药后口中痰涎减少，咯痰较前爽利，口苦口臭等症减轻。药既对证，守法再进。上方去杏仁、乌梅、瓦楞子、竹茹，加炒苍术 10g，炙桂枝 10g，泽漆 10g，猪牙皂 2.5g。

三诊，2000 年 1 月 21 日：药后痰涎咯吐通利，痰量较少，不咳，手麻好转，但仍脚尖冷，大便欠实，苔腻黄质暗，脉细滑。上方改猪牙皂为 3g，加淡干姜 2.5g。

守法服用半月后，诸症尽除，康复如初。

（出自《周仲瑛医案赏析》）

按语：患者久病痰饮内伏，虽见痰黏、口苦、手心灼热等郁热之象，但核心病机为寒饮为本、郁久化热。初诊以清热化痰为治标之法，实为“先清标热、后复温化”的序贯治疗；二诊时去除杏仁、乌梅等凉润药物，加入炙桂枝、苍术，与茯苓、白术相伍以温阳化饮，同时保留半夏、陈皮、苏子、白芥子等药，延续桂枝半夏汤降气肃肺、涤痰化饮之功。其中，苍术增强燥湿运脾之力，紧扣健运脾胃以绝痰源的治则；泽漆、猪牙皂涤痰通络，与白芥子辛温走窜、搜剔伏痰相协同。三诊加入干姜与桂枝协同，仿桂枝半夏汤寒温并用、制性存用之法，既以温药强化温中散寒、化饮通阳之效，又平衡黄芩、厚朴等药的清泄之性，使全方主次分明，以温阳化饮为主、兼清余热，贯穿"病痰饮者，当以温药和之"的经典治则。

二、桂术二陈汤

【处方来源】费伯雄《医醇賸义》

【原方组成】桂枝八分　白术一钱五分　广皮一钱　半夏一钱五分　茯苓一钱五分　枳实一钱　泽泻一钱五分　牛膝一钱五分　车前二钱　姜三片

【剂型用法】汤剂，水煎服。

【原文病证】痰饮。痰饮者，水从胃出，下走肠间，辘辘有声，胸中微痞，头目作眩。

【处方立意】

1. 理论依据　盖脾主中州，职司气化，为气机升降之枢纽，若脾阳不足，健运失职，则湿滞而为痰为饮。而痰饮随气升降，无处不到，停于胸胁，则见胸胁支满；阻滞中焦，清阳不升，则见头晕目眩；上凌心肺，则致心悸，短气而咳。舌苔白滑，脉沉细滑皆为痰饮内停之征。仲景云"病痰饮者，当以温药和之"，故治当温阳化饮，健脾利水。此方服后，当小便可增多，是饮从小便而去之征，此亦即《金匮要略》"夫短气有微饮者，当从小便去之"之意。

2. 组方特点　本方由苓桂术甘汤及二陈汤化裁而来，费伯雄在两方的基础上加用枳实、泽泻、牛膝、车前子四味。《伤寒论》"伤寒若吐、若下后，心下逆满，气上冲胸，起则头眩，脉沉紧，发汗则动经，身为振振摇者，茯苓桂枝白术甘草汤主之"。四味药以温中降逆，合"湿痰总方"二陈汤利湿祛痰。本方以茯苓、桂枝为君，健脾利水，渗湿化饮，既能消除已聚之痰饮，又善平饮邪之上逆。半夏、陈皮、枳实为臣，功能燥湿化痰、理气宽胸、降逆和中。车前子、泽泻、牛膝、白术、生姜共为佐，其中车前子、泽泻、牛膝引热下行、利水通便，给邪以出路；白术功能健脾燥湿，苓、术相须，为健脾祛湿的常用组合，在此体现了杜绝“脾为生痰之源”治本之意；生姜的应用，一则制约半夏毒性，二在止呕。

【经典仿学】

中阳不振，湿饮停聚，胃失降令案：广东杨君咏史，病胸腹贲响作胀，呕吐清水痰涎，饮食少进。予诊脉沉弦，中阳不振，湿饮停聚，胃失降令。

高丽参一钱　白茯苓二钱　茅苍术一钱五分　甘草五分　肉桂五分　干姜一钱　半夏三钱　广皮一钱　大枣三枚

连服十剂而愈。

（出自《费绳甫经典医案赏析》）

简析：此例患者胸腹贲响作胀，呕吐清水痰涎，饮食少进，两脉沉弦，费绳甫认为此乃中阳不振，湿饮停聚，胃失降令，治当温化痰饮兼行气燥湿，将费伯雄原桂术二陈汤中桂枝、白术改为肉桂、干姜强温阳化饮之力；取二陈汤加茅苍术，健脾燥湿、行气化痰，增高丽参大补元气。

【新用阐述】

1. 现代用量　桂枝 5g，白术 10g，广陈皮 10g，半夏 10g，茯苓 10g，枳实 10g，泽泻 10g，牛膝 10g，车前子 10g，生姜 3 片。

2. 功用主治　温化痰饮，利湿祛痰。主治痰饮，中阳不振、水湿泛溢证。

3. 辨证要点　①胸腹痞闷作胀，呕吐清水痰涎；②头眩，心悸，疲劳乏力，肢体困重；③咽喉多痰，色白易咳；④小便不利；⑤舌质淡，舌苔白滑或腻，脉滑。

4. 拓展应用　凡中阳不足、水湿泛溢之痰饮、眩晕、喘证、水肿、胃痞、泄泻等均可以此方为基础方加减。现代医学之咳嗽、慢性支气管炎、支气管哮喘、心源性水肿、慢性胃炎、慢性肾小球肾炎、梅尼埃病、神经症等，可辨证使用此方。举临证案例：

仇某，男，74 岁。原有心悸头眩宿疾，近增胸膺痞闷，呛咳气短，动则甚，胃纳不振。经胸部透视，右胸腔有积液。脉沉细，舌苔白。高年肺肾两亏，加之中气亦虚，阳虚饮停，拟温化为法。处方：云茯苓 9g，川桂枝 3g，炒白术 9g，甘草 3g，附片 3g，潞党参 9g，法半夏 6g，广陈皮 6g，鲜生姜 2 片。

5剂。

二诊：前投温阳化饮之剂，胸膺痞闷已微，呛咳亦缓。唯气短为苦，胃纳不香。脉沉滑，舌质紫，根部白腻未化。阴邪窃踞中宫，阳不化阴，原方进之。原方加半硫丸3g吞服，5剂。

（出自《张泽生医案医话集》）

按语：患者高年久病，肺脾肾阳气亏虚，阳虚不化水而致痰饮内停，出现心悸头眩、胸膺痞闷、呛咳气短等症。张泽生以桂术二陈汤为基础方加减治疗，方中取桂枝温通心脾阳气，茯苓健脾渗湿，白术燥湿健脾，陈皮、半夏理气化痰和胃，生姜温散水饮，同时加附子温肾助阳、潞党参补脾益气，脾肾同温以增强气化功能，针对本虚；二诊时患者气短仍存、舌苔白腻，提示阴寒未消、肾阳不足，遂加半硫丸以助阳气。

三、加味扶桑饮

【处方来源】费伯雄《医醇賸义》

【原方组成】熟地五钱　当归二钱　白芍一钱五分　川芎八分　木瓜（酒炒）一钱　枣仁（炒，研）二钱　牡蛎（煅，研）四钱　茯苓二钱　广皮一钱　甘草五分　金毛脊（去毛，切片）二钱　续断二钱　嫩桑枝二两

【剂型用法】汤剂，嫩桑枝煎汤代水。

【原文病证】肝劳。肝劳者，阳气拂逆，阴气亏损，身热胁痛，头眩耳鸣，筋节弛纵。

【处方立意】

1. 理论依据　劳者，五脏积劳也；伤者，七情受伤也。百忧感其心，万事劳其形，有限之气血，消磨殆尽矣。思虑太过则心劳，言语太多则肺劳；怒郁日久，阳气拂逆，阴气亏损则肝劳。肝主疏泄，体阴而用阳，故肝劳则身热胁痛，头眩耳鸣，筋节弛纵。肝肾精血同源互化，肾阴亏虚必累及肝阴，使肝之阳气更易拂逆上冲，故治疗肝劳当从肾论治，大补肾阴以培其本，使肾水充足、肝木得涵，阳气自敛。基于此，费氏创立加味扶桑饮，以滋阴柔肝、舒筋活络为法，既补肝肾之阴以治其本，又通络舒筋以缓阳气拂逆之标，俾阴平阳秘，筋脉得养而诸症自缓。

2. 组方特点　本方名为加味扶桑饮，费伯雄在《医方论》中曾提到“扶

桑丸”一方，指出其由嫩桑叶、巨胜子（即黑芝麻）组成，实则就是“世所谓桑麻丸也。去风明目，乌髭黑发，颇为有功。至称驻颜益寿，则誉之太过，殊为失实矣”。加味扶桑饮与原扶桑丸虽已有天壤之别，但共有“沧海变桑田”之用。全方以熟地、金毛狗脊、续断补肾，为君；白芍、当归、木瓜、酸枣仁合甘草，酸甘化阴，养血柔肝缓急，为臣；嫩桑枝通经走络，川芎活血通络，陈皮疏肝理气，煅牡蛎平肝潜阳，共助肝之疏泄，为佐；茯苓淡渗利湿，防熟地滋阴过度，为使。诸药共用，共奏滋阴柔肝、舒筋活络之功。

3. 炮制特色　木瓜性温味酸，归肝经、脾经，具有舒筋活络、和胃化湿的功能，酒炮制后能达到更好的舒筋活络功效。

【经典仿学】

某　荣血久亏，肝风内动，驱脾经之湿痰流入节络，遂致半身麻木不仁，名为偏枯。急宜养荣息风，化痰通络。

当归　炒白芍　秦艽　生、熟苡仁　川断　毛脊（去毛，切）　牛膝　独活（酒炒）　橘红　半夏　蚕砂（包）　茯苓　木瓜　羚羊角　红枣　桑枝

（出自《费绳甫医话医案》）

简析：本例在加味扶桑饮滋阴柔肝的基础上，针对“血虚风动、痰阻经络”病机进行化裁：保留当归、白芍养血，增秦艽、蚕沙（蚕砂）祛风，配伍牛膝、羚羊角平肝；尤重桑枝运用，既取其轻灵之性通利关节（原方煎汤代水，仿方保留），又借其归肝经特性疏调气机，更协同茯苓、薏苡仁化经络痰湿。桑枝作为关键引经药，既承原方“扶桑”柔肝通络之旨，又在仿方中串联养血息风与化痰通络之功，完美体现“通补兼施”的组方智慧，使古方新用切合“偏枯”病机。

泰州孙某　血不荣筋，湿与热流贯节络，以致右腿足及踝际曲而不伸，胀痛不舒，难于步履。治宜养血通筋。

白归身二钱　酒炒白芍一钱五分　炙生地三钱　甜冬术一钱五分　陈广皮一钱　广木香五分　干苁蓉一钱五分　川独活（酒炒）一钱　金毛脊二钱　净红花五分　丝瓜络（酒炒）四钱　西秦艽一钱五分　红枣五枚　橘饼三钱　桑枝二尺

（出自《费绳甫医话医案》）

简析：本案以加味扶桑饮养血通络之法为基础，针对右腿足屈伸不利之症进行精准化裁：其一，保留原方核心配伍，取当归、白芍养血柔肝，金毛脊补肾强筋；其二，药物替换方面，以生地易熟地，取其养阴凉血而不滞湿之

性，独活代续断以增祛湿通络之功；其三，加减配伍上，去酸枣仁、牡蛎之安神，入甜冬术、陈皮、木香健脾化湿，佐红枣、橘饼和胃调中。尤以桑枝为要，配伍丝瓜络、秦艽，既承原方通络之旨，又强化舒筋活络之效。全方融养血、化湿、通络三法于一体，既守扶桑丸滋阴柔筋之根本，又切中血虚湿热痹阻之病机，完美诠释"通补相济"之治疗大法。

【新用阐述】

1. 现代用量 熟地黄10g，当归10g，炒白芍10g，川芎10g，酒木瓜10g，炒酸枣仁10g，煅牡蛎15g，茯苓10g，广陈皮10g，甘草3g，金毛狗脊（去毛）10g，续断10g，桑枝30g（煎汤代水）。

2. 功用主治 滋阴柔肝，舒筋活络。主治肝劳，肝肾阴虚证。

3. 辨证要点 ①肢软无力，腰酸腿软，头眩耳鸣；②胁肋隐痛，头发早白，牙齿松动；③口干，尿黄；④舌质暗红，少苔。

4. 拓展应用 凡肝肾阴虚所致肝劳、胁痛、腰痛、白发、转筋者，均可以此为基础方加减。现代医学之肝硬化、肝癌、肝性脑病、腰肌劳损、前列腺增生等，可辨证加减应用此方。举临证案例：

巫先生，初诊。左臂重痛，左脉殊细弱。此恐局部血管之病。因影响营养，难以骤愈。

桑枝三钱（酒炒） 制首乌五钱 川连五分 当归三钱 上肉桂五分（冲） 白芍三钱 川断三钱 生白术三钱 绵仲四钱 淡芩二钱 生熟地四钱 枳壳一钱五分 珍珠母七钱（先煎）

（出自《陆渊雷医案》）

按语：本案在加味扶桑饮基础上进行灵活化裁：核心保留酒炒桑枝以延续通利经络之功，增强通络效力；以制首乌、生熟地、当归替换原方熟地、白芍，加强养血滋阴并兼顾肝肾；用川断、杜仲替代金毛狗脊，强化补肾强筋之效；加入珍珠母平肝潜阳，川连、淡芩清热燥湿以防阴虚生热，肉桂温阳通脉，白术、枳壳健脾理气以防滋补壅滞。全方融养血、补肾、通络、清热、理气于一体，既遵循原方滋阴柔肝、舒筋活络的根本，又针对具体病机及兼证精准调整，实现"通补兼施"的治疗目标。

第三节　医案经验方

理脾化痰方

【处方来源】马培之《马培之医案》

【原方组成】东洋参三钱　冬术(枳实炒)二钱　炙草五分　半夏一钱五分　归身二钱　新会皮一钱　茯苓三钱　淮小麦三钱　木香三分　南枣肉四枚

【剂型用法】汤剂,水煎服。

【原文病证】郁证。痰塞喉间,咯不能上,咽不能下,胸次不舒,饮食日减,心神外驰,莫能自主,悲不能止,涕泣沤襟,非癫狂可比,脉来弦数无神。

【处方立意】

1. 理论依据　马培之在其医案中载:“情志抑郁不伸,肝木横乘脾土,土不生金,脾伤及肺,脾为生痰之源,肺为贮痰之器,脾虚不能运化水谷精微,津液凝结成痰,上注于肺”。肝郁脾虚,脾虚生痰,痰壅肺系,故出现痰塞喉间、咳不能上、咽不能下、胸次不舒、饮食日减等症状。“痰随气以流行,痰自脾经入肺,经过包络”,痰扰心神,出现心神外驰、莫能自主、悲不能止、涕泣沤襟等症状。并提出“法当宣补中州为主”。根据马培之先生的论述和核心病机,将本方命名为理脾化痰方。“理脾”指调理脾胃功能以绝生痰之源;“化痰”指祛湿化痰以治其标;同时方中又兼顾养心安神以调情志。

2. 组方特点　方中以东洋参、冬术(枳实炒)、茯苓为君,仿四君子汤补气健脾、渗湿和中,培补中焦以杜绝生痰之源;臣以半夏、陈皮、炙甘草仿二陈汤,燥湿化痰、理气和中,消除喉间痰浊阻滞,恢复中焦气机升降;佐用淮小麦、南枣肉配炙甘草(甘麦大枣汤),甘润滋养心肝之阴、解郁安神,兼制君药温燥、臣药辛散之性;当归养血活血,既补脾虚气血生化不足,又助肝气疏泄,调和气血以缓胸闷;使药木香辛香行气导滞,防补气壅滞,炙甘草调和诸药、益气和中,与木香一守一行,贯通全方。全方标本同治,补而不滞、燥而不伤,共奏健脾疏肝、化痰安神之效,使脾虚得补、痰浊得化、心神得宁,切中

“土虚木乘、痰扰心神”之病机，兼防“三阳病结”之变。

3. 炮制特色 白术用枳实炒是孟河医派常用的炮制方法。白术甘温补脾，主升清；枳实苦寒降泄，主降浊。炒制后，枳实的苦寒之性可稍制白术的温燥，既强化了健脾治本之功，同时借其下气之功，弥补了生白术理气不足的局限，使脾胃“升清降浊”功能协调，实现“以通助补、消补兼施、补而不滞”，尤其适合脾虚兼气滞者。

【经典案例】

某 中土素弱，过服克伐之剂，重伤脾胃，传化失常，食饮少思，胸腹苦满，病名虚痞。宜资化源。

东洋参三钱 茯苓三钱 炙草五分 广陈皮一钱 归身二钱 木香五分 炮姜五分 冬术一钱半

（出自《马培之医案》）

简析：本案以理脾化痰方为基础，沿用四君子汤健脾，陈皮、木香理气疏肝，归身柔肝的核心配伍，维持“健脾疏肝”治法。加用炮姜温中散寒，与木香协同增强脾阳运化，针对中土素弱、虚寒内生的病机，在肝郁脾虚基础上精准化裁，不离理脾化痰方之旨。

【新用阐述】

1. 现代用量 党参10g，白术（枳实炒）10g，炙甘草3g，半夏10g，当归10g，陈皮10g，茯苓10g，淮小麦10g，木香10g，大枣4枚。

2. 功用主治 益气健脾，解郁化痰，养心安神。主治郁证、梅核气，肝郁脾虚不运、痰气交阻证。

3. 辨证要点 ①喉间痰塞，如有异物，咳之不出，咽之不进，咳痰时作；②善悲欲哭，闷闷不乐；③纳食欠香，大便溏软；④舌淡红、舌苔白腻，脉细小弦。

4. 拓展应用 凡肝郁脾虚、痰扰心神之梅核气、不寐、脏躁等，均可用此方加减化裁。现代医学的癔球症、焦虑症、更年期综合征、睡眠障碍等，可辨证应用此方。举临证案例：

脉象沉弦，气郁肝伤，土为木侮。肝病善痛，已历多年，不耐烦劳，形容憔悴，血不华色，心脾营损。养心脾以和肝胃。

东洋参 归身 白芍 枣仁 炙草 焦冬术 广皮 茯苓 远志 木香

（出自《王九峰医案》）

按语：本案在理脾化痰方基础上，保留东洋参、炙草、焦冬术、茯苓、广皮、木香健脾疏肝之核心配伍，因无明显痰浊且侧重营血亏虚，故去半夏防温燥伤阴，加白芍与归身共增强养血柔肝之力，以酸枣仁、远志替代甘麦大枣汤并加桂圆肉，强化养心安神、补益心脾之效，另入熟地滋补肾阴、充养营血。全方虽侧重养血安神而非原方之化痰安神，但始终以健脾为根基，体现肝脾心同治的整体观，契合原方“宣补中州”主旨，是对原方的灵活化裁与拓展应用。

第九章　肢体经络病证方

第一节　自研自制方

一、立极汤

【处方来源】费伯雄《医醇賸义》

【原方组成】党参四钱　附子六分　当归二钱　茯苓三钱　白术一钱　茅术一钱　破故纸一钱五分　杜仲二钱　川断二钱　独活一钱　牛膝二钱　红枣五枚　姜三片　苡仁一两

【剂型用法】汤剂，薏苡仁煎汤代水。

【原文病证】着痹。着者重着难移，湿从土化，病在肌肉，不在筋骨，所谓腰间如带五千钱者是也。

【处方立意】

1. 理论依据　《内经》云，“风寒湿三气杂至，合而为痹”，其中湿气偏盛者为“着痹”，以肌肤关节重着、麻木、肿胀、屈伸不利为特征。费伯雄在此基础上进一步提出，“夫六淫之邪，暑、燥、火为阳，风、寒、湿为阴。阴气迭乘，营卫不通，经脉阻滞，筋、骨、肉三部俱病，而三痹之症作矣”。上述论述明确了痹证病因主要与阴邪相关，故费伯雄遣方用药喜用温阳之法。针对着痹，湿邪困阻如“地湿水泛”，非温阳健脾无以化湿，脾主运化水湿，脾阳不振则湿邪内生；肾为火脏，肾阳不足则寒湿易侵。故治当以补土燥湿为主，辅以补火暖土，通过温振脾肾阳气，使“阳光（阳气）普照”则寒湿自散，此即“立极”（建立阳气根本）之意。湿性黏滞重着，病位在肌肉而非筋骨，故方中重用健脾之品，佐以温肾通痹，使脾土得运、肾阳振奋，湿无所存，痹证自除。

2. 组方特点　本方重用党参、白术、苍术、茯苓健脾益气燥湿，其中苍术专攻中焦湿浊，茯苓渗湿利水，更以薏苡仁（煎汤代水）强化利湿消肿；附子、补骨脂补火暖土以温肾阳；杜仲、川续断补肝肾，以强筋骨，助肾阳以除寒湿；独活祛风除湿、通痹止痛，善治腰膝痹痛；牛膝补肝肾、引药下行，直达病所；姜、枣调和脾胃，防温燥伤中。全方融健脾、温肾、通痹于一体，使脾阳振奋则湿有去路，肾阳旺则寒无所存，共奏补益脾肾、燥湿除痹之功，恰合“立极复健”之治法。

【经典案例】

某　寒湿浸淫骨节，肢节作痛。

姜制附片一钱半　桂枝尖一钱　西潞党三钱　当归（酒炒）二钱　川断（酒炒）三钱　秦艽一钱　羌独活（酒炒）各一钱半　丝瓜络（酒炒）一钱半　防己二钱　杜仲三钱　茯苓三钱　制乳没各一钱半　威灵仙二钱

（出自《费伯雄医案》）

简析：本案费伯雄在自研方立极汤的基础上，去苍术、补骨脂，减党参用量，去薏苡仁，弱化健脾之力，加桂枝、羌活、秦艽、威灵仙增强温阳散寒、祛风胜湿之功，以酒炒独活、川断、杜仲、当归借酒行药势、调和营血，增丝瓜络、制乳没通络活血止痛，使方药更侧重通痹止痛，“轻补重攻”，针对寒湿痹阻筋骨之肢节疼痛，体现“因病机侧重不同而调整攻补比例”的配伍思路。

【新用阐述】

1. 现代用量　党参 10g，制附片 5g，当归 10g，茯苓 10g，炒白术 10g，茅苍术 10g，补骨脂 10g，杜仲 10g，川续断 10g，独活 10g，怀牛膝 10g，红枣 5 枚，生姜 3 片，薏苡仁 30g（煎汤代水）。

2. 功用主治　补益脾肾，燥湿除痹。主治痹证之着痹，脾肾虚寒、湿气内盛证。

3. 辨证要点　①关节疼痛以重着、酸楚、麻木为主，活动受限，或伴肿胀；②怕冷喜暖，手足不温，腰膝酸软无力；③舌质淡胖，苔白滑，脉濡或沉缓。

4. 拓展应用　现代医学之风湿免疫性疾病如类风湿关节炎、骨关节炎、强直性脊柱炎；其他如慢性软组织损伤、术后肢体肿胀等属阳虚湿阻者，可辨证应用此方。举临证案例：

谷某，男，37 岁。因工作入水 3 日，寒湿之邪，侵袭关节，遂酿成着痹。脉迟畏冷，两下肢麻木不仁，行履乏力，关节肿痛，大便溏泄。分明寒气过甚，脾胃之阳大伤，所以血脉不流，肌肉麻痹，酸软不举也。法当大剂辛热，活络宣痹，以破阴凝。

潞党参 9g,熟附块 6g,川桂枝 4.5g,苍、白术各 9g,羌、独活各 6g 公丁香 4.5 克,苏梗、叶各 6g,陈皮 6g,淡干姜 6g,生姜 3 片,红枣 5 枚,牛膝(酒炒)9 克

(出自《内科名家严苍山学术经验集》)

按语:本案在立极汤的基础上,以党参、附片为核心,加用桂枝、干姜、丁香,多药协同增强温阳破阴之力,针对"脉迟畏冷、寒气过甚"的病机,直击阴凝之邪,契合"阳光普照则寒湿自散"的立极理论。重用苍白术强化燥湿运脾之功,针对"脾胃之阳大伤、大便溏泄",紧扣"补土燥湿为主"的组方宗旨。增用羌活、苏梗、苏叶、陈皮,加强祛风胜湿、行气通络之效,牛膝酒炒引药下行,使药力专注于肢体经络的寒湿痹阻,针对"两下肢麻木不仁、关节肿痛",较原方更突出通痹活络之效。因本案为寒湿侵袭的急症,故暂去补骨脂、杜仲、川断等补肾之品,减少党参用量,以攻邪通络为主,轻补重攻,与原方"补益脾肾、燥湿除痹"的根本治法一脉相承。

二、龙火汤

【处方来源】费伯雄《医醇賸义》

【原方组成】苁蓉三钱 肉桂五分 党参四钱 茯苓二钱 白术一钱 归身(酒炒)二钱 白芍(酒炒)一钱 木香五分 川断二钱 独活(酒炒)一钱 角霜四钱 蚕沙三钱 红枣十枚

【剂型用法】汤剂,水煎服。

【原文病证】痛痹。寒邪引乘于肌肉筋骨之间,营卫闭塞,筋骨拘挛,不通则痛。

【处方立意】

1. 理论依据 《内经》言"风寒湿三气杂至,合而为痹",其中寒气偏盛者为痛痹,以关节疼痛剧烈、固定不移、遇寒加重为特征。寒为阴邪,其性凝滞收引,易致营卫闭塞、筋骨拘挛,故"不通则痛"。费伯雄认为,治痛痹当以温补肾阳为本,因肾为命门之火(龙火)所在,肾阳振奋则寒邪得散,此即方名"龙火"之意。同时,脾为后天之本,脾虚则气血生化不足,难御外邪,故需健脾益气以助肾阳,标本兼顾。

2. 组方特点　本方以肉苁蓉、肉桂、鹿角霜共为君药，温补肾阳、散寒止痛，直达病本；党参、茯苓、白术健脾益气，木香行气醒脾，当归、白芍养血活血，补脾助肾，共为臣药；独活祛风除湿、通痹止痛，蚕沙除湿通络，川续断补肝肾强筋骨，为佐药，增强祛寒除湿、通利经络之效；红枣甘温缓和药性，为使药，调和诸药。全方熔温阳、健脾、养血、通络于一炉，且多药酒炒（如归身、白芍、独活）以增强活血通络之力，共奏补肾温阳、调养气血、温经通络之功，使肾阳充盛、脾运健旺，寒邪得散，经络通畅，痛痹自愈。

【经典仿学】

靖江蔡某，本属先后天不足，自幼寒湿流筋，屡年复发，今乃发之尤甚。半身重着，不能平睡，不易速瘳。治宜平补和荣，温通舒筋。

全当归二钱　大白芍（酒炒）一钱　生地（红花六分拌炒）三钱　西党参三钱　甜冬术（土炒）一钱五分　赤茯苓二钱　川续断二钱　怀牛膝二钱　甜瓜子三钱　金毛脊二钱　西秦艽一钱五分　晚蚕砂三钱　鹿角霜一钱五分　陈广皮一钱　广木香五分　红枣六枚　金橘饼三钱　干地龙两条

（出自《费绳甫经典医案赏析》）

简析：本案为脾肾不足兼寒湿闭阻之痹证。患者自幼感受寒湿，邪气久羁体内，因虚致实，形成虚实夹杂之候，故不易速愈。脾肾两虚，寒湿内蕴，流滞于筋脉而致使筋脉不通。费伯雄指出，“痛痹者，营卫受寒，不通而痛，宜调养气血，温通经络，龙火汤主之”“着痹者，病在肌肉当补土燥湿，立极汤主之”。费绳甫为费伯雄之孙，继承孟河医派学术思想，临证善以脾胃为枢纽调治虚实夹杂之证。本案以其祖父自创方龙火汤合立极汤加减（龙火汤温肾为主，立极汤健脾为要，二方相合脾肾同治）。鹿角霜温肾助阳，党参、白术、茯苓补气健脾，更加金橘饼以顾护胃气；当归、白芍、红枣养血，生地经红花拌炒后，既保留养血滋阴之性，又借红花活血之力，达成通补兼施之效，怀牛膝强筋骨而通利血脉，金毛狗脊、秦艽祛风湿而利筋节，地龙、甜瓜子祛风通络，川续断兼补肝肾，蚕沙（蚕砂）善除经络湿浊，二者助君药温阳化湿，木香辛温调气，与健脾药配伍使补而不滞，与通络药协同通畅气机。全方以温肾与健脾有机结合，以后天充养先天，使寒湿得散、经络得通，体现了标本兼顾的精妙配伍。

【新用阐述】

1. 现代用量　肉苁蓉 10g，肉桂（后下）5g，党参 10g，茯苓 10g，炒白术 10g，酒炒归身 10g，酒炒白芍 10g，煨木香 10g，川续断 10g，独活 10g，鹿角霜 10g，蚕沙（包煎）10g，大枣 10 枚。

2. 功用主治 补肾温阳，温经通络。主治痹证之痛痹，肾阳不足、寒邪凝滞证。

3. 辨证要点 ①肢体关节疼痛，痛势较甚，痛处固定，遇寒则加重，得热则痛减；②关节屈伸不利，局部皮肤或有寒冷感；③兼有畏寒肢冷，腰膝酸软，大便溏薄等；④舌质淡，苔薄白，脉弦紧或沉迟。

4. 拓展应用 凡以寒邪为主的痛痹，及寒湿夹杂痹证可以此为基础方加减。现代医学之风湿免疫性疾病如风湿性关节炎、骨关节炎、强直性脊柱炎；其他疼痛性疾病如慢性腰肌劳损等属肾阳不足、寒湿闭阻者，可辨证应用此方。举临证案例：

林，男。脘右及胁胁又复胀痛，后达腰背，酸楚不得安卧，呕吐便结，不能进谷，盗汗，两足肿，舌苔灰白满布，脉弦细右滑。湿痰久阻于胃，肝气横逆，肠腑之通降失司。前三诊以通阳泄浊，通腑气。

四诊：进三物备急丸，大腑畅行污浊后，胸腹攻痛已安，腰俞及右背尚胀痛不已，入夜尤甚，莫能立直，舌苔腐腻已薄，脉尚沉细。肠腑湿浊日化，肝肾虚逆之气未调也。当益肾之虚、疏肝之逆。

淡苁蓉二钱 大白芍二钱 吴萸四分拌炒 焦茅术一钱五分 焦白术二钱 川桂枝八钱 小茴香一钱 淮牛膝二钱 川杜仲三钱 油当归二钱（酒炒） 云苓三钱 泽泻二钱（盐水炒） 鹿角霜三钱 海参肠三钱（破开，酒洗）

（出自《贺季衡医案》）

按语：本案以龙火汤为基础，针对患者“肠腑湿浊、肝肾虚逆”的病机进行灵活加减。以肉苁蓉、鹿角霜、桂枝、小茴香延续原方温阳补肾框架，配伍杜仲、牛膝强筋通络，紧扣“助阳祛寒”主旨；针对肝气横逆、湿痰阻滞，加吴茱萸拌白芍疏肝柔肝，青木香行气止痛；焦茅术、焦白术、茯苓、泽泻增强健脾化湿之力，油当归润肠通便，海参肠通腑泄浊，侧重疏肝和胃、化湿通腑。全方既守龙火汤温阳之根，又创疏肝化浊之法，通过“温阳化浊、攻补兼施”的临证变通，实现“异病同治”的临证拓展，彰显中医随证立法、灵活组方的思辨特色。

三、温经养荣汤

【处方来源】费伯雄《医醇賸义》

【原方组成】生地（切片，红花炒）三钱　熟地（切片，砂仁炒）三钱　枸杞三钱　当归二钱　白芍（酒炒）一钱五分　鹿筋（切片）五钱　木瓜（酒炒）一钱　川断二钱　独活（酒炒）一钱　桂枝五分　秦艽一钱　甜瓜子（炒，研）三钱　木香五分　红枣十枚　姜三片　桑枝一尺

【原文病证】风痹、行痹。血不荣筋，风入经络，节络游走作痛。

【处方立意】

1. 理论依据　费伯雄指出，风气胜者为行痹，风为阴中之阳，中人最速，其性善走，窜入经络，故历节作痛，而为行痹。风痹者，血不荣筋，风入节络；当以养血为第一，通络次之，去风又次之。《内经》云“风寒湿三气杂至，合而为痹”，其中风气偏盛者谓之风痹（行痹），以肢体关节疼痛游走、酸楚难伸为典型表现。费伯雄进一步阐释，风为阴中之阳，性轻扬善走窜，易侵袭经络，致气血运行受阻而发疼痛。但风痹的根源在于血不荣筋，血虚使筋脉失却濡养，风邪得以乘虚而入。因此，治疗需紧扣“治风先治血，血行风自灭”的原则，首重养血，次为通络，再行祛风。基于此理论，费氏创立温经养荣汤，以大量养血滋阴之品培补根本，配伍通络、祛风药祛除标邪，使阴血充盈、筋脉得养，经络畅通，风邪无所依附，从而实现标本兼治。

2. 组方特点　本方重用生地（红花炒）、熟地（砂仁炒）滋阴补血，配伍枸杞、当归、白芍（酒炒）滋补肝肾，鹿筋强筋健骨，川续断补肝肾、续筋骨，共成养血荣筋之阵，从根本上改善筋脉失养；桑枝、木瓜（酒炒）、甜瓜子通利关节、消散瘀结，畅通经络气血，为通络之要；独活（酒炒）、桂枝、秦艽祛风除湿，药性平和而不燥烈，体现费氏用药和缓之特色；木香行气止痛，调和气血，姜、枣调和营卫，顾护脾胃，使补而不滞。全方融养血、通络、祛风于一体，配伍精妙，共奏养血荣筋、温经通络、祛风除湿之功，标本兼顾。

3. 炮制特色　生地黄与红花同炒，借红花“少用养血，多用活血”之性，既缓和生地寒凉，又增强养血活血之效；熟地黄与砂仁同炒，以砂仁行气健脾，可防熟地黄滋腻碍胃。

【经典仿学】

刘某，女，21 岁。头晕心悸，关节游走疼痛，时已二月，屡经西医诊治，据云为风湿性关节炎。注射针药稍见好转迄未痊愈。近来腰腿酸痛更甚，

月经少，色黑暗。舌苔薄白，六脉沉滞。辨证立法：六脉沉滞，气血不活，缘于风湿之邪，入侵经络，不通则痛，关节不利，月经少，色不鲜亦是明证。腰腿酸痛，痛无定处，风邪重于寒湿，拟祛风湿，通经络和气血以治。处方：酒当归 10g，春砂仁 3g，赤、白芍各 10g，生、熟地各 6g，北细辛 3g，川桂枝 3g，酒川芎 4.5g，桑寄生 15g，醋柴胡 3g，嫩桑枝 15g，左秦艽 4.5g，油松节 24g，金狗脊 15g，豨莶草 12g，功劳叶 12g，片姜黄 6g，乌蛇肉 18g，炙草节 10g。

（出自《施今墨临床经验集》）

简析：方中酒当归、生熟地、赤白芍、酒川芎，补益亏损的营血；北细辛祛除深伏于经络的寒邪；左秦艽、豨莶草、乌蛇肉，祛风湿、通经络、止痹痛；乌蛇肉搜风通络；片姜黄、油松节活血定痛；桑寄生、金毛狗脊、功劳叶补肝肾，强腰膝，祛风湿；柴胡疏肝解郁，调畅气机，气行则血行；桑枝引药上行，专走四肢关节；炙甘草调和诸药，并能缓急止痛。可以看作是“温经养荣汤”的进阶版或临床精细化版本。它在继承养血祛风核心思想的基础上，大大增强了活血、通络、止痛的力量，并更加注重补益肝肾和调和气血，适用于痹证中病情更为复杂、病邪更为深伏的证型。

【新用阐述】

1. 现代用量 生地黄（红花炒）10g，熟地黄 10g，枸杞子 10g，当归 10g，白芍 10g，鹿筋 30~60g，木瓜 10g，川续断 10g，独活 10g，桂枝 5g，秦艽 10g，甜瓜子 10g，木香 10g，红枣 10 枚，姜 3 片，桑枝 10g。

2. 功用主治 祛风养血，通络止痛。主治痹证之风痹，血虚筋脉失养、风邪侵袭证。

3. 辨证要点 ①肢体关节肌肉酸楚疼痛，屈伸不利，可涉及全身多个关节，疼痛呈游走性；②可伴有恶寒发热等；③舌苔薄白，脉浮或浮缓。

4. 拓展应用 现代医学之风湿免疫病如类风湿关节炎、风湿性关节炎、强直性脊柱炎等属于血虚风侵者，可辨证应用此方。举临证案例：

钱，吴江 风痹有年，两手已废，交秋后四肢筋节作痛，颈项牵掣，头目作眩，视物模糊，肝肾阴虚，血少不能荣筋，肝阳上升。法宜养阴柔肝，兼以祛风通络。

大生地 12g，紫丹参 6g，川续断 6g，全当归 9g，白蒺藜 9g，甜瓜子 12g，大白芍 9g，晚蚕砂（包）9g，黑芝麻（包）12g，西秦艽 4.5g，怀牛膝 9g，真滁菊 4.5g，桑枝 9g，红枣 4 枚。

（出自《邓星伯临证医集》）

按语：本案在温经养荣汤基础上，重用大生地、全当归、大白芍滋阴养血，并加紫丹参、黑芝麻增强活血滋肾之力；以秦艽、桑枝轻清祛风替代原方部分温燥之品，配伍白蒺藜、真滁菊平肝潜阳；保留川续断、甜瓜子补肾消瘀，加晚蚕沙化湿、怀牛膝引药下行，标本兼顾；以红枣调和营卫，去熟地、枸杞之滋腻，整体配伍灵动，紧扣"治风先治血"原则，体现养血为主、祛风为辅、兼顾肝阳的治法，符合费氏"用药醇正和缓"的特点。

四、劳伤腰痛方

【处方来源】马培之《青囊秘传》

【原方组成】炙黄芪五钱　杜仲二钱　补骨脂二钱　红花二钱　当归二钱　羌、独活各二钱　核桃肉三钱　绍酒

【剂型用法】汤剂，绍酒煎服。

【原文病证】痿痹。劳伤腰痛。

【处方立意】

1. 理论依据　肾主骨生髓，腰为肾之府，故腰痛多与肾虚相关。肾虚则筋骨失养，易致腰酸难立、不耐劳作。若久痛不愈，必兼气血运行不畅，"久痛入络"则需活血化瘀通络；气为血之帅，气虚则血行滞涩，故治疗需补肾固本、益气活血并用。马培之据此创立劳伤腰痛方，主治劳伤气虚、肾虚络瘀型腰痛。以补肾为根本，兼以补气行血、祛湿通络，使肾气得充、精血得养、络脉通畅，腰痛自止。

2. 组方特点　本方重用黄芪，配当归，取当归补血汤之意，益气生血，使气旺血行，改善"劳则气耗"的病理状态。核桃肉、杜仲、补骨脂专入肝肾，补肾固精、强筋壮骨以固腰府根本；红花活血化瘀，配合当归补通兼施，消散瘀滞；羌活、独活祛风除湿、通痹止痛，善除腰膝湿邪；更以绍酒即黄酒煎服，借其辛散之性助药力通经活络、行气血、散瘀滞。全方补肝肾、益气血、祛风湿三管齐下，共成补肾益气、祛湿通络之功，切中劳伤腰痛、痿痹等肾虚兼瘀湿之病机。

【经典仿学】

陆(右)　腹胀食入难化，脊背腰股酸楚，不便步履。良由血虚不能养

筋,肝脾气滞,今宜益气和营,理脾和胃。

生黄芪四钱 全当归二钱 怀山药三钱 西秦艽二钱 连皮苓四钱 生白术二钱 厚杜仲三钱 陈木瓜二钱 陈广皮一钱 春砂壳(后下)八分 乌贼骨三钱 炒谷、麦芽各三钱 桑枝三钱

(出自《丁甘仁经典医案赏析》)

按语:本案例血虚肝失濡养,肝主筋,脾主四肢肌肉,肝胃不和,脾运不健,则食入难化,血虚筋脉失养,致脊背腰股酸楚,不能步履。治用劳伤腰痛方中君药对黄芪、当归补气生血;山药、白术、茯苓健脾助运;杜仲强筋壮骨;木瓜、秦艽、桑枝舒筋通络,共治痹证;陈皮、砂壳理气和胃;炒谷麦芽健脾消食。痹证与痿证的区别,主要在于是否疼痛。痹证以疼痛为临床特点,痿证则为痿弱不用。痹证是邪气阻痹经络,气血运行受阻所致;痿证是五脏精血亏损,经脉失养引起。本例脊背腰股酸楚,不便步履,乃"气血不和,筋失濡养"。诸药合而用之,使脾胃得健,气血旺盛,肢体得禀,痿证自除,气机疏通,痞证自消。

【新用阐述】

1. 现代用量 炙黄芪 15g,杜仲 10g,补骨脂 10g,红花 10g,当归 10g,羌活 10g,独活 10g,核桃肉 10g,绍兴黄酒 500ml。

2. 功用主治 补肾益气,祛湿通络。主治腰痛,肾阳不足、肾精亏损、血不荣筋证。

3. 辨证要点 ①腰痛绵绵,时轻时重,劳累后加重,休息稍减;②腰膝酸软、下肢乏力,或见腰部僵硬、活动受限,不耐久坐;③神疲气短,畏寒肢冷,尿频清长;④舌淡红或淡白,苔薄白,脉细弱或沉涩。

4. 拓展应用 凡肾虚久病夹湿夹瘀所致腰痛、腰酸、腿痛、阳痿、早泄、遗尿等均可以此为基础方加减。现代医学之腰肌劳损、腰椎退行性病变、骨质疏松症腰痛等,可辨证应用此方。

五、独活汤

【处方来源】马培之《医略存真》

【原方组成】独活一钱 秦艽一钱五分 巴戟天一钱五分 川续断一钱五分 怀牛膝一钱五分 当归一钱五分 五加皮一钱五分 丹参一钱五

分　狗脊三钱　木香四分　桑枝三钱　红枣三枚　炙没药八分

【剂型用法】汤剂，水煎服。

【原文病证】腰脊凸。寒邪客于肾与膀胱经，痛引股腿。

【处方立意】

1. 理论依据　肾主骨、腰为肾之府，腰脊连属督脉与足太阳膀胱经，肾与膀胱相表里，且肝肾精血同源。寒性收引凝滞，若寒邪客于肾与膀胱经，致气血痹阻、经脉不通，日久必耗伤肝肾精血，致筋骨失养，发为腰脊凸、痛引股腿。马培之治此症，确立“补益肝肾为本，祛风散寒除湿、活血通络止痛为标”的标本同治法则，自制独活汤，使寒邪得散、湿浊得化、经络得通，疼痛自止。取独活为君药，因其辛散苦燥、性善下行，专入下焦祛除风寒湿邪，直抵“寒客肾经”病所，为治腰膝痹痛之核心药物。以独活名方，既紧扣主症病机，又凸显君药主导作用，故名独活汤。

2. 组方特点　本方独活辛散苦燥、性善下行，专祛下焦风寒湿邪为君药；臣药秦艽助独活祛风除湿、通络止痛；巴戟天配川续断，补肾助阳以温化寒湿，佐以怀牛膝引药下行，补肝肾、强腰膝；五加皮、狗脊既可祛风湿，又可补肝肾；当归养血和肝，丹参、炙没药活血化瘀止痛，木香行气导滞，桑枝通利经络、引药直达股腿；使以红枣调和脾胃、顾护正气。全方融汇祛邪、补虚、通络于一体，寒邪得散、肝肾得补、气血得通，共奏散寒除湿、补肝益肾、活血止痛之效。

【经典案例】

王（左）　腿痛上连于腰，不能屈伸，喜人揉按，不肿不红。此因房欲受寒，而又竭力动作，伤骨伤筋，寒邪乘虚入深，症非轻浅。邪散恐防入腹攻心之剧，邪结则成贴骨腿痈之恙，二十剂内，应效尚可，否则往往迁延日月。

当归一两　续断三钱　川牛膝二钱　木瓜二钱　杜仲八钱　左秦艽二钱　防风一钱　红花六分　广木香六分　生地一两　独活一钱　乳、没各五分　葱头三个　银花六分　白凤仙根三钱

（出自《马培之医案》）

简析：此案马培之在自研独活汤的基础上保留独活、秦艽、当归、续断、牛膝、木香、没药七味核心药物，延续原方祛风散寒、活血止痛的治疗主线；加入杜仲、木瓜、防风、红花，增强补益肝肾、祛风除湿、活血化瘀之力，以应对房欲受寒、筋骨损伤之证；增入生地凉血养阴，以防温燥伤阴；配伍银花清热解毒，白凤仙根、葱头引药透达，防邪入腹成痈。全方标本兼治，既恪守

原方补益肝肾、散寒通络之旨，又针对病情发展优化配伍，体现随证施治的临证智慧。

【新用阐述】

1. 现代用量 独活10g，秦艽10g，巴戟天10g，川续断10g，怀牛膝10g，当归20g，五加皮10g，丹参10g，金毛狗脊10g，木香10g，桑枝10g，红枣3枚，炙没药5g。

2. 功用主治 补肾活血，祛风除湿。主治腰腿痛，寒湿痹阻肾与膀胱经证。

3. 辨证要点 ①腰酸腰痛，连及大腿后侧，屈伸及行走则痛甚，遇寒加重、得温则减，甚者活动受限；②臀部和一侧下肢麻木，下肢无力，下肢肌肉萎缩；③畏寒肢冷，小便清长；④舌淡，苔白腻，脉沉紧或弦紧。

4. 拓展应用 凡肾虚寒湿所致腰痛、腿痛、膝痛等痹症，均可以此为基础方加减。现代医学之老年性骨关节病、腰肌劳损、腰椎间盘突出、骨质增生、强直性脊柱炎、风湿性疾病等，可辨证应用此方。举临证案例：

苏，宁波 寒湿痛痹，两胯为甚，筋麻作胀，大肉瘦削，肝、脾、肾亏，血脉不荣。当平补三阴，以荣筋脉。

全当归6g 五加皮6g 明天麻4.5g 大生地9g 金狗脊6g 怀牛膝9g 巴戟天6g 川续断6g 虎胫骨（炙）9g 宣木瓜9g 川桂枝4.5g 独活4.5g 桑枝12g

（出自《邓星伯临证医集》）

按语：本案在马培之独活汤的基础上进行了灵活加减：保留独活、巴戟天、川续断、怀牛膝、狗脊等补肝肾、强筋骨的核心药物，延续原方温补肝肾、散寒通络的主旨；针对患者“两胯痛甚、筋麻胀、大肉瘦削”之症，增入五加皮、木瓜、桑枝增强祛风除湿、舒筋活络之效，配伍当归、生地养血荣筋，兼顾肝脾肾三阴同补；更添虎胫骨（现用代用品）强健筋骨，桂枝温通经脉，天麻息风通痹，强化了原方对寒湿痛痹兼筋肉萎缩的针对性。此案既承袭了独活汤补益肝肾、祛风湿、活血止痛的组方精髓，又依据“肝脾肾亏、血脉不荣”的病机特点，通过加减药物拓宽了原方在痿痹并见证候中的应用，体现了“辨证调补、标本兼顾”的临证思路。

六、安肾丸

【处方来源】马培之《医略存真》

【原方组成】巴戟一钱五分　川断一钱五分　当归二钱　鹿角霜三钱　怀牛膝一钱五分　白术一钱五分　杜仲二钱　菟丝子三钱　独活八分　肉桂三分　桑枝三钱　大生地三钱　红枣三枚

【剂型用法】丸剂。

【原文病证】脊驼。肾虚足痿疼痛。

【处方立意】

1. 理论依据　马培之在论述龟背时言，“在肾经者，腰脊强痛，痛及股腿，日久精血衰夺，两足瘫软，宜疏化温壮”。肾主骨生髓，腰为肾之府，若肾气亏虚，精血衰夺，筋骨失养，可致脊背弯曲(龟背)、下肢痿弱(足痿)，症见腰酸腰痛、肌肉萎缩、行走无力。马氏将此病本源归于肾亏，肾阳不足则骨失温养，肾阴亏虚则髓失充养，日久更兼风湿瘀阻经络。治当以滋补肾阴肾阳为核心，使肾气得充、精血得生，辅以祛风除湿、活血通络以治标，如此“肾安”则骨正筋柔，龟背、足痿得缓，故制安肾丸，既点明治法核心，又寓“补肾以安骨”之意。

2. 组方特点　方以鹿角霜、巴戟天为君，温补肾阳、强筋健骨；臣以肉桂温肾益精，生地黄滋肾阴以“阴中求阳”，菟丝子补益肝肾；佐用杜仲、川续断补肾强筋骨；白术健脾祛湿，当归养血活血，怀牛膝补肾活血，独活、桑枝祛风通络；使以红枣调和诸药。全方以补肾阳为主，兼顾阴血，祛风与活血并用，补而不滞，共奏安肾益阳、生精血、通经络、止痹痛之功，使肾气充盛，筋骨得养。

【经典案例】

某　肝脾肺三经不足，风寒湿三气下袭。髀枢穴痛，大肉渐瘦，痛得热较安，久延防成瘫痪。急宜培补三阴，以通经络。

中生地　羌活　当归　鹿角霜　防风　菟丝子　木瓜　枸杞子　白芍　巴戟　川断　牛膝　桑枝(酒炒)

(出自《马培之医案》)

简析：马培之在治疗本病时除保留安肾丸中鹿角霜、巴戟天、菟丝子、川断、牛膝、当归、桑枝等核心药物，延续温补肾阳、活血通络的主旨外，易独活为羌活，因羌活发表之力较强，契合“风寒湿三气下袭”之病机；加入枸杞子、白芍、中生地（即原方大生地）滋肝阴、养肝血，强化三阴并补，以应“肝脾肺三经不足”；防风、木瓜增强祛风除湿之力；去肉桂、白术减少温燥之性，使全方补中有通，既延续原方补肾治本之法，又侧重养肝血、散风湿，体现了“辨病位、调气血、分寒热”的临证变通智慧。

【新用阐述】

1. 现代用量 巴戟天10g，川续断10g，当归10g，鹿角霜10g，怀牛膝10g，炒白术10g，盐杜仲10g，菟丝子10g，独活10g，肉桂（后下）6g，桑枝10g，生地黄10g，大枣3枚。

2. 功用主治 温肾补损，生精蠲痹。主治龟背、足痿，肾精亏虚，督脉失养证。

3. 辨证要点 ①腰脊酸痛，脊背弯曲；②下肢痿弱无力，肌肉萎缩或震颤，行走困难或足踝疼痛，或关节屈伸不利，遇寒痛增；③畏寒肢冷，神疲乏力；④舌质淡，苔白或白腻，脉沉细或脉弦细。

4. 拓展应用 现代医学之骨骼肌肉系统疾病，如佝偻病、椎间盘突出症、强直性脊柱炎、下肢肌萎缩等；神经系统疾病，如运动神经元病、帕金森病等，属肾虚为本兼夹风寒湿阻络或血虚筋脉失养者，可辨证应用此方。举临证案例：

尹，凌口 肝肾不足，血不荣筋，下肢麻冷，战震乏力，势成痿恙。当养血荣筋。炙黄芪9g，怀牛膝4.5g，川杜仲9g，炒白术9g，金狗脊9g，巴戟天4.5g，大白芍9g，川续断9g，五加皮9g，全当归9g，川桂枝4.5g，红枣4枚。

（出自《邓星伯临证医集》）

按语：本方保留安肾丸中巴戟天、川续断、怀牛膝、杜仲、白术、当归等补肾强筋、健脾活血的核心药物，延续“温肾补虚”的框架。针对“血不荣筋、下肢麻冷”的病机，去鹿角霜、肉桂、菟丝子等温阳燥烈之品，侧重补气养血；炙黄芪与当归相伍，取当归补血汤意，大白芍敛阴和营，红枣养血健脾，共奏气旺血生之效。同时强化荣筋通络：桂枝通阳活血（较原方肉桂更侧重通经而非峻补），五加皮祛风湿兼补肝肾，狗脊强腰膝、通督脉，与怀牛膝相协引药下行。诸药相伍，形成“益气养血为主，温肾通络为辅”的配伍格局，其侧重点从原方的“温补肾阳”转向“肝脾肾三脏同调”，更突出解决血虚筋痿、肢体“战震”的临床表现，体现了

"同病异治"的辨证思维。虽同属肾虚痿证,但原方侧重肾阳亏虚致骨痿,本案则针对气血两虚兼筋脉失养,通过减温燥、增柔润的配伍调整,彰显了中医"随证治之"的临证智慧。

七、活血通经汤

【处方来源】马培之《医略存真》

【原方组成】当归二钱 怀牛膝一钱五分 延胡一钱五分 生地三钱 红花五分 独活一钱 没药一钱 木香四分 桃仁一钱二分 丝瓜络一钱五分 灵仙一钱 桑枝三钱

【剂型用法】汤剂,水煎服。

【原文病证】龟背。闪挫折伤,腰痛脊驼。

【处方立意】

1. 理论依据 外力所致的闪挫折伤,多使经络受损、瘀血凝滞。中医认为"气为血之帅,血为气之母",瘀血阻滞则气血运行失畅,肢体经络失于濡养,故见腰痛脊驼、痛有定处;且瘀血内阻日久易化热伤阴,导致血少阴伤。治疗上,马培之指出"至闪挫折伤,必有瘀血凝滞经络,先当活血通经",故自制活血通经汤,以行气活血、散瘀通络为核心,迅速消散离经之血、畅通阻滞之气,同时辅以滋阴养血之品,以防祛瘀伤正,使气血调和、经络通畅,疼痛自止。

2. 组方特点 方以延胡索为君,其辛散温通,善治一身上下诸痛,配木香行气导滞,气行则血行;桃仁、红花、没药活血逐瘀;当归、怀牛膝养血活血,牛膝更兼补肾强骨、引药下行;丝瓜络,《本草再新》记载其"通经络,和血脉,化痰顺气",善治胁肋腰脊疼痛;生地黄清热凉血,滋阴养血,与当归相伍,滋养阴血、制约活血药温燥之性,防祛瘀伤正;威灵仙辛咸性温,专治腰脚久痛不愈,独活、桑枝祛风除湿、除痹止痛。诸药合用,行气活血,散瘀通络。全方活血不伤血,行气不耗气,共奏行气活血、散瘀通络、滋阴养血之功。

【经典案例】

小河,苏(左) 右臂跌伤,瘀血凝滞,木硬作痛,虑成残废。宜和气血,通经络。

当归一钱五分　桃仁一钱五分　炙乳没各一钱　参三七(磨冲)四分　自然铜一钱　延胡索一钱五分　赤芍一钱五分　红花四分　大贝母一钱五分　桑枝三钱

（出自马培之《外科集腋》）

简析：本案保留原方当归、桃仁、红花、延胡索、桑枝、没药等原方活血通络的核心药物，延续行气化瘀止痛的主旨；加入炙乳香、参三七、自然铜，增强活血化瘀、消肿止痛之力，针对"跌伤木硬作痛"的瘀滞重症；赤芍替换生地，侧重凉血散瘀而非滋阴养血，更贴合外伤血瘀无明显阴伤的病机；增入大贝母化痰散结，防止瘀久生痰阻滞经络；去掉独活、木香、灵仙、丝瓜络，减少祛风理气之品，使药力专注于活血逐瘀。全方紧扣"和气血、通经络"的治则，增强化瘀力度，精简配伍，适用于外伤瘀血重症，体现了"急则治标、随症增减"的临证策略。

【新用阐述】

1. 现代用量　当归10g，怀牛膝10g，延胡索10g，生地黄10g，红花10g，独活10g，没药10g，木香10g，桃仁10g，丝瓜络10g，威灵仙10g，桑枝10g。

2. 功用主治　行气活血，散瘀通络。主治腰痛脊驼，闪挫跌仆所致的血瘀证。

3. 辨证要点　①有闪挫跌仆史；②突发一侧或双侧腰痛，痛势剧烈、固定不移，活动或按压时加重；③腰部僵硬，甚至脊柱畸形(如脊驼)，痛处拒按；④舌质暗紫或有瘀斑，苔薄黄腻，脉涩或弦紧。

4. 拓展应用　凡一切外伤所致的瘀血阻滞经络证，如胸胁挫伤、四肢扭伤、骨折初期等症，见局部肿胀疼痛、痛有定处、舌质暗、脉涩者，可以此为基础方加减。现代医学之骨科疾病，如急性腰扭伤、胸腰部软组织挫伤、腰椎小关节紊乱、肋骨挫伤等；运动损伤，如肌肉拉伤、韧带扭伤等，可辨证应用此方。举临证案例：

某　右腿漫肿疼痛，势成流注。治以和营消散。

柴胡五分　延胡索一钱五分　当归尾一钱五分　桃仁泥二钱　京赤芍一钱五分　炙甲片二钱　大贝母三钱　川牛膝一钱五分　酒炒桑枝三钱　丝瓜络(炙)三钱　独活一钱五分　威灵仙一钱五分　忍冬藤三钱　制僵蚕二钱

（出自《邓星伯临证医集》）

按语：该案在活血通经汤的基础上，保留当归尾、桃仁泥、延胡索、川牛膝、桑枝、丝瓜络、独活、威灵仙等核心药物，延续原方活血通络、散瘀止痛主旨；以赤芍替换生地，侧重凉血散瘀，贴合外伤血瘀病机；加入柴胡疏理气机，与木香行气之效呼应；炙甲片、僵蚕增强破瘀散结之力，大贝母清热化痰散结，针对外伤血瘀日久易兼痰凝之病机，与桃仁、赤芍相伍，共防瘀痰互结之变；桑枝酒炒增强活血通络之力、炙丝瓜络通络助药力通达；忍冬藤清热解毒，与赤芍凉血散瘀相协，共制瘀血化热之势。全方紧扣"行气活血、散瘀通络"治则，在原方的基础上加强化瘀散结、理气清热之功，更贴合外伤瘀滞重症的病机特点。

八、芪龙风痛方

【处方来源】丁甘仁《诊方辑要》

【原方组成】生黄芪三钱　细生地三钱　西秦艽三钱　青防风一钱五分　京玄参三钱　广陈皮一钱五分　生白术三钱　甘菊花三钱　云苓片三钱　炙甘草一钱　嫩桑枝五钱　大地龙三钱

【原文病证】久年风痛。

【处方立意】

1. 理论依据　骨节疼痛，有风邪所致者谓之风痛。丁甘仁自叙："久年风痛，百药不效，服此方即愈。"其所对应的是顽痹、尪痹，本质上即为历节风，其病机是气血衰少，风湿痰邪乘虚侵入经络，呈现本虚标实之态，故而治疗需采用补益气血、祛风化痰、祛瘀止痛之法，标本兼治。

2. 组方特点　方以黄芪补中益气养血，气旺则血行，加地龙搜风通络、逐瘀止痛，尤善治疗久病入络之顽痹，二药一补一通、一温一寒，形成扶正祛邪之核心；白术、茯苓健脾渗湿，陈皮理气化痰，三药合用既培土生金以资气血之源，又杜生痰化湿之路；防风、秦艽祛风胜湿，风能胜湿而祛邪外出；桑枝专入肢节，祛风湿、通经络、行水气，善止痹痛；辅以少量玄参、生地黄滋阴润燥，防邪郁化热伤阴；菊花清热凉血，清透血分伏热；炙甘草调和诸药，兼益气和中。全方配伍严谨，补通兼施，共奏益气养血、祛风除湿、化痰通络之效，针对气血亏虚、风湿痰瘀痹阻之顽痹，彰显扶正不留邪、祛邪不伤正之妙。

【经典案例】

顾(左) 气虚血亏,风湿痰入络,营卫痹塞不通,左肩胛痹痛,不能举动。症属缠绵,姑宜益气祛风,化湿通络。

生黄芪六钱 青防风一钱 仙半夏二钱 生白术二钱 紫丹参二钱 片姜黄八分 大川芎八分 全当归三钱 陈木瓜二钱 五加皮三钱 海桐皮三钱 广陈皮一钱 嫩桑枝四钱 《指迷》茯苓丸(包)八钱

(出自《丁甘仁医案续编》)

简析:本案患者左肩胛痹痛,缠绵难愈,属气血亏虚、风痰湿瘀阻络。方以芪龙风痛方加减:以生黄芪、青防风取玉屏风散之意,补气固表、祛风除湿;白术合桑枝健脾化湿,通利关节;陈皮理气化痰。因患者阴虚之象不显,气虚痰瘀互结更甚,加当归、丹参补血活血;半夏、姜黄、川芎化痰逐瘀;《指迷》茯苓丸专攻痰阻络脉;木瓜、五加皮、海桐皮强筋燥湿。全方标本兼顾,以益气活血为基、祛风化痰为要、通络止痛为标,形成"补-化-通"三层治疗体系。以姜黄引药上行,丹参养血活血,配《指迷》茯苓丸化痰逐瘀,替代地龙通络之功,重用黄芪以气帅血,体现"痰瘀同治"之则。

【新用阐述】

1. 现代用量 生黄芪10g,生地黄10g,秦艽10g,防风10g,玄参10g,陈皮10g,炒白术10g,菊花10g,茯苓10g,炙甘草3g,桑枝15g,地龙10g。

2. 功用主治 益气和营,祛风化痰,祛瘀通络。主治痹证之顽痹、骨节疼痛,正虚邪实证。

3. 辨证要点 ①全身性关节肿胀畸形,伴剧痛,关节屈伸不利;②肢体瘦削枯萎,软弱无力;③口干,便秘;④舌质暗红苔少,脉细涩或沉涩。

4. 拓展应用 凡气血亏虚、风寒湿热痹阻、痰瘀互结日久之顽痹、痛证,均可以此为基础方加减,现代医之类风湿关节炎、强直性脊柱炎等可辨证应用此方。举临证案例:

徐,苏州 血虚风入节络,左肩臂痛痹,直至指节,不能抬举。当养血荣筋,以利节络。

红花炒生地五钱 全当归三钱 片姜黄三钱 黄芪皮三钱 西秦艽二钱 川续断三钱 明天麻一钱五分 夜交藤四钱 羌活一钱五分 大白芍三钱 川桂枝一钱五分 桑枝四钱 红枣四枚 陈酒二两

(出自《邓星伯临证医集》)

按语：本案患者左肩臂至指节痛痹、不能抬举，辨证为血虚风入节络。邓星伯在芪龙风痛方基础上加减。以红花炒生地替代原方细生地，借红花“少用养血，多用活血”之性，既缓和生地寒凉，又增强养血活血之效(此配伍为马培之治血虚筋脉失养的常用之法)；黄芪改用黄芪皮，保留益气固表之功且更擅走表；重用全当归、大白芍养血柔肝，配伍川续断补肝肾、强筋骨，针对“血虚筋脉不荣”强化治本；以明天麻、羌活、西秦艽替代原方防风，增强平肝祛风、胜湿通络之力；加片姜黄引药上行直达病所，桑枝通利上肢关节；佐川桂枝温通筋络，夜交藤养血安神，陈酒调和药性、助药行散，红枣调和营卫。全方以养血荣筋为主、祛风通络为辅，兼顾病位与兼症，体现“治风先治血”与“因势利导”的配伍思路。

第二节　活用经典方

历节蠲痛方

【处方来源】丁甘仁《诊方辑要》

【原方组成】熟石膏一两　木防己三钱　赤茯苓三钱　嫩桑枝五钱　川桂枝一钱五分　生苡仁五钱　京赤芍三钱　丝瓜络一钱五分　生甘草一钱五分　紫丹参三钱　晚蚕沙(包)三钱　头痛甚者加羚羊角

【剂型用法】汤剂，水煎服。

【原文病证】历节风痛。

【处方立意】

1. 理论依据　历节风一名出自《金匮要略》，以关节红肿，剧烈疼痛，不能屈伸为特点，又名白虎风、痛风。白虎加桂枝汤出自《金匮要略》，本用来治疗温疟，丁甘仁借鉴《金匮要略》白虎加桂枝汤“寒温同用治骨节烦疼”之法，认为本病病机多为湿热瘀阻兼有风寒外束，故创历节蠲痛方，并言其“亦屡效之方”。

2. 组方特点 方中重用熟石膏与少量桂枝相伍,寒温并用,清热而不冰伏,通阳而不助热,暗合“火郁发之”之意。配伍丹参、赤芍凉血活血通脉,嫩桑枝、木防己祛风除湿、引药达病所,丝瓜络、晚蚕沙化痰祛瘀、舒筋活络;赤茯苓、生苡仁健脾以杜绝湿源,渗湿以分消湿热;生甘草调和药性,与桂枝辛甘化阳、与石膏甘寒生津。全方清热与散寒并用,祛湿与活血同施,使湿热得清、风寒得散、瘀滞得通,共奏祛风除湿、通阳散寒、清热解毒之效。头痛甚者加羚羊角,其咸寒入肝心,可清热泻火、凉肝息风,快速缓解头部剧痛。

【经典案例】

孔(左) 邪风湿热,挟痰稽留阳明之络,营卫痹塞不通,两肩胛痹痛,左甚于右,左手腕漫肿疼痛,势成历节风。

桂枝四分 熟石膏三钱 生甘草五分 嫩桑枝三钱 肥知母钱半 仙半夏二钱 紫丹参三钱 海桐皮三钱 生黄芪四钱 全当归二钱 西秦艽二钱 大川芎八分 青防风一钱 《指迷》茯苓丸(包)八钱

(出自《丁甘仁经典医案赏析》)

简析:本案为丁甘仁在自研历节蠲痛方的基础上,对痹痛不同兼症的加减应用,他保留原方桂枝、熟石膏、生甘草、嫩桑枝寒温并用、祛风通络的核心配伍,加肥知母清热生津,以海桐皮、青防风替换木防己、丝瓜络,强化祛风除湿通络之力;增仙半夏、《指迷》茯苓丸化痰散结,针对挟痰病机;加生黄芪、全当归、大川芎、紫丹参益气养血活血,补营卫之虚、通痹塞之络;同时减少桂枝用量以防温燥伤阴,赤茯苓、生苡仁易为《指迷》茯苓丸聚焦化痰。全方寒热平调、攻补兼施,更适用于虚实夹杂的历节风证,体现了随证加减、邪正兼顾的临证思路。

【新用阐述】

1. 现代用量 熟石膏(先煎)20g,木防己 10g,赤茯苓 10g,嫩桑枝 15g,川桂枝 5g,生薏苡仁 15g,京赤芍 10g,丝瓜络 10g,生甘草 5g,紫丹参 10g,晚蚕沙(包煎)10g。

2. 功用主治 清热泻火,祛湿通络,活血止痛。主治历节风,风湿热瘀阻络证。

3. 辨证要点 ①肢节红肿热痛,游走不定,屈伸不利;②发热,头痛,口干不欲饮,身体羸弱,脚肿如脱;③大便黏腻,小便黄赤;④舌偏红苔白腻,脉弦滑数。

4. 拓展应用　现代医学之痛风、类风湿关节炎、风湿性关节炎、风湿性多肌痛、坐骨神经痛、股骨头坏死、腱鞘炎等属湿热瘀阻夹有风寒者可辨证使用本方。

下篇

阐微致用

第一章　外感病证方

第一节　自研自制方

一、辟寒散

【处方来源】费伯雄《医醇賸义》

【原方组成】川芎八分　防风一钱　白芷五分　广皮一钱　半夏一钱五分　羌活一钱　秦艽一钱　枳壳一钱　苏梗一钱　姜三大片

【剂型用法】汤剂，水煎服。

【原义病证】痎疟。外感风寒，遏抑营卫之痎疟，症见恶寒发热、头痛项强、腰背作痛、脘闷作呕等。

【立意理论】痎疟即疟疾的总称。《素问·疟论》曰："黄帝问曰：夫痎疟皆生于风，其蓄作有时者何也？岐伯对曰：疟之始发也，先起于毫毛，伸欠乃作，寒栗鼓颔，腰脊俱痛；寒去则内外皆热，头痛如破，渴欲冷饮。"《素问·生气通天论》言"夏伤于暑，秋必痎疟"，意思是若夏季感受暑邪，暑汗不出，暑热内伏，至秋季，新凉外束，寒热交争，产生寒热往来的疟疾。而后世有些医家认为，疟病皆起于少阳，因为少阳为半表半里之经络，病情进一步发展则与阴分相争，可见寒证，若病情好转，与阳气相斗，则表现为热证。费氏认为，这是曲解了《内经》中岐伯的阐释。人作为一个整体，病情发展由卫到营，在由营到(脏)腑，从表及里，是有一定的顺序次第的，初起应当投辛温之品，化解其外裹之寒邪，继而选用辛凉之品，清内蕴之热，使邪从汗液排出，则病可痊愈。至于已经入营分、入脏腑的，则需按所属之经络选方遣药；并提出解读经典、辨证论治，都需要细细推敲，知其然，更应知其所以然，不是生搬硬套，甚至不求甚解、南辕北辙。故费伯雄立《痎疟》篇，详列痎疟发展的各阶段表现及相应方剂，辟寒散、清暑散、交加散、和营双解散、返正散、清正散、玉露散皆隶属于此篇。

【组方简析】痎疟为夏季感受暑邪，暑汗不出，热邪内伏，暑湿之邪传滞半表半里，至秋天机体阳气减弱，感受寒邪，邪气郁伏加重，半表半里之性突显，引发寒热往来之如疟势成必然。故而痎疟初起，寒邪为主，费氏投以辟寒散，意在辛温散寒止痛。辟寒，即去寒，整方十味药，重在解表散寒，以及费氏虽未详言初感寒邪之痎疟的表现，但从方药中不难分析而知。川芎辛温，可祛风止痛、活血行气，能“上行头目”，为治头痛要药，李东垣言“头痛须用川芎”，与羌活、白芷相配，可治风寒头痛（取意于川芎茶调散、九味羌活汤），与秦艽、防风相配，又可治风湿痹痛。又因暑湿留滞日久，影响脾气健运，故选半夏降逆燥湿化痰，陈皮理气健脾、燥湿化痰，枳壳行气宽中、健脾化湿；生姜解表散寒、温中止呕，紫苏梗行气宽中。费氏选用药味看似简单无奇，但细究之下，两两皆可相配，真正于平淡中见神奇，我们根据药味功效，也可推断出初发寒邪之痎疟，临床可见头痛、恶寒发热、关节痹痛、胸脘满闷，恶心欲吐等表现。

二、清正散

【处方来源】费伯雄《医醇賸义》

【原方组成】青蒿梗一钱五分　薄荷一钱　广皮一钱　贝母二钱　葛根二钱　山栀一钱五分　连翘一钱五分　豆豉三钱　杏仁三钱　茅根五钱

【剂型用法】汤剂，水煎服。

【原义病证】痎疟。温疟，症见冬令受寒，春夏举发，寒变为热，先热后寒。

【立意理论】《素问·疟论》最早记载了温疟，言“此先伤于风而后伤于寒，故先热而后寒也，亦以时作，名曰温疟”，又言“温疟者，得之冬中于风，寒气藏于骨髓之中……因遇大暑……故先热而后寒，名曰温疟”。此两条虽然说法有别，但都强调了温疟邪热内伏，遇感而发，充斥内外表里的病机。

张仲景在《内经》病因病机的基础上补充其证候治法，“身无寒但热，骨节疼烦”，说明此寒在表不在里，属风寒外束肌表，治以白虎汤清热生津，以泄里热，加桂枝以散表寒。

费氏对于温疟的病机分析，源于《素问·疟论》的第二种说法，冬令受（风）寒，伏藏于肾，春夏（遇暑气）举发，寒变为热，先热后寒，故拟清正散，以图清热扶正。

【组方简析】本方清热截疟。清正散与清暑散，二者乍看之下很相似，青蒿、薄荷截疟解暑，葛根解肌退热，连翘、淡豆豉疏散风热，贝母、杏仁降气化痰，不同的是清正散中青蒿用量较薄荷更大，凸显了其君药的地位，更重清透虚热，解暑截疟。白茅根入血分，功能凉血止血，《本草正义》言其“能清血分之热而不伤于燥，又不黏腻，故凉血而不虑其积瘀”。温疟者，伏邪日久，热易入血，耗血伤阴，甚至迫血妄行，故费氏加一味茅根以安血分。

三、玉露散

【处方来源】费伯雄《医醇賸义》

【原方组成】玉竹四钱　花粉二钱　沙参四钱　麦冬二钱　石斛三钱　贝母二钱　杏仁三钱　茯苓二钱　山药三钱　梨三大片

【剂型用法】汤剂，水煎服。

【原义病证】痎疟。瘅疟，症见肺素有热，阳盛不衰，但热不寒，消烁脱肉。

【立意理论】《素问·疟论》云“其但热而不寒者，阴气先绝，阳气独发，则少气烦冤，手足热而欲呕，名曰瘅疟”。一是“阴气先绝，阳气独发”所致者，即素体阴液不足之人，感受疟邪之后，邪伏于阴，阴病不能与阳谐和，使阳独亢于外，故症见但热而不寒，属虚热证，治宜养阴清热截疟；一则是“肺素有热，气盛于身，厥逆上冲，中气实而不外泄，因有所用力，腠理开，风寒舍于皮肤之内，分肉之间而发，发则阳气盛而不衰，则病矣。其气不及于阴，故但热而不寒”。

费氏所言瘅疟，系素有内热之人感受疟邪后，从阳化热，治当选用甘寒或辛寒之品，清透邪热以截疟。

【组方简析】费氏自拟玉露散，与钱乙《小儿药证直诀》中玉露散(又名玉露饮)重名。钱氏之玉露散由寒水石、生石膏及生甘草组成，主治小儿暑热泻，功能清热除烦，和中止泻。费氏之玉露散，以玉竹为君，养阴润燥，生津止渴，与沙参、麦冬、石斛相合，有沙参麦冬汤滋养肺胃之意。天花粉清热泻火、生津止渴，杏仁、贝母清肺化痰，茯苓、山药健脾化湿，再以鲜梨一味，调和诸药，润肺之力更甚。整方主清肺热而不伤阴，滋胃阴而不碍邪，配伍精简得当。

四、涵木养荣汤

【处方来源】费伯雄《医醇賸义》

【原方组成】生地三钱　熟地三钱　当归二钱　白芍一钱　枣仁(炒，研)一钱五分　木瓜一钱　秦艽一钱　人参一钱　麦冬一钱五分　五味子五分　红枣十枚　桑枝一尺

【剂型用法】汤剂，水煎服。

【原义病证】秋燥。温燥证，肝受燥热，症见血分枯槁，筋缩爪干。

【立意理论】燥自上伤，首犯肺卫，燥热下行，至下焦损伤肝肾精血，致血分枯槁，筋缩爪干，治当养肝益血，荣筋通络。本方所治病证为秋燥，肝受燥热者，临床可见头晕目涩，胁肋隐灼，口燥咽干，筋缩无力，爪甲干枯，五心烦热，两颧潮红，潮热盗汗，舌红少苔，脉弦细数。

【组方简析】方中熟地甘温，气味俱厚，功专补血填精，滋阴润燥。生地甘寒，性润多汁，功长凉血止血，清热生津，二者合用，补血凉血，滋阴而生津润燥，共为君药。当归辛甘而温，补血行血；白芍酸而微寒，补血敛阴。二者共为臣药，辛而不过散，酸而不过敛，润燥养营，补血而不滞血。酸枣仁甘酸而平，补阴血而宁心安神；人参味甘微苦而性微温，大补元气，复脉固脱，生津安神；麦冬甘寒多汁，养阴生津；五味子味酸性温，敛肺肾固精。诸药合用，酸甘化阴，制丙火而收散失之气液。重用红枣以缓肝之急；木瓜以收散失之胃气；秦艽苦辛微温，养血活血荣筋；桑枝疏通经络。全方共奏滋阴养肝，养血润燥之功。

五、加味神术汤

【处方来源】费伯雄《医醇賸义》

【原方组成】白术一钱　茅术一钱　当归一钱五分　茯苓二钱　苡仁四钱　厚朴一钱　砂仁一钱　半夏曲(炒)三钱　佩兰叶一钱　川牛膝一钱五分　荷叶一角　姜二片

【剂型用法】汤剂，水煎服。

【原义病证】伤湿。暑湿外感者，症见胸闷脘痞，四肢倦怠。

【立意理论】费伯雄先生在《医醇賸义·暑湿热》中指出："但暑热之气，自上而下，湿气自下而上，人在其中，无时无处，不受其熏蒸燔灼，致病已非一端；又况起居不慎，饮食不节，其受病尚可问乎？"夏季易伤于湿，伤湿者

有表里之因,或外感湿邪,或内生湿浊。湿为阴邪,其性重浊、黏滞,易阻滞气机,困遏清阳,导致肢体沉重、酸楚,乏力懒动。湿邪最易困阻脾胃,脾主运化,喜燥恶湿,湿困中焦,则脾的运化功能失常,导致食欲减退,不思饮食。湿阻中焦,气机升降失常,清阳不升,浊阴不降,壅塞于胸脘,又见胸脘部痞闷、胀满不适。故应治以燥湿运脾,化湿利水。费伯雄先生在《医方集解》经典方神术汤燥湿运脾解表的基础上,自制加味神术汤,燥湿、渗湿、芳香化湿三法并用,以祛湿邪;行气、降逆以畅中焦气机;健脾以扶正固本,杜绝生湿之源;养血活血通络以助湿化,防止燥药伤阴,并缓解肢体症状;升清以配降浊,调和气机。全方标本兼顾,祛湿而不伤正(血),刚柔相济。

【组方简析】本方中苍术味辛主散,性温而燥,朱丹溪称其:"气味辛烈,强胃健脾,发谷之气,能径入诸药,疏泄阳明之湿,通行敛涩";白术性温而燥,健脾醒胃,燥湿逐水;白术得苍术,补脾之不足而泻湿浊之有余;苍术得白术,运脾湿、泻湿之有余而益脾之不足,二者共为君药,一补一运,共奏健脾燥湿之功。茯苓淡而能渗,甘而能补,利水渗湿,益脾和胃;薏苡仁甘淡而凉,微降而渗,益气除湿,和中健脾,二者均为利水之轻剂,性和而不伤胃,共为臣药,健脾渗湿而不峻烈,使湿有出路。"治湿先治气",气行则湿化,厚朴、砂仁也为臣药,行气化湿,宽中除满。湿邪久留易致气血不畅,佐以当归补血活血,既顾护阴液,又增强气血运化湿浊之力。再佐半夏曲燥湿化痰,降逆和胃,消痞止呕;佩兰芳香化湿,醒脾开胃,专治湿困脾阳之食欲不振。川牛膝活血通经,引血下行,又能利湿通淋,导湿浊从下焦而出。荷叶、生姜为使,荷叶清热解暑,升发清阳,助脾胃清气上升;生姜温中散寒,调和诸药,增强温化湿浊之效。全方诸药配伍,共奏燥湿运脾、芳香化湿、渗湿舒筋、活血通络、升清降浊之功。

六、三解汤

【处方来源】费伯雄《医醇賸义》

【原方组成】黄连五分　黄芩一钱　大黄四钱　栀子一钱五分　花粉二钱　连翘一钱五分　半夏一钱　茯苓二钱　木通一钱　泽泻一钱五分　青荷梗一尺

【剂型用法】汤剂,水煎服。

【原义病证】暑湿伤热。暑湿气合,症见大热,五心烦躁,坐卧不安,渴饮胸痞。

【立意理论】费伯雄在《医醇賸义》中提到，“四序流行，春生夏长，秋收冬藏。故春为风木，秋为燥金，冬为寒水，各司其令。惟夏则暑、湿、热三气迭乘，合操其柄。此盖大化循环之运，不期然而然，亦不得不然也”。暑湿内郁化热，犯肺则肺气不利，肺络受损，胸闷咳痰；热扰心神则心烦躁扰，坐卧不安。暑湿郁阻中焦则气机升降失调，脘腹痞满，不甚渴饮。暑湿蕴结下焦，小肠泌别失职，则小便短赤。费伯雄认为，此证三气迭乘，已成燎原之势，故当以祛邪为急，用大黄促而下之，急下存阴，并以黄连、黄芩、栀子等清三焦之热。

本方药物配伍特点辛寒清热，既能清热生津、健脾利湿，又具有泄热通腑之功。

【组方简析】大黄大苦大寒，性直遂，泻热通便，去陈垢而安五脏，马培之《药性歌诀》谓“此物大苦大寒，其性走而不守。沉而不浮，能荡涤肠胃之积；祛逐邪热，有排山倒海之势”，故为君药。黄连大苦大寒，降中微升，阴中微阳，善入心泻火，清中焦、大肠湿热郁结。黄芩苦寒清肃，可升可降，阴中微阳，善清肺经气分之热。栀子性寒味苦，轻清上行，气浮而味降，阳中阴也，能泻三焦郁火。以上共为臣药。连翘散肺热，清心火，透达表里。天花粉清热生津。半夏、茯苓健脾利水，降逆燥湿。木通、泽泻祛湿泄热，导热下行。荷梗解暑清热，理气化湿。以上共为佐使。诸药配伍，清热利湿，通利三焦。

七、消风散火汤

【处方来源】费伯雄《医醇賸义》

【原方组成】天冬一钱五分　麦冬一钱五分　玄参二钱　茯苓二钱　桔梗一钱　柴胡一钱　薄荷一钱　蝉衣一钱　桑叶一钱　连翘一钱五分　牛蒡子三钱　蒌皮二钱　竹叶十张　黑芝麻三钱

【剂型用法】汤剂，水煎服。

【原义病证】火证。风火胶结证，症见面红目赤、口燥咽疼。

【立意理论】热极生风，风助火势，互为因果，其性炎上，导致面部发红、眼睛充血、口干舌燥、咽喉疼痛等症状。治疗原则应当以清润上焦为主，使阳热邪气无法继续侵犯人体上部；同时配合使用药性轻浮升散、能疏散邪气的药物，让上逆的火热之势得以一举平息。费氏拟消风散火汤治火证之风火胶结，临床上多用于因时邪疫毒袭肺所致风温、蛤蟆瘟、烂喉痧，症见高热，恶寒，周身酸痛，咽痛，咳嗽，痰色黄质浓，头痛，便秘，鼻干鼻痒，咽喉疼痛，乳蛾红肿，舌边尖红，苔薄白或微黄，脉浮数者。

【组方简析】本方宣肺解表、泻热透邪。桑叶、连翘、玄参泻火解毒；桔梗、甘草宣肺祛痰，解毒利咽；牛蒡子、瓜蒌皮、茯苓清热化痰；柴胡、薄荷、蝉蜕升散热毒；温热邪气最易伤阴液，留得一分阴液，便留得一分性命，天冬、麦冬养阴润肺；竹叶引热从小便而出；黑芝麻滋阴润肺通便，引热从阳明而出。全方体现“轻清上扬”的用药特点，既用疏风药解散上焦风热，又配滋阴药固护阴液，达到“火郁发之”的治疗目的。其中桔梗与牛蒡子的配伍尤为精妙，一升一降，共奏利咽之效。

第二节 活用经典方

一、加味蒌贝养荣汤

【处方来源】丁甘仁《丁甘仁晚年出诊医案》

【原方组成】川贝母三钱 瓜蒌皮二钱 京玄参一钱五分 天花粉三钱 朱茯神三钱 桑叶、皮各一钱五分 光杏仁三钱 生甘草五分 生赤芍二钱 冬瓜子三钱 嫩白薇一钱五分 活芦根一尺 枇杷叶露四两（后入）

【剂型用法】汤剂，水煎服。

【原义病证】喉痧。疫疹后期，痧子已回，身热亦退，夜不安寐，稍有呛咳，脉象濡小带数，舌质淡红。

【立意理论】丁甘仁善治喉痧，又称疫喉痧、疫毒痧、疫喉等，是感受温邪时毒引起的急性外感热病。丁氏治麻疹颇有特色，主张分期、分证型治疗，疹宜透发，适时清解，减少变症和重症。本方为麻毒透毕，余邪伤阴而立。痧邪留伏肺胃，欲化为火，而为痰液，立法以开达伏邪，两清肺胃痰火。其伏邪渐透，身热就轻，乃转从清化余痰积热以善其后。

【组方简析】丁氏仿吴又可蒌贝养荣汤，再加玄参、杏仁以生津清肺，于养阴之中疏达余邪，以“存阴退热”为治法，用甘寒之品清燥金养胃阴，以养阴和荣，配方至为合理。并强调病后“避风节食”，以静养和饮食调节为上，“则不致反复为要”。基本组方分为清化痰热、疏达余邪、清胃润肺三个部分。川贝母苦甘微寒，润肺清热，化痰止咳，兼以滋养肺胃津液；瓜蒌甘寒微苦，清肺润燥，开结涤痰，二药合用是清热化痰兼润肺养阴的常用组合，为本方君药。桑叶、桑白皮清解表热，冬瓜子、杏仁润肠通便，活芦根清热利尿，使胃肠之蕴热从二便出，疏达余邪，共为一组臣药，助蒌、贝清化痰热；玄参滋阴凉血，白薇、赤芍清热凉血防热入营分，为另一组臣药；天花粉清胃，茯神养胃健脾，枇杷叶露清热养阴生津，共为佐药起清胃润肺之功效；生甘草为使药，调和诸药。因“肺喜润而恶燥”，肺燥伤阴证，方中巧用活芦根、枇杷叶露可以起到甘寒滋润、清燥救阴、润肺止咳的功效，既取鲜药“纯正”“辛香发散”之性味，保持了药物天然特性的同时还发挥其养阴生津之效，化湿醒脾之功，所谓“生者尤良”也，亦为孟河用药特色之一。

二、新加柴葛解肌汤

【处方来源】丁甘仁《丁甘仁晚年出诊医案》

【原方组成】粉葛根一钱五分　银柴胡一钱　炒豆豉三钱　黑山栀皮一钱五分　竹沥半夏一钱五分　炒竹茹一钱五分（枳实一钱同炒）　光杏仁三钱　象贝母三钱　连翘壳三钱　炒荆芥一钱　冬瓜子二钱　通草八分

【剂型用法】汤剂，水煎服。

【原义病证】风温。温邪夹湿痰逗留少阳阳明者，症见畏风身热，得汗不畅，咳嗽不爽，胁肋牵痛，稍有泛恶，项强转侧不利，口干不多饮，舌质红，苔薄腻，脉象濡滑而数。

【立意理论】丁甘仁在临证中擅长应用六经辨证，并且极具个人特色，如在《丁甘仁医案·序言》引曹颖甫言“每当诊治，规定六经纲要，辄思求合于古”，对于伤寒采用传统六经辨证的方式，审度六经的传变，辨析兼夹症。如温热病初起以卫分辨证为主；气分则按照阳明病论治，称“伏邪郁于阳明”。本案患者为外感风热，挟痰湿逗留少阳阳明，不得外达。故以柴葛解肌汤辛凉解肌，三阳并治，兼以宣化痰湿。凡属气机郁滞，外感风热之感冒、温病、咳嗽诸症皆可使用。平素肝郁气滞，恶寒发热，头身疼痛，反复易感之咳、痰、哮、喘均能加减运用。

【组方简析】本方中以葛根、银柴胡为君。葛根味辛性凉，外透肌热，内清郁热；银柴胡甘苦而寒，可助葛根透郁热，退虚热。栀子苦寒，清热泻火，通利三焦；豆豉辛甘微寒，宣郁清热达表，一宣一泻，相互为伍，共为臣药。

荆芥、连翘、通草宣透表邪，清里泄热。半夏、竹茹、杏仁、象贝、冬瓜子清化热痰，宣肺止咳。以上共为佐使。全方共奏解表清里、宣肺化痰，理气疏肝之功。与其他治疗风温的方剂相比，本方尤其注重顾护阴液。用银柴胡而不用柴胡是取其甘寒益阴之效，银柴胡退热而不苦泄，理阴而不升腾，柴胡则苦寒升散，有伤阴之弊。

三、新普济消毒饮

【处方来源】费伯雄《费伯雄医案》

【原方组成】人中黄八分　马勃八分　炒大力子二钱　连翘二钱　夏枯草二钱　香豆豉三钱　薄荷一钱　甘菊花二钱　丹皮二钱　山栀三钱　黑荆芥一钱　僵蚕三钱　竹叶三十张　茅根四钱

【剂型用法】汤剂，水煎服。

【原义病证】大头瘟。恶寒发热，口渴引饮，烦躁不安，头面焮肿，咽喉、耳前肿痛，连及颔下颈部，舌赤苔黄，脉滑数。

【立意理论】大头瘟为外感风热，侵袭头目。属风热疫毒上攻头面，气血壅滞的上焦风热壅盛证，出现头面红肿热痛，甚则目不能开，咽喉肿痛，口渴欲饮；初起风热时毒侵袭肌表，卫阳被郁，正邪相争，时恶寒发热；里热炽盛时舌苔黄燥，脉数有力。疫毒宜清解，风热宜疏散，病位在上宜因势利导。疏散上焦之风热，清解上焦之疫毒，故法当解毒散邪兼施以清热解毒为主。

【组方简析】普济消毒饮是治疗大头瘟的著名方剂，出自《东垣试效方》。费氏取普济消毒饮之意改用人中黄、马勃治头面热毒替换黄连、黄芩，虑其热毒必不甚重，故药物精炼，药性更为轻灵，符合费氏用药“和缓醇正”的一贯作风。《医方论》曰：“天行疠气，最为酷烈。病在上焦者，天气中人，必于上也。此方清热解毒，祛疫疠之气最为精当。”方中人中黄，性寒凉，主要具有解毒辟瘟，清热透疹的作用。病在上焦，承气无益，需用清疏之法，药宜苦寒兼辛，不宜甘凉。再用马勃、牛蒡子清热泻火，祛上焦头面热毒。以连翘、薄荷、僵蚕、菊花辛凉疏散头面、肌表之风热，得轻可去实之妙；黑荆芥、香豆豉辛而微温，疏风解表，助上药解表之力，又可防方中诸寒凉药凉遏之弊，加强疏风解热之功。僵蚕祛风化痰消肿，夏枯草清热软坚消肿，丹皮清血分之热，凉血散瘀，三药同用，消肿止痛；“诸痛痒疮，皆属于心”，故以竹叶清心泻火利尿，山栀、茅根清热利尿通淋，使邪随小便而去。全方共收清热解毒，疏散风热之功。

四、石斛杏苏散

【处方来源】丁甘仁《诊方辑要》

【原方组成】金钗斛三钱　赤茯苓三钱　光杏仁三钱　紫苏梗三钱　生枳壳一钱五分　象贝母三钱　嫩前胡二钱　粉桔梗一钱　白通草五分　炒荆芥一钱五分　橘皮络各一钱五分　荷叶一角

【剂型用法】汤剂,水煎服。

【原义病证】感冒。体虚感冒者,症见恶寒发热,头痛有汗,肢体酸楚;喉痒干咳,无痰或痰少,咽喉干痛,唇鼻干燥,口干,鼻塞;胸闷,腹部胀满,纳差;舌质干而少津,舌苔薄白,脉象浮。

【立意理论】丁甘仁善治热病,常根据感邪的不同,再结合病者体质,灵活治疗。丁氏认为,“人之禀赋各异,病致虚实寒热不一,伤寒可以化热,温病亦能化寒”。本方为体虚感冒而设,适应于风寒外感,四五日不解,病患入里,表现为胃腹痞满,食少畏寒,具有轻宣凉燥,理肺化痰之功效。

【组方简析】本方用于体虚之人又感风寒,方中石斛甘而微寒,善清阳明虚热,又益肾滋阴,益胃生津,马培之在《药性歌诀》中称石斛“除虚热而甘淡入脾,涩元气而咸平补肾”,是为君药。本方所用金石斛,清热育胃阴之力相较其他品种更强。苏梗和胃发表,宣发肺气;杏仁降利肺气,润燥止咳,去热除烦。前胡协苏梗轻宣达表,助杏仁降气化痰。桔梗、枳壳一升一降,助杏仁、苏梗理肺化痰,以上共为臣药。荆芥辛散疏风;橘皮络行气通络,化痰止咳;赤茯苓渗湿健脾;通草、荷叶清热化湿;象贝清热化痰止咳,均为佐药。全方苦温甘辛,发表宣化,滋阴清热,表里同治,外可轻宣发表而解凉燥,内可理肺化痰而止咳嗽,表解痰消,肺气调和,诸症自除。

五、加味柴苓汤

【处方来源】丁甘仁《诊方辑要》

【原方组成】前柴胡各一钱五分　赤苓三钱　光杏仁三钱　冬瓜子三钱　法半夏三钱　炒枳壳一钱五分　象贝母三钱　酒黄芩一钱五分　苦桔梗一钱　冬桑叶三钱　紫苏梗三钱　炒竹茹三钱

【剂型用法】汤剂,水煎服。

【原义病证】冬温。冬温伏邪,蕴袭少阳,寒热晚甚,症见寒热互作,咳嗽,胸闷,泛恶,头胀或痛,纳少,苔腻脉弦滑。

【立意理论】冬温伏邪指冬温之伏气温病,夏天暑邪、秋季燥邪皆可伏而冬发,是为伏气冬温。每由新感风热之邪而引发,此病往往很快由表而入少阳即见半表半里证。寒热晚甚亦为寒热往来而昼轻暮重。其病多有肺气失宣而见胸闷、咳嗽等症。故治用和解少阳而同时宣肺化痰。《丁甘仁用药一百十三法》中有和解化痰法,为和解少阳兼化痰浊之法,此条为冬温伏邪,蕴袭少阳,与疟疾初起、邪在半表半里之病机略同、证情近似,故同用此法。

【组方简析】丁甘仁认为外感热病多与"伏气"相关,温热病俱属伏邪郁热,如"风温伏邪" "春温伏邪" "冬温伏邪",所用药物亦多是轻清疏透之品。此方中柴胡与前胡合用,取柴胡轻清升散,透表退热,前胡降气化痰,一升一降,相辅相成,共奏宣肺解表、化痰止咳之功,是为君药。明代名医龚廷贤《万病回春》说:"柴苓汤治疟发寒热,病在半表半里,阴阳不分。虚人患疟者,养正邪自除也。"本方取小柴胡方柴胡、半夏、黄芩和解少阳,化痰清热,加赤茯苓、冬瓜子利湿,桔梗、象贝母、杏仁、炒枳壳化痰,再配疏风的桑叶、紫苏梗,清热和胃的炒竹茹,使半表半里之邪和解,痰湿得以清除,诸症可望消退,病证有望速愈。

六、洋参竹叶石膏汤

【处方来源】丁甘仁《丁甘仁晚年出诊医案》

【原方组成】西洋参一钱五分 鲜竹叶三十张 熟石膏三钱 肥知母一钱五分 朱茯神三钱 天花粉三钱 京玄参一钱五分 粉丹皮一钱五分 光杏仁三钱 川象贝各三钱 冬桑叶三钱 鲜石斛三钱 活芦根一尺 生谷芽四钱

【剂型用法】汤剂,水煎服。

【原义病证】暑温。暑温症见身热不退,耳聋鼻干,口干欲饮,唇焦,烦躁少寐,小溲短赤,脉象弦小而数,舌质淡红。

【立意理论】伏温三候,症见身热不退,鼻干口干、唇焦、烦躁、小便短赤等,丁氏辨其为邪犯少阴,阴液已伤,而阳明伏温未解,恐有温邪入里,病情生变,故选竹叶石膏汤加减,意在清热生津除烦。

【组方简析】竹叶石膏汤源自医圣张仲景的《伤寒论》,由竹叶、石膏、麦冬、半夏、人参、甘草、粳米七味药组成。丁氏以此为基础加减,因本案为儿童,小儿"三不足,两有余",肝常有余,心常有余,故改人参为西洋参,稍弱化其补益元气之功，同时西洋参药性偏凉，兼能清火养阴生津，配以竹叶、石膏共奏益气清热生津之功。知母、芦根、天花粉清热泻火、生津止渴；玄参、丹皮清热凉血、泻火滋阴，可防温邪继续入里，迫血妄行；茯神养心安神，石斛滋阴清热，主治热病伤津、烦渴，杏仁、贝母、桑叶等清上焦肺热，佐以谷芽健脾和胃，以防损害后天之本。

七、萸连解毒汤

【处方来源】丁甘仁《丁甘仁医案》

【原方组成】上川连八分　淡吴萸二分　仙半夏二钱　枳实炭一钱　黄芩一钱五分　藿香梗一钱五分　六神曲三钱　赤猪苓各三钱　炒白芍一钱五分　玉枢丹（磨冲）四分　阴阳水煎

【剂型用法】汤剂，水煎服。

【原义病证】霍乱。暑疫之邪，夹湿内阻，阴阳俱伤。猝然腹中绞痛，烦躁懊侬，上为呕吐，下为泄泻，四肢厥逆，口干欲饮，脉伏，舌苔薄腻而黄。

【立意理论】疫疠之邪，由口鼻而直入中道，与伏暑湿滞互阻，脾胃两病，太阴阳明为病。丁甘仁先生认为清气在下，浊气在上，阴阳乖戾，气乱于中，故出现上吐下泻；湿遏热伏，气机闭塞，故肢冷脉伏，热深厥深。自拟萸连解毒汤加减，以辛开苦降，芳香化浊。

【组方简析】《金匮钩玄》中言“凡火盛者，不可骤用凉药，必兼温散”。黄连、黄芩苦寒正治，小剂吴茱萸辛热从治，寒温并用，辛开苦降，此三者为君药；仙半夏辛温，燥湿化痰，和胃止呕；枳实辛苦微寒，降气导滞，炒炭用药性缓和，长于消积化痞，用于泻痢更佳，为臣药，助君药辛开苦降；藿香梗芳香醒脾，和中止呕；赤猪苓健脾渗湿；玉枢丹化痰开窍，辟秽解毒；白芍性寒，味酸苦，常用于治痢，炒用亦皆在减其寒性，柔肝止痛，佐助君药化湿止痢。六神曲健脾和胃，消食调中，为使药。阴阳水引阴阳平衡之意，既不过分寒凉亦不过分燥热，旧时用未沾地的雨水和未见天日的井水、地下水，现代常用自来水，一半凉水加一半沸水。全方温凉并进，不寒不燥，苦降辛开。

八、加味大青龙汤

【处方来源】丁甘仁《丁甘仁医案》

【原方组成】蜜炙麻黄四分　云苓三钱　橘红八分　炙款冬一钱五分

川桂枝六分 象贝母三钱 半夏二钱 石膏三钱 旋覆花(包)一钱五分 杏仁三钱 生甘草六分

【剂型用法】汤剂,水煎服。

【原义病证】伤寒。寒邪外束,痰饮内搏,支塞肺络,清肃之令不行,气机窒塞不宣,症见寒热无汗,咳嗽气喘,难于平卧,热郁而烦躁,舌苔薄腻而黄,脉浮紧而滑。

【立意理论】《伤寒论》云:"太阳中风,脉浮紧,发热,恶寒,身疼痛,不汗出而烦躁者,大青龙汤主之。"太阳伤寒兼咳喘及烦躁,为内有郁热,表有寒实。里之郁热,非人之素有热,实热生于寒也。寒邪束表,汗不得出,热不得越,而成里有郁热之证。寒邪袭肺,痰饮内停,支塞肺络,肺失肃降,病位在肺。邪气袭肺后最易得病,病则肺之宣发与肃降阴阳失衡,气机升降逆乱,故见咳嗽气喘,难于平卧,脉浮紧而滑。外邪束固表卫,阳气不得宣发,里之郁热始萌,故见热郁而烦躁,苔薄腻而黄。丁氏遵《伤寒论》而不拘于伤寒方,治疗外感多经方、时方合用,立论和缓。此处丁氏选用大青龙汤化裁主治甚为合拍,旨在疏外邪以宣肺气,化痰饮而清胃热。

【组方简析】丁氏曰:"营卫伤于风寒,青龙收佐使之勋;相傅因于火热,白虎定为君之剂。"方中麻黄辛温,解表散寒,宣肺平喘,配以桂枝发汗以开通腠理,发越水气。石膏味辛甘,性大寒,可以"发汗解肌去风寒"(《雷公药性赋》),《得配本草》亦谓其味辛而散,能使邪气外达于肌肤;以辛寒之性入于肺胃,清肺胃之热。配伍麻黄解肌开表之郁,并清泄郁热。半夏、橘皮、茯苓、生甘草即二陈汤,运脾化湿,和胃理气。款冬味辛性温,入太阴肺经,化痰以平喘嗽。贝母味辛而苦微寒,入心肺两经,以化痰滋肺,清心涤热,被丁氏誉为"喘咳红痰要矣,肺中郁结神哉"。旋覆花气温味咸,入少阴肾经,《本草经解》谓其"气味降多于升",故有诸花皆升,旋覆独降之说,配伍杏仁以肃降肺气,配伍宣肺之麻黄,共同调节肺之宣肃,使气机和顺。

第三节　医案经验方

一、清解透表汤

【处方来源】丁甘仁《丁甘仁晚年出诊医案》

【原方组成】粉葛根二钱　薄荷叶(后下)八分　荆芥穗一钱　净蝉衣八分　生草节六分　苦桔梗一钱　金银花四钱　天花粉三钱　连翘壳三钱　生赤芍二钱　轻马勃八分　鲜竹茹一钱五分　干荷叶一角　白茅根(去心)二扎

【剂型用法】汤剂,水煎服。

【原义病证】麻疹。温疫之邪侵肺胃。症见痧透不畅,气分热盛。痧子布而不透,身灼热,烦躁咽痛,神识时明时昧,曾经泄泻,舌质红,脉滑数。

【立意理论】丁氏治麻疹颇有特色,认为疹布未透,伏邪为痰热所困,内蒙清窍,故治先由清凉达化,继则甘寒凉化,兼以清热开窍;及其胃热渐清,腑浊下踞,故最后立法侧重通腑泄浊。本方用于疹透不畅,温邪疫疠蕴袭肺胃,不得泄越于外,而返陷大肠。证势非轻,立法以清解兼以透表为主,用药辛凉透达,意在清透郁遏于肺胃之邪,使能先从外透里清,防其郁遏内陷。

【组方简析】温疫之邪侵于肺胃,当防内陷营分,加重病情。患儿痧布而未透足,身热咽痛,舌质红,脉滑数,乃热入营血之象,为内热较甚,急用葛根、蝉蜕宣肺透痧,荆芥、薄荷叶解表透邪,四者共为君药,清解透邪;桔梗开肺达邪,助君药透邪,金银花、连翘壳清热解毒,辛凉透表,助君药清解,为臣药,使邪从表而解。用白茅根、赤芍清热凉血止血防入营分,佐以薄荷既可协助竹茹、荷叶清暑利湿,亦有凉血止血之功。天花粉清胃,亦用马勃生津利咽。全方重在宣肺解热引邪外出,丁氏未用石膏、知母等甘寒解毒之品,而以清肺透痧为重。连翘、蝉蜕引胃中之热达表,汗出而解。看似寻常的药物在丁氏的配伍之下,发挥出强有力的祛邪外出的功效,即遇危难重症,遣方仍然不离平淡,不以炫奇猛峻求功,于平淡中显神奇,以图救阴、清解两顾。

二、清喉败毒饮

【处方来源】丁甘仁《丁甘仁晚年出诊医案》

【原方组成】薄荷八分 荆芥八分 熟石膏三钱 生草节六分 苦桔梗一钱 连翘三钱 赤芍二钱 大贝三钱 僵蚕三钱 冬瓜子三钱 板蓝根二钱 通草八分 地枯萝三钱 活芦根一尺

【剂型用法】汤剂,水煎服。

【原义病证】喉痧。症见痧布未透,隐而太早,身热不退,痧毒生于项颈,肿硬疼痛,耳疳流脓,口舌糜腐,脉象濡数。

【立意理论】丁甘仁认为,喉痧乃是由于"冬应寒而反温,春犹寒禁,春应温而反冷……邪从口鼻入于肺胃,咽喉为肺胃之门户,暴寒束于外,疫毒郁于内,蒸腾肺胃两经,厥少之火,乘势上亢"所致。丁甘仁治疗喉痧,遵叶天士"在卫汗之可也,到气才可清气,入营犹可透热转气"的卫气营血辨证纲领,注重清透之法。痧布而不透,身热不退,痧毒生于项颈,肿硬疼痛,耳疳流脓,口舌糜腐,一派肺胃热毒,不能透达之象。治疗应以透达为顺,以郁闭为逆。所以方中多用辛胜之表药,以化痰清热、调节气机;少用滋阴凉润或苦寒之品。

【组方简析】喉痧初起会发生咽喉肿痛,鼻塞喷嚏,咳嗽胸闷呕恶,浑身酸痛等病证。头面红肿焮赤,是痧毒外达的征象,因此遵循"火郁发之"的原则,需进表散开达之剂,寒凉清腻等药,一味不可兼杂,使其痧从汗透,则其毒自然不留,其毒既泄,咽喉岂有不愈。所以先贤诸败毒散中,皆用表散,亦同此意命名也。丁氏以败毒散加减治疗痧布未透。方中薄荷、荆芥清透解毒,荆芥辛而微温,助发散表邪,透热外出,薄荷辛凉,散风热而清头目,石膏甘寒清热,辛凉之中配伍少量辛温之品,既有利于透邪,又不悖辛凉之旨,三者共为君药,热病最怕表气郁闭,故清中寓宣透。生草节甘缓,清热消肿解毒止痛,桔梗开肺达邪,连翘清热解毒,辛凉透表,赤芍善入血分活血化瘀,凉血防热入营分,四者为臣,助君药增强宣透之力。大贝以其味苦性凉能清热解毒,滋养肺胃津液,冬瓜子润肠通便,僵蚕辛咸平,祛风解痉,化痰散结,升阳中之清阳,散逆浊结滞之痰,辟一切怫郁之气,通草泻肺火利水湿,板蓝根清热解毒,诸药相合,佐助君药加强清透解毒散邪之功。活芦根清热兼以生津,地枯萝为萝卜的干燥老枯根,宣肺化痰,调节气机,为使药。

第二章　脑系病证方

第一节　自研自制方

一、头脑痛方

【处方来源】马培之《青囊秘传》

【处方组成】川芎一两　细辛五分　蔓荆子二钱　沙参一两　黄酒半碗

【剂型用法】汤剂，水煎服，早晨服之。

【原义病证】头痛。风寒证，症见头痛，颧红，口干咽燥，舌红少苔，脉弦细。

【立意理论】马培之认为，“内伤诸疾，皆情欲所钟，元气先耗，继及脏腑，脏腑不和，则气血乖错，不能周行于身，而百病见矣”。在治疗头痛时，多在辨证的基础上结合患者体质进行治疗，由此可收效更佳。气充血足则血脉调和，头面经脉遍布，肺朝百脉，肺气足则清窍得养，神清志明，但肺阴不足再感风寒之时则出现头痛，素体阴虚，故见颧红，口干咽燥，舌红少苔。本方治疗病者素体肺阴不足，感受风寒之邪后头痛，治以祛风止痛，濡养肺阴，温肺散寒，温通血脉。

【组方简析】本方主要用于素体阴虚，感受风寒之邪后头痛等症状。本方以大剂量川芎活血行气，祛风止痛。细辛能散寒止痛，常与羌活、荆芥、川芎等同用，治疗外感风寒头痛较剧的病症；对于外感风寒、阴寒里盛的病症，亦可应用，须配合麻黄、附子等同用。细辛止痛力强，对于头痛、齿痛都有较显著的疗效，头痛可配合羌活、白芷等同用。蔓荆子辛、苦，微寒，疏散风热，清利头目。沙参甘、凉，清热养阴，润肺止咳。黄酒味苦、辛，性温，入足厥阴肝、足少阳胆经，行经络而通痹塞，温血脉而散凝瘀，善解凝郁，最益肝胆。

二、痫厥方

【处方来源】马培之《青囊秘传》

【处方组成】南沙参三钱 丹参三钱 钩钩四钱 生地四钱 茯神三钱 远志一钱 麦冬三钱 白芍五钱 竹茹一钱 天竺黄三钱 橘红一钱五分 石决五钱 川贝一钱五分

【剂型用法】汤剂,水煎服。

【原义病证】痫证。肝风扰动证,发作前常有眩晕、胸闷、乏力等症,抑或无明显先兆者。发则突然跌倒,神志不清,抽搐吐涎,或伴尖叫与二便失禁。也有短暂神志不清,或精神恍惚而无抽搐者,舌苔白腻,脉多弦滑。

【立意理论】情志为病,悉当责之于肝。郁之轻者为痰,重者为瘀。痰瘀同源,蒙蔽清窍,以致神志失常,心神烦躁恍惚。肝主谋虑,心主神明,肾主伎巧,就精神头脑病变而言,实应以脑为代表。脑为髓海,属元神之府,系主宰人体一切感官及思维活动的中心。所以治肝即治脑,在治疗概念上,同出一辙,并无二致。

【组方简析】肝藏血,主疏泄,体阴而用阳,具有调节全身气血运行的作用,若肝失疏泄,气机失调,则易动风生痰,出现神昏、抽搐的症状,故治疗可通过养肝血、理肝气、清肝火,审证辨治,可获良效。方中石决明、钩藤平肝息风;白芍清热柔肝息风;天竹黄、竹茹、橘红、川贝清热化痰;丹参活血通经,清心除烦;茯神、远志养心安神,配合生地、麦冬、南沙参滋阴降火,诸药合用,平肝息风、化痰通心、泻火散瘀、镇神定惊,以达清脑补正、止惊定痫之功。

三、滋肾息风汤

【处方来源】费伯雄《医醇賸义》

【处方组成】熟地四钱 当归二钱 枸杞三钱 菟丝四钱 甘菊二钱 巴戟天三钱 豨莶三钱 天麻八分 独活(酒炒)一钱 红枣十枚 姜三片

【处方剂型】汤剂,水煎服。

【原义病证】中风。肾风,症见头目眩晕、心中悬悬、惊恐畏人、常欲蒙被而卧。

【立意理论】脑为髓之海,髓海不足则脑转耳鸣,故脑髓不足多与肾精不足有关。治宜补益肾精，充养脑髓。费伯雄自创“滋肾息风汤”治疗肾风。肝为风木之脏，赖肾水以滋之，其性刚劲，主动主升。肾水不足，不能养肝，水不涵木，木少滋荣，阴不维阳，肝阳上亢，发为肝肾不足、虚风内动的眩晕。

【组方简析】费伯雄以滋补肝肾以治本，平肝息风以治标创滋肾息风汤。方中熟地黄、当归为君药，熟地益肾养阴；当归补血滋阴，共奏滋肾养血之功效。菟丝子、枸杞子、巴戟天、豨莶草为臣，助君滋养肾阴，补养肝肾；天麻、独活、白菊花为佐药，平熄内风，益肾而不过于滋腻。红枣、生姜为使药，调和诸药。

四、白术苡仁汤

【处方来源】费伯雄《医醇賸义》

【原方组成】白术一钱　茅术一钱　苡仁八钱　茯苓三钱　当归一钱五分　赤芍一钱　薄荷一钱　连翘一钱五分　花粉三钱　甘草四分　鲜荷叶一角

【剂型用法】汤剂，水煎服。

【原义病证】痉病。柔痉，暑热湿证，症见身体重着，肢节拘挛，有汗而热。

【立意理论】痉病发作有汗而热，汗出热不退，即为柔痉，费伯雄认为柔痉乃暑热之邪入体，由于患者同时感受湿邪或素体湿盛，热邪为体内湿气所留，羁留不退，故汗出而热不退；暑热湿之邪缠绵不去，伤津耗液，筋脉失于濡润，则身体重着，肢体拘挛。热与湿合，以温燥之品利湿则助火，以苦寒之品清火则克伤脾胃而湿愈重，应以健脾利湿，祛风清热之药治疗，则挛急自止。

【组方简析】方中以白术健脾益气，燥湿利水，薏苡仁健脾利湿，二药共为君药，既可运化水液，又能除内蕴之湿热。茅术即苍术，以产于江苏茅山一带者质量最好，故称茅术或茅山苍术，能健脾，燥湿，解郁，辟秽；茯苓健脾利湿，因热邪灼伤津液，故加天花粉清热生津，上药共为臣药。薄荷疏散风热，连翘清热解毒，赤芍凉血活血，当归养血活血，营血充足，则筋脉得养，荷叶轻清，祛暑避秽，上五味药共为佐药，甘草甘缓为使药。诸药合用，共奏健脾利湿，祛风清热宁络之功。

第二节 活用经典方

一、新定痫丸

【处方来源】费伯雄《费伯雄医案》

【原方组成】陈胆星三钱 木香三钱 天竺黄一钱 茯神一钱 沉香一钱 石菖蒲一钱 远志肉一钱 枣仁一钱 辰砂一钱

【剂型用法】研末，姜汁汤下。

【原义病证】痫证。痰热证，症见忽然发作，眩仆倒地，不省高下，甚则抽搐，目斜口歪，痰涎直流，叫喊作声。

【立意理论】癫痫的主要病因在于痰，痰邪匿藏于脑腑机窍之中，日久蕴而化热，再在内外发病因素的诱动之下，冲逆于上，蒙蔽清窍，则脑髓元神受累，神机失用，从而发病。

【组方简析】本方化裁于定痫丸，方中陈胆星为君，味苦，性凉。清热化痰，息风止痉。天竺黄、石菖蒲为臣。天竺黄清热化痰，清心定惊；石菖蒲入心经，芳香化浊，祛痰开窍，为治疗热病神昏的要药。木香、沉香、茯神、远志、枣仁、辰砂为佐药。沉香辛、苦，温，与定惊祛痰药同用，重镇助定惊之功，与木香同用，理气降逆，气顺则痰消也。远志、茯神、酸枣仁开心窍，安心神，诸药同用可增强祛痰通窍醒神之力。辰砂重镇，安神定惊。生姜汁服下，既可解南星之毒，又可增其豁痰利窍之功。

二、加味三黄汤

【处方来源】费伯雄《医醇賸义》

【原方组成】黄连五分 黄芩一钱 黄柏一钱 连翘一钱五分 丹皮二钱 山栀一钱五分 赤芍一钱 薄荷一钱

【剂型用法】汤剂，水煎服。

【原义病证】狂病。实火盛于气分，症见发热，错语，口燥咽干，心烦，狂躁，神昏，小便短赤，舌红，苔黄燥，脉数有力。

【立意理论】火郁者，因火邪上扰心窍，以致心神昏乱而发为狂证。《素问·至真要大论》指出“诸躁狂越，皆属于火”。火热之邪是狂证的主要病机，故清热泻火法成为狂证的治疗大法。费氏以三黄汤为基础加味，以治疗气分热盛之实火，一派壮热之象，可见发热、错语、口燥咽干、烦躁等，整方旨在清火除烦。

【组方简析】三黄汤最早出自汉代《伤寒杂病论》，亦称为三黄泻心汤、泻心汤、大黄黄连泻心汤，主要由大黄、黄连、黄芩组成，可泻火解毒，燥湿清热，具有清泄三焦湿热的功效。费氏所用方中，黄连、黄芩清泻上焦火热邪气，黄连长于泻心，心属火，泻心即是泻火，为君药；连翘清心，黄柏清下焦火热，山栀清三焦之火，并引热下行为臣药；丹皮、赤芍清热凉血，山栀清肝泻火，为佐药；火郁发之，薄荷辛凉宣透，以助清热，为使药。

三、羚角止眩汤

【处方来源】马培之《马培之医案》

【原方组成】丹参二钱　南沙参三钱　生地三钱　僵蚕一钱五分　羚羊片五分　玄参一钱五分　麦冬一钱五分　菊花炭五分　白芍一钱五分　石决三钱　蔓荆子一钱五分　甘蔗一两

【剂型用法】汤剂，水煎服

【原义病证】眩晕。肝阳风火上扰者，症见头晕目眩，耳鸣，舌本及颊腮麻木，牙紧咽干，饮食不香。

【立意理论】《灵枢·卫气》认为“上虚则眩”，《灵枢·口问》“上气不足，脑为之不满，耳为之苦鸣，头为之苦倾，目为之眩”，由此可见眩晕的根本在于正虚，“诸风掉眩，皆属于肝”，肝阴不足，或素体阳盛恼怒过度后肝阳上亢，或长期忧郁恼怒，气郁化火，使肝阴暗耗，肝阳上亢，阳升风动，风火上炎，上扰清空，发为眩晕。“耳为宗脉之所聚”，人体经络皆上走脑窍而运行气血，若肝气郁滞，肝血不足，耳不得滋养，发为耳鸣。舌本及颊腮属于肝经巡行部位，肝主筋，阴虚筋脉不得濡养，绷急不舒，出现上症；素体肝肺之阴不足，或肝火久炙，肺胃津伤，故出现咽干，饮食不香等症状。马培之治疗肝木过亢引起的各类疾病时，常宗养阴平肝、顾护营血，不使肝体受伐。药则喜用归归、芍药、丹参等滋养肝血，补而不滞，祛瘀不伤正，可谓是一种治本之法。

【组方简析】本方由清代浙江名医俞根初《通俗伤寒论新编》中记载的羚角钩藤汤（羚角片、霜桑叶、京川贝、鲜生地、双钩藤、滁菊花、茯神木、生白芍、生甘草）化裁而来，原方为平息内风剂，具有凉肝息风，增液舒筋之功效。马氏在羚角钩藤汤中增加了柔养肝肺之阴的药物，酌减平肝息风之药量，适宜肝肺之阴不足引起的肝阳上亢，清窍失养导致的眩晕、耳鸣等症。方中丹参活血通经、清热除烦，丹参味苦性微寒，《本草纲目》言“手少阴、厥阴血分药”专入血分，清而兼补；南沙参味甘性微寒，养阴清热、润肺化痰、益胃生津；生地味甘苦性寒，入心肝肾经，《本草新编》言其善“凉头面之火，清肺肝之热”。三者配伍共为君药，养阴止眩，清热凉血，生津除烦。麦冬甘微苦性微寒，归心肺胃经，具有养阴生津、润肺清心的作用，能够用于津伤口渴，心烦失眠，内热消渴等症，常与沙参配伍，清热生津力度增强；玄参甘苦咸微寒，归肺胃肾经，凉血滋阴，泻火解毒，配伍生地、麦冬滋阴增液；白芍酸甘敛阴，平肝养血，与生地黄配伍，养阴增液以柔肝舒筋，滋补肝肾之阴不足；羚羊角片（现可用水牛角代替）平肝息风、清肝明目、散血解毒。四者共为臣药，助君药增强滋阴潜阳之功，引上逆之肝火下行。菊花炒炭存性，有疏散风热，清肝明目，且能引药入肝经之功效；僵蚕咸辛平，归肝肺胃经，能祛风定惊，化痰散结；石决明咸寒，归肝经，平肝潜阳，与同入肝经的蔓荆子合用清肝火，治目眩，疗耳鸣。此四药共为佐助药。此外本方重用鲜品甘蔗，其味甘性寒，可清热生津，润燥和中，在此为佐使药，一方面保护中焦脾胃之功，防止肝病传脾胃，另一方面也治疗因阴液不足所致的饮食不香的症状。

第三节　医案经验方

一、育阴潜阳方

【处方来源】丁甘仁《诊方辑要》

【处方组成】南沙参三钱　朱茯神三钱　大白芍二钱　黑芝麻一钱五分　川石斛三钱　潼沙苑三钱　大熟地三钱　青龙齿三钱　芡实三钱　女贞子三钱　牡丹皮三钱　桑椹子三钱　左牡蛎一两

【剂型用法】汤剂，水煎服。

【原义病证】眩晕。肝肾阴虚证，症见头眩眼花，宗气跳跃，血亏不能养肝，肝阳升腾无制，宜育阴潜阳，柔肝安神。

【立意理论】《内经》言“诸风掉眩，皆属于肝”，肝主升发，性喜条达而恶抑郁，如果长期情志不畅，肝郁日久，肝失条达，气机失常，易生风动风，风阳内动，上冲头脑，则发为眩晕、耳鸣。而且，如果肝郁日久，气机不畅，亦可化火，气火暴升，上扰头目，发为眩晕。这一类患者，治疗上，当以平肝疏肝、潜阳息风为主。

【组方简析】方中熟地、潼沙苑补益肝肾、滋肾养阴。桑椹子、女贞子养血补肝肾潜阳。芡实益肾固精，补脾止泻，祛湿止带。南沙参归肺、胃经，养阴清肺，化痰益气。石斛甘，微寒，归胃、肾经，益胃生津，滋阴清热。牡丹皮清热凉血。龙齿、牡蛎平肝潜阳；重镇安神。白芍苦酸，微寒。归肝、脾经，柔肝敛阴止汗。茯神甘、平，宁心安神。黑芝麻补益肝肾，调和诸药。

二、丹珠导痰汤

【处方来源】巢渭芳《巢渭芳医话》

【原方组成】丹参　茯神　珍珠母　川贝母　枳实　郁金　光杏仁　法半夏　生草　制南星　西血珀　鬼箭羽

【剂型用法】汤剂，水煎服。

【原义病证】尸厥。痰浊阻滞者，症见形体肥胖，面色萎黄，两目白珠皆黄，黑睛无彩，每厥如死，肢冷如冰过肘膝，脉伏不见，逾时即苏。

【立意理论】百病多由痰作祟，痰浊致病，病机复杂多变，巢渭芳在治疗疾病时，尤其注意患者的体质，对其是否生育、体态、面诊、病史等情况予以详情记录，在辨证的同时结合患者体质用药，且重视药物的性味归经，本病属痰湿内盛，痰涎作祟，日久化热，上冲脑窍，蒙蔽心神，故云“百病多由痰作祟”。由上可知，尸厥发作时昏不知人，肢体冰冷，脉伏不见，此病厥深，虽大实有虚象，绝不能看作是虚证，因此，遣方用药时，以豁痰开窍为主，以化痰醒神，再佐以活血通络，散恶血，助药力速达全身。

【组方简析】本方具有活血行气，豁痰开窍，醒厥回神之功。丹参苦，微寒，归心、肝经，可清心凉血、活血通经，《本草纲目》载其是“手少阴、厥阴血分药”；珍珠母咸、寒，归肝、心经，功擅平肝潜阳、定惊安魂，《中国医学大辞典》记载其能够“滋肝阴，清肝火，治癫狂惊痫”“此物兼入心、肝两经，与石决明但入肝经者不同，故涉神志病者，非此不可”。半夏归脾、胃、肺经，辛、温，有毒，有燥湿化痰、降逆止呕、消痞散结等功效，可治痰厥。茯神性味甘、平，宁心安神，能入心、脾二经，《药性论》记录其“主惊痫，安神定志，补劳乏”，《名医别录》记载茯神“开心益智，养精神”。四药合用，清心凉血、豁痰开窍、定惊安神，共为君药。制南星燥湿化痰，祛风止痉，可除顽痰，祛风痰；川贝母归肺、心经，化痰散结，助肺通调水道，使津液代谢有序，不失常道；枳实破气消积，化痰散痞，除痰破气力度强；郁金归心、肺、肝经，活血止痛，疏肝解郁，凉血清心，利胆退黄，具有清心开郁功效，常合芳香开窍及消痰涎的药物，治疗痰厥癫痫等病。以上四药助君药活血行气，化痰散痞，共为臣药。杏仁苦、温，祛痰润肠、平喘止咳。西血珀即琥珀，属琥珀中佳品，具有镇静活血之功；鬼箭羽苦、咸、寒，归肝经，能破血通经，专散恶血。上三药共为佐药，助君臣药豁痰醒神开窍。甘草补脾益气，清热解毒，祛痰止咳，缓急止痛，调和诸药，为使药。

本方为治疗尸厥一证，用药在化痰泻浊，药物多归心、肝二经，意在醒神并疏理气机，且该方重视肺、脾，意在清理贮痰之器，并调养生痰之源。

三、息风止痛汤

【处方来源】巢渭芳《巢渭芳医话》

【原方组成】僵蚕　炙甲片　生苍术　羌活　升麻　防风　当归　黑山栀　生草　白芷　藁本　炙黑全虫

【剂型用法】汤剂，水煎服。

【原义病证】头痛。肝风内动者，症见偏头痛、额角肌肉高突、不能安寐、日夜啼号、面浮且黄、舌苔灰白等。

【立意理论】长期的情志不畅，如过度紧张、焦虑、抑郁等可导致肝气郁结，体内的经络堵塞，造成血液运行不流畅，从而引发偏头痛；或风邪久郁肌表，也可能导致气血不和、经络受阻或阴阳失衡，进而引发头痛。严用和《济生方·头痛论治》中指出，“凡头痛者，气血俱虚，风、寒、暑、湿之邪伤于阳经，伏留不去者，名曰厥头痛”，并用温经止痛，辅以虫蚁搜剔之法治疗，为后世医家所效法。本方中含有三种虫药，血肉有情之品，药力峻猛，适用于内外风合邪导致的顽固性头痛、不寐等。

【组方简析】息风止痛汤适用于肝风内动引起的头痛。原方未标明剂量。全方共十二味药，动物类药有三种，分别是僵蚕、炙甲片、炙黑全虫。其中僵蚕咸、辛、平，归肝、肺、胃经，能祛风定惊，化痰散结，《玉楸药解》载其能“活络通经，驱风开痹，治头痛胸痹”。炙甲片即穿山甲的鳞甲，归肝、胃经，搜风通络力强，能窜经络达病所，《医学衷中参西录》记“穿山甲，味淡性平，气腥而窜，其走窜之性，无微不至，故能宣通脏腑，贯彻经络，透达关窍，凡血凝血聚为病，皆能开之。以治疔痈，放胆用之，立见功效”。黑全虫即全蝎，归肝经，息风镇痉，攻毒散结，通络止痛，《玉楸药解》记载其能“穿筋透骨，逐湿除风”。三药共为君药，搜剔经络，息内风止头痛。防风祛风寒而解表，祛风湿而止痛，是治风止痛的药物；白芷散风除湿，通窍止痛，消肿排脓；藁本祛风，散寒，除湿，止痛，辛温辛散，善达颠顶，有止痛作用，故适用于感冒风寒引起的头痛、颠顶头痛、偏头痛，常与川芎、白芷等配伍应用；羌活散寒，祛风，除湿，止痛。以上共为臣药，助君药祛外风止头痛。苍术燥湿健脾，祛风散寒；升麻发表透疹，清热解毒，升举阳气；栀子苦，寒，清泄郁热，栀子善能泻火泄热而除烦，能泄三焦郁火；当归补血活血，柔养肝阴，使内动肝风内有所归。上药共为佐药。甘草为使药，补脾益气，清热解毒，缓急止痛，调和诸药，减缓诸药之峻猛之性，呵护正气。

第三章　心系病证方

第一节　自研自制方

通阳抑阴煎

【处方来源】费伯雄《医醇賸义》

【原方组成】当归二钱　琥珀一钱　辰砂五分　丹参三钱　远志(甘草水炒)五分　沉香五分　破故纸一钱五分　益智仁一钱　茯神二钱　白术一钱　枣二枚　姜三片

【剂型用法】汤剂,水煎服。

【原义病证】心痹。心肾兼病者,症见脉不通,烦则心下鼓,暴上气而喘,嗌干善噫,厥气上则恐。

【立意理论】心痹属于《内经》脏腑痹之一种。其论述可详见于《素问·痹论》与《素问·五藏生成》两篇,指出心痹的发病原因乃外邪入侵与情志内伤共同致病,病机为邪聚于心,痹阻心脉。

费伯雄则提出了心痹“乃心经主病而兼肾病也”的观点,认为“厥气乃肾之邪,水来克火,神衰而恐。恐属于肾,肾病应于心,故为兼病也”。因为心主血脉,百脉皆朝于心。而心脉有支者挟咽,直者上肺。所以若心血不足,导致血脉不通,心气不舒,故心下鼓;而暴上气而喘,嗌干善噫,则为心的支脉与直脉均受到邪气影响。厥气乃肾水来克心火,神衰而恐。恐属于肾,而肾病应于心,故为心肾兼病。故宜养心营,通心气,火能生土,则可以制水矣。

【组方简析】费氏命名本方为通阳抑阴煎,意在温通心阳、以治肾水。方中当归为首味药,其性温,入肝、心、脾经,功能补血活血;用量最大的是丹参,其性苦温,入心、肝经,为血分药,旨在活血祛瘀,安神宁心,止痛,可治心绞痛、惊悸不眠等,《本草纲目》言其“活血,通心包络”。二者相配,温心阳、养心血、化心瘀。琥珀镇惊安神,散瘀止血,治惊悸失眠,《别录》言其“主安五脏，定魂魄，消瘀血”；辰砂，即朱砂，可清心镇惊安神，但有毒，费氏选用微量以降低其毒性；远志、茯神宁心安神、益气除烦。此四味药重在通心气，治心气不舒而胸闷、胸痛、心下鼓。沉香降气温中、暖肾纳气，可治气逆喘息，呕吐呃逆，补骨脂补肾纳气平喘，益智仁温脾暖肾，三者相合，治“暴气上而喘，嗌干善噫”，白术、红枣等扶脾而和营卫，诸药合用则心脾之血相通，心肾之气相合。本方特色在于心痹者在心脉不通之上，出现了“心下鼓，暴上气而喘，嗌干善噫”等厥气上逆表现，厥气为肾之邪，心肾兼病，同时脾胃亦有受累，辨治时费氏仍以治心为主，通过五行生克理论，补心阳，养心营，通心气，以图“火能生土，则可以制水矣”，组方可谓巧妙。

第二节　活用经典方

一、加味泻心汤

【处方来源】费伯雄《医醇賸义》

【原方组成】黄连五分　犀角五分　蒲黄一钱　天冬二钱　丹参二钱　玄参一钱五分　连翘二钱　茯苓二钱　甘草五分　淡竹叶二十张　灯心三尺

【剂型用法】汤剂，水煎服。

【原义病证】心火。心火炽盛证，症见五中烦躁、面红目赤、口燥唇裂，甚则衄血吐血。

【立意理论】《医醇賸义·火》云“内因之病，火为最烈”，又云“及其发而莫可遏也”。“阳亢者为实火”，心属火，心火炽盛，火性炎热，热扰心营，心神不宁，故五中烦躁；心火上炎，则面红目赤；心火灼津耗液，故而口燥唇裂；心主血脉，心火炽盛，迫血妄行，上出于口鼻则衄血吐血。故治当清心泻火，凉血除烦。本方适用于心火炽盛所致心中烦躁、面红目赤、口燥唇裂，甚则衄血吐血，舌尖红或舌质红绛，脉数者。

【组方简析】费氏加味泻心汤由泻心汤、犀角地黄汤加减组成。《金匮要略》泻心汤“方名泻心，实则泻胃”，苦寒直折，导热下行，尤其适用于湿热内蕴、邪火内炽者。本方主治心火独盛之证，去泻心汤原方中峻猛泻下之大黄、泻下火毒之黄芩，而以黄连入心经，清泻心经实火，清热除烦，泻火凉血。犀角地黄汤适用于火热深入营血，伤络动血证，本方去滋阴凉血之生地黄、芍药、丹皮，以性寒、味苦咸之犀角清心解毒、凉血宁血，与黄连共为君药。方中加入蒲黄，味甘、性平，止血消瘀，可治衄血吐血；天冬养阴清热；丹参清心除烦、养血散瘀；玄参、连翘清解热毒。四药相合，清热解毒，养阴凉血，止血散瘀，共为臣药。茯苓、淡竹叶、灯心除烦安神；甘草清热解毒，调和诸药，为佐使之药。全方清心泻火，除烦安神，凉血止血，散血而不留瘀，与苦寒直折峻猛之剂相比，药味药量更为平和，符合费氏所倡“和缓”的特点。

二、白术四逆汤

【处方来源】费伯雄《医醇賸义》

【原方组成】白术三钱　附子三钱　干姜一钱　人参二钱　茯苓二钱　甘草五分　大枣三枚

【剂型用法】汤剂，水煎服。

【原义病证】厥心痛。寒邪直中者，症见胸痛，手足厥逆，身冷汗出，便溺清利。

【立意理论】费伯雄在《医醇賸义·中寒》篇中阐述了“中寒”与“伤寒”的区别：伤寒者，寒邪从外而感，多有发热，因人之阳气未衰，一时阳为阴掩，待阳回气复则病可愈；中寒者，寒从内发，但有厥冷而无发热，因真阳先亏，阳虚阴盛，沉寒痼冷伏于脏腑，久积于内，一遇寒气则猝然发病，极易导致亡阳之险境。费氏认为治中寒大不可以治伤寒之法，需以气雄力厚之温剂，回真阳救厥逆。

本方专为“厥心痛”而设。心包乃心之外府，少阴阳气衰微，寒邪直中厥阴心包，心肾阳衰，寒凝气滞，心脉痹阻，阴阳气不相顺接，则猝然心痛、手足厥逆、身冷汗出；“便溺清利”提示火不暖土，脾肾阳衰，寒湿内盛；严重者也会出现“朝发夕死”的危重证候。病机总属阳衰阴盛，寒湿凝聚。治疗当温阳救逆，散寒化湿。

【组方简析】白术四逆汤由四逆汤、附子理中丸组成。四逆汤乃仲景治疗少阴病阳气虚衰、阴寒内盛之名方，是回阳救逆的代表方剂。附子理中丸温阳散寒，补气健脾。方中重用白术为君，补气健脾燥湿；附子共为君药，大辛大热，回阳救逆。术、附相合，健脾补肾、温阳化湿、散寒救逆。干姜辛热，温中散寒；人参培补后天，大补元气，二药俱为臣药，温中健脾、散寒化湿。

加入茯苓，健脾渗湿止泻，为佐药，助白术健脾化湿，助附子温脾肾渗水湿。甘草、大枣为使药，益气和中，调和诸药，缓解附子、干姜之烈性。

白术四逆汤治疗中寒发厥的“厥心痛”，以“便溺清利”为特点，脾肾阳衰、寒湿下注，故在温阳散寒的四逆汤基础上，以白术为君，加茯苓，健脾燥湿止泻渗利。本方体现了费氏治疗中寒的思路，注重脾肾双补的特点，与仲景《伤寒论》“四逆汤”相比，用药从剂量到配伍更趋于和缓的风格。

三、双解泻心汤

【处方来源】费伯雄《医醇賸义》

【原方组成】黄连五分　附子八分　远志（甘草水炒）五分　丹参二钱　茯神二钱　郁金二钱　广皮一钱　沉香五分　合欢花二钱　灯心三尺　姜三片

【剂型用法】汤剂，水煎服。

【原义病证】心气厥痛。寒邪上犯者，阴阳相争，厥逆作痛。

【立意理论】胸痹，正如《金匮要略》所谓“阳微阴弦，即胸痹而痛”是也，乃由胸中阳气不布，阴寒内盛所致的胸中闷塞疼痛。胸痹在择药医治上，亦不宜固守其“通阳”一法，如有用温补或滋阴扶正者，先补后攻或同时正邪兼顾者。费氏拟双解泻心汤双解寒热，行气活血止痛。泻心汤出自仲景《伤寒论》，书中共提出五种泻心汤，半夏泻心汤、生姜泻心汤、甘草泻心汤、大黄黄连泻心汤、附子泻心汤，五泻心汤类方均有散结消痞之功，治疗“心下痞”，组方巧妙，寒热并用，辛开苦降，和解阴阳。费氏在此之上佐以安神定志、养血活血之品，意在寒热双解，补通结合。

【组方简析】双解泻心汤取法平和，宗仲景附子泻心汤意，去大黄、黄芩之苦寒清泄，加沉香、生姜共佐附子，丹参、茯神以安本脏，远志、郁金、合欢以通心气，广皮以佐沉香，灯心为之引经，切合“气以通为补，血以和为补”之旨。

方以附子助阳散寒，黄连清热泻火，附子、干姜、黄连寒热并投，调和阴阳；陈皮、沉香行气止痛，丹参、郁金活血化瘀止痛，远志、茯神、合欢花宁心安神，灯心草清心降火、引热下行，生姜和药调中。诸药相合，寒热并用，寒热双解，补通结合，使得阴阳得以调理，气血得以顺畅，脏腑得以和调，心神得以安养。

四、加味补心丹

【处方来源】马培之《马培之医案》

【原方组成】熟地四钱　洋参三钱　茯苓三钱　归身二钱　天冬一钱　麦冬二钱　丹参一钱　枣仁二钱　远志一钱　五味子八分　柏子仁一钱半　桔梗一钱

【剂型用法】汤剂，水煎服。

【原义病证】不寐。阴虚火旺证，症见健忘失眠，咽喉干燥，夜梦遗精，舌红少苔。

【立意理论】中医理论认为阴阳失调为不寐的基本病机。夜晚卫气循行于阴经，阴气盛则入睡，阴虚则不纳阳，阳胜不入于阴，阴阳失交而发为不寐。心气充沛、心血充盈、心神安宁则睡眠安稳。心火炽盛，肾水亏虚，表现为阴虚阳亢，热扰心神，心神不安而致不寐。

【组方简析】本方在中医经典方剂天王补心丹基础上加减，马培之将方中生地换熟地黄，并重剂使用，一则滋肾水以补阴，水盛则能制火；再则入血分以养血，血不燥则津自润，是为君药。玄参、天冬、麦冬有甘寒滋阴以清虚火之效；当归、丹参养血活血，以上皆为滋阴补血而设；用西洋参代替人参，增强益气养阴之功效，气旺则阴血自生，茯苓益气宁心，酸枣仁、五味子酸以收敛心气而安心神；柏子仁、远志养心安神，以上皆为补心气，宁心安神而设。两组配伍，补阴血不足之本，治虚烦少寐之标，标本并图，阴血不虚，使诸症自愈。桔梗载药上行，使药力上入心经与丹参相伍，可行气血，使诸药滋而不腻，补不留瘀，诸药合用滋阴养血，补心安神。

五、养心归脾汤

【处方来源】马培之《纪恩录》

【原方组成】潞党参　藕汁炒白术　茯神　归身　丹参　白芍　香附　炙草　女贞子　柏子仁　龙眼肉

【剂型用法】汤剂，水煎服。

【原义病证】不寐。心脾两虚证，症见心悸、心慌，失眠多梦、头晕、健忘，面色萎黄，食欲不振，肚子胀满，大便不成形，女性月经量少，甚至月经点滴不尽，月经颜色浅淡。

【立意理论】马氏在归脾汤的基础上加以养心。一是心脾同治，重点在脾,使脾旺则气血生化有源,方名归脾,意在于此;二是气血并补,但重在补气,意即气为血之帅,气旺血自生,血足则心有所养;三是补气养血药中佐以木香理气醒脾,补而不滞。临床可用于治疗心跳加快、失眠多梦、心神不安、胸痛、水肿等病症。

【组方简析】方中以党参、白术、炙甘草等甘温之品补脾益气以生血,使气旺而血生;当归、龙眼肉甘温补血养心;茯神、柏子仁养心安神;丹参清心除烦;白芍养血平肝;女贞子补益肝肾;香附辛香而散,理气醒脾,与大量益气健脾药配伍,复中焦运化之功,又能防大量益气补血药滋腻碍胃,使补而不滞,滋而不腻。诸药共用达到补益气血、健脾养心、安神定志的功能。

六、化痰温胆汤

【处方来源】丁甘仁《丁甘仁医案》

【原方组成】法半夏二钱　朱茯神三钱　珍珠母三钱　黑山栀一钱五分　北秫米(包)三钱　远志肉一钱　青龙齿三钱　川贝母二钱　炒枣仁三钱　生白芍二钱　鲜竹茹一钱五分(枳实一钱同捣)　广郁金一钱五分　合欢花一钱五分　夜交藤三钱

【剂型用法】汤剂,水煎服。

【原义病证】不寐。胆郁痰扰之不寐,症见胆怯易惊,头眩心悸,心烦不眠,夜多异梦,或呕恶呃逆,眩晕,癫痫,苔白腻,脉弦滑。

【立意理论】失眠的病因病机相当复杂,病因有七情所伤、饮食失节、劳倦过度等,其病机总的来说是机体脏腑阴阳失调、气血失和,以致心神不宁,可分为虚实两类。部分失眠为痰热内阻所致,多侵犯少阳和阳明两经,为多火多痰之疾。思虑气结,久则伤脾,脾虚不能化湿,湿痰内生,又因平素饮食不节,恣食肥甘醇酒厚味,以致宿食停滞,酿成痰热,火炽痰郁,阻遏心窍,扰动心神而致不眠。

【组方简析】胆郁痰扰之不寐,宜化痰和胃,养心安神。方由半夏秫米汤合温胆汤加减而成。半夏性温味甘,能通阳化痰、止呕消胀;秫米甘微寒,益阴而泄阳;半夏燥湿化痰,降逆和胃;竹茹清化热痰,除烦止呕。治痰当理气,气顺则痰消,故佐以枳实,苦辛微寒,破气消痰,使痰随气下,以通痞塞。枳实与半夏相配,则气顺痰消,气滞得畅,胆胃得和;丁甘仁再加酸枣仁、白芍养血柔肝;山栀、郁金、珍珠母疏肝解郁清肝火;远志、龙骨交通心肾;川贝和胃化痰湿;合欢花、夜交藤、茯神宁神助寐。

七、加味黄连阿胶汤

【处方来源】丁甘仁《诊方辑要》

【原方组成】川雅连五分　玄参心一钱　川石斛二钱　鸡子黄二枚　炒枣仁二钱　天竺黄一钱　川贝母二钱　朱灯心二扎　朱茯神三钱　远志肉一钱五分　天花粉三钱　海蛤壳三钱　青龙齿(先煎)三钱　清阿胶(烊,冲)二钱　珠粉(吞)一分

【剂型用法】汤剂,水煎服。

【原义病证】不寐。心肾不交证,症见心中烦,不得卧,口干咽燥,手足心热,腰膝酸软或遗精,舌尖红少苔,脉细数。

【立意理论】失眠,《内经》谓之“不寐”“不得卧”。成因有痰火上扰者;有营卫阴阳不调者;有心脾气血两虚者;有心肾水火不交者。至夜则心神烦乱,难以入寐,乃心火不下交于肾而独炎于上。陈士铎《辨证录》云:“夜不能寐者,乃心不交于肾也……心原属火,过于热则火炎于上而不能下交于肾。”思虑过度,暗耗心阴,致使心火翕然而动,不能下交于肾,阳用过极,则肾水难以上济于心。

【组方简析】本方在黄连阿胶汤的基础上加入清实火的药物,重用重镇安神之品,加强清热安神的功效。方中重用味苦之黄连泻心火,使心气下交于肾,正所谓“阳有余,以苦除之”;阿胶益肾水,共为君药。佐以鸡子黄,上以养心,下以补肾,并能安中。玄参、石斛清热养肺阴;天竺黄、川贝母、天花粉清热;茯神、远志、酸枣仁、蛤壳安神定志;灯心草清心安神;龙齿、珍珠粉重镇安神。共奏滋阴泻火,交通心肾之功。

第四章　肺系病证方

第一节　自研自制方

一、保肺济生丹

【处方来源】费伯雄《医醇賸义》

【原方组成】天冬一钱五分　麦冬一钱五分　人参一钱　沙参四钱　五味五分　玉竹三钱　女贞子二钱　茯苓二钱　山药三钱　贝母二钱　茜草根二钱　杏仁三钱　藕三两切片煎汤代水

【剂型用法】汤剂。藕煎汤代水，煎服。

【原义病证】咳嗽。肺阴亏虚证，症见肌表微热、神倦气短、不时火升、失血咽痛者。

【立意理论】肺主气司呼吸，肺气不足则宗气生成乏力，故见“神倦气短”；肺气虚弱，卫表不固，虚热外浮，故“肌表微热”。肺阴不足，肺失濡润，肺气上逆则“咳”；阴虚生内热，虚火上炎，灼伤咽喉则“咽痛”，扰及血分则“不时火升”（虚火扰动）；虚火灼伤肺络，血溢脉外则“失血”（如咯血）。“脾为肺母”，肺气赖脾土化生，肺虚日久，可累及脾，致脾失健运，进一步加重气虚；同时，“金水相生”，肺阴不足常耗伤肾阴，阴虚更甚，虚火难平。故费氏自拟保肺济生丹，紧扣益气养阴以补肺之本，清肺降火以制虚火，止咳止血以治其标，兼顾培土生金（健脾助肺）、金水相生（滋肾润肺），使肺气得复、阴液得充、虚火得平、血络得宁。

【组方简析】本方为费氏在沙参麦冬汤的基础上加生脉散（人参、麦冬、五味子），两方相合，补益肺阴、生津润燥。方中人参补气以复肺之功能，沙参、天冬、麦冬养阴以滋肺之津液，四药气阴双补，共固肺之本。臣以玉竹滋阴润肺、生津止渴，增强君药养阴之力；女贞子滋补肝肾之阴，滋肾阴以助肺阴；五味子敛肺止咳、益气生津。《医宗己任编·咳嗽》云：“肺虚者，由脾土不能生化，津液不得上布，则肺失所养而阴虚。”故又以茯苓、山药健益脾胃,防补药滋腻碍胃,使补而不滞。佐以杏仁、贝母化痰降气以止咳,茜草根、藕片凉血活血以止血,且藕片煎汤代水使药力贯穿全方,使得“补不碍治标,治标不损本”。诸药配伍,共奏“保肺益气、滋阴降火、止咳止血”之功,为肺虚火升、失血咽痛之证的针对性方剂。

二、金水济生丹

【处方来源】费伯雄《医醇賸义》

【原方组成】天冬一钱五分　麦冬一钱五分　生地(切)五钱　人参一钱　沙参四钱　龟板八钱　玉竹三钱　石斛三钱　茜草根二钱　蒌皮三钱　山药三钱　贝母二钱　杏仁三钱　淡竹叶十张　鸡子清一个　藕三两

【剂型用法】汤剂,水煎服。

【原义病证】咳嗽、失音。肺肾阴虚甚者,火升体羸,症见咳嗽失血,咽破失音。

【立意理论】失音,指语声嘶哑,甚则声音不出,与肺脏关系密切,古人以金实不鸣、金破不鸣来概括失音的虚实病机。肺虚咳嗽日久,“虚之甚者”,即肺肾阴液严重亏虚,导致虚火无制,上灼肺金,引发咳嗽、失血、失音等危重症状。“碎金不鸣”,乃肺属金,阴液枯涸则肺气受损,声音嘶哑如“金破不鸣”,提示咽喉失润、肺络受损。同时虚火久灼耗气,体羸消瘦为气阴耗竭之征。费氏基于肺肾阴竭,虚火灼金的核心病机,拟金水济生丹以补肾益气,养阴清热,利咽开音。

【组方简析】此方以滋肾阴制约心火为主,辅以补肺阴。生地滋肾阴、凉血热,《本草正义》谓其“阴虚火旺者,此为必需之品”;天冬清肺滋肾,麦冬润肺养阴,三药合用为君药,肺肾同补,强化滋阴壮水之力,直折虚火之源。臣以龟板滋阴潜阳,引火归元,益肾强骨,合人参大补元气,沙参养阴清肺,气阴双补,防止阴竭气脱。佐以玉竹养阴润燥,石斛滋肾清热、利咽开音,鸡子清润肺生津、利咽开音,三药合用,专解阴虚津伤所致的咽喉破损、声音嘶哑,为“金破不鸣”的对症用药。血络被虚火灼伤则出血,茜草根凉血止血,藕片涩血散瘀,二药相须为用,既清热又止血,止血而不留瘀。贝母、杏仁、瓜蒌皮三药清化热痰、降气止咳,与滋阴药配伍,避免“滋腻生痰”。久病及脾,脾虚则生化无源,山药健脾益气、补肾固精。淡竹叶为使,甘淡清热,导虚火从小便出。全方肺肾同调,标本兼顾,清补并行,共奏滋阴润肺、补肾填精、潜降虚火、凉血止血之效。

三、丹青饮

【处方来源】费伯雄《医醇賸义》

【原方组成】赭石三钱　麦冬(青黛拌)一钱五分　杭菊二钱　石斛三钱　潼蒺藜三钱　白蒺藜三钱　沙参四钱　桑叶一钱　橘红一钱　贝母二钱　杏仁三钱　旋覆花(绢包扎好)一钱

【剂型用法】汤剂,水煎服。

【原义病证】咳嗽。肝经之咳,症见咳嗽,痰少胁痛,易怒头眩。

【立意理论】肝主疏泄,若肝气郁结化火,肝火循经上逆,灼伤肺津、扰乱肺气,致肺失清肃,则见“肝经之咳”;火邪伤津,痰浊难生,故“痰少”;肝脉布胁肋,肝火内盛或肝气郁滞,均可致胁肋脉络不通,故“胁痛”;肝火扰及情志,肝失疏泄则“易怒”。肝火久炽易耗伤肝阴,“肝开窍于目”“诸风掉眩,皆属于肝”,肝阴亏虚则肝阳偏亢,虚火上扰清空,故“头眩”;同时,“肝阴为肺阴之根”,肝阴不足常累及肺阴,进一步加重肺燥。针对肝经之咳费氏立丹青饮,清肝泻火以制木火之亢,滋阴养肝以固肝阴之本,润肺降气以复肺之清肃,又兼顾疏肝、化痰、止眩,使肝火得平、肝阴得充、肺气得降,诸症自除。

【组方简析】本方中代赭石平肝降逆以截肝火上扰之途,青黛拌麦冬清肝润肺以制肝火、补肺伤,二者为君药共奏“清肝不耗肺阴,润肺不助肝火”之效。杭菊、桑叶均属轻清之品,归肝、肺经,能清肝明目、平肝潜阳,同时桑叶可清肺润燥,杭菊能清泻肝火,共助君药增强“清肝润肺”之功。沙参专补肺阴、清肺热;石斛甘寒,滋阴养肝、清热生津,四药为臣,既增强清肝泻火之效,又补充肝肺之阴以固根本,防止肝火久炽进一步耗伤阴液。佐以潼、白蒺藜滋肝阴疏肝气,使肝气条达则肝火难生;杏仁、贝母止咳化痰、降气肃肺;橘红理气宽中、燥湿化痰,防沙参、石斛等滋阴药滞腻碍气;旋覆花苦辛咸温,降气化痰、降逆止呕,配合赭石增强“降逆”之力,使气机下行则咳止、眩平。全方以“清肝润肺、平肝降逆”为核心,兼顾滋阴、疏肝、止咳,体现了“肝肺同调、清补结合”的特点。

四、术米汤

【处方来源】费伯雄《医醇賸义》

【原方组成】当归一钱五分　茯苓三钱　白术一钱五分　苡米八钱

橘红一钱 半夏一钱五分 莱菔子二钱 杏仁三钱 海石三钱 蒌仁四钱 姜汁两小匙

【剂型用法】汤剂，水煎服。姜汁两小匙冲服。

【原义病证】咳嗽。脾经之咳，症见胸满痰稠，食少体倦。

【立意理论】《素问·咳论》云“脾咳之状，咳则右胁下痛，阴阴引肩背，甚则不可以动，动则咳剧”，描述了脾咳的症状。费伯雄继承前人理论，指出“脾经之咳，胸懑痰稠，食少体倦”，脾虚湿盛是也。脾失健运，水液不化，聚湿生痰，痰阻气道，肺失宣降而为患，故自拟术米汤以培土生金，以健脾祛湿、化痰降气、止咳平喘为核心，兼顾调理脾胃气机，使脾健则痰无以生，痰化则肺气宣降有序。

【组方简析】费氏治咳，主张和法缓治，注重正气，全面调理脏腑功能，不得唯独治肺，贵在辨证论治，务须标本兼顾。费伯雄以培土生金法治疗脾咳。方中白术苦甘性温，健脾燥湿，祛痰和胃为君药。臣以半夏、橘红、茯苓，仿“二陈汤”义，燥湿健脾，化痰和中；薏苡仁甘淡，健脾利湿，诸药合用，以助白术健脾祛湿。佐以杏仁下气止咳，瓜蒌子行气润肺化痰，海浮石化老痰，以解胸懑痰稠；莱菔子化痰消食；当归甘辛性温，养血止咳，《本经》言其“主咳逆上气”。使以姜汁温肺化痰、和胃止呕，既能制半夏毒，增强半夏、橘红的化痰功效，又能制约海石、蒌仁的寒凉之性。

五、玄妙散

【处方来源】费伯雄《医醇賸义》

【原方组成】玄参一钱五分 丹参三钱 沙参四钱 茯神二钱 柏仁二钱 麦冬（朱砂拌）一钱五分 桔梗一钱 贝母二钱 杏仁三钱 夜合花二钱 淡竹叶十张 灯心三尺

【剂型用法】汤剂，水煎服。

【原义病证】咳嗽。心经之咳。症见痰少心烦，咳则心痛，夜不成寐。

【立意理论】《素问·咳论》云“五脏六腑皆令人咳，非独肺也”，又论述心咳之状为“咳则心痛，喉中介介如梗状，甚则咽肿喉痹”。心咳病机多为心气不足，心血瘀阻，通过“百脉”而病传于肺，血瘀津停为饮，肺气郁而上逆所致。心火亢盛易耗伤津液，或心阴不足致肺津亏虚，故肺失濡润则痰少而黏；心主神明，若心火亢盛或心阴不足，均可“热扰心神”，导致心神不宁，表现为心烦、夜不成寐。费氏拟玄妙散以清心安神、滋阴润肺、止咳化痰。

【组方简析】本方中沙参滋阴润肺为君药,辅以玄参、麦冬加强滋阴润肺生津,为臣药;茯神、柏子仁补心安神,合欢花解郁安神,淡竹叶、灯心草清心除烦安神,贝母、杏仁润肺化痰共为佐助药,兼顾他症;桔梗为使药,载药上浮。全方以“清心火、滋心阴、安心神”为核心,同时兼顾“润肺气、化痰浊”,体现“心肺同调”的思路。

六、山虎汤

【处方来源】费伯雄《医醇賸义》

【原方组成】蛤蚧尾(酒洗)一对 生地(切片,蛤粉炒)四钱 沉香五分 破故纸(核桃肉拌炒)一钱半分 人参二钱 沙参四钱 茯苓二钱 山药三钱 贝母二钱 杏仁三钱 麦冬一钱五分 人乳半杯 姜汁两滴

【剂型用法】汤剂,水煎服。姜汁两滴,同冲服。

【原义病证】咳嗽。肾经之咳,症见或呛或喘,痰味咸而有黑花者。

【立意理论】《素问·咳论》云:“肾咳之状,咳则腰背相引而痛,甚则咳涎。”肾咳主要症状为咳嗽引腰背痛,咳时出现一过性耳聋,痰味咸,痰色偏黑。肾虚为咳为喘,亟需补肾纳气。费氏描述的肾咳,症见“或呛或喘,痰味咸而有黑花”,一乃肾气亏虚、气不归元,则咳喘痰咸;二是肾阳不足、水泛为痰,则痰带黑花,肾气、肾阳俱亏,故而咳喘迁延不愈,治疗上自拟山虎汤以补肾固本同时化痰治标,体现了“治咳喘不离肺肾”的中医思想。

【组方简析】方中蛤蚧尾主补肾阳、纳气平喘,可治肾虚摄纳失常之咳喘;生地黄可滋补肾阴,与蛤蚧相佐,体现“阴阳双补”思路,二者共为君药。人参大补元气;沙参性微寒,入肺经,可滋阴润肺、益胃生津;山药补益肺脾、补肾涩精、滋阴润燥,三者相合,补肺脾之气,固后天之本以助先天,配伍茯苓健脾渗湿。补骨脂温补命门之火,增强蛤蚧补肾纳气之效,此五味药同为臣药。沉香降逆化痰,引气归元,疏导壅滞之气;贝母、杏仁润燥化痰,止咳平喘,兼顾肺脏肃降功能;麦冬养阴润肺,可制温燥药之偏性。人乳与姜汁同为使药,人乳甘平,补精血、益元阳,姜汁温里散寒。二者的加入增强了本方润肺和中作用,适合虚不受补或脾胃偏弱者。药物炮制上,蛤蚧酒洗以增强温通血脉作用;生地蛤粉炒以求缓和寒性,聚焦滋补肾阴;补骨脂核桃肉拌炒力图加强温肾填精功效。整方攻补兼施,蛤蚧、人参等补肾益气温阳,生地、麦冬滋阴润燥,沉香、杏仁化痰降逆,兼顾虚实夹杂病机。

七、加味茯菟汤

【处方来源】费伯雄《医醇賸义》

【原方组成】茯苓三钱 菟丝四钱 杜仲三钱 破故纸一钱五分 当归二钱 贝母二钱 橘红一钱 半夏一钱 杏仁三钱 白术一钱 核桃肉二枚过口

【剂型用法】汤剂，水煎服。

【原义病证】咳嗽。膀胱咳。肾咳不已，则膀胱受之，症见咳嗽日久，咳则遗溺。

【立意理论】肾与膀胱相表里，肾咳不已，肾气不足，下元不固，膀胱失约，气化失司，尿液不固，发为遗溺。故治疗需肾、膀胱、肺三脏同治，既补肾以固摄，又化痰以止咳，兼顾标本。费伯雄拟加减茯菟汤，温肾纳气、固摄膀胱、化痰降气。

【组方简析】茯菟丸源自《太平惠民和剂局方》，原方以菟丝子、茯苓、石莲子三药为细末，山药糊为丸。费方去石莲子及山药，以茯苓、菟丝子为君，菟丝子性平偏温，补肾固精，养肝明目，止泻，缩尿，为平补阴阳之品，但尤善固精缩尿；茯苓健脾利湿；二者一固一利，恢复水液代谢。辅以杜仲补益肝肾，补骨脂补肾纳气，核桃肉补肾温肺，三药助菟丝子构成温补肾阳、固精缩尿的核心力量。佐以白术、半夏、橘红理气健脾化痰，助茯苓健脾利湿、燥湿化痰，旨在清除已生之痰饮，恢复肺的宣降功能化痰。杏仁、贝母清肺化痰，降气止咳。“久病入络”，久咳痰阻可能兼有气血不畅，当归活血润燥防伤阴，又有助于气机通畅和痰饮消散。全方温肾固本缩尿以治其下，健脾化痰止咳以治其上，标本兼顾。

八、回风养脏汤

【处方来源】费伯雄《医醇賸义》

【原方组成】沙参四钱 苏子一钱五分 枳壳一钱 前胡一钱 桑叶一钱 茯苓二钱 白术一钱 苡仁四钱 橘红一钱 贝母二钱 荷叶蒂一枚

【剂型用法】汤剂，水煎服。

【原义病证】咳嗽。大肠咳。肺咳不已，则大肠受之，症见咳而遗矢。

【立意理论】肺主宣发肃降，其邪热可通过经络下传大肠，形成“大肠咳”。外感风热或肝阳化风上扰肺金，肺失清肃、肺热下移，邪热循经下迫大肠，而后风邪扰动魄门（肛门），肠道传导功能失司，致咳而遗矢。临床主症见阵发性咳嗽伴随大便失禁，次症可有咽痒、痰黄、肠鸣、肛门灼热、舌红苔黄腻，脉浮滑数等。费氏自拟回风养脏汤，意在培土生金、息风涩肠、止咳化痰，不同于常见通腑泻热治法，费氏更重健脾益肺，旨在切断传变基础。

【组方简析】本方针对肺经风热移于大肠而设，其功以养阴化痰止咳，健脾化湿固肠为主。方中薏苡仁健脾化湿止泻；白术燥湿健脾；取枳术丸之意，去枳实，改用枳壳，减枳实破气之功，健脾助运；茯苓健脾利湿。诸药合伍，切断脾虚生湿、母病及子的传变基础。荷蒂清热解毒止泻，桑叶轻清宣透肺热，二者可调节中焦气机升降。沙参、贝母润肺化痰，兼顾肺阴不足与痰热蕴结的双重病机。苏子降气化痰，前胡宣散风热，配合枳壳宽中下气，形成“宣 - 降 - 通”协同作用。橘红燥湿化痰，可解风痰上扰。全方健脾理气化痰，养阴清肺降逆，通过培土生金、升降并调的组方策略，体现了“肺肠同治”思想，契合肺与大肠表里关系的病理特点。

九、洁宫汤

【处方来源】费伯雄《医醇賸义》

【原方组成】沙参四钱　茯神二钱　远志（甘草水炒）五分　归身二钱　麦冬二钱　贝母二钱　橘红一钱　半夏一钱　白术一钱　砂仁一钱　姜三片

【剂型用法】汤剂，水煎服。

【原义病证】咳嗽。小肠咳。心咳不已，则小肠受之，症见咳而矢气，气与咳俱失。

【立意理论】肺朝百脉，心主血脉，两者同居上焦。心与小肠相表里，小肠下口接大肠之上口，有分清泌浊之功。心气不足，心火亢盛或虚火上炎，通过经络下移小肠，致其气化失常，浊气下迫大肠，表现为咳嗽与矢气并作。临床多伴见肠鸣、腹胀等。其与大肠咳的区别在于：①病位差异：小肠咳病机重心在气化失常，大肠咳侧重传导失司；②症状特点：小肠咳矢气无味，大肠咳多伴腐臭气味。费氏拟洁宫汤宁心安神，理气止咳，主要用于心神不宁、小肠不化之咳嗽。凡见咳嗽日久，心悸时作，腹中胀满，矢气频繁，夜寐欠安，大便不通，皆可使用本方化裁。

【组方简析】方中沙参剂量独重，益气养阴，清肺化痰，《日华子本草》

载其:“补虚,止惊烦,益心肺”,针对心咳耗伤肺阴之本,故为君药。茯神宁心安神,直指心咳病源。麦冬补益心肺,又以远志、当归宁心安神、养血合营,佐茯神从心治咳。贝母、橘红、半夏化痰止咳;白术、砂仁醒脾和中,防滋阴药碍胃;生姜反佐寒凉,调和药性。全方配伍体现“心 - 肺 - 肠”同治思想,远志引药入心经,解决心咳本源;贝母、半夏针对肺系咳痰症状;砂仁、白术调节小肠气化功能,整体润而不腻,温而不燥,补而不滞,诚为治咳非仅止咳的典范。

十、通理汤

【处方来源】费伯雄《医醇賸义》

【原方组成】当归二钱 茯苓二钱 白术一钱 苡仁四钱 枳壳一钱 橘红一钱 半夏一钱 厚朴一钱 苏子一钱五分 桑皮二钱 砂仁一钱 青皮一钱 姜三片

【剂型用法】汤剂,水煎服。

【原义病证】咳嗽。三焦咳。久咳不已,则三焦受之,症见久咳不已,咳而腹满,不欲食饮,多涕唾,面浮肿气逆。

【立意理论】三焦为六腑之一,有“孤府”之称。其生理功能为主持诸气,总司人体气机和气化,通行元气,疏通水道,运行水液。久咳不愈,三焦气化受阻,致上中下三焦气机紊乱,表现为“咳而腹满,不欲食饮”。三焦作为“决渎之官”,水道与气机不畅则水饮内停,引发腹满、涕唾增多等症状。胃为五脏六腑之本、水谷之海,久咳伤及胃气,寒邪或痰湿壅滞中焦。《素问》指出“此皆聚于胃”,强调胃是病邪积聚的核心。肺主宣降,咳必扰动肺气,胃中浊气上逆犯肺,形成“面浮肿气逆”之象。肺胃气机失和,互为因果。临床可见咳嗽迁延不愈、腹部胀满、食欲减退、面部浮肿、涕唾量多、气逆喘息、喉间痰鸣、舌苔白腻或黄腻等。费氏将《内经》“聚于胃,关于肺”的理论内涵运用于辨治三焦咳中,以“健脾利湿为本,降气化痰为标”为宗旨,创立通理汤,紧扣三焦气化与肺胃协同功能,遵循“治中焦如衡”。

【组方简析】本方从三焦立意,白术、茯苓健脾祛湿,重建中焦气化枢纽,化解“聚于胃”之病机;苡仁利水渗湿,配合白术增强祛湿之力,疏利三焦水道,三焦得通,全身气机得通,水谷运化,水液运行,咳、满、肿得消,三者共为君药;当归、枳壳相配,养血活血与行气消胀并用,可治腹满、气逆;厚朴、苏子降气化痰,可治咳喘、痰多。半夏、橘红燥湿化痰;砂仁、青皮醒脾化浊，行气宽中；桑皮泻肺平喘、兼利水湿，缓解面浮气逆。生姜温中和胃、温肺止咳。药物剂量上，苡仁用量最大，突出利水渗湿的核心地位，而白术仅用一钱，轻补脾胃以防壅滞。全方共奏通调三焦、肺胃同治、理气止咳之功。

十一、西清汤

【处方来源】费伯雄《医醇賸义》

【原方组成】桂枝五分　栀子（姜汁炒）一钱五分　苏子一钱五分　桑皮二钱　杏仁三钱　橘红一钱　半夏一钱　茯苓二钱　蒺藜三钱　郁金二钱　姜三片

【剂型用法】汤剂，水煎服。

【原义病证】咳嗽。胆咳。肝咳不已，则胆受之，症见咳呕胆汁苦水。

【立意理论】“胆咳”之名，首见于《素问·咳论》，经文言“肝咳不已则胆受之，胆咳之状，咳呕胆汁”。胆经“上肝贯心，以上挟咽”，若胆病循经犯咽，致门户不宁，则肺气受扰。肺失宣肃，肺气上逆，发为咳嗽，“胆咳”之证由此而成。又胆为“清净之府”，肝邪犯胆时，胆气不降，胆汁受火热煎灼而“内沸”，随胃气上逆而呕出苦水，即“咳呕胆汁”的核心症状，属内伤咳嗽，所谓“五脏之久咳，乃移于六腑”。故费伯雄治疗胆咳，究其因在胆不在肺，故自制西清汤，治咳先治胆，兼顾疏肝、降火、和胃，以恢复气机升降平衡。

【组方简析】西清汤功能疏肝清胆、理气和中、降逆止咳。方中蒺藜味辛苦，平肝清肝，疏肝解郁为君药，《本草再新》云其“镇肝风，泻肝火，益气化痰”。栀子、郁金清肝泻火，疏肝解郁，助君药疏肝清胆；苏子降逆止咳，桑皮、杏仁润肺止咳、降气化痰，合而为臣。佐以半夏、橘红燥湿化痰；茯苓利水渗湿、健脾宁心；桂枝温中降逆，《长沙药解》曰其“入肝胆而散遏抑”，故止肝胆之呕逆；生姜温肺止咳。方以治肝胆之气为主，取平肝疏肝、利胆降逆为主意，选二陈（半夏、橘红、茯苓、生姜）之意燥湿化痰、理气和中。全方共奏疏肝清胆，理气和中，降逆止咳之功。

药物炮制方面，费氏选“栀子（姜汁炒）”，姜栀子可抑制寒性，增强和胃止呕之效。

十二、定吼丸

【处方来源】丁甘仁《家传珍方选》

【原方组成】南沙参三斤　豆豉三斤　黑苏子五斤　杏仁五斤　橘红

二斤 制半夏三斤 白桑皮五斤 象贝五斤 白芥子一斤 蒌皮一斤 莱菔子二斤

【剂型用法】丸剂，水泛为丸，水送服。

【原义病证】哮喘。痰阻气逆。症见喉中哮鸣如吼，气急而喘，咳痰色白黏稠等。

【立意理论】古代哮病与喘证常合称为哮喘、喘吼等，现多分开论述。哮吼之病因多责之于痰，并气道不利，痰气相搏，日久可病情迁延，如《寿世保元·哮吼》言“夫哮以声响名，喉中如水鸡之声者是也，专主于痰”，并载千金定吼丸，但与本方组成未尽相同。其证治当分其虚实，遵循“治痰先治气，气顺痰自消”的原则，总以祛痰降气为主。据此丁甘仁自制定吼丸，主要针对痰浊阻肺、肺失宣降之证，症见咳嗽气喘、喉中痰鸣、痰多黏稠等。丁甘仁认为痰浊的生成与肺、脾功能失调相关，肺失宣降则津停为痰，脾气亏虚则痰湿内生。故方中既用化痰药直折痰浊，又以降气药恢复肺气肃降之职，辅以宣肺、润肺之品，标本兼顾。

【组方简析】本方中半夏、橘红燥湿化痰，健脾理气，以杜生痰之源，苏子、杏仁降气化痰、定吼平喘。白芥子温肺利气化痰，性温走窜，善祛“皮里膜外之痰”，尤其针对顽痰阻肺所致的喉中痰鸣；莱菔子既能降肺气得平喘，又能消脾胃食滞；与苏子、白芥子组成三子养亲汤，三药皆治痰之品，“而又能于治痰之中各逞其长”，原方为“高年咳嗽，气逆痰痞”而设，费氏言其“此治痰而兼降气”。虑哮喘日久，耗伤气阴，内生郁热，南沙参益气养阴，祛痰止咳，桑白皮、浙贝母清热化痰，泻肺平喘，瓜蒌皮理气清热化痰；豆豉宣郁除烦，宣发肺气。全方以大队降气化痰药为主力，辅以清化热痰、宽胸散结之品，寒温并用，宣降结合，消补兼施。

十三、肺痈方

【处方来源】马培之《青囊秘传》

【原方组成】玄参八钱 麦冬八钱 生甘草一钱 银花一两

【剂型用法】汤剂，水煎服。

【原义病证】肺痈。肺痈溃脓后，气耗阴亏，元气虚弱，邪毒留恋。症见咳吐脓血渐少，身热不扬，气短乏力，自汗盗汗，潮热心烦，口干咽燥，形瘦神疲等。

【立意理论】肺痈以热毒蕴肺，炼液成痰，壅滞成瘀，痰瘀互结，酿而成痈为特点，痈脓溃泄之后，肺阴受损，邪毒留恋。亟需养肺阴，清余邪。肺痈后期脓溃阴伤，气阴两虚，既需直折热毒，又需滋养肺阴以防正虚邪恋，马培之拟肺痈方，以“清热解毒、养阴清肺”为核心，祛邪而不伤正，扶正而不助邪。

【组方简析】方中玄参苦寒质润，有清热凉血、滋阴解毒、散结消痈之效，既清血分热毒，又滋肺肾之阴，其散结之功可助消散肺中痈脓，《本草正》载“其尤走肺脏，故能退无根浮游之火，散周身痰结热痈”。麦冬甘寒，专入肺经，养阴润肺以复津液，与玄参相须为用，增强养阴清肺之效，防止热毒耗伤肺阴。金银花善清肺经热毒，为治痈肿疔疮之要药，用以清余毒；甘草清热解毒，调和诸药，为使。全方药少效专，清肺热、养肺阴、解余毒，以为善后。

十四、清肝透顶汤

【处方来源】费伯雄《医醇賸义》

【原方组成】羚羊角一钱五分　夏枯草二钱　石决八钱　丹皮一钱五分　玄参一钱　桔梗一钱　蝉衣一钱五分　桑叶二钱　薄荷一钱　陈橄榄二枚

【剂型用法】汤剂，水煎服。

【原义病证】脑漏。火伤之脑漏，阳邪外铄，肝火内燔，症见鼻窍半通，时流黄水。

【立意理论】脑漏者，鼻如渊泉，涓涓流涕。费氏认为，除了风热之邪上受于肺而致风伤脑漏，肝胆蕴结亦可致病。火伤脑漏是因为“阳邪外铄，肝火内燔”所致，肝主疏泄，肝火内盛，易循肝经上达头面，脑窍受扰则鼻窍不利；火邪易耗伤津液，热迫津液外泄，故涕呈“黄水”；阳邪外侵与内火相煽，加重热势，故立清肝透顶汤清肝火、透热邪、通脑窍。

【组方简析】本方中羚羊角入厥阴肝经，平肝风，清肝火，为主药。夏枯草、石决明清热凉肝，蝉蜕、桑叶、薄荷皆入肝经，上走头面，疏散风热；丹皮入厥阴肝经，善清血分伏火，清热凉血；玄参滋阴泻火，桔梗载药上行，开宣肺气，以通鼻窍，橄榄清肺利咽。

十五、通阳圣化汤

【处方来源】费伯雄《医醇賸义》

【原方组成】当归二钱　川芎一钱　香附二钱　白术一钱五分　羌活一钱　白芷(酒蒸)五分　辛夷(切)一钱　天麻六分　红枣五枚　姜三片。

【剂型用法】汤剂，水煎服。

【原义病证】脑漏。寒伤之脑漏，冬月祁寒，感冒重阴，寒气侵脑，症见鼻窍不通，时流浊涕。

【立意理论】此案为寒邪脑漏，概因"冬月祁寒，感冒重阴，寒气侵脑"所致，意为冬季严寒，风寒外感入里，寒湿内停，肺气壅滞，肺开窍于鼻，肺不和则鼻失宣调，鼻窍不通，浊涕自留。寒之邪袭表，然患者又平素摄生不慎，常内积湿热，外邪先受，引动在里内邪，进而发病，上犯鼻窍；或风寒之邪失治误治，郁于体内，日久化热，循经上扰清窍，故发鼻渊。费氏本着"治病求其本"的原则，拟通阳圣化汤以发散风寒，宣通上窍。

【组方简析】本方中羌活辛温，发散风寒，祛风除湿，且"其体轻而不重，气清而不浊"，故能"上行于头"，祛头面风寒湿邪；白芷味辛性温，芳香上达，宣通鼻窍，又温散风寒表邪，两药合用，发散风寒，宣通鼻窍，共为君药。寒则气郁，血亦凝涩，香附开散郁气，当归苦温活血，配以发散之品，不使耗散，川芎血中气药，行气活血，三药合用疏利头窍气血。白术苦温，除风湿，消痰水；辛夷宣通鼻窍，天麻祛风开窍。大枣、生姜补益脾胃，温散风寒，调和营卫。全方散寒通窍，并兼顾气血，散中有补，温而不烈。

十六、竹沥涤痰汤

【处方来源】费伯雄《医醇賸义》

【原方组成】川贝二钱　天竺黄六分　羚羊角一钱五分　桑皮二钱　瓜蒌仁四钱　石决明八钱　杏仁三钱　全福花(绢包)一钱　淡竹沥半杯，姜汁两滴

【剂型用法】汤剂，水煎服。姜汁两滴同冲服。

【原义病证】结胸。痰火壅于中脘。症见胸腹胀满疼痛，或咳吐黄痰。

【立意理论】费氏认为"结胸有五"，其一为"痰气结胸"，而"痰气结胸，当分燥、湿"，若痰随火升，痰热结于中脘，气机阻滞，则胸膈脘腹胀满，疼痛拒按，或咳痰黄稠，咽喉肿痛或失音，费氏自拟竹沥涤痰汤以清热泻火、润燥化痰、降气涤痰。

【组方简析】方中川贝母甘苦而寒，其性专能散结除热，《本草正》称其"降胸中因热结胸"；瓜蒌仁清热化痰，《本草蒙筌》谓其"补肺下气，涤垢

开郁，治伤寒结胸"，且质润通便，兼有热邪伤阴之便秘者尤宜；天竺黄、淡竹沥二药清热豁痰；桑白皮清热泻肺，杏仁降气化痰兼可润肠；旋覆花降气消痰，《别录》谓其"消胸上痰结"；又恐热盛生风，用羚羊角、石决明性味咸寒，以清热息风。全方痰火同治，瓜蒌仁配羚羊角，既清痰热又平肝火，契合"痰随火升"病机；且升降相因，旋覆花降气消痰，杏仁宣肺止咳，恢复肺之宣肃；甘寒与咸寒同用，清热散结而不耗伤气阴，诸药合用，共奏清热化痰、宽胸散结之效。

十七、香苏二陈汤

【处方来源】费伯雄《医醇賸义》

【原方组成】沉香六分　苏子二钱　橘红一钱　半夏一钱五分　茯苓二钱枳壳一钱　厚朴一钱　杏仁三钱　郁金二钱　苡仁（炒）四钱　姜汁两小匙

【剂型用法】汤剂，水煎服。姜汁两小匙同冲服。

【原义病证】结胸。湿痰阻滞中焦，症见胸腹胀满疼痛，咳痰黏腻、稠厚，痰多声重。

【立意理论】痰气结胸，自有无形之邪气与痰相结于胸膈中脘，痰有寒热、结分燥湿，若痰湿上泛，脾失健运，水湿聚而成痰，痰湿上泛阻滞中焦气机，形成"窒滞中都"之证，则胸膈脘腹胀满，或咳痰黏腻、稠厚，痰多声重。费氏自拟香苏二陈汤燥湿化痰、行气降逆、健脾助运，以解中焦湿痰窒滞。

【组方简析】本方名为"香苏二陈"，由二陈汤去乌梅，加沉香、紫苏子、枳壳、厚朴、杏仁、郁金、薏苡仁化裁而成。方中沉香辛温而不烈，可温脾祛湿，行而不泄，使"痰随气转"，行气攻痰，则中焦痰湿窒滞可除，如《医林纂要》言其"温中、燥脾湿……凡一切不调之气皆能调之"。苏子味辛而能散，气香主降，痰湿上泛壅滞，结则闷痛，则以此"豁痰散结"。两药配伍，使气顺痰消，痞结得散。半夏、橘红、茯苓、生姜取"二陈汤"意，费氏称其"治一切痰饮为病"。半夏、橘红燥湿健脾，行气化痰，茯苓健脾利湿，生姜温肺化痰、和中止呕，且可制约半夏之毒，取汁冲服，效宏力专。原方有乌梅一枚同煎，恐味酸敛邪，则去之。又以枳壳、厚朴行气化痰，宽胸利膈；杏仁降气化痰，郁金行气开郁，薏苡仁健脾淡渗利湿。全方肺脾同治，理气化痰、健脾祛湿，兼用辛开苦降，使气顺痰消。

第二节 活用经典方

一、姜桂二陈汤

【处方来源】费伯雄《医醇賸义》

【原方组成】炮姜五分 桂枝五分 橘红一钱 半夏一钱 葶苈子二钱 当归一钱五分 茯苓二钱 白术一钱 苏子一钱五分 杏仁三钱 苡仁一两(煎汤代水)

【剂型用法】汤剂,薏苡仁煎汤代水,水煎服。

【原义病证】咳嗽。肺寒而咳,水邪射肺,水冷金寒,症见咳吐痰沫,胸脘作懑,肌肤懔冽。

【立意理论】"肺寒而咳"多由寒邪侵袭肺卫,或脾肾阳虚致水饮内停,上射于肺所致。其核心病机为寒邪束肺。寒主收引,肺卫被遏,气机不畅,故见咳嗽、胸脘作懑;脾失健运或肾阳不足,水液代谢失常,聚为痰饮,上犯于肺则咳吐痰沫,外袭肌表则肌肤懔冽(畏寒恶风)。此症属"寒饮伏肺"范畴,与《金匮要略》"病痰饮者,当以温药和之"的治则高度契合。费氏拟姜桂二陈汤以温阳散寒、化饮止咳,辅以健脾利水、降气平喘,达到"温化寒饮、肺气得宣"的目的。

【组方简析】此方为二陈汤加减,配用桂枝、炮姜、白术,以及葶苈子、苏子、杏仁、苡仁、当归。其温里散寒作用及泻肺止咳化痰作用较强,宜于肺寒痰湿较著者。方中炮姜温中散寒、温肺化饮,长于温煦中焦阳气;桂枝温通经脉、化气行水,善散肌表寒邪,二者合用,内外兼顾,共为君药,针对"肺寒水饮"的寒与饮。橘红理气燥湿、化痰止咳,半夏燥湿化痰、降逆止呕,茯苓渗湿健脾,三者为二陈汤核心药物,善化中焦湿痰,共为臣药,增强燥湿化痰之力,消除已生成的痰饮,配合温阳药使"痰得温则化"。佐以葶苈子泻肺平喘、利水消肿,善泻肺中痰饮;苏子降气化痰、止咳平喘;杏仁降气止咳、润肠通便。三药通过降肺气、泻肺饮,缓解痰饮壅肺所致的咳喘、胸闷。白术健脾燥湿,苡仁利湿健脾、清热排脓,二者助二陈汤健脾以绝生痰之源,利水以除饮邪去路。当归为佐使药,养血活血,防温燥药物耗伤阴血,"血行则水行”,兼能辅助利水。全方温化同施,表里兼顾,从寒、饮、痰、气、虚等多维度施治。

二、加味泻白散

【处方来源】马培之《医略存真》

【原方组成】炙桑皮二钱　苏梗一钱　川贝母一钱　橘红一钱　地骨皮一钱五分　杏仁二钱　瓜蒌皮三钱　茯苓二钱　生甘草三分　桔梗八分　梨三片

【剂型用法】汤剂,水煎服。

【原义病证】鸡胸。症见气粗身热。

【立意理论】中医认为,鸡胸多与肺热壅盛、痰气交阻相关。肺主气,司呼吸,若肺热炽盛,炼液为痰,痰热壅阻于肺,气机不畅,则见气粗;热邪外蒸,故身热。此外,痰热久郁可能影响胸廓气血运行,导致胸廓畸形而成鸡胸,此为“肺热痰壅,气机不利”的典型表现。泻白散出自宋代《小儿药证直诀》,原方由桑白皮、地骨皮、甘草组成,功在清肺泄热、止咳平喘,主治“小儿肺盛气急喘嗽”,马培之在此方基础上加味,针对“鸡胸、气粗、身热”的病机特点,强化了化痰理气、宽胸散结的作用,体现了“清热为主,兼以化痰理气”的治疗原则。

【组方简析】本方以泻白散中桑白皮、地骨皮为君药,桑白皮甘寒而润,可润肺去燥,又可清肺中之热,以去皮肤之外邪,不燥不刚,肃肺气以止咳平喘;地骨皮凉血退蒸,清虚热,与桑白皮配伍增强清肺热、退身热之效。二者相须为用,清肺而不伤阴。苏梗、杏仁为臣,降肺气,止咳逆,使肺气宣降有序。佐以瓜蒌皮宽胸、化痰热,生津润肺;贝母、橘红清热化痰,止咳平喘;马培之去粳米改茯苓,同取泻白散培土生金之意。桔梗为佐使药,开宣肺气,祛痰止咳,引药入肺。梨养阴润肺,防痰热伤阴;甘草调和诸药,止咳化痰,补脾扶肺,二者共为使药。全方清化并用,宣降结合,使肺热得清、痰浊得化、气机得畅。

三、桂枝合六安煎

【处方来源】费伯雄《费伯雄医案》

【原方组成】西桂枝三钱　中朴(姜炒)一钱　制半夏一钱半　白芍(酒炒)一钱半　当归二钱　茯苓三钱　炙草四分　炙紫菀一钱半　上沉香三

分 杜苏子(炒)二钱 旋覆花(包)一钱半 浮水石三钱 生姜一片 大枣一枚 枇杷叶(去毛,蜜炙)四钱

【剂型用法】汤剂,水煎服。

【原义病证】哮喘。表寒夹湿证。症见喉中痰声,痰多质稀,喘逆上气,动则喘甚,或有头痛恶寒,舌苔白滑,脉细。

【立意理论】“湿盛则病痉”,水湿内停,聚为伏痰,久至痰结,遂成宿根,气机不畅,气道挛急、狭窄而为痉,则哮病发作。新感外邪,引动伏痰,发为哮喘。痰阻气道,肺气上逆,且久病及肾,肾不纳气,故气喘动则尤甚;痰湿为患,故见痰多质稀,苔白滑为痰湿内盛之象,脉细为下元不足之候。费氏拟桂枝合六安煎加减,温散寒湿,解表宣肺,降气平喘,调和营卫,又兼顾脾肾。

【组方简析】本方为桂枝汤合六安煎,去杏仁、陈皮、白芥子,加当归、紫菀、沉香、苏子、旋覆花、枇杷叶等加减化裁而来。桂枝汤为《伤寒论》外感风寒表虚证的经典方,六安煎出自《景岳全书》,用于“治风寒咳嗽,及非风初感,痰滞气逆等证”。两方合用,共治新感兼有宿疾之哮喘。

方中桂枝温散风寒;半夏燥湿化痰,苏子降气平喘,祛痰利气,使痰消气顺为君。旋覆花消痰降逆,厚朴下气消痰,两者常与半夏配伍,治痰湿咳喘;紫菀辛而入肺、苦能降气,止咳化痰,《本经》谓其“主咳逆上气”,且辛而不燥,润而不寒;枇杷叶清肺降逆,蜜炙兼有润肺之效。当归活血养血,芍药敛肺益营,以充营血,防辛燥太过,且《本经》亦谓当归“主咳逆上气”。茯苓健脾利湿,以绝生痰之源;浮水石清肺化痰,哮喘日久,肺病及肾,肾不纳气,则气逆而无以收,故用沉香温肾纳气,肺肾同治。生姜、大枣,发散风寒,滋脾生津,甘草止咳化痰,调和诸药。全方散中有收,肺肾同治,共奏解表散寒,燥湿化痰,降气平喘之效。

四、加味补肺阿胶汤

【处方来源】丁甘仁《丁甘仁医案》

【原方组成】蛤粉炒阿胶二钱 蜜炙兜铃一钱 熟大力子二钱 甜光杏三钱 川象贝各二钱 瓜蒌皮三钱 霜桑叶三钱 冬瓜子三钱 生甘草五分 胖大海三枚 活芦根(去节)一尺 北秫米(包)三钱 枇杷叶露(代水煎药)半斤

【剂型用法】汤剂,水煎服。

【原义病证】咳嗽。阴虚燥热，症见咳呛，痰稠，音声不扬，咽喉燥痒，内热头眩，舌质红，苔薄黄，脉濡滑而数。

【立意理论】风燥袭肺，燥伤肺阴，敷布失司，津液为痰，则成阴虚燥咳。燥邪痰热，上恋于肺，销烁阴液，肺体属金，譬如钟然，钟损则声短，拟补肺阿胶汤加减，养肺祛风，清燥化痰。

【组方简析】补肺阿胶汤（麸炒阿胶、炒牛蒡子、炙甘草、焙马兜铃、杏仁、炒糯米）是养阴补肺，清热止血的方剂。本方用于肺阴不足，阴虚有热之证，丁氏以此方治疗阴虚燥咳，颇为合拍。

方中阿胶甘平质黏，滋阴补肺，《汤液本草》言“阿胶益肺气，肺虚极损，咳嗽唾脓血，非阿胶不补”，并以蛤粉炒制，加强清肺化痰止咳之力，为君药。马兜铃蜜炙，减其苦寒之性，使其润燥化痰宁嗽，霜桑叶清肺润燥止咳，共为臣药。牛蒡子、胖大海清热化痰利咽，杏仁、象贝、枇杷叶宣肺降气，止咳化痰；瓜蒌皮清热利气宽胸，气顺则痰消；川贝润肺止咳；冬瓜子、芦根清热除烦，养阴化痰；北秫米补肺安神，“秫者，肺之谷也，肺病宜食之”，以上共为佐药。甘草止咳化痰，调和诸药，为使药。全方共奏养阴润燥，化痰止咳之效。

五、开音桑杏汤

【处方来源】马培之《马培之医案》

【原方组成】南、北沙参各一钱五分　桑叶二钱　杏仁二钱　枇杷叶（去毛，包）二钱　蝉蜕（用上半节）七枚　牛蒡子（糯米拌炒）二钱　冬花二钱　炙兜铃二钱　白桔梗一钱　玉竹三钱　瓜子壳三钱　猪肤五钱（煎代水）

【剂型用法】汤剂，水煎服。

【原义病证】失音。阴虚邪恋。症见咳嗽日久，咳音不扬，脉虚、沉候微数。

【立意理论】阴血亏虚，在邪毒未清之时，早用补剂，而致闭门留寇，燥痰内伏。阴既伤，邪不净，肺气失宣肃，而致金实则哑。久病失治，则肺络咽喉失养，发为咳嗽失音，当养阴化痰。

【组方简析】本方以沙参、玉竹养阴润肺，桑叶、杏仁宣解余邪，内降肺气，共为主药；辅以桔梗、款冬花、枇杷叶、马兜铃化痰止咳，宣降肺气；佐以蝉蜕、牛蒡子清热利咽；瓜子壳、猪肤质润而能养阴利咽。在炮制上，牛蒡子经糯米拌炒后，可借糯米甘苦温之性，及米炒之后产生的焦香气，健脾止泻，制约牛蒡子之苦凉滑肠之性。马兜铃蜜炙后能缓其苦寒之性，增强润肺止咳的功效，并可矫味，以防引发呕吐。

第三节 医案经验方

一、菖黄双解汤

【处方来源】费伯雄《费伯雄医案》

【原方组成】石菖蒲二钱 蜜炙麻黄四分 生甘草四分 杏仁(去皮尖，打)三钱 射干一钱 石膏三钱 桑叶一钱 蝉衣(去翅、足)一钱 生扁豆三钱 枇杷叶(包)四钱 牛蒡子(炒，研)三钱 鸡蛋清一个 诃子皮一钱

【剂型用法】汤剂，水煎服。

【功能主治】失音。表寒束闭，里热郁肺，症见外冷内热，咳嗽失音。

【立意理论】费氏据“外冷内热，寒热客邪迫肺”之失音，拟双解法，一为解外寒：风寒束表，卫阳被遏，可见恶寒无汗、头身疼痛；二为解内热：肺失宣降，郁而化火，症见咽喉肿痛、痰黄黏稠、口渴欲饮。而失音的根本病机为：寒邪闭阻声门，热邪灼伤咽喉，形成“寒包火”证，导致声嘶或失音。既可外散风寒，又可内清肺热的菖黄双解汤应运而生。

【组方简析】方以麻杏石甘汤为基础清金降火，宣肺开音，选麻黄散寒解表、石膏清肺泻热、杏仁降气止咳，加用石菖蒲豁痰开窍，再加用健脾益气，疏风利咽之品，使外寒得散，内热得清，痰湿得化。牛蒡子、射干、诃子皮清肺祛痰利咽，鸡蛋清清肺利咽，解毒消肿，为治失音要药，蝉蜕、桑叶合用疏风清肺利咽，枇杷叶降气清肺，石菖蒲辛香醒脾，豁痰开窍，白扁豆健脾益气。整方辛温解表以开闭，辛凉清里以泄火。

二、旋覆三子汤

【处方来源】费伯雄《费伯雄医案》

【原方组成】苏子霜一钱 白芥子一钱 莱菔子三钱 法夏二钱 赭

石三钱 旋覆花(包)一钱半 枳实一钱 陈皮一钱 桂枝四分 马兜铃三钱 茯苓三钱 炙草四分 沉香三分 竹茹一钱半

【剂型用法】汤剂,水煎服。

【原义病证】哮喘。风痰阻肺证,症见痰鸣气不能降,夜不能睡,脉象浮滑。

【立意理论】痰可随气升降,无处不到,变证百出。费伯雄认为,痰之为病最烈,痰之为病亦最多。积湿与郁火二者为生痰之大源。其余或因风,或因寒,或因气,或因食,变怪百出,随感而生,难可枚举。治痰大法,湿则宜燥,火则宜清,风则宜散,寒则宜温,气则宜顺,食则宜消。对于风痰犯肺,费伯雄言:“风痰上升,不时吼喘,宜以疏化。”风痰之证,是素有痰喘,痰浊伏肺,因外感而诱发,风痰阻络,搏击气道,故而吼喘;风痰壅肺,致肺气不能宣降,甚则平卧不得,夜不能寐。故风痰致病,急当祛风涤痰,降气平喘,兼顾培土、温肾。本方为风痰壅盛之哮喘而设。此处用药主要是由明代《韩氏医通》中的三子养亲汤(苏子、白芥子、莱菔子)与宋代《太平惠民和剂局方》中的二陈汤(半夏、橘红、茯苓、甘草)合用化裁而来,方中亦有仿元代危亦林《世医得效方》中温胆汤和东汉张仲景《伤寒杂病论》中旋覆代赭汤之意。

【组方简析】本方中白芥子温肺化痰,利气散结;苏子降气化痰,止咳平喘;莱菔子消食导滞,下气祛痰,三药相伍,各有所长,共为君药。半夏辛温性燥,善能燥湿化痰,且又和胃降逆,陈皮既可理气行滞,又能燥湿化痰,二药配伍,相辅相成,增强燥湿化痰之力,体现治痰先理气,气顺则痰消之意,再加茯苓以健脾渗湿,渗湿以助化痰之力,健脾以杜生痰之源。三者合用,共为一组臣药,是针对痰因气滞和生痰之源而设,为理气化痰、健脾渗湿的最常用组合。旋覆花、代赭石取旋覆代赭汤之意,降逆平喘,和胃消痰。旋覆花是孟河医派治疗风痰痰阻气逆的经验用药。代赭石苦寒而质重,善清降有余之火,抑亢盛之阳,亦入肺胃,降摄肺胃之逆气而降气化痰止喘息。两药配伍共奏泄浊化痰,下气平喘之功,为另一组臣药对。桂枝既能疏散风寒,平冲降气,又能温助阳气,促寒痰之温化,但用量很轻,以防助热伤阴。沉香与桂枝相合,温肾纳气之功更著,二者共为佐药对。风痰郁久,易于化热,致胶着难解,遂仿温胆汤之意,佐以清热化痰之竹茹和降气消痰之枳实。马兜铃更增强清肺降气,止咳平喘之力,且于寒温并用中防止痰浊郁结,丁甘仁于《药性辑要》中言其“清金有平喘之能,涤痰有定喘之效”。甘草为使,调和诸药,祛痰止咳,补脾益气。全方诸药共用,温肺化痰,降气平喘。

虽以温化寒痰为主，但仍配伍清润之品，费氏治痰湿停肺，若非一派寒象，必佐清润之品，以防过用温燥易致痰液胶着，不利祛痰外出。

三、产后止咳方

【处方来源】丁甘仁《丁甘仁医案》

【原方组成】炙黄芪三钱　清炙草八分　米炒於术三钱　炒淮药三钱　熟附片一钱　煅牡蛎四钱　煅龙骨三钱　御米壳（炒）三钱　广橘白一钱五分　浮小麦四钱　红枣五枚。

【剂型用法】汤剂，水煎服。

【原义病证】咳嗽。产后咳嗽，症见产后虚寒虚热、咳嗽痰多、自汗盗汗、纳少便泄，舌淡苔白，脉象虚细。

【立意理论】此方见于《丁甘仁医案》卷四咳嗽案中，患者妇人产后，素有“百节空虚”之说，虚寒虚热，阴阳俱虚，自汗因气虚而起，产时耗气失血，产后汗出不止，动则更甚，面色萎黄，气短懒言，乏力，舌淡苔白脉虚。盗汗因阴虚起：素体阴虚，产时失血过多，夜间睡觉时出汗，醒后汗止，夜间口干，面色潮红，五心烦热，腰膝酸软，舌红少苔，脉细数。患者咳嗽痰多，前医予养阴润肺后患者咳嗽未减，反而纳少泄泻，乃阴阳两虚，阴损及阳，肺伤及脾，子病及母，脾阳亏虚而纳少泄泻。病情是否加重而继续发展的关键是中焦脾胃的正气受伤与否，历代医家认为“上损过脾，下损过胃”均是病情严重的阶段，证属难治。丁甘仁用黄芪建中汤合二加龙牡汤出入，取其补中气振脾阳，敛汗涩肠止咳之效。现根据本方功用主治，将其命名为产后止咳方。

【组方简析】本方由黄芪建中合二加龙骨汤加减，两方均出自仲景《金匮要略》。黄芪建中汤由黄芪、饴糖、桂枝、芍药、生姜、大枣、甘草组成，主治“虚劳里急，诸不足”。小建中加黄芪，是在小建中汤所主基础之上，其病愈甚，佐以黄芪一益气、二温中、三补脾，加强益气温中补虚之功，治疗脏腑阴阳诸脉证俱虚的证候，表现为自汗出不止，气息怯怯，身劳无力，腹中拘急，不欲饮食，脉虚大者。二加龙骨汤载于桂枝加龙骨牡蛎汤的方后注：“《小品》云：虚羸浮热汗出者，除桂，加白薇、附子各三分。故曰二加龙骨汤。”

本方取二加龙骨汤调和阴阳、清上温下、固肾涩精之功，合黄芪建中汤温中补虚之效，以治其虚。黄芪为君，补气固表、升阳举陷，炙甘草补脾和胃、益气复脉，炒白术益气健脾、固表止汗，山药补脾养胃、生津益肺、补肾涩精，附片温补脾肾、回阳救逆，煅龙骨牡蛎敛汗固精、涩肠，罂粟壳敛肺止咳，涩肠。浮小麦除虚热、止汗。橘白和胃化浊，红枣补中益气养血安神。全方以补为要，共奏补中气振脾阳，敛汗涩肠止咳之效。

第五章 脾胃系病证方

第一节 自研自制方

一、安贞汤

【处方来源】费伯雄《医醇賸义》

【原方组成】党参四钱 炮姜六分 当归二钱 半夏一钱 茯苓三钱 白术一钱 厚朴一钱 砂仁一钱 桑皮二钱 杏仁三钱 苏子一钱五分 陈香橼皮六分

【剂型用法】汤剂，水煎服。

【原义病证】脾痹。症见四肢懈惰，发咳，呕汁，上为大塞。

【立意理论】脾痹为五脏痹之一。《素问·痹论篇》曰："脾痹者，四肢解墮，发咳呕汁，上为大塞。"费氏谙熟经典，执古之道，御今之有，提出本病的发病机理："此一条，乃脾病而兼肺胃病也。脾主四肢，脾病故四肢懈惰。土败则金衰，故发咳。脾病则胃亦病，故呕汁。地气上升，天气不降，乾金之令不行，故上为大塞也。"费氏认为，本病发病关键在脾。"四肢皆禀气于胃，而不得至经，必因于脾，乃得禀也"，四肢活动需依靠脾运化的水谷清阳之气来充养，脾气健运，则四肢营养充足，活动轻劲有力，倘若脾气虚弱，失其健运，清阳不升，营养缺乏，则出现"四肢懈墮"之症。脾土生肺金，脾为肺之母，"脾气散精，上归于肺"，脾之阴液上输于肺，使肺得于滋养，若太阴脾土虚弱，水湿不化，不能滋养肺金，肺失宣降，"故发咳"。脾之与胃，脏腑相合，同属中土而为后天之本，纳运协调，升降相因，燥湿相济，以维持饮食物的消化和水谷精微的吸收，脾病者久而及胃，以致脾胃同病，土德不振，中轴失运，升降失调，"故呕汁"。"气之升降，天地之更用也。升已而降，降者谓天；降已而升，升者谓地。天气下降，气流于地；地气上升，气腾于天"。天气通于肺，肺为五脏之华盖，以宣降为顺，肺失通降，则气滞不行，壅塞于上焦，"故上为大塞也"。针对以上脾阳虚衰、湿浊中阻、肺胃气机上逆的病机，费伯雄先生自制安贞汤以温运脾阳为根本，兼以和胃降逆、宣肺止咳、理气祛湿，实现“土旺金生、中焦畅达、上焦通利”的目标。

【组方简析】本方以甘平之党参为君，补中土之虚，健脾而益肺。臣以茯苓、白术，益脾以助阳，利水而除湿。佐以半夏和胃健脾，降逆止呕，燥湿化痰；炮姜温中散寒，助脾阳升清；当归补血活血，舒筋活络，又防温燥伤阴；厚朴、砂仁、香橼三药宽中而顺气，使得气行湿自化；外加桑白皮、苏子、杏仁宣肺利气，止咳平喘，恢复肺金肃降之令。诸药相合，共奏健脾和中，宣肺除痹之功。综观全方，以中医经典方四君子汤、理中丸为基础，健脾除湿，同时兼顾肺胃，加入泻肺利气之品，体现了费氏师古之人意而不泥古人方的学术思想，也显示出费氏用药轻清，方药醇正，以和缓为宗，“平淡之中见神奇”的用药特色。

二、决壅顺流汤

【处方来源】费伯雄《医醇賸义》

【原方组成】大黄三钱　木通三钱　瓜蒌果一钱　厚朴一钱　青皮一钱　枳实一钱　瞿麦二钱　车前子二钱

【剂型用法】汤剂，水煎服。

【原义病证】结胸。水结胸，症见心下至少腹硬满，痛不可近，或潮热，或无大热，但头微汗出，脉沉。

【立意理论】水结胸最早出自《伤寒论》，多因表证未解而误下，邪从少阳三焦内陷，气血津液运行失常，气郁化热，津血凝滞，水热互结于胸所致。水热胶结，邪气盛实，津液不得通，气血不得行，故症见“心下至少腹硬满，痛不可近”；水热互结，郁热不得外越，则发为“潮热”或“无大热”；水结在胸胁，气不得旁通，而头为诸阳之汇，阳热上蒸，所以“但头微汗出”；邪气在里，故“脉沉”。依仲景之治，“大陷胸汤”主之，而费氏师古不泥，认为“此药过于峻猛，万不可轻投”，治当“于平稳中取效”，故改“攻逐”为“疏导”，自制决壅顺流汤治疗此证，决壅即开泄胸腹水热互结之壅塞；顺流即引三焦水道下行，仿“顺水行舟”之智。

【组方简析】费氏主张以平淡之法获神奇之效，临证力求醇正和缓，用药轻灵。非沉寒痼冷，不用大热燥烈之品；非火热已极，不用大苦大寒之剂；非中虚气陷，不用升阳举陷之药。但并非舍峻剂而不取，而是在辨证准确的前提下，不违古训，当机立断，果断投剂，往往见效显著。方中大黄大苦大寒，泻下攻积，驱逐热邪，有排山倒海之势，为君药，但用药剂量较大陷胸汤减少，降低峻下伤正之险。去大陷胸汤之甘遂、芒硝，改用木通泻肺金而清心火，通气壅以行经络，瓜蒌清热化痰，宽胸散结，熄火于上部，涤热于胸中，共为臣药。佐以辛温味苦之厚朴、青皮，行气消积，燥湿除满；枳实破气除满而止痛，可横行胸膈，有倒壁冲墙之力；三药辛散苦降，疏通胸腹气机壅滞，缓解"硬满疼痛"，助水饮运行；瞿麦、车前子导热下行，利水入膀胱，使水饮从膀胱分消。综观全方，逐水与扶正、泻下与疏导有机结合，泻热与利水并施，使水热之邪从小便而去，为泻热逐水之缓剂。

三、祛寒平胃散

【处方来源】费伯雄《医醇賸义》

【原方组成】炮姜五分 广皮一钱 茅术一钱 厚朴一钱 佩兰一钱 归身一钱五分 茯苓二钱 木香五分 砂仁一钱 郁金二钱 佛手柑五分

【剂型用法】汤剂，水煎服。

【原义病证】结胸。邪气结胸，寒气遏抑，胃阳不通，症见中脘痞满，四肢倦怠。

【立意理论】费氏所云之结胸当属痞满之意，张仲景《伤寒论》中指出"满而不痛此为痞……心下满而硬痛者，此为结胸也"。费氏治疗结胸，根据病因将其分为五类，一为邪气结胸，一为痰气结胸，一为滞气结胸，一为水气结胸，一为误下结胸。邪气结胸，不外乎因寒、因热两方面，本方专为寒气结胸而立，过食生冷，或饮食不节，而致"寒气遏抑，胃阳不通"；寒湿中阻，胸失清旷，症见"中脘痞满"；湿困脾阳，精微不化，故"四肢倦怠"；治疗当振脾阳，祛寒湿。方用祛寒平胃散。

【组方简析】费氏主张医道以醇正、和缓为正途，故用药少有峻烈之品，重视"和中祛湿"，善于化裁古方。本方以平胃散、二陈汤为基础方，炮姜温中散寒，善暖脾胃，《德佩本草》有云"炮姜守而不走，燥脾胃之寒湿，除脐腹之寒痞"，能温运中焦，祛散寒邪，振奋脾阳，为君药；苍术、厚朴燥湿化痰，合陈皮、茯苓健脾利湿，共为臣药；佐以佩兰化湿去浊；木香、砂仁、郁金、佛手行气健脾，使气机得畅。再少佐当归和血通络。

湿为阴邪，最易有碍气机，配伍理气之品，气化则湿化，使脾阳得运，中寒自去，升降如常。本方在温阳健脾，燥湿化痰的基础上，加重理气药物的使用，使脾健而湿化，且无邪留滞；因“久病必瘀”，费氏在治疗过程中注重活血化瘀，方中少佐和血之品。

四、栀子解郁汤

【处方来源】费伯雄《医醇賸义》

【原方组成】黑山栀二钱　瓜蒌果(切)一分　连翘二钱　薄荷一钱　葛根二钱　苏梗一钱五分　豆豉三钱　郁金二钱　淡竹叶二十张　白茅根五钱

【剂型用法】汤剂，水煎服。

【原义病证】结胸。热邪结胸，症见胸脘烦闷，心神焦躁。

【立意理论】邪气结胸，不外乎因寒、因热两方面，本方为风邪外袭，邪郁化热，邪热与痰水内结于胸中，痰热互结，胸阳不通，致使气机郁闭，升降失常，而致“胸脘烦闷”；热郁胸中，结而不散，热扰心神，而致“心神焦躁”，烦热不眠。方用栀子解郁汤。

【组方简析】栀子，泻火除烦，清热利湿，为君药，与淡豆豉同用，取《伤寒论》中栀子豉汤之意，宣泄心中无形郁热，展其气机，泻心火而除烦；瓜蒌，清热化痰，宽胸散结，本品甘寒而润，可用治痰热阻肺、胸膈痞满者，利气开郁，导痰浊下行，共奏宽胸散结之效，为臣药；连翘、薄荷，可清上焦风热，透热转气，治胸脘痞闷，为佐药；紫苏梗、郁金，宽胸利膈、行气解郁，同为佐药；葛根、淡竹叶、白茅根，清热泻火、生津止渴，共为使药。

人身之阳气，运行不息，神明变化所由生焉，若阳气郁遏不达，升降出入不畅，则失其冲和之性，郁而化热，此为“气有余便是火”。本方组成在清热除烦治疗基础上，加入薄荷、紫苏梗等行气之品，气行则郁热亦解，正如费氏所言，“凡郁病，必先气病，气得流通，郁于何有”，同时，本方在清热理气中又加生津止渴之品，如葛根，轻扬升散，与薄荷等同用，缓解外邪郁阻；本品甘凉，于清热中又可鼓舞脾胃清阳之气上升，而有生津止渴之功，避免热伤津液，淡竹叶、茅根之用，亦为此意。

五、膈气方

【处方来源】马培之《青囊秘传》

【原方组成】蜜炙大黄(酒制九次)二两　沉香五钱　桃仁六钱　乌药(豆腐水洗炒)一两　硼砂二钱

【剂型用法】粉剂，每服三分，五更时津液润吞。

【原义病证】噎膈、呕吐、反胃。属腑气不通者，症见呕吐反胃，梗噎不顺，腹痛便秘等。

【立意理论】马培之《医略存真》曰："膈在贲门……贲门居心窝之中，胃之上口，上连于咽，为水谷之道路，由此而入胃中。"马氏认为本病乃腑气不能通降所致，故以行气降逆、畅膈通腑治之。

【组方简析】膈气常与寒、热、痰、瘀相结为病，方中大黄泻下通腑，能祛腑中实热瘀滞，酒制后可缓和其寒泻之性，增加行血化瘀之功，为君药。乌药味辛性温，《本草通玄》载其功可"理七情郁结，气血凝停，霍乱吐泻，痰食稽留"，善于疏通气机，功能舒畅胸腹之气滞；沉香"专于化气，诸气郁结不伸者宜之"，二药合用行气降逆，温中消痰，共为臣药。桃仁活血祛瘀，助大黄活血通腑；硼砂咸凉，消痰热，破癥结，为佐使药。诸药合用，共奏行气降逆、畅膈通腑之效。

六、姜术二仁汤

【处方来源】费伯雄《医醇賸义》

【原方组成】炮姜五分　白术二钱　茯苓三钱　半夏一钱　当归二钱　苡仁(炒)八钱　砂仁一钱　厚朴一钱　木香五分　广皮一钱　生、熟谷芽各四钱(煎汤代水)

【剂型用法】汤剂，水煎服。

【原义病证】脾胀。寒湿困脾证。症见善哕，四肢烦悗，体重不能胜衣，卧不安。

【立意理论】《灵枢·胀论》云："脾胀者，善哕，四肢烦悗，体重不能胜衣，卧不安。"费伯雄认为，脾胀之病多由寒邪乘袭所致，故当"扶土渗湿，兼解寒邪"，亦即健脾渗湿，温中祛寒。本方扶中阳而去伏寒，可用于治疗寒邪壅滞，痰湿内阻之证。

【组方简析】方中炮姜"辛苦大热，除胃冷而守中兼补心气"(《本草分经》)；白术甘温，补气健脾，燥湿利水，两药合用，温中散寒，燥湿健脾，共为君药。薏苡仁味甘益脾，淡渗利湿，以助白术健脾祛湿；砂仁辛能散寒，温能运脾，以助炮姜温中理脾，两者共为臣药。茯苓"止呕逆，善安心神"(《药性论》)，半夏"主胃冷，呕哕"(《本草图经》)，两药止呕哕，安心神。佐以厚朴、木香、广皮和中行气，燥湿健脾；当归甘温和血；谷芽运中消滞。全方共奏健脾渗湿，温中散寒之功。炒谷芽偏于消食，用于不饥食少；焦谷芽善化积滞，用于积滞不消，《药笼小品》云其“生用运化为多，炒用开导为多。味甘气和，健脾之良药也”。

七、九香如意丸

【处方来源】丁甘仁《家传珍方选》

【原方组成】檀香二两　降香二两　沉香六钱　木香三两　丁香六钱　藿香五钱　砂仁二两　乌药三两　厚朴二两　广皮二两　苍术二两

【剂型用法】丸剂。研末，水泛为丸，檀香末为衣。

【原义病证】痞满。肝气犯胃证。症见胃脘胀痛，呃逆嗳气，呕吐，或喜叹息，或烦躁易怒，舌苔薄白，脉弦。

【立意理论】《太平惠民和剂局方》的匀气散，以丁香、檀香、木香等芳香行气药为君药，配伍砂仁、豆蔻等化湿和胃组分，主治脾胃气滞引发的胸膈虚痞、宿食不消等症；到《丹溪心法》中增入沉香、生姜等药，强化温中和胃功效，形成“行气健脾、调畅气机”的核心治疗体系。丁甘仁在匀气散的基础上研成九香如意丸，以平肝和胃。肝居左位，胃居右位，升降和宜则不病；肝气不舒，则横逆犯胃，气滞于胃，胃气不降，则见胃痛、呕逆嗳气等症，治当平肝和胃。

【组方简析】方中木香、乌药用量独重，均入脾胃、肝经，木香舒肝气、和胃气，尤善通行脾胃之滞气；乌药行气疏肝、散寒止痛，善于“理七情郁结”(《本草通玄》)，两药合用，疏肝开郁，理气止痛。檀香、降香、砂仁、厚朴、陈皮、苍术均为二两。降香入肝脾经，降气止痛；檀香“调脾胃，利胸膈，为理气要药”(《本草备要》)；厚朴宽中下气；陈皮理气健脾，可助厚朴行气宽中以消胀满；苍术燥湿健脾，砂仁化湿醒脾，行气温中，为醒脾调胃之要药，苍术、厚朴、陈皮合用有“平胃散”之意，燥湿运脾，行气和胃。丁香能温中散寒，降逆止呃，为治疗胃寒呃逆之要药；沉香善散胸腹阴寒，行气散寒以止痛；少佐藿香化湿和中。全方肝脾胃同调，调畅肝气，降逆胃气，使肝平胃和，然全方以辛香温燥为主，肝郁中寒者尤宜，若肝火胃热、肝胃阴虚之证，则非所宜。

八、消炎化毒汤

【处方来源】费伯雄《医醇賸义》

【原方组成】黄连六分　黄芩一钱　大黄四钱　银花二钱　甘草五分　花粉二钱　木通一钱　青皮一钱　当归一钱五分　赤芍一钱　淡竹叶二十张

【剂型用法】汤剂，水煎服。

【原义病证】下利。火盛下利，症见昼夜不休，作渴，腹痛，时下脓血。

【立意理论】费氏主张下利一证，临床应以外感内伤分别才能执简驭繁，纲举目张。指出“风入肠胃，故为飧泄，内犯于肝；寒气中人，腹痛下利，内犯于肾；暑湿郁蒸，腹痛下利，兼有赤白，内犯于脾；燥气中人，口渴心烦，下利白滞，内犯于肺；火邪炽盛，渴饮不止，下利脓血，频数不休，内犯于心。”主张应以证候为类，辨证求因，“各随所主之病以施治”。强调从经而分，审经辨证，“各随所主之经以施治”。本方基于“感于火者涤荡之”“伤于心者泄其亢”，自拟消炎化毒汤，治疗临床症见下利日夜不休，口干欲饮、腹痛，时有脓血便。

【组方简析】方以黄连、黄芩、大黄为君，黄连、黄芩苦寒清热，清腑宣导为主，重在治腑；大黄，通因通用推荡肠腑湿滞而泻火，体现“因势利导”。金银花、甘草、天花粉为臣药，辅助君药清热不伤阴。木通清热活血，青皮、当归、赤芍和血行气，宗刘河间“调气则后重自除，行血则便脓自愈”之理。淡竹叶为使药，清心泻热，引热从小便出。

九、葛根白虎汤

【处方来源】费伯雄《医醇賸义》

【原方组成】葛根二钱　石膏五钱　花粉三钱　石斛三钱　连翘一钱五分　薄荷一钱　防风一钱　桔梗一钱　淡竹叶二十张　白茅根五钱

【剂型用法】汤剂，水煎服。

【原义病证】齿痛。阳明风火实证。

【立意理论】实火牙痛，无非胃经实火与风热邪毒两途，足阳明胃经循行上齿，胃火素盛，胃火上蒸，又嗜食辛辣，或风热邪毒外犯，引动胃火循经上蒸牙床，伤及龈肉，损及脉络而为病。“人身之火，惟胃最烈”，火既升于齿牙，故牙齿疼痛红肿。火盛伤脉络则渗血，伤肌膜则化腐成脓。若火热结聚不散，则肿连腮颊；邪热上扰则头痛；热伤津液，故口渴引饮，大便秘结，口有臭气，舌苔黄厚，脉洪数。治当从白虎汤义，并加葛根引药入经。

【组方简析】本方用白虎汤中的生石膏，并加天花粉、石斛、连翘、桔梗代替原方中的知母，清解阳明热毒；葛根升津解肌，既引药入经，又与薄荷、防风组成祛风清热药物，解决风火邪毒致牙痛的问题。且现代研究证明，葛根治疗牙痛可能通过以下 3 个方面获效：①缓解疼痛；②抗炎作用；③改善血液循环，提高修复和康复效果。因此，费氏用葛根白虎汤治疗牙痛，较单纯使用白虎汤治疗牙痛，确有深层次的考量。再入竹叶、白茅根清热利尿，引火从小便而出。诸药合用，共奏祛风清热，泻火解毒之功。

第二节 医案经验方

一、温胆降逆汤

【处方来源】费伯雄《费伯雄医案》

【原方组成】姜汁炒竹茹 吴萸 川连（姜汁炒） 山栀 瓜蒌皮 枳实 茯苓 半夏 金沸草 郁金 牛膝

【剂型用法】汤剂，水煎服。

【原义病证】呕吐。肝胃不和，症见食入即出，左腹痞硬，动气不安，舌苔黄白，少津。

【立意理论】胆者中正之官，决断出焉。肝主疏泄，若肝气郁滞，疏泄失职，气机逆乱，胃气不降，上逆则吐，气滞于中，则左腹痞硬；疏泄失常，胆道不利，胆汁外溢，升降乖戾，水湿停聚，炼液成痰，痰气交阻，郁而化热，胆腑蕴热，则动气不安、舌苔黄白、少津，故治宜辛通苦降、疏肝理气、和胃化痰。

【组方简析】本方乃以温胆汤合左金丸、小陷胸汤加减化裁而来。方中竹茹、半夏，降逆止呕，和胃化痰，为君药。黄连清肝和胃，泻火除热，为臣药。枳实、瓜蒌皮，降气导滞，消痞散结，且半夏、黄连、瓜蒌三者相合，乃取“小陷胸汤”之意；栀子，清热泻火，解郁除烦；茯苓，健脾祛湿，和胃安神；金沸草、郁金、牛膝理气降逆，上述均为佐药。吴萸，散寒解郁，降逆止痛，也防止上述药物苦寒太过，损伤脾胃，为使药。纵观全方，共奏辛通苦降、疏肝和胃、理气化痰、降逆消痞、清热定悸之功。

二、归芍理胃丸

【处方来源】费伯雄《费伯雄医案》

【原方组成】当归身二钱 杭白芍一钱 真安桂四分 荜澄茄一钱 瓦楞子三钱 小青皮一钱 延胡索二钱 广木香五分 春砂仁(打)一钱 乌药片一钱 新会皮一钱 刺蒺藜三钱 焦乌梅一粒 花椒目二十四粒

【剂型用法】丸剂,温开水送服。

【原义病证】胃脘痛。脘腹痛的气滞血瘀证,症见胸腹作痛,为时已久,常药罔效。

【立意理论】气滞血瘀引起的胃病多见有腹痛、脘腹胀满、食欲减退等症状。如情志不畅、外邪侵袭等原因影响脏腑气机的升降,导致气机受阻,可引起腹痛;气机受阻影响脾胃的运化功能,可引起脘腹胀满;若血液运行障碍,阻碍脾胃气机,造成脾胃不和,可引起食欲减退症状。临床胃脘疼痛,多见气滞,气机运行不畅日久,血液运行无力,络脉瘀滞,而成瘀阻作痛之候。胃脘痛的治疗原则是疏导气机,扶助脾胃,从本论治。

【组方简析】方用当归、芍药为君药。当归辛行温通,活血止痛,为活血行瘀之要药;白芍酸敛肝阴,缓急止痛,与当归配伍治疗血虚肝郁,胸腹疼痛。青皮辛行温通,陈皮辛温苦降,入胃而行气止痛;桂枝通行血脉,木香通理胃气,既助行气止痛,又助健脾消食;砂仁化湿醒脾,行气温中,为醒脾调胃之要药;乌药味辛行散,入脾可宽中,行气散寒止痛;瓦楞子有化瘀散结之功,且可制酸止痛;延胡索辛散温通,为活血行气止痛之良药,“能专治一身上下诸痛”,配木香、砂仁治气滞胃痛;刺蒺藜活血通络,荜澄茄行气止痛,花椒善散胸腹阴寒,温中散寒以止痛。

三、六君理痞丸

【处方来源】马培之《马培之医案》

【原方组成】大洋参三两 茯苓三两 冬术三两 炙甘草五钱 半夏一两半 橘皮一两半 广木香五钱 枣仁二两 远志一两半 细青皮一两 藿香根一两半

【剂型病证】蜜丸,温水吞服。

【原义病证】痞满。木不条达,中虚清气不展。症见胸次痞塞不开,按之有形，如心积伏梁之状，饮食减少，脉来细数。

【立意理论】马氏认为，塞而不开谓之痞，有邪滞为实，无邪滞为虚。对于虚痞，马氏在《马培之医案》中有如下记述："素本木不调达，中虚清气不展，离光不振，阴霾上翳，矧以高年，非佳候也。"肝木失于疏泄，横逆乘脾犯胃，使得脾胃虚弱，运纳失司，清阳不升，浊阴不降，气机壅滞，痰湿中阻，故而变生痞象。亦如其在《务存精要》中言："胃宜降，脾宜升。升降自然，则食物皆成气血，痰滞何由而生，所生者，无非升降失司之故。"是故症见"胸次痞塞不开""如心积伏梁之状""饮食减少"，治疗当以健脾和胃、疏理气机、燥湿化痰为主，使脾胃健运、肝气调达、痰湿得化，则痞塞自除。临证多用甘温之品，以补中焦之虚，复脾胃之阳，同时注重疏导，药多用木香、陈皮、青皮等疏理气机，调畅流气，以恢复脾胃的升降功能。

【组方简析】本方为六君子汤方加味而来，且改汤剂为丸。方中以甘温之人参为君，大补元气；臣以白术、半夏，补中土之虚，燥周身之湿；佐以辛温而味苦之木香、陈皮、青皮，疏肝行气以和脾，理气宽中以除痰；甘温之藿香，芳香化湿以醒脾；甘淡之茯苓，益脾以助阳，利水而除湿；酸枣仁、远志安神解郁以舒肝气，同时酸枣仁"温香以熟，亦醒脾胃"；使以炙甘草，益气和中，调和药性。纵观全方，甘温益气而不碍邪，行气化滞而不伤正，使脾气充而运化健，湿浊去而痰滞消。气顺、脾健、痰消，则痞证何生？马氏"巧不离乎规矩，而实不泥乎规矩……师古人之意，而不泥古人之方"，在六君子汤方的基础上加入行气解郁、芳香化湿之品，使得全方健脾行气化痰之力更强，更适用痞证的治疗。

四、疏肝降逆汤

【处方来源】费伯雄《费伯雄医案》

【原方组成】当归　白芍(桂枝炒)　肉桂　延胡　木香　砂仁　川朴　陈皮　郁金　蒺藜　赭石　旋覆　藿梗　姜竹茹　佛手　檀香　炙黑草　生谷芽

【原方组成】汤剂，水煎服。

【原义病证】反胃。反胃呕吐，症见食入作吐。

【立意理论】呕吐的病位主要在胃，但与肝脾有密切的关系。基本病机为胃失和降，胃气上逆。胃为仓廪之官，主受纳腐熟水谷，其气下行，以降为和。肝为风木之脏，其性易动，喜舒畅调达，主司疏泄。就二者关系而言，肝主疏泄，可协调脾胃气机升降，促进脾胃运化，使水谷精微充足，气血生化有源，继而肝体得以濡养，肝气冲和调达，亦利于其疏泄之职的发挥。若肝气郁结，横逆犯胃，使得胃失和降，胃气上逆，则出现"反胃呕吐大症，食入作吐"。

【组方简析】方中当归、白芍入肝经，补血养血以敛阴柔肝；延胡索、郁金、蒺藜、佛手皆入肝经，合用疏肝理气而开郁，通调滞塞之气机；厚朴、木香、砂仁、藿梗辛散温通，气味芬芳，四药共用，行气除满，宽中化食；陈皮、檀香调理脾肺气机升降而理气调中；旋覆花、赭石、肉桂、姜竹茹降逆气以止呕；同时姜竹茹具有清热化痰之功，可防药物温燥太过而产生格拒；谷芽消食助运。此方以调理气机升降、轻灵平和不伤正气为突出特点。

第六章　肝胆系病证方

自研自制方

一、黄连清火汤

【处方来源】费伯雄《医醇賸义》

【原方组成】黄连五分　玄参一钱五分　归尾一钱五分　赤芍一钱　丹皮一钱五分　贝母二钱　荆芥一钱　防风一钱　桑叶一钱　蝉衣一钱　前胡一钱　菊花二钱　竹叶十张　灯心三尺　芝麻三钱

【剂型用法】汤剂，水煎服。

【原义病证】眼痛。风火炽盛证，症见目睛红肿，眵泪多而目中如有沙子者。

【立意理论】肝火炽盛患者由于火热之邪上扰于目，出现眼睛胀痛、红肿、视物模糊等症状；肝阴虚亏则因肝阴液亏虚出现眼部不适，如眼干、眼涩、视物模糊、眼部疼痛等；气血不足会表现为畏寒、眼干、眼睛酸胀、失眠等症状。费氏针对眼痛病症，取虚实两种基本证型来阐明治疗原则，若出现眼睛红肿、眵多且流泪不止，感觉眼里像有沙粒摩擦的症状，这是风热邪火炽盛的表现，多因脾胃素有积热，又外感风热之邪，或猝感时邪疫毒，以致经脉闭塞，血壅气滞交攻于目而发病。治疗需祛风清热，表里双解。选用“黄连清火汤”作为主治方剂。

【组方简析】本方清火解毒、疏风明目。黄连为君药，直折心肝之火，针对目赤肿痛；玄参、丹皮滋阴凉血；当归尾和血柔肝；赤芍清热凉血；荆芥、防风疏风解表、开腠理通道；蝉蜕、菊花轻清上扬，专清头目风热；桑叶、前胡宣肺透邪，肺气宣则目窍通。贝母清热化痰散结；竹叶、灯心草导热从小便下行；芝麻滋阴润肠，引热从大便而出。全方体现“火郁发之”的治疗原则，既用黄连等苦寒药直折火势，又配荆防等风药发散郁火，更佐归尾、赤芍等活血药防热壅血瘀。其中灯心草与竹叶的配伍尤为精妙，一者清心，一者利湿，使火热之邪从小便而解。

二、滋阴降火汤

【处方来源】费伯雄《医醇賸义》

【原方组成】生地六钱　女贞二钱　山药三钱　丹皮二钱　茯苓二钱　料豆三钱　沙参四钱　麦冬二钱　贝母二钱　杏仁三钱　谷精珠一钱五分　蝉衣一钱　生石决（打碎）六钱

【剂型用法】汤剂，水煎服。

【原义病证】眼痛。肝肾阴虚火旺，症见目睛不肿，微红羞明，眼珠作痛。

【立意理论】目痛虚证，但见眼睛无明显肿胀，但呈现轻微发红、畏光症状，属阴液亏虚兼有虚火上扰。分析其病机，系肝肾阴精不足，失去濡养目窍的物质基础；阴虚不能制约阳气，虚火浮游上炎，熏灼眼络，出现“阴虚夹火”的病理特征。阴液不足导致眼部组织缺乏滋润，表现为眼球干涩疼痛（与实火疼痛剧烈、持续的特点不同，此痛感多为隐隐作痛，时轻时重）。虚火循肝经上行至目，灼伤血络则微红，扰动目系则羞明畏光（区别于风火实证的眵多泪热明显）。阴不制阳的全身状态常伴随头晕耳鸣、五心烦热等阴虚火旺症状。肝开窍于目，乙癸同源，肾阴亏虚，不能涵木，虚火上炎，治以滋阴降火为主，兼以疏散风热。

【组方简析】生地为君药，配伍女贞子、沙参、麦冬，滋肝肾之阴而清虚热。山药、料豆（黑豆）健脾益肾，固护后天之本以资化源。生石决明重镇潜阳，蝉蜕、谷精珠轻清上行，共调肝经气血；丹皮凉血散瘀，防阴虚热瘀互结。贝母、杏仁宣降肺气，针对肺燥痰凝之兼证；茯苓健脾渗湿，防滋阴药滋腻碍胃。全方体现“滋水涵木”之法，通过生地、女贞子等滋肾阴以平肝阳（乙癸同调），生石决明与蝉蜕形成“重镇 - 轻扬”的相反相成配伍。

第七章　肾系病证方

第一节　自研自制方

一、来苏汤

【处方来源】费伯雄《医醇賸义》

【原方组成】天冬二钱　麦冬二钱　生地三钱　熟地三钱　南沙参三钱　北沙参三钱　白芍一钱　赤芍一钱　沙苑三钱　贝母二钱　磁石四钱　杜仲三钱　茜草根二钱　牛膝二钱　杏仁三钱　莲子(去心)十粒

【剂型用法】汤剂,水煎服。

【原义病证】肾劳。真阴久亏,或房室太过,水竭于下,火炎于上,症见身热腰疼,咽干口燥,甚则咳嗽吐血。

【立意理论】肾劳首载于《诸病源候论·虚劳病诸候》,《医醇賸义》补充"真阴久亏,或房室太过,水竭于下,火炎于上",完善了阴虚火旺证型的病机描述。肾主先天元阴元阳,疾病久治不愈,多延及于肾。阳损及阴,阴损及阳,阴阳并衰为肾劳常见转归。核心病机为阴虚火旺,肾阴亏为本,肺燥、血热为标。

【组方简析】来苏饮以"二冬二地二沙参"强化肺肾同补:《症因脉治》记有二冬汤,有清养肺胃、润燥化痰的神奇功效;干地黄清热凉血、养阴生津;熟地黄补血滋阴、益精填髓,《医略六书》有二地二冬汤主治阴虚肺燥、干咳虚烦、脉虚数者;二沙参具有滋养肺胃、清热利咽之功效。"茜草、赤芍"凉血活血防留瘀,为肾劳虚火证专方。全方填补真阴治其本,清其虚火,引火下行治其标,以防虚火反灼其精,加重病情。方以天冬、麦冬、生地黄、熟地黄、南沙参、北沙参、白芍、杜仲、沙苑子大队滋补肾阴药物治其本,赤芍、茜草根凉血活络,杏仁、贝母润燥化痰,磁石、牛膝引火下行,莲子(去心)去其浮游之火。诸药合用,共奏填补肾阴,滋水降火之功。

二、潜龙汤

【处方来源】费伯雄《医醇賸义》

【原方组成】龙齿二钱　龟板八钱　生地五钱　龙骨二钱　知母一钱　黄柏一钱　人参一钱　玄参二钱　蛤粉四钱　肉桂四分　鲍鱼(切片)一两

【剂型用法】汤剂,鲍鱼煎汤代水。

【原义病证】肾火。肾火不蛰藏,飞腾于上,口燥咽干,面红目赤,耳流脓血,不闻人声。

【立意理论】肾火者,龙火也。肾阴亏虚:阳火可泻,阴火不可泻。况龙性难驯,逆而折之,反肆冲激。故丹溪滋肾丸,于滋阴药中,加肉桂一味,导龙归海,从治之法,最为精当。兹更推广其意,制潜龙汤主之。

【组方简析】全方先用大补阴丸(龟板、知母、黄柏、生地黄),大补肾阴。用少量人参补元气,玄参、生地黄既滋阴,又能清热,以防人参补气太过助火上炎。蛤粉、龙骨、龙齿三药,滋阴潜阳,即所以潜龙,复加用肉桂,既能阳中求阴,更能导龙入海,引火归元,为制方之妙。方选鲍鱼煎汤代水,因其味甘、咸,性平,能滋阴清热,补肝明目,既增强了滋阴补肾功效,又彰显中医倡导的药食同源、无毒治病的特色。

第二节　活用经典方

封髓固精丸

【处方来源】丁甘仁《丁甘仁医案》

【原方组成】炒潞党参二钱　熟女贞二钱　大砂仁(研)八分　剪芡实三钱　清炙黄芪三钱　生枣仁三钱　川黄柏八分　朱茯神三钱　大熟地四钱　青龙齿四钱　桑螵蛸三钱　明天冬二钱　紫石英三钱　白莲须一钱五分

【剂型用法】丸剂,水送服。

【原义病证】遗精。相火妄动,心神失养证,症见遗精滑泄,心悸心慌,气短乏力,失眠多梦,头晕头昏。

【立意理论】遗精为阳动之象，精欲出必赖妄动之相火的推动，阴虚火动逼其外泄。精为神之基，神为精之用，神又能御精。神动于中，精驰于下，固精必先安神。因此，丁甘仁以清泻相火、调精安神益气立法，使相火得安，精安于肾中，无外动之象。

【组方简析】本方为三才封髓丹合金锁固精丸化裁而来。封髓丹降火止遗，用于治疗阴虚火旺，梦泄遗精。金锁固精丸用于肾虚不固，遗精滑泄，神疲乏力，四肢酸软，腰痛耳鸣。丁甘仁在本方中以党参代替人参，去甘草、龙骨、牡蛎、蒺藜，加女贞子、黄芪、酸枣仁、茯神、龙齿、桑螵蛸、紫石英。方中党参、黄芪补气，熟女贞、大熟地、明天冬填精，酸枣仁、朱茯神、青龙齿、紫石英安神，芡实、桑螵蛸、白莲须涩精，兼黄柏用以制妄动之相火。诸药合用，精、气、神并调是其特点所在。

第八章　气血津液病证方

第一节　自研自制方

一、补骨脂汤

【处方来源】费伯雄《医醇賸义》

【原方组成】补骨脂(核桃肉炒)二钱　益智一钱五分　苁蓉四钱　熟地五钱　当归二钱　人参二钱　茯苓二钱　远志(甘草水炒)五分　白芍一钱　丹参二钱　牛膝二钱　大枣二枚　姜三片

【剂型用法】汤剂,水煎服。

【原义病证】恐伤。症见气馁,骨节无力,神情不安。

【立意理论】《内经》说"肾在志为恐",指出恐惧是肾脏对应的情绪,长期恐惧会导致肾气受损,进而引发遗精、二便失禁、少腹胀满等症状。惊恐过度耗伤肾气,使得肾气闭藏失职,出现二便失禁、遗精滑泄及双足发颤等症,严重的惊恐还会致人死亡。治疗恐伤,当以补肾通络、安神定志为法。

【组方简析】费伯雄组方以补骨脂为君药,其味苦辛温,归肾脾经,具有补肾壮阳、固精缩尿等多种功效,用核桃肉炒后补肾功效更强。熟地黄滋补肾阴;肉苁蓉温肾补阳;人参、茯苓补气健脾;当归、大枣养血,协助君药增强补肾功效,共为臣药。益智仁温脾暖肾,固气涩精;远志安神益智,交通心肾;白芍滋阴柔肝;丹参、牛膝活血通络,恢复气机,共为佐药。生姜辛温通阳,用为使药。诸药合用,共奏补肾通络、安神定志之功。

二、雪乳汤

【处方来源】费伯雄《医醇賸义》

【原方组成】生地三钱　熟地三钱　天冬一钱五分　麦冬一钱五分　玉竹四钱　五味子五分　当归一钱五分　白芍一钱　山药三钱　人乳一大杯　藕汁一大杯

【剂型用法】汤剂，先煎诸药取药汁，再将人乳一大杯、藕汁一大杯兑入搅匀，分两次服下。

【原义病证】燥火。血虚证，症见毛发衰脱，肌肤枯槁，疲劳乏力，身热咽干。

【立意理论】费伯雄认为，辨别火证首先要审察导致火证的原因，审因论治，才能做到因病施治，治病求本。费氏指出，因于风者，为风火；因于湿者，为湿火；血虚者，为燥火；遏抑者，为郁火。燥火亦属虚火，治宜润燥，滋阴养血。血为气母，血充能养气，则气不妄动，阴阳得其平。营血一亏，则肉失所养，而脏腑皆燥，火亦随生，名曰燥火，令人毛发衰脱，肌肤枯槁，身热咽干。治病求本，必治其血虚。故以人乳和滋阴养血中药合而成雪乳汤，补虚治本。

【组方简析】因系血虚引起燥火，故治疗以生地黄、熟地黄、天冬、麦冬、玉竹、五味子、白芍、山药大队滋阴润燥药物为主，仅配合一味且小剂量的当归养血，再配以人乳、藕汁各一大杯，共达滋阴降火、润燥养血目的。人乳具有补阴养血、润燥止渴的功效，主治虚劳羸瘦、噎膈、消渴、血虚经闭、目赤昏暗等。

三、桂苓神术汤

【处方来源】费伯雄《医醇賸义》

【原方组成】桂枝八分　茯苓三钱　白术一钱　茅术一钱　苡仁八钱　广皮一钱　半夏一钱五分　厚朴一钱　砂仁一钱　姜三片

【剂型用法】汤剂，水煎服。

【原义病证】溢饮。溢饮者，水气旁流于四肢也。脾受水邪，溢入四末，故肢节作肿，身重无力。

【立意理论】“溢饮”顾名思义，乃洋溢之饮，既可泛滥于肌表，也可以循脉入血，形成各类相关疾病。四肢肿重是溢饮的病症特点。脾胃居中焦，脾胃健则运化正常，津液和调。脾失健运，则津液不行，即停聚而为痰为饮。费氏治疗痰饮尤重脾胃，提出“痰饮者，先生痰而后停饮，积水为病也”的观点。饮由湿聚，其性属阴，易伤阳遏阳，遇寒则凝，得温则行；其次，“温药”能振奋阳气、开发腠理、通行水道；再者，温药不可过于刚燥又不可过于温补，应根据病情，恰当配合行、消、开、导、清等药以“和之”，“温药和之”是溢饮治疗的根本。

【组方简析】方中桂枝、白术、茅术温运脾阳燥湿以治本,桂枝合茅术又可发表祛除水湿之气,茯苓、薏苡仁健脾利水,半夏、陈皮、厚朴、砂仁化湿行气,生姜和胃散水。全方表里通达,标本兼治。

四、和中养胃汤

【处方来源】费伯雄《医醇賸义》

【原方组成】黄芪二钱 人参一钱 茯苓二钱 白术一钱 甘草四分 当归二钱 料豆四钱 柴胡一钱 薄荷一钱 广皮一钱 砂仁一钱 苡仁四钱 枣二枚 姜三片

【剂型用法】汤剂,水煎服。

【原义病证】虚火。中气亏虚证,饥饱劳役,正气受伤,阳陷入阴,发热神疲,饮食减少。

【立意理论】费伯雄在《医醇賸义》中说:虚火者,饥饱劳役,正气受伤,阳陷入阴,发热神疲,饮食减少。东垣于此等症,用补中益气汤,以升柴升举阳气,又为之补脾和胃,此正有得于《内经》虚者温其气之旨。故甘温能除大热,开治阳虚一大法门。无如世之学东垣者,不辨阴阳虚实,虽阴虚发热,及上实下虚者,动辄升、柴,祸不旋踵矣。因自制和中养胃汤,以明宗东垣者,当师其意云。

【组方简析】本方尊东垣"甘温除热"之法,主要化裁有:去味甘、辛的升麻;加味辛、性凉、疏散风热、清利头目、疏肝行气的薄荷,清虚火;加黑料豆清除体内的热毒。

五、痰块消散方

【处方来源】马培之《青囊秘传》

【原方组成】紫背天葵六钱 黄芩(酒炒)五钱 玄参六钱 瞿麦穗六钱 昆布(酒炒)五钱 真川连五钱 薄荷五钱 贝母(去心)五钱 桂枝五钱 生麦芽五钱 海参(洗净)六钱 连翘五钱 山栀仁(去壳酒炒)五钱

【剂型用法】丸剂,陈酒带下。

【原义病证】痰毒。症见局部皮下核块,红肿痛,或破溃化脓等。

【立意理论】痰核多见于瘰疬或痈疽疔疮等,多为热毒壅滞,发展之后期可有气血亏虚表现,疾病发展早期或中期,痰、热、毒相结合,阻滞气机,灼耗津液,治当以标实为主,清热化痰解毒。

【组方简析】本方为马氏经验方,名为“痰块消散”,旨在清化痰核。紫背天葵主清热毒、散结消肿,常用于瘰疬及痈疽疔疮;黄芩、黄连清热燥湿,可治痰火郁结;玄参、昆布滋阴降火、软坚散结;连翘、山栀仁清热解毒,兼清三焦郁热,尤适用于热毒壅滞证;贝母、海参化痰散结,贝母侧重开郁,海参滋阴润燥;桂枝通阳化气以防寒凉太过,生麦芽疏肝和中;瞿麦利水通淋,薄荷疏风散热,辅助清解热毒。

第二节　活用经典方

一、代赭旋覆利咽汤

【处方来源】丁甘仁《诊方辑要》

【原方组成】代赭石(先煎)三钱　云苓三钱　鲜佛手三钱　全瓜蒌(打)三钱　新会皮一钱　薤白头一钱　旋覆花(包)一钱五分　玫瑰花六分　法半夏一钱五分　枇杷叶(包)三钱　白蒺藜三钱　川贝母二钱

【剂型用法】汤剂,水煎服。

【原义病证】梅核气。肝气上升,痰浊交阻。症见咽喉梗阻,咽饮不利。

【立意理论】梅核气多因情志不遂,肝气郁滞,痰气互结,停聚于咽所致。代赭旋覆汤,又名旋覆代赭汤,首见于张仲景《伤寒论》“伤寒发汗,若吐若下,解后,心下痞硬,噫气不除者,旋覆代赭石汤主之。”肝主疏泄,性喜条达,主一身之气机。肝属木,肺属金,梅核气病位主要在肺,但与肝之疏泄密切相关。因此对于咽喉梗阻,咽饮不利之病证,可取张仲景治疗胃痞的旋覆代赭汤之意,加入疏肝柔肝之药,以达到更佳的降气理气之效。

【组方简析】旋覆代赭汤用于治疗肝郁气滞,肝木克土,胃失和降,气逆上冲咽喉之证。本方在旋覆代赭汤的基础上去人参、甘草、生姜、大枣,加用茯苓、鲜佛手、全瓜蒌、新会皮、薤白头、玫瑰花、枇杷叶、白蒺藜及川贝母。旋覆花降肝肺痰浊出下窍,下气行湿,开水道,能降气和胃,消痰行水,现代研究发现旋覆花有舒缓食管肌肉紧张的作用;代赭石具有平肝降逆、化痰止咳的作用,常用于缓解梅核气引发的气逆上冲、咽喉梗阻等症状。鲜佛手、新会皮、玫瑰花柔肝理气舒郁，全瓜蒌、薤白头、白蒺藜具宽胸化痰散结之意，枇杷叶、川贝母清咽润肺。

二、加味当归六黄汤

【处方来源】马培之《马培之医案》

【原方组成】归身三钱　生熟地各二钱　炙黄芪一钱半　赤苓三钱　川黄柏一钱　西洋参二钱　黄芩一钱　川连八分

【剂型用法】汤剂，水煎服。

【原义病证】汗证。阴虚阳亢。真阴不足，五液下亏，阴不敛阳，宗气上僭，虚里穴震动，头眩汗出，气为汗衰，阳蒸阴分。

【立意理论】汗证是指人体阴阳失调，营卫不和，腠理不固，引起汗液外泄失常的病证，阴虚阳亢型汗证治疗需遵循“滋阴以配阳，降火以止汗”的原则。

【组方简析】《兰室秘藏》中当归六黄汤，由当归、生地黄、黄芩、黄柏、黄连、熟地黄、黄芪共同组成，具有滋阴泻火，固表止汗之功效，用于自汗、盗汗。马培之深谙其妙，又加用西洋参，将其用于虚里穴震动(心悸)。虚热虽为真阴亏虚所致，但虚热又可致阴液进一步耗伤，互为因果。全方特点是标本兼治，既有生熟地滋补真阴，又用炙黄芪、西洋参、赤苓补气固阴，归身养血通络，再用川黄柏、黄芩、黄连三药苦寒清泻实热之药治虚热。

三、加味参苏饮

【处方来源】费伯雄《医醇賸义》

【原方组成】人参二钱　苏子二钱　沉香五分　桑皮三钱　蒌皮三钱　橘红一钱　半夏一钱　丹参二钱　柏仁二钱　苡仁五钱　姜二片

【剂型用法】汤剂，水煎服。

【原义病证】悲伤病。悲则气逆，膹郁不舒，积久伤肺，清肃之令不能下行。

【立意理论】情志致病的机理是影响人体内环境的稳定，久悲、过于思虑、时常处于不良的心境，皆可积而成病。参苏饮出自《太平惠民和剂局方》，为虚人外感风寒、内伤痰饮而设，且有理气化痰、扶正解郁的功效，费伯雄则以本方为基础加减化裁治疗悲伤病。中医认为“悲则气消”，过度悲伤易致肺气耗散，宣降失常，津液停滞成痰，出现气短懒言、胸闷叹息、咳痰白黏等症。费氏认为，过悲则气逆，积久伤肺，日久则肺气虚而清肃无力。对此类病人，治疗上除理气降气外，还需少量益气，以助清肺化痰。

【组方简析】费伯雄用原方的人参益气健脾，补肺气，以恢复正气抗邪；将紫苏叶易为紫苏子，变宣肺散寒为降气化痰；去除宣肺升提的前胡、桔梗、葛根等药，而改用沉香、瓜蒌皮加强理气、降气、化痰的功能。再合半夏、橘红、薏苡仁健脾化痰，以杜绝生痰之源。因郁伤心，故予柏子仁养心安神。久病络瘀，故予丹参活血通络。诸药配伍，益气安神，降气化痰、理气宽胸，以治悲伤病。

第九章　肢体经络病证方

第一节　自研自制方

一、消阴来复汤

【处方来源】费伯雄《医醇賸义》

【原方组成】鹿茸一钱　附子八分　枸杞三钱　菟丝四钱　当归二钱　破故纸一钱五分　益智仁一钱　小茴香一钱　金毛脊(去毛,切片)二钱　木香五分　独活(酒炒)一钱　牛膝二钱　枣二枚　姜三片

【剂型用法】汤剂,水煎服。

【原义病证】肾痹。肾中真阳不运,重阴凝结,症见腹善胀,尻以代踵,足挛不能伸,脊以代头,身偻不能直。

【立意理论】肾痹多为骨痹日久不愈,加之肾虚,复感外邪,内舍于肾所致。骨痹之名首见于《内经》,经文言"肾痹者,善胀,尻以代踵,脊以代头",属于"五体痹"之一。费伯雄认为,盖善胀者,乃肾中真阳不运,重阴凝结所致;尻以代踵者,缘少阴之脉斜走足心,出于然谷之下,循内踝之后,别入跟中,肾痹则两足废而不能行也;脊以代头者,乃精气耗散,天柱不振也。故拟消阴来复汤,发肾中之阳,使重阴解散,精气来复,庶几首与足渐有起色。

【组方简析】肾痹为本虚标实之证,治当以补肾复阳固本为主,攘外必先安内,辅以祛邪通痹。补阳必祛阴寒之凝结,故名"消阴",阴消则真阳得复,故名"来复"。方中大剂补肾之品为首,鹿茸、附子均可大补元阳,起肾阳;枸杞子、菟丝子、益智仁、补骨脂兼补肝脾肾,效力相对平和,以扶助正气;小茴香、木香同为香类药物,行散通络,止痛效佳;辅以牛膝活血通络止痛,气血同治;狗脊、独活祛风除湿,补肝肾,祛外邪;辅以姜、枣调和营卫。全方补肾祛邪兼顾,肝脾肾同治,气血同调。

二、调荣通脉汤

【处方来源】费伯雄《医醇賸义》

【原方组成】天冬二钱　生地五钱　丹参二钱　柏仁二钱　党参四钱　茯神二钱　白术三钱　黄连(酒炒)四分　当归二钱　川断二钱　牛膝二钱　红枣十枚　桑枝一尺。

【剂型用法】汤剂，水煎服。

【原义病证】脉痿。心阳上亢，上实下虚，症见关节之处，如枢纽之折而不可提挈，足胫纵缓，脉不通而懈弛。

【立意理论】《素问·痿论》："心气热，则下脉厥而上，上则下脉虚，虚则生脉痿，枢折挈，胫纵而不任地也。"阐明了心经郁热导致脉痿的病理机制，心主血脉，脉痿以血脉失养、关节不利为特点。费氏自拟调荣通脉汤治脉痿，滋阴清热、养心安神，兼补益心脾、强筋通络。

【组方简析】方中天冬养阴润燥，生地清热凉血，二者合用以清心肾虚火、滋肝肾之阴；黄连清心火，酒炒后缓其寒性；丹参清心活血，柏子仁养心安神，茯神健脾宁心，党参补中益气，白术健脾燥湿，当归养血活血，红枣调和营卫，共奏补气养血、健运中焦之功。川断续筋骨、补肝肾，牛膝引血下行、强腰膝，桑枝通利关节。整方滋阴与清热并重，天冬、生地滋阴治本，黄连清热治标，契合阴虚火旺证"虚""热"并存的特点；补心脾与通经络，兼顾气血生化与运行。

三、水木华滋汤

【处方来源】费伯雄《医醇賸义》

【原方组成】生地五钱　当归二钱　白芍一钱五分　丹皮二钱　山栀一钱五分　羚羊角一钱五分　木瓜(酒炒)一钱　党参四钱　茯苓二钱　白术一钱　川断二钱　牛膝二钱　人乳一杯　桑枝一尺

【剂型用法】汤剂，水煎服。

【原义病证】筋痿。肝胆湿热，症见口苦，血不养筋，筋急而挛。

【立意理论】《素问·痿论》言："肝气热，则胆泄口苦筋膜干，筋膜干则筋急而挛，发为筋痿。"肝胆相连，肝热则胆亦热，胆汁内沸，故发为口苦；血为火劫，不能养筋，筋急而挛，故为筋痿也。筋痿轻者表现为肢体无力、活动受限，重者可致肌肉萎缩、关节僵硬或痉挛抽搐。水木华滋汤为费氏所创，主清热凉血、补血柔肝、健脾益肾。

【组方简析】方中生地滋阴凉血,缓解肝热灼伤阴液导致的筋膜干燥,丹皮、山栀清肝泻火、凉血散瘀,针对肝胆积热引起的口苦、血热妄行;羚羊角平肝息风,潜降肝阳,缓解筋急挛缩及肝热内扰。当归、白芍补血活血,柔肝缓急,改善血虚不能濡养筋脉的拘挛;木瓜舒筋活络,配伍桑枝增强通利关节之效;人乳滋阴润燥,辅助补血养筋(现代临床多替代为阿胶或麦冬)。党参、白术、茯苓补气健脾,助气血生化,防止寒凉伤胃;川断、牛膝补肝肾、强筋骨,引药下行,可治下肢痿弱或腰膝无力;桑枝通络利关节,缓解肢体拘急。全方配伍精巧,肝脾同调、肝胆同治,清热凉血的同时又补血柔肝、健脾益肾以固本。

四、坤顺汤

【处方来源】费伯雄《医醇賸义》

【原方组成】党参四钱 茯苓二钱 白术一钱 甘草四分 山药三钱 花粉三钱 石斛三钱 料豆三钱 川断二钱 牛膝二钱 红枣五枚 莲子(去心)十粒。

【剂型用法】汤剂,水煎服

【原义病证】肉痿。脾胃积热,症见胃干而渴,肌肉不仁。

【立意理论】《内经》指出,脾气热则胃干而渴,肌肉不仁,发为肉痿。费氏解释为,“脾与胃皆属土,而分燥湿,湿土既热,则燥土更烈,故胃干而渴;热郁于内,则脾阳耗损,故肉不仁而为痿也”。脾胃为后天之本,气血生化之源,若脾胃热盛,则气血津液生化乏源,无以濡养五脏,运行气血,以致筋脉失养,关节不利,肌肉消瘦,而致肢体痿弱不用。因此,创坤顺汤,以四君子汤为基,配以清热养阴,补益肝肾,强壮筋骨。

【组方简析】方中党参、茯苓、白术、甘草,即为四君子汤核心配伍,党参补中益气,白术健脾燥湿,茯苓利水渗湿,甘草调和诸药,针对脾胃气虚导致的体虚乏力、食欲不振;山药补脾养胃、生津益肺,莲子健脾安神,两者增强四君子汤的补益效果。此六味药重在健脾益气,调理中焦。天花粉清热生津,石斛滋阴养胃,二者配伍可缓解胃阴不足导致的口干、燥热;黑料豆兼具健脾利湿、滋阴补肾作用,辅助调和脾胃功能。上述三味药重在滋阴生津,润燥清热。川断补肝肾、强筋骨,牛膝引药下行,针对肝肾不足引起的腰膝酸软、下肢无力。红枣甘温补气,调和药味,与莲子配伍增强健脾宁心效果,改善气血不足。整方抓住脾胃虚之根本，以四君子汤调和脾胃、健脾益气，同时滋胃阴、补肝肾。

五、神效痛风方

【处方来源】丁甘仁《丁甘仁家传珍方选》

【原方组成】生黄芪二两　鲜首乌一两　羌独活各二钱　松节三钱　青防风五钱　大熟地二两　嫩桑枝一两五钱　生白术一两　全当归一两五钱　陈皮五钱　怀牛膝一两　熟附块五钱　大川芎五钱　陈木瓜六钱　海风藤一两　延胡索五钱　生甘草四钱　五加皮六钱　虎胫骨一两　威灵仙六钱　寻骨风六钱　秦艽一两　制香附一两　红枣四钱　西藏红花四钱

【剂型用法】汤剂，陈福珍酒五斤浸服。

【原义病证】痛风。气血两虚、风湿久痹，症见局部或遍身疼痛、反复发作，或肢体麻木等。

【立意理论】此方为丁氏自拟方，虽未言明所主病证，但结合方名“神效痛风”，以及药物功效，不难看出本方以补气血、祛风湿、活血通络为核心，针对气血两虚兼风湿久痹者，尤宜于病程迁延、体虚邪恋的本虚标实证。临床可见关节肿痛反复发作、肢体麻木、腰膝酸软、畏寒乏力、舌淡暗苔白腻、脉沉细涩等症状。

【组方简析】方中生黄芪补气固表、利水消肿，生白术大补脾肺之气，增强卫外抗邪能力，二者可治气虚导致的肢体乏力、水肿；大熟地、全当归滋阴补血，针对久病血虚、肝肾不足；鲜首乌、红枣补肝肾、益精血，缓解虚损劳伤。羌活、独活、青防风、海风藤祛风散寒除湿，专治风湿痹阻关节；威灵仙、寻骨风、秦艽通络止痛，缓解游走性关节痛及肢体麻木；松节、木瓜、五加皮舒筋活络，主治筋脉拘急、足膝肿痛。西藏红花、延胡索、川芎活血化瘀，通经止痛，改善血瘀阻络的刺痛、肿胀；熟附块温阳散寒，助祛风湿药驱散寒邪，适合寒湿痹证；制香附、陈皮行气止痛，气行则血行，增强活血药效；桑枝、牛膝通利上下肢经络；虎胫骨（现已禁用，可用狗骨替代）、五加皮强筋骨，兼顾骨与关节。在炮制上，原方以酒浸泡药物，增强温通血脉、散寒止痛之力；且黄芪、熟地用量大（二两），体现“扶正为主，祛邪为辅”的思路。整方既补气养血、扶正固本，又祛风除湿、通络止痛，攻补兼施。

第二节 活用经典方

一、寄生治痹汤

【处方来源】丁甘仁《丁甘仁医案》

【原方组成】紫丹参二钱 云茯苓三钱 全当归二钱 大白芍一钱五分 川桂枝六分 青防风一钱 厚杜仲二钱 怀牛膝二钱 熟附片一钱 北细辛三分 仙半夏三钱 淡吴萸五分 川独活一钱 桑寄生二钱

【剂型用法】汤剂,水煎服。

【原义病证】痹证。产后血虚,风寒湿乘隙入太阳、少阴、厥阴之络,营卫痹塞不通,厥气上逆,挟痰湿阻于中焦,胃失下顺,症见腰髀痹痛,连及胯腹,痛甚则泛恶清涎,纳谷减少,难于转侧。脉象尺部沉细,寸关弦涩,苔薄腻。

【立意理论】产后痹症是指产妇在产褥期内出现的以肢体或关节酸楚、疼痛、麻木、重着等症状为主要表现的疾病。产妇百脉空虚,若摄生不慎,风寒湿之邪乘隙入侵太阳、少阴、厥阴之络,合而为痹,营卫痹塞不通,不通则痛。《景岳全书·妇人规》云:"凡产后气血俱去,诚多虚证,然有虚者,有不虚者,有全实者。凡此三者,但当随证随人,辨其虚实……此辨之不可不真也。"意为产后多虚应以补益气血为主,但用药须防滞邪、助邪之弊。丁甘仁先生以独活寄生汤合吴茱萸汤为基础方进行治疗,温经达邪,泄肝化饮。

【组方简析】方中用独活、桑寄生祛风除湿,养血和营,活络通痹为主药,其中独活尤善祛少阴、太阳经寒湿;牛膝、杜仲补益肝肾,强壮筋骨为辅药;丹参、当归、芍药补血活血,通经止痛;茯苓益气扶脾,使气血旺盛,有助于祛除风湿;又佐以细辛搜风治风痹,熟附片散寒止痛,桂枝温经通脉,共祛周身风寒湿邪;吴茱萸温肝暖胃,散寒降浊;半夏和胃燥湿,二药共降厥阴上逆之浊阴。各药合用,三经同治,补泻兼施,标本兼顾。

二、玉屏痿痹汤

【处方来源】丁甘仁《丁甘仁医案》

【原方组成】生黄芪五钱　青防风五钱　生白术三钱　生甘草六分　全当归二钱　大白芍二钱　厚杜仲三钱　广木香五分　陈广皮一钱

【剂型用法】汤剂，水煎服。

【原义病证】痿痹。气血不足证，症见腰痛如折，起坐不得，痛甚则四肢震动，形瘦骨立，食少神疲，脉虚弦而浮。

【立意理论】脾胃虚弱，或劳伤正气，气血亏虚无以濡养筋脉关节肌肉，日久关节疼痛与肌肉萎缩并见，而致痿痹。痹病日久，气血虚少，筋骨失养，若风邪乘虚侵袭，阻滞肾经气血，则形成“气虚不能托邪外出，血虚无以流通脉络”的病机。腰痛如折、起坐不得为风邪闭阻肾络，气血不通；痛甚四肢震动为血虚生风、筋脉失养；形瘦食少、脉虚弦浮为气血两虚、肝旺风动之象。丁氏认为单纯祛风则伤正，仅补气血则留邪，需兼顾“益气固表、祛风通络、养血柔肝”三法。自拟加味玉屏风饮，以玉屏风散“益气固表”为核心，合“治风先治血，血行风自灭”之法，形成“补气托邪外出、养血濡润经脉、祛风通络止痛”的治疗体系。

【组方简析】本方为古代经典名方玉屏风散（黄芪、防风、白术）化裁而来。原方主治表虚自汗、易感风邪之证，丁甘仁扩大了其应用范围，用于治疗气血不足之痿痹。本方为玉屏风散加味，且剂量加大，重用生黄芪、防风，以加强补气固表之功；白术补中健脾，而脾胃为气血生化之源，补脾胃亦为补气血；当归、白芍为丁氏常用药对，活血养营，主肢节疼痛；杜仲补益肝肾，强筋壮骨，擅治腰膝疼痛；陈皮理气和胃，木香行气止痛，取“止痛须理气之意也”；甘草补脾和中，缓急止痛，调和诸药。全方补气、祛风、养血、补肾、理气诸法熔于一炉，标本兼顾。

第三节　医案经验方

一、和营通络方

【处方来源】丁甘仁《诊方辑要》

【原方组成】川桂枝一钱五分　丝瓜络一钱五分　晚蚕沙（包）三钱　京赤芍三钱　海风藤三钱　桑寄生三钱　西秦艽三钱　川独活一钱五分

五加皮三钱　怀牛膝三钱　生、熟苡仁各三钱

【剂型用法】汤剂，水煎服。

【原义病证】痹证。风湿袭络，营卫不和，症见两足痹痛，不便步履。

【立意理论】丁甘仁治疗痹病时，重视调和营卫，常言此病乃“营卫不能流通”也，强调区分寒热。《素问·痹论》中言“风寒湿三气杂至，合而为痹”。若卫气不固，营阴不守，则风邪易挟湿侵袭经络，风邪善行数变，湿邪黏滞重着，二者合邪致气血痹阻于下肢，经脉不通，不通则痛，出现“两足痹痛，不便步履”。据此丁甘仁先生治以和营祛风，化湿通络之法。

【组方简析】“营卫不能流通”，气血运行不畅，丁甘仁在常用祛风除湿之品的基础上，采用桂枝疏散外邪，可“强阳道，乃助火之勋”。赤芍入血分，善行血止痛。薏苡仁生熟皆用，专入足太阴脾经、足阳明胃经，健脾除痹，利水渗湿，实为痹证之良药。桑寄生、五加皮、怀牛膝均能补益肝肾，桑寄生、五加皮可祛风通络，怀牛膝可活血利尿。晚蚕沙善祛风除湿、活血定痛，《本草再新》云，可“治风湿遏伏于脾家，筋骨疼痛”。海风藤、丝瓜络、秦艽、独活均为祛风湿、止痹痛之良品。

二、苓泽和络汤

【处方来源】丁甘仁《丁甘仁医案》

【原方组成】连皮苓四钱　福泽泻一钱五分　木防己三钱　全当归二钱　白术一钱五分　苍术一钱　陈皮一钱　川牛膝二钱　杜红花八分　生苡仁四钱　陈木瓜三钱　西秦艽一钱五分　紫丹参二钱　嫩桑枝三钱

【剂型用法】汤剂，水煎服。

【原义病证】痿痹。湿痿，症见脚气浮肿，痿软不能步履，谷食衰少，舌淡白，脉濡缓。

【立意理论】丁氏认为，湿热邪气从体表逐渐侵入体内，先影响肌肉，可表现为下肢水肿；进而深入筋脉和络脉，导致经络堵塞、气血运行不畅，导致痿软不能步履；最终形成“湿痿”之症，舌淡白，脉濡缓，此皆湿邪久恋的表现。《内经》云：“因于湿，首如裹，湿热不攘，大筋緛短，小筋弛长。”丁氏治以健脾祛湿为主，同时配合活血化瘀、疏通经络。

【组方简析】连皮苓（即带皮茯苓）与生薏苡仁配伍，增强利水渗湿作用，兼能健脾，适用于湿邪停滞引起的水肿或肢体沉重；泽泻助茯苓、薏苡仁利水，引湿热从小便出，用量较轻，避免过度伤阴。白术健脾益气，苍术燥

湿运脾，白术用量略重于苍术，防燥性太过。陈皮理气和中，助白术、苍术健脾，防止湿阻气滞。当归养血活血，丹参凉血通络，红花活血散瘀，三者合用改善气血凝滞，尤其适用于湿邪阻滞导致的络脉不畅，红花用量较少，欲其活血而不破血。防己祛风湿、利水消肿，秦艽舒筋活络，两者协同缓解湿热痹阻引起的关节疼痛、筋脉拘急。牛膝引药下行，强筋骨；木瓜舒筋活络，缓解筋脉挛急；桑枝通利关节，三者配合改善下肢痿软或风湿痹痛。整方既健脾利水祛湿，又活血化瘀、通络止痛。

三、养肺清胃汤

【处方来源】丁甘仁《丁甘仁医案》

【原方组成】南沙参三钱　川石斛三钱　天花粉三钱　生甘草五分　川贝母三钱　嫩桑枝三钱　冬瓜子三钱　怀牛膝二钱　络石藤三钱　甜光杏三钱　瓜蒌皮三钱　肥知母一钱五分　活芦根（去节）一尺

【剂型用法】汤剂，水煎服。

【原义病证】痿痹。温病后期，阴液已伤，余热留恋，胃热肺伤，症见两足不能任地，咳呛咳痰不爽，谷食减少，咽喉干燥，舌质红苔黄，脉濡滑而数。

【立意理论】温病后期，体内阴液严重耗损，虚火灼伤肺金，导致肺热炽盛、津液枯竭，进而引发下肢痿软无力，无法站立行走，如《内经》所言“肺热叶焦，发为痿躄”，需遵循“治痿独取阳明”的古法，以滋养肺阴、清泻阳明胃热为主，因阳明为气血生化之源，胃热不降则肺阴难复，通过调理上中焦（肺胃），恢复津液输布以濡养筋脉，从而达到治疗下肢痿弱的目的。

【组方简析】方中南沙参、川石斛、天花粉滋养肺胃之阴，缓解咽喉干燥、痰黏难咯等症状；甜杏仁、川贝母润肺化痰；肥知母、活芦根清胃火兼生津液；瓜蒌皮、冬瓜子清肺化痰，疏通上焦气机；嫩桑枝、络石藤祛风湿、通经络，改善下肢痿弱；怀牛膝引药下行，补肝肾、强筋骨；生甘草调和诸药，兼有清热止咳之功。配伍特色，一为肺胃同治：沙参、石斛养胃阴以资肺液，知母、芦根清胃热以降肺火，体现“治痿独取阳明”思路；二为标本兼顾：养阴治本（沙参、石斛）与通络化痰治标（桑枝、瓜蒌皮）并行。

参考文献

[1] 朱雄华, 蔡忠新, 李夏亭, 等. 孟河四家医集 [M]. 南京: 东南大学出版社, 2006.
[2] 林俊华, 李成年. 费伯雄经典医案赏析 [M]. 北京: 中国医药科技出版社, 2015.
[3] 肖万泽. 丁甘仁经典医案赏析 [M]. 北京: 中国医药科技出版社, 2015.
[4] 李成年, 杨云松. 费绳甫经典医案赏析 [M]. 北京: 中国医药科技出版社, 2019.
[5] 李夏亭. 孟河医派三十八家临床特色及验案评析 [M]. 北京: 中国中医药出版社, 2017.
[6] 陈仁寿. 中医流派传承丛书: 孟河医派 [M]. 长沙: 湖南科学技术出版社, 2020.
[7] 王永炎, 鲁兆麟. 中医内科学 [M]. 2 版. 北京: 人民卫生出版社, 2012.
[8] 冯全生, 杨爱冬. 温病学 [M]. 3 版. 上海: 上海科学技术出版社, 2019.
[9] 熊曼琪. 伤寒学 [M]. 2 版. 北京: 中国中医药出版社, 2007.
[10] 邓中甲. 方剂学 [M]. 上海: 上海科学技术出版社, 2008.
[11] 杨晋翔, 王成祥, 魏汉林. 杜怀棠医案 [M]. 北京: 中国中医药出版社, 2014.
[12] 董建华. 中国现代名中医医案精华 [M]. 北京: 北京出版社, 1990.
[13] 董建华, 王永炎. 中国现代名中医医案精粹 [M]. 北京: 人民卫生出版社, 2010.
[14] 王永炎, 陶广正. 中国现代名中医医案精粹 [M]. 北京: 人民卫生出版社, 2010.
[15] 刘建和, 范伏元, 王建国. 国医大师医论医案医方: 肺系病症辑要 [M]. 北京: 人民军医出版社, 2013.
[16] 张挹芳, 张履南, 张子明. 张泽生医案医话集 [M]. 北京: 中国中医药出版社, 2013.
[17] 孙浩. 孙谨臣儿科集验录 [M]. 北京: 人民军医出版社, 2013.
[18] 谢英彪, 徐蕾. 金陵医派丛书: 中医大家谢昌仁 [M]. 南京: 东南大学出版社, 2017.
[19] 王松坡. 国医大师张镜人 [M]. 北京: 中国医药科技出版社, 2011.
[20] 韩仲成. 印会河抓主症验案汇解 [M]. 北京: 中国中医药出版社, 2017.
[21] 苏丽娜, 周晴. 丁济万医案 [M]. 上海: 上海科学技术出版社, 2010.
[22] 邓学稼, 张元凯. 邓星伯临证医集 [M]. 上海: 上海科学技术文献出版社, 2002.
[23] 李家庚. 章次公经典医案 [M]. 北京: 中国医药科技出版社, 2015.
[24] 许济群, 王新华. 贺季衡医案 [M]. 北京: 中国中医药出版社, 2013.
[25] 丁甘仁. 孟河大家丁甘仁方药论著选 [M]. 北京: 中国中医药出版社, 2016.
[26] 谢颖桢. 王永炎院士神经内科病证实验录 [M]. 北京: 中国中医药出版社, 2018.
[27] 范志超, 邱浩. 杨博良医案 [M]. 北京: 学苑出版社, 2010.

[28] 上海中医学院. 程门雪医案 [M]. 上海: 上海科学技术出版社, 2008.
[29] 上海中医学院附属龙华医院. 黄文东医案 [M]. 上海: 上海科学技术出版社, 2008.
[30] 邱明义, 陶春晖. 章次公经典医案赏析 [M]. 北京: 中国医药科技出版社, 2015.
[31] [不详]. 中医医案医话集锦 [M]. 兰州: 甘肃人民出版社, 1981.
[32] 秦伯未. 秦伯未医案讲习录 [M]. 北京: 中国医药科技出版社, 2014.
[33] 中国中医研究院. 现代著名老中医名著重刊丛书: 蒲辅周医案 [M]. 北京: 人民卫生出版社, 2005.
[34] 段治钧, 冯世纶, 廖立行. 胡希恕医论医案集粹 [M]. 北京: 中国中医药出版社, 2014.
[35] 程康明, 朱文. 专攻耳鼻喉科病五十年: 干祖望弟子程康明主任临证心悟 [M]. 北京: 中国中医药出版社, 2023.
[36] 杨枝青, 毕丽娟. 陆渊雷医案 [M]. 上海: 上海科学技术出版社, 2010.
[37] 陈四清. 周仲瑛医案赏析 [M]. 北京: 人民军医出版社, 2008.
[38] 王晓素, 陶明龙. 严二陵医案集 [M]. 上海: 上海科学技术出版社, 2024.
[39] 杨晋翔, 王成祥, 魏汉林. 杜怀棠临床经验集 [M]. 北京: 中国中医药出版社, 2014.
[40] 张英远, 孙继选. 孙允中临证实践录 [M]. 沈阳: 辽宁人民出版社, 1981.
[41] 于作洋. 大国医经典医案诠解病症篇: 儿科疾病 [M]. 北京: 中国医药科技出版社, 2016.
[42] 杨景锋. 大国医经典医案诠解病症篇: 脾胃病 [M]. 北京: 中国医药科技出版社, 2016.
[43] 孟景春. 孟景春解析古今奇症医案 [M]. 长沙: 湖南科学技术出版社, 2010.
[44] 赵存义. 古今方义与方名考释 [M]. 北京: 中国中医药出版社, 2012.
[45] 姜静娴, 柳长华. 五官科常见病实用方 [M]. 北京: 人民卫生出版社, 1999.
[46] 宗全和. 中医方剂通释 [M]. 石家庄: 河北科学技术出版社, 1995.
[47] 邹积隆. 古今药方纵横 (第二辑)[M]. 北京: 人民卫生出版社, 1994.
[48] 北京中医医院. 现代著名老中医名著重刊丛书: 关幼波临床经验选 [M]. 北京: 人民卫生出版社, 2006.
[49] 彭述宪. 杂病论治精要 [M]. 北京: 中国医药科技出版社, 2003.
[50] 梁岩, 牛阳. 宁夏名老中医李遇春临床经验辑要 [M]. 银川: 阳光出版社, 2012.
[51] 张锡纯. 医学衷中参西录 [M]. 石家庄: 河北科学技术出版社, 2002.
[52] 孙其新, 孙基然. 秦伯未医案 [M]. 北京: 中国中医药出版社, 2014.
[53] 徐景藩. 徐景藩脾胃病临证经验集萃 [M]. 2 版. 北京: 科学出版社, 2010.
[54] 王晨, 娄锡恩, 张丽萍, 等. 基于"燥湿相济"浅析三消病机与治疗 [J]. 环球中医药, 2023, 16 (5): 1002-1003.
[55] 郑晓佳, 张乃霖, 石芳, 等. 基于"燥者濡之"论治慢性萎缩性胃炎胃阴虚证 [J]. 天津中医药, 2021, 38 (7): 905-906.
[56] 朱成凤.《伤寒论》霍乱病证治及后世临证研究 [D]. 济南: 山东中医药大学, 2022.
[57] 孟凡滕, 宋素花. 王孟英与张仲景论治霍乱比较探析 [J]. 山东中医药大学学报,

2021, 45 (3): 322-324.
[58] 吴伟华. 中医典籍中“泄”“泻”之义辨析及其英译 [J]. 中国中医基础医学杂志, 2021, 27 (2): 305-308, 334.
[59] 王士福. 素问“痎疟”注解考略 [J]. 江西中医药, 1960 (10): 41-42.
[60] 邱佳慧, 高思华, 纪立金. “夏伤于暑, 秋必痎疟”之析变 [J]. 中华中医药杂志, 2015, 30 (8): 2709-2712.
[61] 张鹏起, 李忱, 王田野.《黄帝内经》伏邪作疟探微 [J]. 吉林中医药, 2023, 43 (4): 393-394.
[62] 战丽彬, 朱丽颖. 白长川附子石膏同用经验 [J]. 中华中医药学刊, 2013, 31 (7): 1484-1485.
[63] 徐力.《医醇賸义》脾病九方 [J]. 山东中医杂志, 1997 (7): 292-293.
[64] 刘容钦. 赵和. 便秘从脾阴虚论治 [J]. 中国中医药现代远程教育, 2011, 9 (11): 113.
[65] 黄睿, 余昊. 滋阴润燥汤治疗口腔鳞癌患者的效果 [J]. 中国当代医药, 2023, 30 (12): 74-77.
[66] 王梦琪. 孟河医家从燥、火、气、虚辨治便秘学术思想与临证经验探析 [J]. 江苏中医药. 2023, 55 (2): 56-58.
[67] 吕陉昌, 刘惠斌, 陈怡. 清燥润肠汤治疗产后便难 18 例 [J]. 中医药学报, 1998 (1): 22-23.
[68] 刘正荣, 李萍, 王燕, 等. 李萍教授运用滋生青阳汤治疗皮肤瘙痒性疾病经验撷菁 [J]. 中国医药导报, 2019, 16 (4): 122-125.
[69] 沈存, 申子龙, 刘梦超, 等. 张炳厚教授运用滋生青阳汤治疗阴虚阳亢型高血压病的经验 [J]. 时珍国医国药, 2024, 35 (11): 2663-2665.
[70] 吉康生. 甲乙归藏汤加减治疗不寐体会 [J]. 江西中医药药, 2015, 46 (6): 17, 20.
[71] 李涛, 刘勇前. 针刺配合驯龙汤治疗帕金森叠加综合征 12 例临床观察 [J]. 中国医药指南, 2009, 7 (12): 178-180.
[72] 翟昌明, 雷超芳, 马重阳, 等. 王庆国教授应用驯龙汤治疗血虚肝旺型头风经验 [J]. 环球中医药, 2018, 11 (11): 1719-1721.
[73] 廖道根. 古方新用三则 [J]. 安徽中医学院学报, 1996 (3): 30-31.
[74] 朱思行, 顾博丁, 尚力, 等. 丁甘仁中风病辨治方药探赜及医案举隅 [J]. 环球中医药, 2022, 15 (4): 642-645.
[75] 朱建贵. 费氏治肝十九方研讨 [J]. 贵阳中医学院学报, 1981 (2): 15-17.
[76] 彭述宪. 头痛治肝医案 8 则 [J]. 云南中医学院学报, 1992 (1): 36-38.
[77] 吴承艳, 张蕾, 吴承玉, 等. 孟河四大医家用方思想剖析 [J]. 中国中医基础医学杂志, 2021, 27 (9): 1362-1365.
[78] 李笑然, 郝丽莉, 闫忠红. 试述丁甘仁临床用药特色 [J]. 中医药学报, 2003 (3): 63.
[79] 文晖. 天麻饼子临床应用摭拾 [J]. 上海中医药杂志, 2011, 45 (5): 26, 32.
[80] 杨长明. 肾热汤加减治疗慢性化脓性中耳炎 21 例 [J]. 湖南中医杂志, 1990 (3): 47.
[81] 张霞, 高慧, 王瑞鑫, 等. 天麻现代炮制研究进展 [J]. 中华中医药学刊, 2022, 40 (4):

130-134.
[82] 陈道海, 顾振华. 孟河医派费氏名方用于心衰治疗的可行性分析 [J]. 中国民族民间医药, 2021, 30 (14): 105-107.
[83] 刘继刚. 正颜汤加味治疗面神经麻痹 20 例 [J]. 江西中医药, 2007 (10): 26.
[84] 路笑梅. 费氏金牛汤治疗慢性气管炎急性发作 [J]. 中草药, 1997, 28 (6): 357.
[85] 蒋正文, 江传岭. 费氏鹅梨汤治疗六十例肺气肿疗效观察 [J]. 浙江中医杂志, 1990, 25 (3): 99.
[86] 唐明德. 鹅梨汤治疗小儿哮喘性支气管炎二百八十七例 [J]. 浙江中医杂志, 1991, 26 (1): 10.
[87] 陈红, 王安康. 椒目瓜蒌汤化裁治疗胸腔积液二例 [J]. 湖北中医杂志, 1988 (6): 32.
[88] 蔡德发. 加减香砂平胃散治疗脾虚湿盛型泄泻的临床研究 [D]. 北京: 北京中医药大学, 2011.
[89] 诸静芬. 朱世楷教授辨治胃病的经验 [J]. 陕西中医, 1998 (3): 124.
[90] 杨君柳. 老中医彭定寰的学术经验简介 [J]. 新中医, 1984 (9): 7-9.
[91] 周富明. 丁甘仁治泄泻五法浅析 [J]. 江苏中医, 1991 (2): 1-2.
[92] 刘俊可. 健脾消滞颗粒治疗小儿厌食症 (脾失健运型) 的临床研究 [D]. 郑州: 河南中医药大学, 2016.
[93] 陈扬桥. 实脾散加减治疗慢性肾炎 [J]. 中国乡村医药, 2002 (2): 45.
[94] 胡博爱. 肝痈临证一得 [J]. 湖北中医杂志, 1993 (3): 45.
[95] 吴省英. 后辛汤治疗胆胀 28 例 [J]. 新中医, 1997 (S1): 99.
[96] 苏英, 刘斌, 张志坚. 张志坚后辛汤和法缓治内科杂病 [J]. 实用中医内科杂志, 2013, 27 (12): 4-5.
[97] 黄鑫磊, 丁元庆.《医醇賸义》火证病机及证治规律分析 [J]. 中华中医药杂志, 2020, 35 (4): 2086-2088.
[98] 马冠军. 胃、脾阴虚思辨 [J]. 新中医, 2007 (10): 100.
[99] 蔡朝辉, 邵铭. 邵铭教授运用茵陈玉露饮治疗肝病经验 [J]. 天津中医药大学学报, 2019, 38 (3): 215-218.
[100] 沈思林. 中西医结合治疗急性胰腺炎经验介绍 [J]. 云南中医学院学报, 1998 (2): 36-37.
[101] 马华, 张洪林. 青阳汤合小陷胸汤加减治疗胃扭转 128 例 [J]. 中医杂志, 1993 (2): 126.
[102] 薛昊. 晚清苏南医家黄疸病辨治经验及对现代临床的指导价值研究 [D]. 南京: 南京中医药大学, 2022.
[103] 李宏. 五皮饮加减治疗特发性水肿 [J]. 中国卫生产业, 2012, 9 (27): 170.
[104] 张桂芳. 自拟通淋化瘀排石汤治疗泌尿系结石 64 例疗效观察 [J]. 四川中医, 2006 (2): 65-66.
[105] 刘心亮, 邓志厚. 琥珀导赤汤治疗尿道炎后综合征 76 例 [J]. 现代中医药, 2009, 29 (4): 27.

[106] 吴德广. 从神经性尿频验案 1 例谈琥珀的临床应用 [J]. 中国民间疗法, 2020, 28 (3): 83.

[107] 潘永桂. 琥珀导赤散治疗急性泌尿道感染 100 例 [J]. 广西中医药, 1991 (3): 104.

[108] 盛一帆, 余琪伟, 王省博, 等. 琥珀导赤汤联合膀胱药物灌注治疗湿热型间质性膀胱炎/ 膀胱疼痛综合征 33 例临床研究 [J]. 江苏中医药, 2023, 55 (10): 32-35.

[109] 周步君. 干姜人参半夏汤加味的临床运用 [J]. 北京中医, 2002 (6): 358-359.

[110] 梅建锋. 费伯雄既济汤治疗宫颈癌根治术后尿潴留 21 例临床观察 [J]. 实用中医内科杂志, 2013, 27 (13): 30-31.

[111] 陈永祥. 实脾饮新用 [J]. 新中医, 1999 (9): 51.

[112] 刘开文. 三才汤的临床应用 [J]. 中国民族民间医药杂志, 2001 (5): 274-276.

[113] 李娟. 费伯雄学术思想研究 [D]. 北京: 中国中医科学院, 2010.

[114] 邓勇, 方显树. 浅论心火亢盛证的五种类型及辨治 [J]. 四川中医, 1996 (3): 9-10.

[115] 张宏鸣, 武海. 豢龙汤治疗顽固性鼻衄 100 例 [J]. 四川中医, 1999 (8): 55.